U0228141

科学出版社普通高等教育案例版医学规划教材

供医学检验技术等专业使用

案例版

临床分子生物学检验技术

主　编　潘世扬　应斌武

副主编　关　明　林　旎　司徒博　许　颖

编　委（按姓氏笔画排序）

马秀敏　新疆医科大学附属肿瘤医院

王　芳　南京医科大学第一附属医院/
江苏省人民医院

王志刚　广州医科大学

王旻晋　四川大学华西医院

司徒博　南方医科大学南方医院

关　明　复旦大学附属华山医院

许　颖　成都医学院第一附属医院/
成都医学院检验医学院

吴　涛　宁夏医科大学附属自治区人民医院/
宁夏回族自治区人民医院

应斌武　四川大学华西医院

张　徐　江苏大学

林　旎　福建医科大学

胡　莹　昆明医科大学第二附属医院

姜　勇　吉林医药学院

秦　雪　广西医科大学第一附属医院

黄　海　贵州医科大学附属医院

唱　凯　陆军军医大学第一附属医院

章　迪　中南大学湘雅三医院

程筱雯　安徽医科大学第一附属医院

童永清　武汉大学人民医院

潘世扬　南京医科大学第一附属医院/
江苏省人民医院

秘　书　李　晋　阮浩宇

科学出版社

北　京

郑 重 声 明

　　为顺应教学改革潮流和改进现有的教学模式，适应目前高等医学院校的教育现状，提高医学教育质量，培养具有创新精神和创新能力的医学人才，科学出版社在充分调研的基础上，首创案例与教学内容相结合的编写形式，组织编写了案例版系列教材。案例教学在医学教育中，是培养高素质、创新型和实用型医学人才的有效途径。

　　案例版教材版权所有，其内容和引用案例的编写模式受法律保护，一切抄袭、模仿和盗版等侵权行为及不正当竞争行为，将被追究法律责任。

图书在版编目（CIP）数据

临床分子生物学检验技术/潘世扬，应斌武主编. —北京：科学出版社，
2023.12
科学出版社普通高等教育案例版医学规划教材
ISBN 978-7-03-076998-5

Ⅰ. ①临…　Ⅱ. ①潘…②应…　Ⅲ. ①分子生物学–医学检验–高等学校–教
材　Ⅳ. ① R446

中国国家版本馆 CIP 数据核字（2023）第 213202 号

责任编辑：胡治国/责任校对：宁辉彩
责任印制：赵　博/封面设计：陈　敬

科学出版社 出版
北京东黄城根北街 16 号
邮政编码：100717
http://www.sciencep.com

北京华宇信诺印刷有限公司印刷
科学出版社发行　各地新华书店经销
*

2023 年 12 月第　一　版　　开本：787×1092　1/16
2025 年 1 月第二次印刷　　印张：19
字数：549 000

定价：69.80 元
（如有印装质量问题，我社负责调换）

科学出版社普通高等教育案例版医学规划教材

（医学检验技术专业）

丛书编写委员会

前　　言

在现代科技高速发展的背景下，临床分子生物学检验技术正向着更加快速、灵敏、特异、准确和自动化的趋势发展。新型检测仪器、新材料和新技术不断涌现并运用于临床，为病原微生物检验、肿瘤诊断及评估、遗传病及免疫系统疾病的诊断提供了重要支撑和创新思路，大大促进了分子检验医学的发展。临床分子生物学检验技术作为医学检验技术教育体系的重要组成部分，是一门与临床医学密切相关的重要课程。教育是国之大计、党之大计，为适应目前高等医学院校的教育现状，实现建设世界科技强国的目标，改进教学模式，提高教育质量，培养创新型和实用型的高素质医学人才，受科学出版社的委托，南京医科大学第一附属医院潘世扬教授和四川大学华西医院应斌武教授共同主编了《临床分子生物学检验技术》（案例版）教材。

本教材由全国 18 所高等医学院校的 20 余位活跃在一线的从事临床分子生物学检验的专家反复讨论、精心编著而成。本教材依据医学检验技术专业的本科教学大纲，组织和实践了相关临床分子生物学检验技术的教学内容。本教材在介绍各种临床分子生物学检验技术的同时，选取了代表性案例，以问题为导向，引导学生主动思考，有助于增加师生互动性、提升教学效果。本教材包括 18 章，前 8 章为技术篇，在讲授基础理论知识的过程中插入案例，后 10 章为疾病篇，结合临床案例不断引出理论知识，层次分明。本教材选用的案例展示了国内外临床分子生物学检验技术领域的热点问题和新成果，不仅有助于学生从生动的临床案例中学习相关知识和技能，努力成为全面建设社会主义现代化国家的栋梁之材，更有助于推动临床分子生物学检验技术的发展和创新，加快实现高水平科技自立自强，加快建设科技强国。

作为国内临床分子生物学检验技术的第一本案例版教材，本教材的编写充满挑战，尽管本教材集合了多位教学经验丰富和专业造诣深厚专家的集体智慧，但编写过程中难免有疏漏，因此欢迎使用本教材的师生以及广大读者批评指正。最后诚挚地感谢各位编委和编写秘书在各种严峻挑战下对书稿编写和审校工作的辛勤付出。

潘世扬　应斌武

2023 年 5 月

目　　录

第一章 临床分子生物学检验标志物

绪 论

以沃森（Watson）和克里克（Crick）提出的 DNA 双螺旋结构理论为先导，开创了现代分子生物学的先河。分子生物学是以蛋白质、核酸等作为主要研究对象的一门学科，随着分子生物学理论的不断丰富以及分子生物学技术的不断发展，分子生物学的研究对象逐步囊括了基因组学、转录组学、蛋白质组学以及代谢组学。在临床应用中，以上述多组学标志物为靶标的分子生物学检验对疾病预防、诊断、预估预后、制定个体化医疗方案等起着重要作用。

第一节 分子生物标志物的概念和分类

生物标志物在临床实践中具有重要的应用价值。分子生物标志物是生物标志物的一种类型，包括核酸（DNA 和 RNA）、蛋白质和代谢产物等多种类型。

一、生物标志物的概念

疾病标志物（markers of disease）已经被使用了几个世纪，但直到 20 世纪 80 年代，生物标志物（biomarker）这个术语才被广泛使用。生物标志物被定义为"作为正常生物过程、致病过程或治疗干预的药理学反应的指标，被客观测量和评估的特征"。这个定义不仅包括分子生物标志物，也包括成像生物标志物（如磁共振成像、正电子发射体层成像、X 射线）和其他指标（如体温、血压）。

生物标志物不仅可以从分子水平探讨发病机制，而且在准确、灵敏地评价早期、低水平的损害方面有着独特的优势，可提供早期预警指标，在很大程度上为临床医生提供辅助诊断的依据。此外，生物标志物还可用于疾病诊断、疾病分期或评价新药以及新疗法在目标人群中的安全性和有效性。因此，生物标志物具有非常广泛的应用。

二、分子生物标志物的概念

分子生物标志物是生物标志物的一种类型，是指可以被用于临床疾病诊断、疗效观察以及患者预后监测的生物分子。临床研究中，所涉及的生物分子有很多，但只有可以利用简便有效的检测技术手段对其进行定性或定量检测分析的生物分子，才是临床适用的分子生物标志物。

三、分子生物标志物的分类

分子生物标志物按照自身性质，分为核酸分子生物标志物（DNA 生物标志物和 RNA 生物标志物）、蛋白质生物标志物和代谢产物生物标志物等。

（一）DNA 生物标志物

DNA 是重要的分子生物标志物，DNA 序列的改变（突变或多态性）或者本身含量的变化与疾病有着密切的关系。基因突变是各种单基因遗传病产生的原因，也是最直接的疾病诊断的分子生物标志物。

在肿瘤的分子诊断中，癌基因（如 Myc 家族、ras 家族等）、抑癌基因（如 Rb 基因、p53 基因等）

和错配修复基因的突变都可以作为 DNA 生物标志物。

（二）RNA 生物标志物

RNA 作为转录产物，也是一种重要的核酸分子生物标志物。RNA 生物标志物包括信使 RNA（messenger RNA，mRNA）、微小 RNA（microRNA，miRNA）、环状 RNA（circRNA）、核仁小 RNA（small nucleolar RNA，snoRNA）、Piwi 相互作用 RNA（Piwi-interacting RNA，piRNA）、长链非编码 RNA（long non-coding RNA，lncRNA）和外泌体 RNA（exosome RNA，exRNA）等。

（三）蛋白质生物标志物

目前，临床使用的大部分蛋白质生物标志物主要使用免疫学方法进行检测，血清等体液样本是最重要的样本类型。蛋白质生物标志物检测有多种技术方法，如放射免疫分析、化学发光酶联免疫分析法、荧光免疫分析、电化学发光免疫分析和质谱法等。

（四）代谢产物生物标志物

随着高通量技术的发展，代谢组学、糖组学和脂质组学等在疾病研究中的运用，代谢产物成为新的分子生物标志物。代谢产物生物标志物大多是低分子量的化合物，包括糖、氨基酸、有机酸、核苷酸和脂类等。

代谢组学能够对生物体内特定生理时期内所有低分子量的代谢物同时进行定性和定量分析，再结合模式识别方法，判断出生物体的病理生理状态，寻找代谢物与病理生理变化的相对关系，从而找到与之相关的生物标志物。主要技术手段包括气相色谱法、液相色谱法、毛细管电泳与质谱联用技术等。

第二节　核酸分子标志物

由于 DNA/RNA 测序和芯片技术的发展，疾病的分子标志物被不断发现，已经成为较为有前途的标志物类型。

一、基因组和基因组特征

一个物种的单倍体染色体数目，及其所包含的全部遗传物质，称为该物种的基因组。例如，人类基因组包括核基因组（22 条常染色体以及 X 或 Y 染色体上的全部遗传物质）和线粒体基因组。自然界中从简单的病毒到复杂的高等动植物，均拥有自己独特的基因组序列。

（一）病毒基因组

病毒（virus）是自然界中普遍存在的一种结构简单、无法独立繁殖，只能在宿主细胞内进行复制的微生物。除朊病毒外完整的病毒颗粒是由核酸和蛋白质构成的。核酸是病毒的核心，构成了病毒的基因组，以保证病毒的增殖、遗传和变异等功能。病毒基因组结构简单，核酸类型多样，具有重叠基因现象，无重复序列，非编码序列少，某些病毒基因具有内含子结构。

（二）原核基因组

原核生物基因组通常只包含一条环状双链 DNA（double stranded DNA，dsDNA），也称为染色质。大多数原核生物只包含一条染色质，以类核的结构存在于细胞中。原核生物的基因组相对较小，往往以操纵子的形式存在，不具有内含子。

（三）真核基因组

真核生物基因组由一条或多条线性 DNA 染色体组成。组成真核生物基因组的染色体数量差异很大，例如，杰克跳线蚂蚁和无性线虫的基因组只有一对染色体，而蕨类物种有 720 对染色体，人类细胞具有 22 对常染色体和 1 对性染色体。

除了细胞核中的染色体外，真核生物的细胞器，如叶绿体和线粒体均拥有自己的 DNA 和染色体，因此也有"线粒体基因组"和"质体基因组"的说法。线粒体和叶绿体都含有环状 DNA。

与原核生物不同，真核生物具有蛋白质编码基因的外显子-内含子组合，和一定数量的重复 DNA。大多数哺乳动物和植物基因由重复 DNA 组成。真核生物基因组特征如下：

1. 编码序列　携带合成蛋白质遗传信息的 DNA 序列是编码序列，不同物种中编码序列占基因组的比例差异很大。较大的基因组不一定含有更多的基因，并且复杂真核生物中非重复 DNA 的比例随着基因组大小的增加而减少。简单的真核生物如秀丽隐杆线虫和果蝇中编码 DNA 的比例高于重复 DNA。而更复杂的真核生物基因组则往往主要由重复 DNA 组成。一些植物和两栖动物基因组中重复 DNA 的比例超过了 80%。同样，人类基因组中只有 2% 编码 DNA。

2. 非编码序列　非编码序列包括了内含子、非编码 RNA 序列、调控 DNA 和重复 DNA。人类基因组的 98% 属于非编码序列。基因组的重复 DNA 有串联重复序列和分散重复序列。

3. 转座因子　转座因子（transposable element，TE）一般指跳跃基因，是一段可以从原位上单独复制或断裂下来，环化后插入另一位点，并对其后的基因起调控作用的 DNA 序列。Ⅰ类 TE 通过复制和粘贴机制跳动位置，Ⅱ类 TE 从基因组中切除并插入新位置。

TE 的"运动"是真核生物基因组进化的驱动力，因为它们的插入可以破坏基因功能，TE 之间的同源重组可以导致基因的复制，TE 还可以将外显子和调节序列改组到新的位置。

4. 逆转录转座子　逆转录转座子可以转录成 RNA，然后在另一个位点被复制到基因组中。逆转录转座子可分为长末端重复序列（long terminal repeat，LTR）和非长末端重复序列（非 LTR）两大类。

二、基于基因突变的核酸分子标志物

基于基因突变的核酸分子标志物包括了点突变（错义突变、无义突变和 RNA 加工突变）、插入缺失突变（包括移码突变）和动态突变等。

点突变（point mutation）也称为碱基置换，是指单个碱基的改变，在引起人类遗传性疾病的点突变中包括了错义突变、无义突变、RNA 加工突变以及发生在调控区的突变等（图 1-1）。

插入缺失突变（insertion-delete mutation，indel mutation）分为小片段和大片段插入/缺失。小片段突变指的是在 1～60 个碱基范围内的改变，而大片段的插入/缺失甚至可以在染色体水平上检测到（图 1-2）。

	ATC	TTC	AGC	TGC	GAG	CTA	TAT—
	Ile	Phe	Ser	Cys	Glu	Leu	Tyr

错义突变
ATC	TT(A)	AGC	TGC	GAG	CTA	TAT—
Ile	*Leu*	Ser	Cys	Glu	Leu	Tyr

沉默突变
ATC	TTC	AGC	TGC	GAG	CT(G)	TAT—
Ile	Phe	Ser	Cys	Glu	*Leu*	Tyr

无义突变
ATC	TTC	AGC	TG(A)	GAG	CTA	TAT—
Ile	Phe	Ser	终止	Glu	CTA	TAT

图 1-1　点突变示例

	ATC	TTC	AGC	TGC	GAG	CTA	TAT—
	Ile	Phe	Ser	Cys	Glu	Leu	Tyr

—(C)—

缺失突变
ATC	TTA	GCT	GCG	AGC	TAT	AT—
Ile	Leu	Ala	Ala	Ser	Tyr	

+

插入突变
ATC	TTC	(C)AA	GCT	GCG	AGC	TAT	AT—
Ile	Phe	Gln	Ala	Ala	Ser	Tyr	

图 1-2　插入缺失突变示例

动态突变（dynamic mutation）是指三核苷酸的重复次数可随着世代交替的传递而呈现逐代递增累加突变效应的突变形式（图 1-3）。

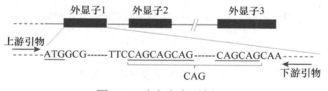

图 1-3　动态突变示例

三、基于基因多态性的核酸分子标志物

基因多态性（gene polymorphism）为在同种生物不同个体的基因组中，同一位置的DNA序列具有不同的碱基排列顺序，且在人群中具有一定的分布频率（＞1%）。基于基因多态性的核酸分子标志物包括了限制性片段长度多态性、小卫星和微卫星多态性、单核苷酸多态性和拷贝数多态性。

限制性片段长度多态性（restriction fragment length polymorphism，RFLP）是第一代DNA分子标志物，为限制性内切酶可识别特异的DNA序列，在识别位点切开DNA分子，产生特定长度的片段。对于不同的个体而言，其DNA序列存在差别，如果这种碱基替换恰好发生在限制性内切酶的切割位点，就会造成酶切位点的减少或增加，或导致酶切片段长度的变化。

小卫星（minisatellite）DNA和微卫星（microsatellite）DNA多态性属于第二代DNA分子标志物。人类基因组10%～15%是串联重复（tandem repeat）序列，以各自的核心序列（重复单元）首尾相连多次重复，长度可达105～106bp，又称为卫星DNA（satellite DNA），主要存在于染色体的着丝粒区域，通常不被转录。小卫星DNA是由10～100bp组成的重复单位重复几十到几百甚至几千次而形成的1～5kb的短DNA，又称为可变数目串联重复序列（variable number of tandem repeat，VNTR）。微卫星DNA核心序列为1～6bp，可重复上百次，又称为短串联重复（short tandem repeat，STR）序列，有单纯STR、复合STR和间隔STR等。

单核苷酸多态性（single nucleotide polymorphism，SNP）为第三代DNA分子标志物，主要是指在基因组水平上由单个核苷酸的变异所引起的DNA序列多态性。它是人类可遗传的变异中最简单、最常发生的一种。根据SNP在基因组中的位置，SNP分为编码区SNP、基因周边区SNP和基因间SNP。SNP通常并不直接致病，而是影响疾病的易感性。

拷贝数多态性（copy number polymorphism，CNP）是指基因组中较大的DNA片段发生了拷贝数的变化，可以涉及一个基因，也可以是连续的几个基因，相当于染色体的某个区域发生了复制或缺失的改变。这种变异大约占人类基因组的12%，可以遗传也可由新发突变造成，与疾病的易感性有着密切关系。

四、基于DNA甲基化修饰的核酸分子标志物

DNA甲基化（DNA methylation）是指生物体在DNA甲基转移酶（DNA methyltransferase，DNMT）的催化下，以S-腺苷基甲硫氨酸（S-adenosylmethionine，SAM）为甲基供体，将甲基转移到特定的碱基上的过程。

DNA甲基化可以发生在腺嘌呤的N-6位、胞嘧啶的N-4位、鸟嘌呤的N-7位或胞嘧啶的C-5等位（图1-4）。在哺乳动物中（包括人类基因组），大约有1%的DNA碱基发生了甲基化。在哺乳动物基因组中，甲基化是一种表观遗传机制，包括将甲基转移到胞嘧啶C5位置形成5-甲基胞嘧啶。DNA甲基化通过招募参与基因抑制的蛋白或通过抑制转录因子与DNA的结合来调节基因表达。在发育过程中，DNA甲基化的模式在基因组中发生变化，这是DNA从头甲基化和去甲基化的动态过程的结果。

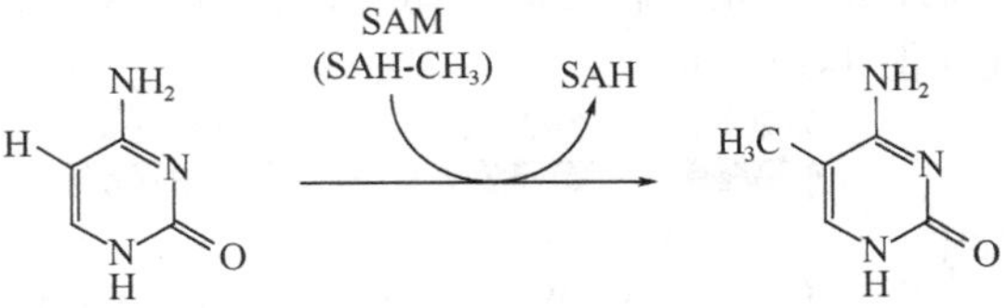

图1-4 5-甲基胞嘧啶的形成

人类的CpG以两种形式存在，一种是分散于DNA中，另一种是CpG结构高度聚集的CpG

岛（CpG island）。在正常组织中，70%～90%散在的 CpG 是被甲基修饰的，而 CpG 岛则是非甲基化的（图 1-5）。

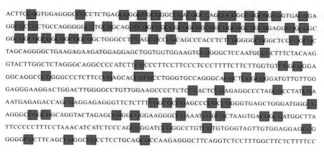

图 1-5　人类 FMR1 基因中的 CpG 岛

DNA 甲基化与基因表达呈负相关，在人的正常发育、X 染色体失活、衰老以及许多疾病（如发育遗传、肿瘤、心血管疾病、糖尿病和神经系统疾病等）中发挥着重要的作用。DNA 甲基化在沉默逆转录病毒分子、调节组织特异性基因表达和基因印记中均至关重要。不同基因组区域的 DNA 甲基化可能根据潜在的遗传序列对基因活动产生不同的影响。

五、基于转录产物的核酸分子标志物

转录是指将基因上的信息拷贝至 RNA 的过程，并产生三种参与蛋白质合成的主要 RNA 类型：信使 RNA（mRNA）、核糖体 RNA（rRNA）和转录 RNA（tRNA）。真核细胞编码 mRNA、rRNA 和 tRNA 的基因可多达 3 万甚至更多，而大多数细胞多数情况下只有约 5000 个基因具有活性。基因活性是受到转录和翻译水平调控的，转录调控决定核内哪些基因转录、哪些基因无活性，以及转录后调控 mRNA 的加工速率。

基于转录产物的核酸分子标志物包括了 mRNA 分子标志物、miRNA 分子标志物和 lncRNA 分子标志物。其中 mRNA 分子标志物已被广泛应用，并建立了多种成熟的检测方法。

mRNA 又叫信使 RNA，是由 DNA 的一条链作为模板转录而来的、携带遗传信息的能指导蛋白质合成的一类单链核糖核酸。以细胞中基因为模板，依据碱基互补配对原则转录生成 mRNA 后，mRNA 就含有与 DNA 分子中某些功能片段相对应的碱基序列，作为蛋白质生物合成的直接模板。

microRNA（miRNA）是一类内源性的具有调控功能的非编码 RNA，其大小长 20～25 个核苷酸（nucleotide，nt），主要在基因转录后水平发挥调控作用。miRNA 参与生命过程中一系列重要进程，包括胚胎发育、细胞增殖、细胞凋亡、病毒防御、脂肪代谢和肿瘤发生等。大多数 miRNA 的表达具有生理特异性、组织特异性和疾病特异性。miRNA 的长度很短，对核糖核酸酶不太敏感，故比平均长度 2kb 的 mRNA 更为稳定。其可用于诊断特定类型的肿瘤，根据 miRNA 的表达谱特征可了解特定疾病的进展或疾病对治疗的反应等。

长链非编码 RNA（lncRNA）是一类 mRNA 样的转录体，长度范围在 200nt 至 100kb 之间，没有明显的开放阅读框（open reading frame，ORF），缺乏编码蛋白质的能力，位于细胞核或胞质内。lncRNA 功能非常广泛，在染色质水平、转录水平和转录后水平均可发挥调控作用，参与了基因组印记、X 染色体沉默、染色质修饰、转录激活、转录干扰、核内运输等多种重要的生理过程，对基因表达的调控既有顺式调控作用，又有反式调控作用。

六、基于线粒体 DNA 的核酸分子标志物

线粒体能为细胞产生能量腺苷三磷酸（adenosine triphosphate，ATP），线粒体 DNA 是线粒体中的遗传物质，是在细胞线粒体内发现的特殊形态的 DNA。一个线粒体中一般拥有多个 DNA，称为 mtDNA（mitochondrial DNA）。mtDNA 的突变能引起线粒体相关疾病，如大脑、肌肉和心脏

等耗能较多的器官所发生的疾病。

mtDNA 虽能合成蛋白质，但其种类十分有限。迄今为止，mtDNA 编码的 RNA 和多肽有：线粒体核糖体中 2 种 rRNA（12S 和 16S），22 种 tRNA，13 种多肽（每种约含 50 个氨基酸残基）（图 1-6）。组成线粒体各部分的蛋白质，绝大多数都是由核 DNA 编码，并在细胞质核糖体上合成后再运送到线粒体各自的功能位点上。正因如此，线粒体的遗传系统仍然要依赖于细胞核的遗传系统。

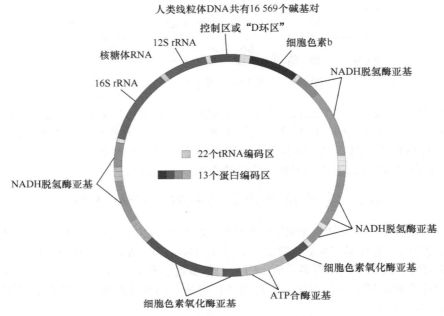

图 1-6   人类线粒体 DNA 示意图
NADH：还原型烟酰胺腺嘌呤二核苷酸

线粒体基因组是裸露的 DNA 双链分子，呈环状但也有线性的分子。各个物种的线粒体基因组大小不一。一般动物细胞中的线粒体基因组较小，为 10~39kb，酵母为 8~80kb，且都为环状。四膜虫属和草履虫等原生动物为 50kb，为线性分子。植物的线粒体基因组比动物的大许多，也复杂得多，大小可以在 200~2500kb 范围内变化。

由于线粒体会通过卵细胞传递，相关疾病可以遗传自母亲。基于线粒体 DNA 的分子标志物的检出则可帮助携带致病性线粒体基因突变的女性生下健康的婴儿。人体内所有细胞（除红细胞外）均拥有线粒体，但只有女性的线粒体基因能随其卵子遗传给后代。mtDNA 表现为母系遗传，其结构类型是反映母系脉络的重要指标。通过检测人 mtDNA，能弄清各民族、各地人的母系血缘关系。

线粒体基因组可遗传的生殖性突变可导致神经退行性疾病和（或）肌病，例如，线粒体脑肌病伴高乳酸血症和卒中样发作（mitochondrial encephalomyopathy with lactic acidosis and stroke-like episode，MELAS）和莱伯（Leber）遗传性视神经病变。

七、基于循环 DNA 的核酸分子标志物

循环 DNA 则是一种无细胞状态的胞外 DNA，存在于血液、滑膜液和脑脊液等体液中，它主要是由单链或双链 DNA 以及单链与双链 DNA 的混合物组成，以 DNA 蛋白质复合物或游离 DNA 这两种形式存在。血中游离 DNA 在疾病的早期诊断、预后、监测等方面具有重要潜在价值。其在医学中的具体应用主要包括：产前诊断、免疫性疾病的病情分析与疗效观察、肿瘤相关分析。在上述三类应用中，其在肿瘤分析中的价值尤为重要，虽然目前血中游离 DNA 分析尚未被列为临床必需的检测指标，但数以千计的研究论文和大量临床试验的数据，有力支持这一新技术在肿

瘤防治中的巨大应用价值。

　　早在 1947 年，曼德尔（Mandel）和梅泰（Métais）就发现了循环核酸；30 年后，利昂（Leon）等人的研究表明肿瘤患者外周血清游离 DNA 水平大大高于正常人，之后研究者在肿瘤患者的血浆和血清中检测到了癌基因突变，并且与原发肿瘤相一致。循环 DNA 作为一种新的肿瘤标志物，将在肿瘤的诊断、治疗及预后检测等方面发挥重要作用，尤其对于一些不具有典型临床症状、检查无特异性和诊断困难的肿瘤可避免复杂的、具有创伤性的活检。

　　循环肿瘤 DNA（circulating tumor deoxyribonucleic acid，ctDNA）是指肿瘤细胞体细胞 DNA 经脱落或者当细胞凋亡后释放进入循环系统。随着基因测序的飞速发展，目前，已能在血液中对其进行检测并计数。循环肿瘤 DNA 是一种特征性的肿瘤生物标志物，可以被定性、定量和追踪。随着肿瘤分子生物学研究的进展，循环血游离 DNA 的检测及其生物学指标的研究，将有可能为临床肿瘤的早期诊断、预后判定及跟踪随访等提供一系列方便、快捷、特异、无创或微创的分子生物学检测手段。相关专家称，多基因的循环肿瘤 DNA 的检测将变成"液体活检"的组成之一，可替代侵入性组织活检。

　　与蛋白类标志物相比，ctDNA 的检测很少出现假阳性，ctDNA 来自于肿瘤细胞，与肿瘤细胞含有同样的突变。另外，ctDNA 半衰期短，能准确反映肿瘤当前情况。故循环肿瘤 DNA 具备广泛应用前景，其高敏感性、高特异性的特点，适用于多种肿瘤。

第三节　核酸分子标志物的发现与评价

　　随着新型分子生物技术的发展，生物标志物的发现与应用进入了高速发展的时期。从以往每次只能检测一个或几个标志物到现在一次性可筛选大量的生物分子，分子标志物的发现速度大大提升，寻找和发现有价值的生物标志物已经成为目前研究的重要热点。

一、分子生物标志物的发现

　　随着人们对机体生理病理过程认识的加深，当前可用的生物标志物尚不能恰当地反映疾病进程，远不能满足临床需求。近年来，组学技术包括基因组学、转录组学、蛋白质组学和（或）代谢组学的发展，为快速发现及筛选疾病生物标志物提供了可能，极大推动了生物标志物的研究进步与发展。

（一）基因组学

　　1. 基因组学定义　　基因组（genome）是指一个细胞或生物体所有遗传信息的总和。基因组学（genomics）是研究生物基因组结构和功能、结构和功能的关系以及基因之间相互作用的科学，包括基因组核苷酸序列分析、基因组作图、基因定位和基因功能分析等。基因组学可以分为结构基因组学（structural genomics）、功能基因组学（functional genomics）以及比较基因组学（comparative genomics）。结构基因组学以全基因组核苷酸序列测定为目标，以建立生物体高分辨率遗传图谱、物理图谱和大规模测序为基础，代表基因组分析的早期阶段，是全方位认识生命的必由之路和首要任务。功能基因组学是根据结构基因组学提供的生物信息和材料，借助计算机学和统计学，采用高通量和大规模的实验方法，系统性地理解生物的遗传体系，即阐明 DNA 序列的功能。比较基因组学是利用基因组图谱和测序技术，对已知基因和基因组结构进行比较，揭示基因的功能、表达机制和疾病分子机制，阐明物种进化关系及基因组内在结构的学科。

　　2. 基因组学研究意义　　生物进化表现为基因组的进化，基因重复、缺失、外显子改组、转座和逆转座等导致了基因及染色体的变异，造成了基因组的多样性，促进了基因组的进化。研究角度从孤立研究单个或少数几个基因，发展为从基因组的角度去研究一个物种或多个物种的全部基因及其功能网络。并且，基因组学可一次性筛选出大量生物分子，从而改变了生命科学研究模式，加快了科学研究步伐。举个例子，在肿瘤性疾病进展过程中，往往是一系列基因表达水平出现上调或下调的改变，运用基因组学技术可快速发现这些改变的生物分子，从而找出潜在的生物标志物。

3. 案例分析

案例 1-1

1. 案例简介 现有一患儿，表现为语言发育落后，存在认知障碍，并出现共济失调和锥体束征。近 3 个月开始出现癫痫，发作具有热敏感的特点。运用基因组测序进行实验室检测，结果显示：chrX: 99662473 C＞G，PCDH19 NM_001184880: c.1123G＞C，p.Asp375His。综合诊断为癫痫性脑病。

PCDH19 为神经元高度表达的跨膜蛋白，已发现可能参与调节钙离子依赖细胞黏附和神经元的连接，并且大量病例显示 PCDH19 在癫痫性脑病中发挥重要作用，因此通过基因组学检测 PCDH19 突变有助于该疾病诊断。

2. 基因组学检测 PCDH19 突变的流程

（1）标本采集：使用含乙二胺四乙酸（EDTA）抗凝剂的采集管收集外周血 10mL，上下轻柔颠倒 6～8 次以充分混匀标本。血标本宜尽快离心处理。请勿冷冻标本，可置于 4℃短期保存。

（2）血浆分离：800 转/分，10 分钟离心后吸取上清液，即为血浆。

（3）DNA 提取：可按照试剂说明书操作进行。提取后的 DNA 可通过超微量紫外分光光度计测量样品浓度以及对应 A_{260}/A_{280} 值。样品浓度宜大于 10ng/μL，A_{260}/A_{280} 值应在 1.5～2.0。

（4）实时定量 PCR 扩增：根据检测的样本数计算扩增管，分别加入适量的样品与反应液，充分混匀。将样品离心后放入实时定量 PCR 仪中扩增。注意每轮反应都应设置阴阳对照各一管，加样过程注意避光，全程冰上操作。

（5）结果判读与质量控制：不同的试剂厂家会有不同的结果判断标准，但是一般都基于以下原则。首先应根据阴性与阳性对照以及待测样品的内控与外控 Ct 值判断试验结果的可信性。其次，根据试剂说明书判断结果，如突变 Ct 值≥阴性临界值时可判断为阴性，Ct 值＜阳性临界值为强阳性。当突变 Ct 值≥阳性临界值且＜阴性临界值时，应进一步计算 ΔCt 值判断结果。

例如：①阴性对照的信号应为阴性曲线，若该信号呈现"S"形曲线，则说明此结果无效，并建议重做一次。②阳性质控品的 Ct 值一般设置为 19～21，但可能由于不同型号仪器的内在设置而发生一定的波动，若超出波动范围则需校准仪器或重新检测。③待测样品的内控信号应该为阳性"S"形曲线，其 Ct 值应该处于一定的范围内。若内控对照分析为阴性（Ct 值大于21 或信号无明显扩增），则可能是加入的反应成分中有抑制剂或加入的模板量低。若管内出现信号，则也有可能是因为突变序列的扩增抑制了内控序列的扩增，此情况下结果判断为可信。④突变管的信号扩增呈"S"形曲线且 Ct 值小于规定值上限，则可判断突变呈阳性。若突变管信号扩增不呈曲线且 Ct 值高于规定值上限，则该样品无突变。

（6）质量控制：质量控制过程中，宜注意：①标本采集时，由于肝素抗凝剂会抑制到后续的 PCR 反应，故本试验样本采集使用 EDTA 抗凝剂；②鉴于白细胞是有核细胞，在后续 PCR 扩增过程中其 DNA 可能会影响到血浆游离 DNA 的测定，故在血浆分离吸取血浆过程中要避免吸到白细胞层。

（二）转录组学

1. 转录组学定义 转录组（transcriptome）是某个物种或者特定细胞类型所能转录出来的所有 RNA 的集合，包括编码 RNA 和非编码 RNA 等。转录组学（transcriptomics）是对转录水平上发生的事件及其相互关系和意义进行整体研究的一门学科，可以提供特定条件下基因表达的信息，在全基因组水平上研究基因表达调控，并对所有基因的表达水平进行测定，是功能基因组学的重要组成部分。转录组学的定义中包括了时间和空间的限定：一方面，同一细胞在不同的生长时期及生长环境下，其基因表达情况是不完全相同的。另一方面，不同类型的细胞基因表达也不相同。下列案例 1-2 中参与心肌肥大及纤维化的 RNA 表达明显上调，可早期识别死亡风险较高的病例并进行提早干预。通过转录组学检测到特异性 RNA 表达可作为疾病诊断的早期标志物及未来治疗的靶点。

2. 转录组学研究意义　以 DNA 为模板合成 RNA 的转录过程是基因表达的第一步，也是基因表达调控的关键环节。转录组学能够提供不同物种、不同个体、不同细胞和不同发育阶段即不同生理病理状态下的基因差异表达信息，并据此推断相应未知基因的功能，解释特定调节基因的作用机制。通过转录组学发现的分子标志物不仅可以辨别细胞的表型归属，还可以用于疾病的诊断和发现药物作用的新位点。

3. 案例分析

案例 1-2

　　1. 案例简介　有一患者半年前感冒后呈逐渐加重的胸闷，心悸，气急，近 1 个月出现夜间阵发性呼吸困难，不能平卧，咳嗽，咳粉红色或白色泡沫痰。实验室转录组测序显示某些特定的参与心肌细胞肥大及纤维化的 microRNA 和 mRNA 均明显上调。综合诊断为慢性心力衰竭，收治入院。

　　2. 转录组测序基本操作流程　转录组的测序过程一般可分为两大部分，分别为数据获取环节以及数据分析环节。在数据获取部分，主要包括了 RNA 的获取与质量检测、RNA 文库的构建以及转录组上机测序。在数据分析中，主要是将测序数据与参考序列进行对比，再经定量分析后筛选出差异基因与转录本。后续可以根据实验的需要，进一步分析转录本表达差异情况，差异基因表达模式聚类，以及和其他组学数据进行联合分析等（图 1-7）。

　　3. 结果分析　通过测定的结果分析该患者与正常人群的基因表达差异的对比，以 $P < 0.05$，差异倍数 > 1.5 作为差异表

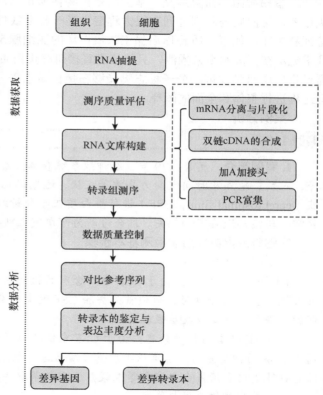

图 1-7　转录组测序基本操作流程

达基因的筛选标准，并通过基因本体论（gene ontology，GO）分析和京都基因和基因组数据库（Kyoto Encyclopedia of Genes and Genomes，KEGG）通路分析等探究出差异基因的生物过程、功能以及信号传导通路等。

　　4. 小结　转录组测序（RNA sequencing，RNA-seq）是利用高通量测序技术对机体中的全部或部分 RNA（mRNA、small RNA、lncRNA 和 circRNA）进行测序与分析的技术。近年来，以单分子实时测序技术（single molecule real time sequencing，SMRT-seq）和纳米孔单分子测序（single molecule nanopore sequencing）为代表的三代测序技术（也称单分子测序）正在推广应用。它相较于一代与二代测序的优势在于无须进行 PCR 扩增，可直接读取目标序列，由此可以降低假阳性率，同时避免了碱基替换及偏置等常见的测序问题。此外，单细胞转录组测序也是近年来的研究热点，其在异质性细胞的转录组探究中有着广泛的应用前景。

（三）蛋白质组学

1. 蛋白质组学定义 蛋白质组（proteome）是指一种生物或者细胞组织在某特定环境下某一时刻所表达全部蛋白质的总和。蛋白质组学（proteomics）是在蛋白质组的整体水平上进行全面性研究，描述所有蛋白表达信息，包括蛋白质的组成和表达水平、翻译后修饰、蛋白质间相互作用等，并解释和阐明生命活动基本规律的科学。蛋白质组学可以分为三个部分：①结构蛋白质组学（structural proteomics）。研究某一特定细胞器中全部蛋白质或蛋白质复合体的结构。②表达蛋白质组学（expressional proteomics）。研究差异样品间蛋白质表达量的变化。③功能蛋白质组学（functional proteomics）。研究执行某种功能的蛋白质复合体，蛋白质-蛋白质相互作用、蛋白质-DNA/RNA 相互作用及蛋白质翻译后修饰的作用。下列案例 1-3 中通过蛋白组学检测到 Aβ 和 tau 蛋白表达异常，已被证实是用于诊断、监测阿尔茨海默病发生和进展最有应用前景的生物标志物，可推进早期诊断和预测模型的建立和完善。

2. 蛋白质组学研究意义 基因组是生物体遗传信息的载体，而蛋白质组则是生命活动的主要执行者，蛋白质与基因之间在很大程度上是一种非线性的关系，蛋白质在发挥功能时有其自身的特征和规律，如蛋白质翻译后加工、蛋白质的亚细胞定位或分拣、蛋白质与蛋白质相互作用等都几乎无法在基因水平来预测，只能依靠直接研究蛋白质来解决。人体内真正发挥作用的是蛋白质，通过蛋白质组学发现的分子标志物能够在蛋白质水平上对疾病发生和发展、细胞代谢等生理和病理过程进行整体和全面的阐释。

3. 案例分析

> **案例 1-3**
>
> **1. 案例简介** 患者，79 岁，经神经系统查体，发现有近期记忆力、计算力、理解判断力下降，人物、地点及时间定向力异常等症状，远期记忆力尚正常，余未见异常。实验室采集脑脊液（cerebrospinal fluid，CSF）进行蛋白质组学分析结果显示 $A\beta_{1-42}$、t-tau、p-tau 蛋白表达显著异常，与疾病进展密切相关。综合诊断为阿尔茨海默病。
>
> **2. 脑脊液蛋白质组学检测基本步骤**
>
> （1）CSF 样本制备
>
> 1）蛋白质的脱盐：由于 CSF 中所含有的较高浓度的盐成分会干扰蛋白质的电泳分离，因此在进行蛋白质分离时，必须首先去除 CSF 的大部分盐成分。目前常用的脱盐方法有透析法、超滤、蛋白质沉淀以及层吸柱法。
>
> 2）CSF 样本的初步分离：由于 CSF 中低丰度的蛋白质发挥着重要的生理功能，因此需要通过 CSF 的初步分离，富集低丰度蛋白质后进行电泳。常用的初步分离的方法有通过亲和力去除免疫球蛋白和清蛋白、液相等电聚焦、固相萃取法。
>
> （2）蛋白质的分离与鉴定
>
> 1）双向凝胶电泳（two-dimensional polyacrylamide gel electrophoresis，2D-PAGE）：是将不同种类的蛋白质按照其等电点和分子量差异进行高分辨率分离的分析方法。第一相是等电聚焦，其根据蛋白质等电点不同进行分离。第二相是 SDS 聚丙烯酰胺凝胶电泳（sodium dodecyl sulphate-polyacrylamide gel electrophoresis，SDS-PAGE），其根据蛋白质的不同相对分子质量进行分离。银染与考马斯亮蓝染色是常用的蛋白质显色方法。
>
> 2）MS 质谱分析法（mass spectrometry，MS）：一种根据待测样品离子的不同质荷比（m/z）进行蛋白质分析的方法。目前常见的质谱仪基本都包括了进样系统、离子源、质量分析器、记录系统以及真空系统等。不同的离子源与质量分析器可以组合成不同类型的质谱仪，其中最常见的是基质辅助激光解吸电离飞行时间质谱（matrix-assisted laser desorption/ionization time of flight mass spectrometry，MALDI-TOF-MS）与液相色谱。目前，结合 MS 技术已经成功鉴定出 CSF 中的上百种蛋白质成分。

3）蛋白质数据信息库：根据多种线上蛋白质数据库如 Universal Protein 数据库对分离的蛋白质进行鉴定。

3. 结果解析　目前关于脑脊液特异性蛋白质的测定，尚未有统一的参考方法与参考范围，每个实验室根据自身方法学建立了本实验的 $A\beta_{1-42}$、t-tau、p-tau 蛋白的参考范围。此外，有专家学者建议联合测定 t-tau、$A\beta_{1-42}$/p-tau 值预测患者由轻度认知功能障碍向阿尔茨海默病的转化进程。

（四）代谢组学

1. 代谢组学定义　代谢组（metabolome）是指生物体内源性代谢物质的动态整体，是基因组的下游产物，是参与生物体新陈代谢，维持生物体正常功能和生长发育的小分子化合物合集。代谢组学（metabonomics）是以组群指标分析为基础，以高通量检测和数据处理为手段，以信息建模与系统整合为目标的系统生物学的一个分支，是研究生物体系受外部刺激所产生的所有代谢产物变化的科学，主要研究对象是代谢循环中分子质量小于 1kDa 的小分子代谢物。下列案例 1-4 中通过代谢组学检测到异常表达的代谢产物，及时发现内分泌系统的代谢异常，为早期预防和诊断 2 型糖尿病提供了新的诊疗手段。

2. 代谢组学研究意义　与其他组学相比，代谢组学具有独特的优势：①直接反映外界刺激或遗传修饰对机体细胞或组织的代谢影响；②基因和蛋白质等表达的微小变化可在代谢水平得到放大，易于观察；③代谢物的总体数目有限，种类远远少于基因和蛋白质的数目，无须建立庞大的数据库，易于分析；④研究对象为基因表达的终产物，因此样品方便易得，技术通用。通过代谢组学发现的分子标志物凭借其具有整体性及动态性的双重优势为临床疾病提供及时、准确、高灵敏度和高特异性的诊断。

综上所述，基因组学、转录组学、蛋白质组学以及代谢组学等"组学"技术相辅相成，通过对体内复杂的生物标志物进行快速、准确地检测，及时发现机体产生的病理或生理性改变，为各类临床疾病的早期诊断和预测提供依据。

3. 案例分析

案例 1-4

1. 案例简介　有一患者于 7 年前无明显诱因下，出现多饮、多食、多尿等症状，伴有消瘦，近 2 年体重下降明显。实验室空腹血糖检测为 8.21mmol/L，餐后 2 小时血糖为 15.58mmol/L，糖化血红蛋白为 7.6%。经患者知情同意后取得血浆样本进行代谢组学分析，结果显示游离脂肪酸以及 2-羟基异丁酸浓度异常升高。综合诊断为 2 型糖尿病。

2. 代谢组学检测基本步骤　代谢组学检测的流程可根据各自实验室的具体要求进行，一般均包含了样本的预处理、代谢组学的平台检测，包括液相色谱-质谱联用仪（liquid chromatography-mass spectrometer，LC-MS）、磁共振（magnetic resonance）、气相色谱-质谱联用仪（gas chromatography-mass spectrometer，GC-MS）等、代谢物的定性与定量分析以及生物信息学分析（代谢通路、多组学关联分析等）环节（图 1-8）。

3. 结果解析　代谢组学的结果分析一般分为三个方面：①代谢物鉴定与分析；②组间差异分析；③差异代谢物的生物信息学分析。其中在组间差异分析中涉及单变量统计分析以及多维统计分析，在差异代谢物的生信信息学分析中主要运用了聚类分

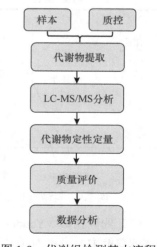

图 1-8　代谢组检测基本流程

析、相关性分析以及京都基因和基因组数据库（KEGG）通路分析等。

4. 小结 代谢产物的提取、平台检测以及产物鉴定是代谢组学技术的关键环节。其中，提取分离技术包括气相色谱、液相色谱以及毛细管电泳；常用的鉴定技术包括质谱、光谱、磁共振以及电化学等。

对于代谢组学的发展，当前也面临着一些挑战：①检测技术需进一步标准化管理；②需提高检测的通量以面对复杂的代谢组检测；③需要多组学技术的整合，全面揭示生物学功能。

二、分子生物标志物的评估和筛选

随着近年来高通量技术的发展，分子生物标志物也进入了快速迭代发展时期。虽然运用高通量技术可挖掘出大量有差异表达的生物分子，但这些分子生物标志物需经过多阶段、大规模和长时间临床试验和评估后，才能在临床上广泛应用。因此，建立一个高效、科学的分子生物标志物的评估筛选体系尤为重要。

（一）分子生物标志物的评价指标

目前临床上用于评估分子生物标志物的指标包括灵敏度、特异性、约登指数、预测值（阳性预测值和阴性预测值）、似然比（阳性似然比和阴性似然比）、受试者操作特征曲线以及截断值等（表1-1）。

表 1-1 生物标志物评价指标的计算方法

评估指标	计算公式
灵敏度	真阳性人数/（真阳性人数+假阴性人数）
特异性	真阴性人数/（真阴性人数+假阳性人数）
约登指数	灵敏度+特异性–1
阳性预测值	真阳性人数/（真阳性人数+假阳性人数）
阴性预测值	真阴性人数/（真阴性人数+假阴性人数）
阳性似然比	灵敏度/（1–特异性）
阴性似然比	（1–灵敏度）/特异性

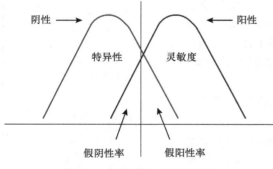

图 1-9 灵敏度与特异性图示

（1）灵敏度（sensitivity）：又称为真阳性率，表示为真阳性人数/（真阳性人数+假阴性人数）。该指标只与病例组有关，反映了生物标志物检出病例及判定漏诊率的能力，灵敏度越高，漏诊率越低（图1-9）。

（2）特异性（specificity）：又称为真阴性率，表示为真阴性人数/（真阴性人数+假阳性人数）。该指标只与对照组有关，反映了生物标志物排除非病例及判定误诊率的能力，特异性越高，误诊率越低（图1-9）。

（3）约登指数（Youden index）：也称正确诊断指数，用于评价生物标志物发现真正病例与非病例的总能力，表示为（灵敏度+特异性–1）。指数越高，真实性越大。

（4）阳性预测值（positive predictive value）：表示为在筛检出全部阳性的样本总数中，真阳性例数所占的百分比，反映了生物标志物诊断阳性者患目标疾病的可能性。

（5）阴性预测值（negative predictive value）：表示为在筛检出全部阴性的样本总数中，真阴性例数所占的百分比，反映了生物标志物排除非患者的能力。反映得出阴性结果的样本总数中，真实健康（无病）样本数占阴性检测样本总数的百分比。

（6）阳性似然比（positive likelihood ratio）：表示为真阳性率与假阳性率之比，提示生物标志物正确诊断阳性的可能性是错误判断阳性可能性的倍数。比值越大，证实疾病的能力越强。

（7）阴性似然比（negative likelihood ratio）：表示为假阴性率与真阴性率之比，提示生物标志物错误判断阴性的可能性是正确判断阴性可能性的倍数，比值越小，排除疾病的能力越强。

（8）受试者操作特征曲线（receiver operating characteristic curve，ROC curve）：是评估生物标志物预测性能的有用的图形工具，以灵敏度（真阳性率）为纵坐标，100%-特异度（假阳性率）为横坐标绘制曲线，反映了灵敏度与特异度之间的平衡。曲线下面积（area under curve，AUC），是重要的试验准确度指标（图1-10）。AUC取值介于0.5～1.0，面积越大诊断效果越好。当AUC取值小于0.5时无诊断价值，AUC取值在0.5～<0.7时诊断准确度较低，AUC取值在0.7～<0.9时诊断准确度中等，AUC取值在0.9以上时则诊断准确度较高。

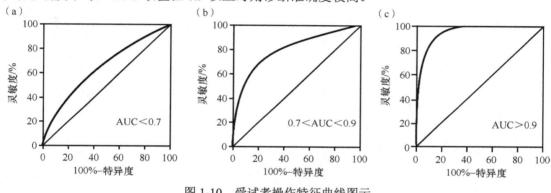

图1-10　受试者操作特征曲线图示

（9）截断值（cut off value）：是判定试验阳性与阴性的界值，即确定生物标志物的正常值，以区分正常与异常，其值常通过ROC曲线计算获得。

（二）生物标志物的筛选原则

新的分子生物标志物在应用于临床之前需要经过严格的筛选，筛选原则主要包括以下几个方面。

（1）可靠性：该生物标志物在临床上具有可行的检测方法，能够被临床所检测，检测方法准确、可靠。

（2）稳定性：检测前的问题（样本处理和稳定性）已被评估并可控制，重复性及个体差异应在可接受的范围内。

（3）关联性：该生物标志物经多个研究证实与疾病之间有较强的关联性，可反映疾病进程，根据疾病进展迅速发生改变，在现有检测基础上增加新的信息。

（4）有效性：该生物标志物应具备一定的灵敏度、特异性和较高的预测价值，对疾病诊断优于现有检测方法，为早发现、早诊断和早治疗提供依据。

发现生物标志物是将分子和基因组数据转化为临床成果的重要途径，目前，虽然某些潜在的生物标志物已得到大量研究证实，但尚无法应用于临床。其关键在于这些生物标志物特异性和灵敏度均较低，无法满足临床需求。目前多数研究对象均为小规模样本，其研究结果存在不确定性。经济和商业也是影响因素，在生物标志物影响临床决策之前，其有效性需要经过大规模、高成本的随机临床试验证实，才能得到监管机构的认可和批准，需要权衡风险与收益以便逐步推进生物标志物的临床应用。

展　望

　　分子生物学是一门正在蓬勃发展的学科，其新技术和新方法的不断出现，为临床检验诊断的发展提供了新的机遇与挑战。时至今日，分子生物学已经由最初的以核酸、蛋白质等生物大分子为研究对象，逐步扩展并包含了基因组学、转录组学、蛋白质组学以及代谢组学等多组学研究，其临床价值也由最初的病原微生物基因检测与部分遗传性疾病诊断，逐步体现在肿瘤学、遗传学、微生物学、药物基因组学等多方面。

　　虽然分子生物学的许多新技术体现出了非常高的准确度与灵敏度，但是从实际操作的角度来看，这些新技术仍存在一定的局限性，首先是新技术缺乏统一的操作规程与诊断标准，其次是由于新技术的高灵敏度，对于诊断未知或是复杂的疾病可能存在"假阳性"，以及这些技术对环境的要求也很高。可喜的是，随着技术的发展，一线科研与工作人员已经在不断地解决这些新技术的不足，我们相信分子生物新技术一定会在未来临床诊断的过程中发挥更重要的作用。

（关　明）

第二章 临床标本的处理与分离纯化

绪 论

核酸广泛存在于所有动物、植物、微生物等生物体内。核酸不仅是基本的遗传物质，而且在蛋白质的生物合成中也占重要位置。因此核酸在生物生长、遗传、变异等一系列重大生命现象中起着决定性作用。核酸检测包括样本采集、核酸提取、核酸扩增三大部分。其中，样本的处理和保存以及分离纯化都会影响核酸提取的效率和扩增试剂的灵敏度，最终影响结果的判读。因此，掌握临床标本的处理与分离纯化的基本技术极为重要。

第一节 标本的预处理和保存

临床核酸检验常用的标本包括全血、血清（血浆）、痰液、鼻咽拭子、脓液、乳汁、其他体液（胸腔积液，腹水，脑脊液，尿液等）、外周血单个核细胞、组织等。临床标本的正确预处理和保存对于成功提取核酸具有决定性的作用。

一、标本预处理

（一）全血

以全血作为待测标本时，必须注意抗凝剂的选择，一般使用乙二胺四乙酸钠（ethylenediamine-tetraacetic acid sodium，EDTA-Na）或枸橼酸钠，不可使用肝素。全血样本如用于 DNA 提取检测，可在 4℃下短期保存；如用于 RNA 检测，则应在取血后尽快提取。

（二）血清（血浆）

DNA 测定，可按照一般的血清标本处理程序，对测定结果影响不大。RNA 测定，标本的获取和保存方式对测定结果有决定性的影响，最好是使用 EDTA 抗凝（严禁使用肝素，因其对 PCR 扩增有抑制，且很难在核酸提取过程中完全去除）。全血标本，抗凝后 6 小时内分离血浆；血清标本，则需尽快（2 小时内）分离血清，标本可在–20℃条件下短期（12 周）保存，较长期保存应在–70℃下。

（三）痰液

痰液属于分泌物，临床上常用于结核杆菌 DNA 测定。痰标本中含有大量黏蛋白和杂质，故在核酸提取时，需对样本进行初步处理，即先用 1mol/L NaOH 或变性剂使其液化，再转移至 1.5mL 灭菌离心管离心后去除上清，留沉淀用于核酸提取。注意：液化时需在室温下进行，不能加热，且液化时间不能过长。液化标本如不立即用于核酸提取，可保存于–70℃条件下。

痰标本用于非结核杆菌如肺炎支原体的 PCR 检测时，只能室温悬浮于生理盐水中，充分振荡混匀，促使大块黏状物下沉，取上清离心，去上清后所得到的沉淀物即可用于核酸提取。注意：非结核杆菌对酸碱比较敏感，切记不能用 NaOH 液化痰标本。

痰标本在没有加入内标以控制假阴性的情况下，不能采用异硫氰酸胍盐方法提取。采用这种方法提取，有可能会在提取过程中出现一种可修饰 DNA 的酶，在最后一步提取中与核酸一起洗脱出来，从而抑制其后的 PCR 扩增。在 PCR 主反应混合液中，加入 α-酪蛋白、白蛋白等，可防止此类抑制物的产生。

（四）棉拭子

在使用 PCR 方法检测性病病原体时，临床标本一般为棉拭子，可将棉拭子置于适量生理盐水中，充分振荡洗涤后，置室温静置 5～10 分钟，待大块状物下沉后，取上清立即离心，其后的沉淀即可用于 DNA 提取。如不立即用于核酸提取，则需保存于–70℃。

（五）脓液

脓液的处理依情况而定，如用于分枝杆菌（如结核杆菌）核酸测定的标本，黏稠的脓液可采用痰标本的处理模式，先进行液化，再离心取沉淀提取 DNA；水样的脓液则直接离心，沉淀用生理盐水洗 2～3 次后，即可用于 DNA 提取。对用于非分枝杆菌测定的脓液标本，如过于黏稠，则加入适量生理盐水，充分振荡后，静置，取上清进行离心，沉淀用于 DNA 提取；如为水样，则按上述步骤直接离心取沉淀即可。沉淀标本的保存条件同样为–70℃。

（六）乳汁

乳汁有时也可作为核酸提取标本，如 PCR 检测乳汁中的 HBV DNA、HCV RNA、结核分枝杆菌和布鲁氏菌等。对于乳汁内的核酸提取，应先直接离心，离心后上层是蛋白脂肪相，下层是水相，需取水相进行核酸检测。

（七）其他体液标本

临床体液标本包括胸腔积液、腹水、脑脊液、尿液等，可按水样标本的方式离心取沉淀后，提取核酸。沉淀样本的保存方法同上。

（八）外周血单个核细胞

外周血单个核细胞可以从抗凝全血中制备，主要有两条途径，一是使用淋巴细胞分离液制备；二是使用红细胞裂解液，先裂解全血中的红细胞，后经生理盐水数次洗涤，即可得到单个核细胞。外周血单个核细胞如暂不提取核酸可保存于–70℃。

（九）组织

组织有新鲜组织块和石蜡切片两大类。新鲜组织块的处理步骤：首先用生理盐水洗两次，然后将其捣碎或切碎，加入生理盐水后剧烈振荡混匀，离心，弃上清，再用蛋白酶 K 消化后提取核酸。新鲜组织块最好是保存于 50% 乙醇中，具体做法是：先用生理盐水将组织洗一次，切成宽度 <1cm 的小片，加入适量的生理盐水，然后边摇边加入无水乙醇至终浓度为 50%。这样固定的组织标本室温下可保存数日，4℃可保存 6 年。石蜡切片用于核酸提取，需先用辛烷或二甲苯脱蜡，再用蛋白酶 K 消化后即可进行 DNA 提取。

由于待提取标本中的 RNA 易受核糖核酸酶（ribonuclease，RNase）的作用而迅速降解，可加入 4mmol/L 异硫氰酸胍盐（GITC），使临床 PCR 标本中的核酸酶失活，标本可在室温下稳定保存 7 天。若 GITC 浓度 <4mmol/L 则会失去对 RNase 的抑制作用，导致 RNA 迅速降解。此外，如测定的靶核酸为血液循环中的 RNA，为避免室温放置过久而导致 RNA 降解，最好不要使用血清标本，应使用 EDTA 抗凝后尽快分离的血浆标本。

二、标本的保存

由于目的核酸（尤其是 RNA）易受核酸酶的作用而迅速降解，因此标本的保存对于核酸扩增测定的有效性极为重要，应避免标本放置温度过高或反复冻融。整体来说，对于提取 DNA 的标本，可在 2～8℃临时保存；对于靶核酸为 RNA 的标本，在–20℃下冻存（不超过 2 周）；对于需长期保存的临床标本则可在–70℃下冻存。

第二节　核酸的分离与纯化

随着现代科学技术的进步与发展，在 20 世纪 70 年代末 80 年代初，形成了第四代实验诊断技术，即基因诊断技术。聚合酶链反应（polymerase chain reaction，PCR）技术具有反应快速、特异和敏感等优点，是基因诊断的主要技术之一。PCR 技术的模板直接来源于相应的核酸，核酸的质和量是决定 PCR 检测结果成败的关键因素之一，所以必须把握以下核酸分离和纯化的总原则：保证核酸一级结构的完整性，排除其他分子的污染。核酸模板应至少达到以下要求：不存在对 DNA 聚合酶有抑制作用的有机溶剂和过多金属离子；不含蛋白质、多糖、脂类等，或将上述分子的浓度降到最低程度；排除其他核酸分子的污染。

一、DNA 的分离与纯化

脱氧核糖核酸（deoxyribonucleic acid，DNA）主要位于细胞核内，为双链线性分子，是以两条多核苷酸链为基础组成的生物信息大分子，具有复杂的结构和生物学功能。由于其分子量大，且为很长的线性分子结构，缺乏稳定性，因此很容易断裂。在溶液中，由于碱基堆砌力的相互作用与磷酸基团的静电排斥作用，虽然 DNA 沉淀后很难溶解，但由于它对剪切力的敏感性增加，使其也容易因为剪切力而发生断裂。常规方法分离 150kb 以上的 DNA 时也很容易发生断裂。

（一）基本介绍

1961 年马默（Marmur）建立了用酚和氯仿从生物细胞中分离制备 DNA 的经典方法，但此方法的缺点较多，只能得到几万个碱基的 DNA 制品，而且 DNA 中往往含有许多单链缺口。从 20 世纪 60 年代后半期开始，尤其是蛋白酶 K 的发现，大大促进了从真核细胞中分离提取高质量 DNA 的研究。

基因组 DNA 在同一个体的不同组织中差别不大。鼠肝、兔肝、人血（白细胞）都是提取哺乳动物基因组 DNA 的合适材料。几乎所有的基因组 DNA 提取方法都使用了高浓度盐或 EDTA（有抑制 DNase 活性的作用）等物质，将蛋白质和 DNA 分离，或者用蛋白酶 K 降解蛋白质，为制备高纯度、高质量的 DNA 样品创造了条件。

（二）基本方法和原理

从组织中提取 DNA 必须先将组织分散成单个细胞，然后破碎核膜及胞膜，使染色体释放出来；同时还要去除与 DNA 结合的组蛋白及非组蛋白类蛋白质。DNA 的分离纯化主要步骤依次为：①破坏细胞；②去除与核酸结合的蛋白质、多糖等生物大分子；③分离核酸；④去除杂质（不需要的其他核酸分子、盐等）；⑤核酸的储存和定量。

1. 蛋白酶 K 和苯酚抽提法

（1）方法：以含 EDTA、十二烷基硫酸钠（sodium dodecylsulfate，SDS）及无 DNA 酶的 RNA 酶裂解液缓冲细胞，经蛋白酶 K 处理后，用三羟甲基氨基甲烷（Tris）饱和酚（pH 8.0）抽提 DNA，重复抽提至一定纯度后，根据不同需要利用透析或沉淀法获得最终 DNA 样品。

（2）基本原理：EDTA 是二价金属离子螯合剂，它能在抑制 DNA 酶活性的同时降低细胞膜稳定性。SDS 为生物阴离子去除剂，主要引起细胞膜的降解，与脂质和蛋白质结合后发生沉淀，起到乳化作用；同时它的非极性端可与膜磷脂结合，极性端可使蛋白质变性、解聚，因此 SDS 还具有降解 DNA 酶的作用。无 DNA 酶的 RNA 酶则可在有效水解 RNA 的同时避免对 DNA 的水解。蛋白酶 K 具有水解蛋白质的作用，主要利用其消化 DNA 酶和 DNA 上的蛋白质来裂解细胞。苯酚可以使蛋白质变性沉淀，抑制 DNA 酶的活性。pH 8.0 的 Tris 溶液能避免抽提后的 DNA 滞留于蛋白质层，保证 DNA 顺利进入水相。

（3）注意事项：加样准确，操作轻柔，微量加样器绝对不能超过最大量程。由于酚试剂有腐蚀性，注意不要接触到皮肤上，如不小心弄到，应立即用清水冲洗。DNA 的高纯度需要多次重复抽提，一般在第三次抽提后，移出含 DNA 的水相做透析或沉淀处理。透析处理能减少对 DNA 的剪切效应，因此可以得到 200kb 的高分子量 DNA。而沉淀处理常用乙酸铵盐类，用 2 倍体积的无水乙醇沉淀，并用 70% 的乙醇洗涤，最后得到 $100 \sim 150kb$ 的 DNA。

运用该法可以从单层或悬浮培养细胞、新鲜组织及血液标本中制备小到低于 $10\mu g$，大到数百毫克的 DNA 样品。虽然分离纯化的每一步都存在剪切力的影响，使得到的 DNA 分子量很少超过 $100 \sim 150kb$，但这种大小的 DNA 足以作为 PCR 反应的模板、进行 DNA 印迹法（Southern blotting）分析以及构建以 λ 噬菌体为载体的基因组 DNA 文库。

2. 硅胶膜柱抽提法

（1）方法：细胞破碎后，使用吸附材料（硅基质材料、阴离子交换树脂和磁珠等）去除杂质和纯化 DNA。硅胶膜柱抽提法可高效回收核酸片段，避免使用有毒试剂如苯酚、氯仿等，使提取 DNA 可像过滤一样简单，已成为目前大规模分离纯化核酸，去除蛋白质、多糖、盐类和有机溶剂等杂质的通用方法。

（2）基本原理：硅基质吸附材料可高效、特异地吸附核酸分子，在高盐、低 pH 情况下吸附 DNA；低盐、高 pH 情况下释放 DNA。其机制可能是高浓度盐离子破坏了硅基质水分子结构，形成阳离子桥吸附 DNA；当盐被清除后，再水化的硅石破坏了基质和 DNA 之间的吸引力，从而基质上的 DNA 被洗脱下来。

（3）注意事项：利用硅胶膜柱抽提法时，应尽量简化操作步骤，缩短提取过程，以减少各种有害因素对核酸的破坏，减少化学物质对 DNA 的降解。操作应在 pH 为 $4.0 \sim 10.0$ 的条件下进行，避免过酸、过碱破坏 DNA 双链中磷酸二酯键。为防止基因组 DNA 的降解，可用 EDTA 等金属离子螯合剂结合 Mg^{2+} 以抑制 DNA 酶的激活，从而减少 DNA 酶降解基因组 DNA。物理因素的影响，主要包括机械剪切力（如剧烈振荡、搅拌等）、细胞突然置于低渗液、样品反复冻融和高温等。

硅胶膜柱抽提法的洗脱效率取决于三个方面：①洗脱液成分。洗脱液 pH 在 $7.0 \sim 8.5$ 洗脱效率较高，pH 低于 7.0 则洗脱效率很低。一般基因组提取试剂盒中的洗脱缓冲液就是 TE 缓冲液（由 Tris 和 EDTA 配制而成，pH 为 8.0），为 DNA 从硅基质膜上洗脱下来提供良好的 pH 环境，其中的低浓度 EDTA 既能保证 DNA 不被 DNA 酶降解，又对核酸内切酶、DNA 聚合酶的影响非常微弱，不影响后续实验，可放心使用。②洗脱液体积。当洗脱液体积小于 $30\mu L$ 时，洗脱效率很低且不稳定；当洗脱液体积在 $50 \sim 200\mu L$ 时，洗脱效率稳定在 $80\% \sim 90\%$，并可保证得到最大产量；因此洗脱液体积不能低于 $30\mu L$。③部位及温度。为了提高洗脱效力，加洗脱液之前可水浴将其预热到 $60 \sim 75℃$，同时洗脱液应该悬空加于硅基质膜正中央。

（三）案例分析

案例 2-1

1. 案例简介 患者，男，54 岁，因发现乙型肝炎表面抗原（HBsAg）阳性 7 年余，纳差、厌油 2 个月余入院。患者长期服用抗病毒药物，但近期自觉纳差、厌油、腹胀，肝功酶升高，乙型肝炎病毒 DNA 测定结果 $5.54 \times 10^6 IU/mL$，提示抗病毒药物疗效欠佳，故考虑是否存在耐药，需进一步检测是否存在乙型肝炎病毒（HBV）耐药突变位点。

2. HBV 耐药突变位点的检测流程

（1）样品采集要求：用无菌注射器采集静脉血于无菌试管中，室温放置不得超过 4 小时，若不能立即检测应将样本放于 $2 \sim 8℃$ 保存，长期保存应分离血清/血浆于 $-25 \sim -15℃$ 保存。

（2）样本前处理：离心标本分离血清或血浆，若为冷藏或冷冻样本，应将样本温度平衡至室温再使用。

（3）试剂准备：①Buffer AL 缓冲液。含有高浓度的盐酸胍的裂解液，用于提纯 DNA 并促使 DNA 特异性地吸附到硅胶膜上；②Buffer AW1 缓冲液。含高浓度的盐酸胍和氯化钠，用于洗掉硅胶膜上非特异性结合的蛋白质；③ Buffer AW2 缓冲液。成分基本是 Tris-HCl、水和乙醇，用于洗掉硅胶膜上残留的盐酸胍和氯化钠等盐离子；④ Buffer AE 缓冲液。10mmol/L Tris-HCl（pH 9.0）与 1mmol/L EDTA 作用，用于将硅胶膜上吸附的 DNA 洗脱下来。分别在 Buffer AW1 缓冲液和 AW2 缓冲液中加入 25mL 和 30mL 无水乙醇，使用时须颠倒混匀；将蛋白酶溶解于 1.4mL Protease Resuspension 缓冲液，溶解后充分振荡混匀，储存于 2～8℃；若 Buffer AL 缓冲液有结晶，可于 56℃溶解。

（4）核酸的提取

1）吸取 25μL 蛋白酶溶液加到 1.5mL 离心管的底部。

2）吸取 200μL 血清或血浆样本到离心管中，加 200μL 缓冲液 Buffer AL 缓冲液到样本中，勿振荡。

3）56℃孵育 15 分钟，瞬时离心，去除管盖内壁的液滴。

4）加入 250μL 无水乙醇，振荡器振荡 15s 后室温静置 5 分钟，瞬时离心。

5）小心转移上一步混匀后的液体到吸附柱（置于 2mL 收集管中），盖上管盖，8000 转/分离心 1 分钟，将吸附柱置于新的 2mL 收集管中，并将含过滤液的收集管丢弃。

6）小心打开管盖，加入 500μL Buffer AW1 缓冲液，盖上管盖，8000 转/分离心 1 分钟，将吸附柱置于新的 2mL 收集管中，并将含过滤液的收集管丢弃。

7）小心打开管盖，加入 500μL Buffer AW2 缓冲液，盖上管盖，8000 转/分离心 1 分钟。将吸附柱置于新的 2mL 收集管中，并将含过滤液的收集管丢弃。

8）小心打开管盖，加入 500μL 无水乙醇，盖上管盖，8000 转/分离心 1 分钟，离心完成后将含过滤液的收集管丢弃。

9）将吸附柱置于新的 2mL 收集管中，14 000 转/分离心 3 分钟。

10）打开管盖，室温（15～25℃）静置 15 分钟，使残留的乙醇挥发干净。

11）将吸附柱置于新的 1.5mL 离心管中，将含过滤液的收集管丢弃。

12）小心打开吸附柱管盖，加入 50μL Buffer AE 缓冲液。盖上管盖，室温放置 1 分钟，14 000 转/分离心 1 分钟，将吸附柱丢弃，盖上离心管盖，即为得到的核酸。

（5）PCR 扩增操作步骤：按照每人份 37μL HBV PCR 反应液和 3μL HBV 酶配制扩增反应液；将上述提取好的核酸加 10μL 到配制好的反应液中进行扩增。

3. 结果分析 进行 HBV 耐药突变位点检测，结果显示患者对拉米夫定和替比夫定耐药，故改用异甘草酸镁 200mg 静脉滴注 1 次/日+二氯乙酸二异丙胺 80mg 静脉滴注 1 次/日保肝，替诺福韦二吡呋酯片 300mg 口服 1 次/日抗病毒治疗。经治疗后，患者病情好转，乙型肝炎病毒 DNA 测定结果 2.54×10^4 IU/mL。

4. 质量控制 无水乙醇务必挥发干净，否则会导致假阴性。扩增体系必须现用现配，避免成分失效，导致假阴性。所有操作过程中使用枪头必须为一次性带滤芯枪头，避免污染导致假阳性。

二、RNA 的分离与纯化

RNA 作为存在于生物细胞以及部分病毒中的重要遗传信息分子之一，在体内的作用主要是引导蛋白质的合成。细胞质中有三种类型 RNA：信使 RNA（messenger RNA，mRNA），转运 RNA（transfer RNA，tRNA）和核糖体 RNA（ribosomal RNA，rRNA）。因此，提取总 RNA 的实质是裂解不同组织中的细胞，释放 RNA，并以不同方式去除杂质（如蛋白质、DNA 等），最终获得高纯度 RNA 产物的过程。

（一）基本介绍

RNase 非常稳定，是导致 RNA 降解最主要的物质。它在一些极端的条件下可以暂时失活，但限制因素去除后又迅速复性。在 RNA 制备的整个过程中，为了获得高质量的真核细胞 mRNA，一方面应对广泛存在的细胞外 RNase 保持高度警惕，避免其污染或抑制 mRNA 的活性；另一方面要快速抑制细胞破碎过程中所释放 RNA 酶的活性并尽可能地去除 RNase。

从 RNA 提取的初始阶段开始，为尽量防止内源性 RNase 水解 RNA，应选择性使用针对RNase 的蛋白质变性剂（如酚、氯仿等有机溶剂以及强烈的胍类变性剂）、蛋白水解酶（如蛋白酶K）和能与蛋白质结合的阴离子去污剂（如 SDS、十二烷基肌氨酸钠或脱氧胆酸钠等），联合使用RNase 的特异性抑制剂 [如 RNasin 与焦碳酸二乙酯（DEPC）等] 能极大地防止内源性 RNase 对RNA 的水解。另外，在变性液中加入 β-巯基乙醇、二硫苏糖醇等还原剂可以破坏 RNase 中的二硫键，有利于 RNase 的变性、水解和失活。

（二）基本方法和原理

RNA 分离过程主要分为：细胞裂解、酶处理、RNA 分离与纯化。从各种来源（如培养的细胞，细菌，酵母，动物组织和植物组织等）的样品中，或从同一来源样品的不同组织（如植物的幼嫩叶片，成熟的根，茎等）中提取高质量的 RNA。因不同来源样品的细胞结构及其组分不同，预处理不同样品的方法也有所差异。最好使用新鲜样品，若暂时不用，应将新鲜样品立即冷冻并置于低温（-20℃或-70℃）保存，避免反复冻融。

RNA 纯化要求：样品中不应含有对酶（如逆转录酶）有抑制作用的有机溶剂或过高浓度的金属离子。避免 DNA 分子的污染和其他生物大分子的污染（如蛋白质、多糖和脂质分子）。

1. TRIzol 试剂提取法 该法又叫异硫氰酸胍-酚氯仿法于 1987 年提出，是一种传统的 RNA提取方法。该方法运用广泛，适用于大多数动植物材料分离纯化总 RNA，但对于次生代谢产物较多的植物材料提取 RNA 效果较差。异硫氰酸胍能使核蛋白复合物解离，并将 RNA 释放到溶液中。酸性酚/氯仿混合物用于抽提，低 pH 的酚会导致 RNA 进入水相，而蛋白质和 DNA 保留在有机相中，以便完成 RNA 提取工作。

异硫氰酸胍-酚氯仿法，是经典的一步法。首先用含有 4mmol/L 异硫氰酸胍和 0.1mmol/L β-巯基乙醇的变性溶液裂解细胞，在 pH 4.0 的酸性条件下，常使用酚/氯仿抽提裂解液，以去除蔗糖、蛋白质等杂质，并促进水相与有机相的分离，从而达到纯化 RNA 的目的；接着用异丙醇沉淀RNA，加入 0.6 倍水相体积的异丙醇或与水相等体积的异丙醇，室温沉淀 20～30 分钟，高速离心后即可获得 RNA 沉淀；最后用 75% 乙醇洗涤 RNA 沉淀。因 RNase 对 RNA 分子具有一定的影响，有必要在总 RNA 分离和纯化的初始阶段尽快使细胞内 RNase 失活，以便获得完整的 RNA 分子。在 β-巯基乙醇与高浓度的异硫氰酸胍协同作用下，可以快速有效抑制 RNase 的活性，并可以从富含 RNase 的组织细胞中（如胰腺等组织）分离出完整的 RNA 分子。

2. 柱分离法 随着实验方法的改进，现已开发出一种采用吸附材料纯化核酸的方法。目前较常见的有：硅基质吸附材料、阴离子交换树脂和磁珠等。因硅基质吸附材料具有特异性吸附核酸的能力，以及使用方便、快捷且不使用有毒溶剂如苯酚、氯仿等优点，成为核酸纯化的首选。常用的总 RNA 提取试剂盒是利用硅基质吸附来实现 RNA 的分离和纯化。通过使用特异性结合 RNA的离心吸附柱和独特的缓冲液系统，在高盐条件下，样品与硅胶膜特异结合，而蛋白质、有机溶剂等杂质不能结合而被洗脱。用含有乙醇的漂洗液充分洗涤盐类，最后用去 RNase 水从硅胶膜上洗脱 RNA。

磁珠分离法结合了寡脱氧胸腺苷酸 [oligo(dT)] 和多腺苷酸 [poly(A)] 的互补配对特征、生物素与链霉亲和素的特异性结合以及磁性分离原理，可对 poly(A)+RNA 进行高效、灵敏及快捷的分离，1 小时内从总 RNA 总分离得到 mRNA，高效、灵敏、快速地分离 poly(A)+RNA。提取的 mRNA 能用于几乎所有的分子生物学实验，如 cDNA 合成、PCR、RNA 印迹法（Northern blotting）和体外翻译等，且其产量比常规方法高出两倍。然而，其每次组织或细胞的最大处理量不超过 1g，并且磁珠价格昂贵需要特殊的磁性分离架。

（三）RNA 的评价与鉴定

RNA 用于不同的后续实验，对其质量要求不尽相同。因此采用不同纯化实验方法提取得到 RNA 溶液后，需要对 RNA 进行相关的质量检测，以确定它是否符合后续实验的要求。例如，cDNA 文库的构建需要 RNA 完整且无酶等抑制物残留；Northern blotting 对 RNA 完整性要求较高，对酶反应抑制物残留要求较低；RT-PCR 实验对 RNA 完整性要求不太高，但对酶反应抑制物残留要求严格。

与 DNA 提取实验相比，RNA 的提取实验常常较为困难，这主要是由于 RNA 非常容易降解，而造成 RNA 降解的原因分为内因和外因。①内因：RNA 核糖残基的 2′ 和 3′ 位置带有羟基，易被水解；②外因：生物体内和外部环境中存在大量 RNase，需要格外小心，处处防范 RNase 对 RNA 的降解作用，实现严格的保护。

1. 提取前的 RNA 保护

（1）材料样品中的 RNA 保护：一般而言，在收集材料样品准备提取 RNA 时，首先应该选择新鲜的材料，取样后迅速液氮研磨或匀浆处理，以保证所要提取材料中的 RNA 本身是完整的。如果收集好材料后不能马上进行 RNA 的提取工作，就需要先将材料保存好，冰冻材料保证低温储存，防止反复冻融，以保证材料中的 RNA 在保存过程中不被降解。液氮低温保存法是一种常用的保存方法。先将材料在液氮中速冻后保存于 –70℃ 或直接保存在液氮中。

（2）实验室中 RNA 提取工作区 RNase 的清除：自然界中的 RNase 含量非常丰富，在空气中会有许多 RNase 存在。因此，在 RNA 提取实验中应该辟出 RNA 提取专区，该区域要进行 RNase 的清除处理，同时要注意避免同其他实验区发生交叉污染。所有提取 RNA 要用到的实验耗材和器皿都要进行 RNase 清除处理。使用无 RNase 的塑料制品、枪头、移液器、电泳槽等避免交叉污染，实验台面等要彻底处理。RNA 在 Tris 试剂中是不会被 RNase 降解的，但提取后的继续处理过程中应使用不含 RNase 的塑料或玻璃器皿。玻璃器皿可在 150℃ 烘烤 4 小时以上，塑料器皿可用 DEPC 处理后再高压灭菌，即可去除 RNase。实验所用的试剂或溶液，必须确保无 RNase。配制溶液应使用无 RNase 的水。

2. 提取过程中的 RNA 保护

（1）组织破碎过程中的 RNA 保护：选择合适的匀浆方法，尽可能减少匀浆的时间，保持低温匀浆。在进行细胞裂解之前，一般要先将组织块破碎。破碎所采用的方法主要有液氮研磨或匀浆处理。液氮研磨时注意不要让液氮挥发干净，因为液氮可以充分抑制 RNase，一旦液氮挥发干净，就可能造成内源 RNase 对 RNA 的降解作用。

（2）细胞裂解过程中的 RNA 保护：选择合适的裂解液，裂解液的量要足够，裂解要充分。在裂解液加量一定的情况下，所加入的提取材料的量就应该按说明书中的比例加入，如果材料太多，会造成裂解不充分和 RNase 抑制不充分的双重后果，从而使 RNA 的得率、完整性和纯度都受到破坏。在提取 RNA 的过程中，实验操作者本人也应注意相关问题。由于我们的手和唾液中有大量的 RNase，因此在进行 RNA 提取实验时，应戴好口罩并及时更换手套。这不仅是对 RNA 的保护措施，也是对实验操作者本人的保护。

3. 保存过程中的 RNA 保护 有关 RNA 的保存，请参阅第一节"核酸的保存"。关键的问题就是如何避免保存过程中的 RNA 降解。为确保 RNA 的完整性不被破坏，通常在 RNA 储存过程中添加 RNase 抑制剂，有效去除溶液中可能存在的 RNase 污染。

4. 后续实验中的 RNA 保护 RNA 的提取归根到底只是一个基础实验，它将用于完成许多后续实验，例如：RT-PCR、Northern blotting、体外转录和翻译等。在这些后续实验中，还需要保持对 RNA 的保护，添加 RNase 抑制剂（如 RNasin 等）。但应注意，如果加入的试剂对后续实验操作有影响，则必须将其去除。

（四）案例分析

案例 2-2

1. 案例简介 患者，男，56岁，主诉：因反复咳嗽8个月余，伴全身乏力，潮热盗汗，加重伴痰中带血10余天入院。完善结核菌素纯蛋白衍生物（PPD）试验（＋）、结核感染T细胞检测阳性。胸部CT提示：左肺下叶段慢性炎性病变；结核待排？门诊以"结核待排"收入院治疗。予以抗感染、止血、化痰等对症治疗后，患者未再有痰中带血，但仍感乏力、咳嗽不适，故高度怀疑肺结核病的可能。需进一步完善结核DNA检测及结核RNA（TB-RNA）检测。

2. TB-RNA 的检测流程

（1）样品采集要求：须为清晨第一口痰液，先用清水漱口，嘱患者用力咳出深部的痰于无菌样本保存管中，密封送检。合格的痰标本应是脓样、干酪样或脓性黏液样性质的痰液。

（2）样本前处理：在痰液或者黏稠的肺泡灌洗液中加入1～2倍体积的4% NaOH，涡旋振荡充分混匀，放置15分钟进行液化处理（液化时间不超过15分钟）。

（3）试剂准备

1）使用前将所有试剂平衡至室温，涡旋振荡混匀，低速离心使管壁液体沉下去。

2）将检测液和反应液混匀，每管30μL，按照样本数量＋2配制。

3）阴性对照：取2μL阴性对照到198μL结核分枝杆菌（TB）稀释液中，混匀。取50μL到1.5mL EP管（小型离心管）中备用。

4）阳性对照：取2μL阳性对照到198μL TB稀释液中，混匀。取50μL到1.5mL EP管中备用。

（4）样本处理

1）取1mL液化好的痰液/灌洗液到1.5mL EP管中，13 000转/分离心5分钟，弃上清。

2）将沉淀震荡打散，加入1mL生理盐水进行洗涤，13 000转/分离心5分钟，弃上清。

3）将沉淀震荡打散，每个样本中加入50μL稀释液，涡旋振荡混匀。

4）将阴阳性对照样品和准备好的待测样本放入结核分枝杆菌核酸提纯仪中进行核酸的超声提取。时间15分钟，功率300W。

5）将破碎好的样本放置5分钟，13 000转/分离心5分钟备用。

6）处理好的样本分别取2μL加入到扩增检测液中。

7）打开干热恒温仪，将微量反应管加热60℃ 10分钟，42℃ 5分钟。之后保持在42℃。

8）加热过程中，打开荧光定量PCR仪器设置反应程序。荧光通道羧基荧光素（FAM），反应体系40μL。42℃ 1分钟，40个循环，荧光信号每分钟检测一次，共40次。

9）样本保持在42℃温度下，每个反应管加入10μL酶液，立即上机检测。

3. 结果分析 患者反复咳嗽8个月余，加重伴痰中带血，全身乏力，潮热盗汗，PPD试验（＋）、结核感染T细胞检测阳性。患者经抗感染、止血、化痰等对症治疗后，仍感乏力、咳嗽不适，故考虑肺结核病的可能。进一步检测发现患者TB-DNA阳性，TB-RNA阳性，提示患者处于现症感染阶段。遵循五大原则"早期、适量、联合、规律、全程"治疗后，患者TB-DNA阳性，TB-RNA检测结果转为阴性。

4. 质量控制 样本液化时间不能超过15分钟，否则会导致假阴性；废液必须去除干净，上机扩增前必须瞬时离心，使酶液与样本充分混匀，否则会导致假阴性；实验室必须定期做临界阳性质控，避免漏检出现假阴性。所有操作过程中使用枪头必须为一次性带滤芯枪头，避免污染导致假阳性。

第三节　高通量核酸提取

一、基本介绍

核酸在疾病诊断方面也具有重要价值，目前已发现将近 2000 多种遗传性疾病都与核酸相关。核酸检测（nucleic acid testing）作为分子诊断的重要组成部分，可用于检测患者体内的 DNA 和 RNA 基因序列片段，并将检测结果作为重要依据对疾病进行诊断。随着生物技术的发展，目前临床诊断及生物实验处理的样品数量往往很大。传统的核酸制备方式已不能满足临床实验室的需求。为了更加安全快速、准确地对核酸进行检测，高通量核酸提取检测系统为之提供了良好的解决方案。

高通量核酸提取检测系统旨在实现核酸提取、核酸扩增、核酸检测等检测流程的全自动化，以自动化设备为基础，实现全流程机械自动化，无人工干预。高通量核酸提取设备可以快速、大量地完成核酸提取，把实验人员从繁重的传统手工操作中解脱出来，利用封装好的配套试剂自动完成提取纯化的过程，同时具备样品均一性好，提取效率高，安全可靠等优势。

二、发展历程

1956 年科恩伯格基于 DNA 双螺旋结构模型，成功复制 DNA，并分离纯化关键的 DNA 聚合酶，在 DNA 体外合成方面取得重要成就；1990 年苯酚氯仿萃取法问世；1993 年推出快速核酸提取试剂盒，加快了核酸提取的临床应用步伐。随着科技的迅速发展，核酸提取方法从经典方法，到硅膜吸附、磁珠分离法，实现了从手工到自动化的转变。目前国内外高通量核酸提取检测领域已经取得了较大发展并应用于临床实验室。

三、基本原理和流程

根据提取原理的不同，高通量核酸提取方法主要分为三类：硅介质柱法、抽吸法和磁棒法。

（一）硅介质柱法

硅介质柱法（图 2-1）仪器的主体为离心机（真空泵）、机械臂、离心柱，依次完成裂解、结合、洗涤和洗脱过程。这种方案自动化程度是三种方案中最低的，如果样品量较大，核酸释放量较大，或者样品中有未裂解充分的样品，在离心过程中则极容易出现堵柱子的问题；并且样本需要预先用液氮或研磨仪充分研磨，而后采用多步离心，程序较为烦琐。适合样品量较少、稀薄、不黏稠的样本，如少量菌液、血液等。

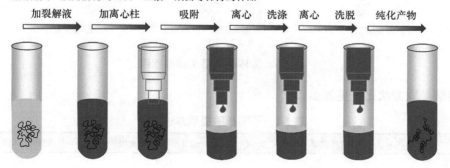

适用范围：预先消化的组织、血液、细菌等稀薄的样品

加裂解液　加离心柱　吸附　离心　洗涤　离心　洗脱　纯化产物

缺陷：样品需提前研磨、消化、离心，所需时间较长。洗脱出的核酸盐分残留较大。对于黏稠样品，容易堵塞柱子

图 2-1　硅介质柱法简易工作原理图

（二）抽吸法

抽吸法（图 2-2）仪器的主体包括自动化排枪、磁板等，利用磁珠完成对核酸的吸附，而后排枪转移废液，但在转移液体过程中，底部会有液体残留，导致洗脱出的核酸盐分残留大，并且样本如果太黏稠，排枪在抽吸液体的时候，极有可能出现吸不动或者堵枪头的现象。适用于大型移液工作站，使用范围较窄。

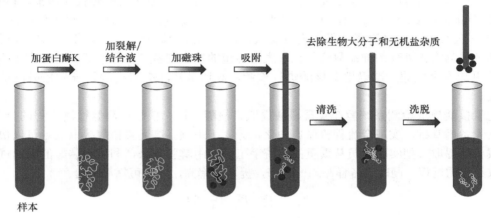

图 2-2　抽吸法简易工作原理图

（三）磁棒法

磁棒法（图 2-3）仪器主体和耗材主要包括磁棒、搅拌套、加热制冷模块、深孔板和底部转盘等。在进行核酸提取时，将样品加入深孔板中进行裂解，同时体系中含有磁珠，可以将裂解液中的核酸吸附到磁珠表面，此后的洗涤过程由磁棒转移带有核酸的磁珠在不同的深孔板中完成，这种方案提取的核酸盐分残留低，纯度更高，并且不会出现堵柱子和枪头的情况。目前高通量核酸提取仪常采用此种方案。

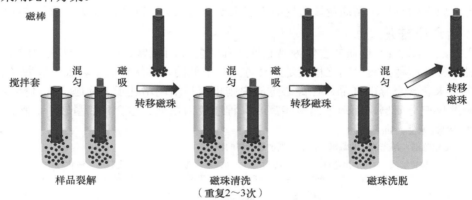

图 2-3　磁棒法简易工作原理图

不同核酸提取方法比较见表 2-1。

表 2-1　不同核酸提取方法比较

	硅介质柱法（离心、负压）	抽吸法（磁性分离法）	磁棒法（磁性分离法）
纯度	高	较高	最高
方法稳定性	高	高	高
适用范围	中	中	高
技术要求	低	低	低

续表

	硅介质柱法（离心、负压）	抽吸法（磁性分离法）	磁棒法（磁性分离法）
有机试剂	不需要	不需要	不需要
操作时间	短	短	短
多步离心	需要	不需要	不需要
自动化	程度低	程度高	程度高

四、案例分析

案例2-3

1. 案例简介　患儿，男，2个月20天，因反复咳嗽2个月余入院。患儿于出生第16天时因接触感冒家属出现咳嗽，经口服头孢克肟及布地奈德、沙丁胺醇、异丙托溴铵雾化治疗无好转，咳嗽逐渐呈阵发性痉挛性咳嗽；血常规提示白细胞明显升高，淋巴细胞为主，C反应蛋白无异常；胸片提示支气管炎。当地医院诊断肺炎、类百日咳综合征，在院经抗感染、人免疫球蛋白支持、甲基泼尼松龙抗炎雾化对症治疗后患儿咳嗽好转，25天出院后继续口服阿奇霉素治疗3个疗程（用3天停4天为一疗程），其间仍有少许间断咳嗽。再次入院前5天患儿咳嗽渐加重，血常规示白细胞 20.26×10^9/L，淋巴细胞44.94%，烦躁、精神欠佳，入院检查肺部CT提示双肺弥漫浸润影。血培养、痰培养、鼻咽吸取物呼吸道病毒抗原及PCR检测均未明确病原体。入院后给予鼻导管吸氧、抗感染、甲基泼尼松龙抗炎、雾化等常规治疗，患儿咳嗽气促无好转，复查肺部影像提示双肺弥漫浸润加重。经家长知情同意后，进行支气管镜检查。支气管镜下见两侧支气管黏膜均明显苍白；取肺泡灌洗液，经宏基因组二代测序（metagenomic next-generation sequencing，mNGS）检测以明确病原体。

2. mNGS 的检测流程　针对临床病原微生物主要采用mNGS技术，直接对标本中所有核酸进行无偏性测序，结合病原微生物数据库及特定算法，检测样本中含有的可能病原微生物（细菌、病毒、支原体、真菌等）序列。

（1）标本类型：理论上，凡存在于临床标本中的病原微生物均可通过mNGS检出，但该技术的准确性依赖标本中微生物的核酸质量及含量，也依赖于不同类别微生物核酸的提取效率。目前检测的标本主要是支气管肺泡灌洗液、痰液和各种肺活检标本，其中支气管肺泡灌洗液是多数患者的首选。

1）支气管肺泡灌洗液：严格按操作规程采集支气管肺泡灌洗液，弃去前段可能污染的部分，回收10mL置无菌螺帽管（塑料或玻璃质地均可）中，内含支气管末梢和肺泡中的分泌物。

2）痰液：咳痰标本需在医护人员协助下，患者用生理盐水漱口2～3次，弯腰90°，用力咳出深部痰3～5mL置无菌螺帽管中。若无法自行咳痰，可通过吸痰器从气道采集。

（2）标本前处理：建立临床标本的前处理程序，包括复杂标本、微量标本和组织标本的前处理程序，针对真菌和（或）分枝杆菌等特殊微生物的破壁处理程序。建立RNA病毒、微生物游离核酸测序的前处理方法。建立组织标本研磨方法。

（3）核酸提取：使用经性能确认的核酸提取试剂和设备，按程序进行不同类型标本的核酸提取。通过以下方法对核酸质量进行验证：高质量的DNA A_{260}/A_{280} 应在1.7～1.9，A_{260}/A_{230} 应>2，可用1%琼脂糖凝胶电泳验证DNA质量（无杂带、无拖尾、背景无蛋白质污染）。

（4）文库制备：将基因组DNA片段化并在片段末端连接寡核苷酸接头，文库质量直接影响测序数据质量。目前常用的建库方法有超声波打断建库、酶切建库及转座酶建库等，选用操作简单的方法对降低污染有利。

（5）上机测序：测序数据量是指每个样本测序所得的序列数或碱基数，二者可相互转换，一般mNGS用序列数表示。测序数据量与预期用途（如微生物检测、耐药基因检测、微生物组学分析、宏基因组学分析等）、样本中微生物核酸与人源核酸占比、测序灵敏度以及测序成本等因素相关。

（6）生物信息学分析：是对测序得到的原始序列进行数据分析和处理的过程，以预定程序执行。该流程由多个软件组成，包括去除人源序列、处理微生物序列及相关元数据、检测候选目标微生物，实现检测与数据的转换。

3.结果分析

（1）检验报告：过滤后的序列才可用于微生物检测报告，用于种属检测的短序列应为特异序列，特异序列作为最后报告的阳性阈值。正式报告单应包括测序总序列数、内标检测数据量、检测病原微生物列表、检出病原特异序列数量、检测病原范围、测序数据质量、检测方法及检测技术说明。同时对相关专业术语进行解释说明，并注明检测方法的局限性、检测的灵敏度和特异性以及疑似背景微生物等。由于测序可检出以往罕见的病原菌，需解释物种来源、致病性、流行病学特点及最新研究结论等。

（2）案例结果：结果显示，肺孢子菌属序列数1012，其中耶氏肺孢子菌检出序列数为1007。结合患儿临床情况，肺孢子菌肺炎诊断成立。

4.质量控制

（1）性能确认：优先选择国家药品监督管理局批准的仪器与试剂，如果改变获批试剂制定的预期用途、试剂组分、操作流程等，则按照实验室自建检测项目试剂要求进行管理，在开展临床服务之前，所有与mNGS有关的仪器、试剂、检测流程、数据库及分析软件均须进行性能确认。

（2）质量保证：包括核酸提取的浓度和纯度、文库构建所需的核酸量、文库片段分布、文库浓度、最低测序数据量、符合要求质量值的碱基百分比（如Q30）以及检测的局限性、检测全过程SOP（采样要求、样本前处理、核酸提取、文库制备、上机测序、生物信息学分析等）及其他参数（内标、质控品、分析参数、质量标准、数据库等）。若试剂、软件及其版本、参数和数据库发生改变，实验室应根据影响程度进行全流程或部分环节的再确认。

（3）注意事项：临床常见的标本有血清（浆）、全血、分泌物、棉拭子、脓液、体液、新鲜组织、石蜡切片等，这些临床标本的处理和保存方法各有不同。因此应注意：靶核酸为DNA，可室温下运送，采集后8小时内送至实验室，实验室可4℃短期保存标本；靶核酸为RNA，短时间（10分钟）内可室温运送，若时间较长，则加冰条件下运送，实验室应尽快提取RNA。

（4）临床意义：由于样本的处理及保存对DNA和RNA（尤其是RNA）的影响较大，因此样本的正确处理与分离纯化对于检测结果的可靠性至关重要。临床工作中，分析前误差占检验全部误差的60%～80%。标本采集时机、采集部位、抗凝剂的使用、标本采集量、RNA污染等对核酸检测结果影响很大。因此，检验人员应在核酸提取前对标本采集质量进行初步评价。

（5）应用：mNGS在真菌高通量检测方面的灵敏度和特异度都显著优于传统的培养法，且检测结果不易受抗生素的影响。但因部分病原体尤其真菌细胞壁不易被打破，核酸提取困难，故对于胞内菌或罕见病原体诊断尚存在一定欠缺，且成本较高，无统一的参数设置和质量控制，无公认的判读标准，临床上对结果的解读一定要结合临床资料。

5.其他检测方法

（1）PCP传统检测方法是借助特殊染色（吉姆萨、嗜银染色、甲苯胺蓝等），对标本进行镜检寻找病原体，但因敏感性、特异性较低导致检出率较低。

（2）PCR检测方法较常规的特殊染色后镜检敏感性高，报告时间短，但假阳性问题较为突出，常常不能区分是否为定植或活动性感染，且目前商用试剂盒主要以检测病毒及支原体为主。

第四节 核酸质量鉴定与保存

一、核酸的鉴定

（一）浓度的测定

核酸浓度的测定可通过紫外分光度法与荧光光度法进行。

1. 紫外分光光度法 核酸分子成分中碱基的最大吸收波长为 260nm，因此可以通过测定 260nm 波长处吸光度值的变化来计算核酸的浓度。$A_{260}=1$ 时，双链 DNA 的浓度大约为 50μg/mL，单链 DNA 或单链 RNA 的浓度约为 40μg/mL，单链寡聚核苷酸的浓度约为 33μg/mL。此外，紫外分光光度法由于灵敏度有限，只适用于测定浓度大于 0.25μg/mL 的核酸溶液。

2. 荧光光度法 荧光染料溴化乙锭（ethidium bromide，EB）可在 254～365mm 波长紫外线下激发出橙红色荧光，因此可以先用 EB 结合核酸碱基形成荧光混合物，再用紫外线激发橙红色荧光，荧光强度与核酸含量成正比。该法灵敏度比紫外分光光度法高，可达 1～5ng，适合低浓度核酸溶液的定量分析。但 EB 有较强的致癌致畸作用。目前，SYBR Green Ⅰ、GeneFinder、SYBR Gold 等新型的荧光染料均与双链 DNA 有较高的亲和力，检测的灵敏度可达到 EB 的 25～100 倍，且毒性较低，可以替代 EB。

（二）纯度分析

核酸纯度的鉴定可通过紫外分光光度法与荧光光度法进行。

1. 紫外分光光度法 该方法主要运用紫外分光光度仪测定 A_{260} 与 A_{280} 的比值来判定有无蛋白质的污染。比值升高或降低均表示核酸提取不纯。当 $A_{260}/A_{280}<1.8$ 时，提示 DNA 样品中有蛋白质的污染或者是酚的污染。当 $A_{260}/A_{280}>1.8$ 时，提示有 RNA 的污染。但比值为 1.8 的 DNA 溶液不一定为纯的 DNA 溶液，可能兼有多种成分的污染，因此需结合其他方法加以鉴定。一般认为 $A_{260}/A_{280}=2.0$ 是高质量 RNA 的标志。由于 RNA 二级结构的不同，A_{260}/A_{280} 的比值可能会有一些波动，此外鉴定 RNA 纯度所用溶液的 pH 也会影响 A_{260}/A_{280} 的读数，因此 A_{260}/A_{280} 在 1.8～2.1 都可以认为 RNA 样品的质量较好。

2. 荧光光度法 用 EB 等荧光染料示踪的琼脂糖凝胶电泳可用于判定核酸的纯度。由于结构和分子量的不同，DNA 比 RNA 的电泳迁移率低；由于 RNA 中 rRNA、tRNA、核内小分子 RNA 和 mRNA 的含量不同，故总 RNA 电泳后可呈现特征性的三条带。在原核生物中出现 23S、16S 的 rRNA 条带及由 5S 的 rRNA 与 tRNA 组成的相对有些扩散的快迁移条带。在真核生物中则出现 28S、18S 的 rRNA 及由 5S、5.8S 的 rRNA 和 tRNA 构成的条带。而 mRNA 因含量较少且分子量不同，一般是看不见的。通过核酸的这种特性，我们可以鉴定 DNA 制品中有无 RNA 的干扰，亦可鉴定在 RNA 制品中有无 DNA 的污染。

（三）核酸分子完整性的鉴定

1. 基因组 DNA 样品 由于基因组 DNA 的分子量很大，在电泳中的移动很慢，如果有降解的小分子 DNA 片段，在电泳图上可以显著表现出来。因此可以用凝胶电泳法对其进行鉴定。

2. 总 RNA 样品 RNA 样品中以 rRNA 最多，占到 80%～85%，tRNA 及核内小分子 RNA 占 15%～20%，而 mRNA 仅占 1%～5%。故质量高的总 RNA 电泳后除具特征性的三条带外，三条带的荧光强度积分应为一特定的比值。沉降系数大的核酸条带，分子量大，电泳迁移率低，荧光强度积分高；反之，分子量小，电泳迁移率高，荧光强度积分低。一般 28S（或 23S）RNA 的荧光强度约为 18S（或 16S）RNA 的 2 倍，否则提示有 RNA 的降解。如果在加样槽附近有着色条带，则说明有 DNA 的污染。

二、提取核酸效果的质量控制

前面我们介绍过可通过 A_{260}/A_{280} 的比值来判断核酸纯度。高质量的 DNA 提取物的 A_{260}/A_{280} 比例应在 1.75～2.0，否则，可能残留蛋白质或酚等杂质，但是不能仅通过光度计比色法判断 DNA 完整性。

由于血清（血浆）和其他体液的成分复杂并且病原体核酸的含量低，所用的提取试剂可能无法保证核酸的提取质量。因此可用已知病原体含量的溶血或脂血标本通过提取试剂提取核酸，然后进行 PCR 扩增，并将测定的结果与其真实的含量进行比较，以了解在提取和纯化后该方法是否能有效去除扩增反应的抑制剂。

为了验证我们所提取的 DNA 或 RNA 样品在扩增之前是否有降解，可以使用凝胶电泳提取的核酸与核酸标准品进行比较。手工提取方法制备的 DNA 样品的平均长度通常为 100kb，DNA 提取试剂盒制备的 DNA 样品的平均长度为 30～40kb。将样品通过琼脂糖凝胶电泳分离并用 EB 染色后，明显降解的 DNA（在 1～10kb 的低分子量范围内）会显示出强荧光信号。

在非变性条件下进行琼脂糖凝胶电泳是总 RNA 提取质量控制的最快方法。若对结果有疑问，则应在变性条件下进行琼脂糖凝胶电泳。在理想条件下，在凝胶上会出现三条相对较窄的条带，主要是核糖体 RNA（28S、18S 和 5S）。如果 RNA 发生降解，凝胶上会出现大量的低分子量条带或条带消失。核糖体 RNA 条带的密度指数可以作为 RNA 制备质量评价的实验室内的标准。分子量拖尾的、不对称性的峰也是评估 RNA 完整性的合适指标。此外，琼脂糖凝胶电泳可以判断 RNA 制备过程中有无 DNA 的污染。综上所述，仅光度比色法不能得出对 RNA 完整性的结论。

三、核酸的保存

DNA 样品可用含有 10mmol/L Tris 和 1mmol/L EDTA（pH 7.5～8.0）的缓冲液在 4℃保存。RNA 样品可溶于上述缓冲液后于-80℃或液氮中保存。用乙醇沉淀的核酸可以保存在-20℃。

（一）DNA 样品的保存

DNA 可以在-70℃的 TE 缓冲液中长期保存。其中，EDTA 通过螯合 Mg^{2+} 和 Ca^{2+} 等二价金属离子来抑制 DNA 酶的活性。为了减少 DNA 的脱氨反应，应确定 TE 的 pH 为 8.0，pH 低于 7.0 的环境容易使 DNA 变性。低温环境可以减少 DNA 分子的各种反应。由于结构特征，双链 DNA 具有很大的惰性，可以在 4℃下长时间保存。此外，可在 DNA 样品中添加少量的氯仿以减少细菌和核酸的污染。

（二）RNA 样品的保存

对于 RNA，可以将其溶解在 0.3mol/L 的乙酸钠溶液或双蒸消毒水中，于-80～-70℃保存。焦碳酸二乙酯水、钒基-核糖核苷复合物或向 RNA 溶液中添加 RNA 酶阻抑蛋白，都可以通过抑制 RNase 而延长 RNA 的保存时间。另外，通过 70% 乙醇溶液或去离子的甲酰胺溶液沉淀的 RNA，则可以在-20℃下长时间保存。其中，甲酰胺溶液可防止 RNase 降解 RNA，且其为 RNA 的良好溶剂。但是必须要注意的是，RNase 抑制剂或有机溶剂的添加如果影响后续实验的研究和应用，则必须将其去除。另外，反复冻融所产生的机械剪切力会对 DNA 和 RNA 核酸样品产生破坏性影响，因此建议对核酸样品进行分装保存。

展　望

核酸是生命活动的物质基础。DNA 和 RNA 是生物体中两种最重要的核酸分子，它们的分离和纯化是分子生物学的重要研究内容，也是疾病分子诊断最基础的工作。

用于核酸分离和纯化的样品可以来源于常见的临床样品，如血液、尿液、培养细胞等。分离和纯化应遵循一般原则：确保核酸一级结构的完整性，确保核酸样品的纯度。核酸分离纯化的技术路线分为三个步骤，即核酸的释放、核酸的分离、核酸的纯化。在实际应用中，有必要结合核酸的使用目的设计合理的实验方案，选择对实验影响不大的试剂，尽量减少分离和纯化的步骤，以获得具有良好完整性和纯度的核酸样品。

高通量核酸提取检测的临床常见标本有血清（血浆）、全血、分泌物、棉拭子、脓液、体液、新鲜组织、石蜡切片等，这些临床标本的处理和保存方法各有不同。高通量核酸提取检测可以快速、大量地完成核酸提取，把实验人员从繁重的传统手工操作中解脱出来，利用封装好的配套试剂自动完成提取纯化的过程，同时具备样品均一性好、提取效率高、安全可靠等优势。完全满足现有大型临床实验室的需求，良好应用于临床疾病的辅助诊断。

核酸的鉴定分为三个方面：浓度、纯度和完整性。浓度和纯度可以通过紫外分光光度法和荧光分光光度法测定，完整性鉴定的主要方法是琼脂糖凝胶电泳。DNA 和 RNA 的存储方法也有区别，DNA 通常存储在 TE 缓冲液中，而用于存储 RNA 样品的缓冲液必须用 DEPC 水溶解。核酸的长期储存条件为-80～-70℃，且要避免反复冻融。基因组 DNA 分离和纯化的主要方法包括酚抽提法、硅胶膜柱抽提法等。通过这些方法制备的 DNA 样品通常需要进一步纯化，并且纯化原理必须确保 DNA 片段的回收率和纯度。常见的 RNA 提取方法包括 TRIzol 试剂提取法和柱分离法等，应注意 RNA 制备的环境和条件，避免 RNase 降解 RNA。

（许　颖）

第三章　核酸分子杂交技术

绪　论

　　DNA 分子双螺旋结构的确定，揭开了分子生物学研究的序幕。本质上核酸杂交就是核酸分子的变性与复性。1961 年哈勒（Hall）开拓了液相核酸杂交技术的研究，一年之后固相核酸分子杂交技术也出现在众人的视野里。至此核酸分子杂交技术的两大类开始了各自的发展之路。1975 年萨瑟恩（Southern）建立了 DNA 核酸印迹杂交技术，在此之后，分子生物学技术取得了巨大发展，各种新兴技术就如雨后春笋般涌现，并在生物医学领域得到了广泛的应用，已经成为了该领域不可或缺的研究工具。时至今日，核酸分子杂交技术依旧是热门的研究课题，越来越受相关研究人员的青睐与重视，并在推动人类生物医学研究发展中起着不可替代的作用。

第一节　核酸分子杂交技术的概念

一、发展历程

　　1961 年 Hall 开拓了液相核酸杂交技术的研究，开创了核酸分子杂交的先例。液相核酸杂交技术是通过探针与靶序列在溶液中杂交，利用平衡密度梯度离心分离并获得杂交体。液相核酸杂交技术包括吸附杂交、发光液相杂交、复性速率液相分子杂交等。由于该法耗时长、特异性和敏感性较低，且杂交后过量的未结合探针在溶液中难以去除，误差较大，故应用较少。

　　液相核酸杂交技术出现一年之后，固相核酸杂交技术也被开发出来。1962 年博尔顿（Bolton）设计了第一种固相核酸杂交技术，被命名为 DNA-琼脂技术。该技术的基本流程为：变性 DNA 被固定在琼脂中，使得 DNA 不能复性，再用放射性标记的短序列 DNA 或 RNA 分子与琼脂中的 DNA 杂交，然后漂洗琼脂以去除游离探针，最后在高温、低盐条件下将结合的探针洗脱，使探针游离于洗脱液中，而洗脱液的放射性则与结合的探针量成正比。实际上，此类早期过量探针的固相杂交试验被视为是现代核酸杂交技术的基础。

　　20 世纪 70 年代末 80 年代初，分子生物学技术的突破性进展为核酸杂交技术奠定了基础，例如，限制性核酸内切酶的发现和应用、分子克隆技术的发明、质粒噬菌体 DNA 的成功构建、核酸化学合成技术的成熟等，使得各种载体系统如雨后春笋般出现，大大丰富了核酸探针的来源，迄今为止已克隆和定性了许多特异性的 DNA 探针。

　　按待测核酸是否固定在固相支持物上将核酸分子杂交技术分为液相技术和固相杂交技术两大类。由于固相杂交后未结合的游离片段更易分离去除，并可有效避免靶 DNA 自我复性，故其应用更为广泛。固相杂交的类型丰富，主要包括菌落原位杂交、斑点杂交、Southern blotting 和 Northern blotting 等。

　　到了 21 世纪，核酸分子杂交技术的发展突飞猛进，随着与计算机科学、光学等多学科的交叉融合，核酸分子杂交技术愈加趋向智能化、高通量化，并促使了基因芯片技术的出现。时至今日，核酸分子杂交技术在基础医学研究和临床诊断中发挥着不可或缺的作用，例如，遗传病的基因诊断、病原体的基因分型以及器官移植中的 HLA 分型等。

二、基本介绍

分子杂交（molecular hybridization）又称核酸分子杂交是分子生物学最常用的技术之一，其原理是应用核酸分子的变性与复性，使来源不同的核酸分子按照碱基互补配对原则结合成杂交双链。杂交双链可以在 DNA 与 DNA 之间，也可以在 DNA 与 RNA 之间形成。核酸分子杂交通常用已知的 DNA 或者 RNA 探针来检测样品中未知的核苷酸序列，通过碱基互补配对原则相互结合，并经过显影或者显色的方法，将结合序列的位置与大小显示出来。核酸分子杂交可以在液相或者固相上进行，具有灵敏度高、特异性好等特点。近年来核酸分子杂交取得了重大突破，最重要的是 DNA 芯片的应用，这是一种十分具有应用价值的基因分子诊断方法，特别在某些肿瘤和遗传病的基因诊断方面有着独特而又广阔的应用前景。

核酸分子杂交技术主要有以下三方面要素组成：核酸探针、核酸标记物以及信号的检测。

（一）核酸探针

核酸探针（probe）是指用来检测某种特定核苷酸序列或者基因序列的已知的 DNA 或者 RNA 片段。按照探针类型可分为以下几种类型：DNA 探针、RNA 探针、cDNA 探针、cRNA 探针以及寡核苷酸探针等，其中 DNA 探针又分单链以及双链。

1. DNA 探针　是最常用的核酸探针，多为一种基因的全部或者部分核酸序列，或某些非编码序列。这些 DNA 是特异的，如细菌的毒力因子基因探针和人类的 ALU 探针，DNA 探针有三大优点：① DNA 探针多克隆在质粒载体中，可以无限繁殖；②相对于 RNA 探针，DNA 探针不易降解，方便实验的进行；③ DNA 探针标记方法成熟，且标记物多样，可根据实验需要选择标记方法。

2. RNA 探针　是一种很有发展前景的基因探针，由于其单链性质，不存在互补双链的竞争性结合，且内部不含高度重复序列，因此非特异性杂交少，具有 DNA 探针无法比拟的杂交反应效率。然而，RNA 探针也存在易降解、标记方法复杂等缺点。

3. cDNA 探针　单链 cDNA（single-stranded complementary DNA）探针是从 mRNA 逆转录而来的单链 DNA 探针。在合成单链 cDNA 后，用 RNase H 消化 mRNA 并在 DNA 聚合酶 I 的催化下即可合成与 mRNA 序列互补的双链 cDNA 分子。所得到的双链 cDNA 分子经 S1 核酸酶切割两端后接一个有限制酶切点的衔接子（adapter），再经特定的限制酶消化产生黏性末端，即可与含互补末端的载体进行连接。常用的克隆载体是 λ 噬菌体 DNA。cDNA 探针同时具有 DNA 探针和 RNA 探针的优势，杂交效率高、容易标记且不易降解。由于其不含有内含子和高度重复序列，尤其适用于基因表达水平的检测。

4. cRNA 探针　原理同 cDNA 探针，产物为与 mRNA 互补的反义 mRNA 探针，多用于检测基因的转录情况，在这种情况下，因为探针和靶序列均为单链，所以杂交的效率要比 DNA-DNA 杂交高几个数量级，但应用相对较少。

5. 寡核苷酸探针　是用 DNA 合成仪人工合成的单链 DNA 探针，一般长度为 20~50nt。寡核苷酸探针的优点包括：①分子量小，序列复杂度低，杂交效率高；②可检测到靶序列间单一碱基的区别；③价格低廉，标记方便，可短时间内大量制备。

DNA 探针、RNA 探针、cDNA 探针和 cRNA 探针均是可克隆的。寡核苷酸探针一般较克隆探针特异性弱，复杂度更高。克隆探针较寡核苷酸探针掺入的可检测标记基因更多，故可获得更强的杂交信号。但是，较长的探针对于靶序列变异的识别能力又有所降低。可克隆探针与寡核苷酸探针的区别见表 3-1。

表 3-1 可克隆探针与寡核苷酸探针的区别

探针种类		优点	缺点
可克隆探针	DNA 探针	①可克隆到质粒载体中无限繁殖；②不易降解，方便实验的进行；③标记方法成熟，且标记物多样	①杂交效率较慢；②探针的获取过程烦琐耗时
	RNA 探针	①杂交反应效率高；②非特异性杂交少；③可用于转录水平的检测	①易被降解，杂交反应条件苛刻；②标记方法复杂
寡核苷酸探针		①分子量小，序列复杂度低，杂交效率高；②检测高度灵敏，可探测靶序列间单一碱基的区别；③价格低廉，方便标记，可大量合成	①杂交信号较弱；②特异性弱，非特异性杂交风险高

（二）核酸标记物

为了方便示踪，探针必须采取一定手段加以标记，以便杂交结果的检测。标记物不能影响杂交反应的特异性、稳定性，还需具有较低的假阳性率，因此理想的标记物需要具备以下特点：①高度灵敏性；②标记物与探针的结合不得影响碱基互补配对的绝对特异性；③不影响探针的理化性质，如解链温度又称熔解温度（T_m）；④用酶促反应进行标记时，应使 K_m（米氏常数）无较大变化，以保证反应的效率和标记产物的比活性，且不影响下一步的反应；⑤检测方法需要同时具备高灵敏性和特异性；⑥化学性质稳定，便于保存；⑦标记以及检测方便快捷；⑧对环境友好，对人体无害；⑨价格低廉，性价比高。但迄今为止未能找到这么理想的标记物。

1. 放射性标记物 放射性同位素标记是最早采用也是最常用的核酸探针标记方法，放射性同位素标记的灵敏度极高，可检测样品中少于 1000 个分子的核酸。放射性同位素标记的最大优点就是放射性元素与之相对应的元素具有完全一致的化学性质，对杂交反应无影响，不影响碱基互补配对的特异性和稳定性；同时放射性同位素也具有极高的特异性。而缺点也是非常明显的，首先是具有放射性污染，^{32}P 半衰期为 14.3 天，^{125}I 的半衰期为 60 天，^{35}S 半衰期为 87.1 天，^{3}H 的半衰期长达 12.3 年。因此放射性同位素标记对人体以及环境都有一定的潜在危害，再者是放射性同位素半衰期短，无法长期保存，需要现做现配，随用随标。

目前常用于标记的放射性同位素为 ^{3}H、^{32}P、^{35}S，其中 ^{32}P 最常用，市面上多以 [^{32}P]-NTP、[^{32}P]-dNTP 为主。

2. 非放射性标记物 由于放射性同位素具有放射性、不便储存等缺点，多年来研究者们致力于寻找一种更加安全可靠、方便快捷的标记物。因此非放射性标记物应运而生，非放射性标记物主要有以下几类：酶类如辣根过氧化物酶（HRP），半乳糖苷酶或碱性磷酸酶（ALP），金属如 Hg，荧光物质如异硫氰酸荧光素（FITC），半抗原如地高辛，以及生物素等。这些标记物具有安全性高、稳定性高、无放射性污染等优点，可长期存放，便于应用和商品化；缺点是灵敏度和特异性达不到放射性同位素标记的水平。到目前为止还没有一种标记物可以完全替代放射性同位素标记物。放射性标记物与非放射性标记物的区别见表 3-2。

表 3-2 放射性标记物与非放射性标记物的区别

	放射性标记物	非放射性标记物
种类	^{3}H、^{32}P、^{35}S、^{125}I 等	酶类、金属、荧光物质、半抗原物质、生物素等
优点	①方法成熟，灵敏度极高；②完全一致的化学性质，对杂交反应无影响；③特异性极高	①安全性高、稳定性高、无放射性污染；②可长期存放，便于应用和商品化；③技术路线多种多样，可根据实际条件选择适合的标记物
缺点	①存在放射性污染的风险，对人体和环境不友好；②无法长期保存，需要现做现配，随用随标	①灵敏度和特异性达不到放射性同位素标记的水平；②标记物可能会影响杂交反应的进行，如造成空间位阻效应

（三）核酸探针的标记方法

1. 核酸探针的放射性标记

（1）切口平移（nick translation）标记法：具有快速简便的优点，如图 3-1 所示，基本流程为先利用 DNA 酶 I 在模板 DNA 上随机形成切口，使其出现 3′-OH 末端，而后利用 DNA 酶所具有的 5′→3′ 核酸外切酶活性将模板 DNA 从 5′ 端逐步切除形成切口。在 DNA 聚合酶 I 的 5′→3′ 聚合酶活性的作用下，放射性标记的 dNTP 依次连接到切口的 3′-OH 上，使新合成的 DNA 单链与模板 DNA 单链互补，并具有放射性。

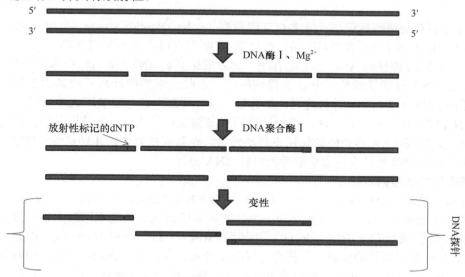

图 3-1　切口平移标记法制备 DNA 探针示意图

（2）随机引物（random primer）标记法：其原理（图 3-2）是在充满各种排列可能的寡聚核苷酸（随机引物）和放射性核苷酸的溶液中，将 DNA 样品变性后与随机引物杂交，以此随机引物为基础，以放射性标记的 dNTP 为原料，在 DNA 聚合酶 I 的催化下合成与模板链互补的 DNA 单链，此单链具有放射性，经过变性和纯化后即得放射性标记的 DNA 探针。

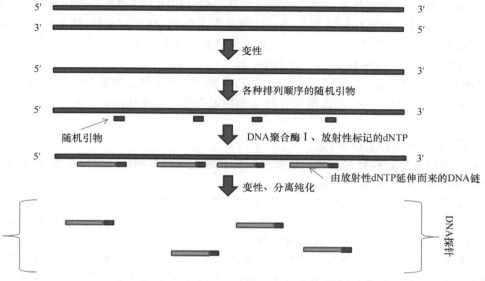

图 3-2　随机引物标记法制备 DNA 探针示意图

（3）聚合酶链式反应标记法：运用 PCR 原理，通过化学合成等方法将放射性标记的 4 种 dNTP 制备成带有目标基因片段的碱基序列，再进行扩增。

（4）DNA 末端标记法：大肠埃希菌 DNA 聚合酶 I 经枯草杆菌蛋白酶切割可得到分子量为 76kDa 的大片段，即克列诺（Klenow）片段。该片段具有完整聚合酶 I 的 5′→3′ 聚合酶活性和 3′→5′ 核酸外切酶活性，但缺乏 5′→3′ 核酸外切酶活性。利用 Klenow 片段可以填补由限制酶消解 DNA 所产生的 3′ 凹陷末端。因此，用这种方法可以标记双链 DNA 的凹陷 3′ 端。用 Klenow 片段标记末端一般只用一种 [^{32}P]-dNTP，加入反应的 [^{32}P]-dNTP 的种类取决于 DNA 末端延伸的 5′ 端序列。

（5）T4 多核苷酸激酶标记法：T4 多核苷酸激酶（polynucleotide kinase，PNK）能催化 ATP 的 γ-磷酸转移至 DNA 或 RNA 的 5′-OH 端。在过量 ADP 存在时，也可促进磷酸交换反应，使 PNK 将 DNA 末端 5′ 磷酸转移到 ADP 上生成 ATP，然后催化 [^{32}P]-dNTP 上的标记磷酸转移至 DNA 的 5′ 端，从而使 DNA 重新磷酸化，并以此得到标记，由此合成的探针具有较高的放射性。寡核苷酸探针或短的 RNA 和 DNA 探针可选用此法标记，寡核苷酸探针一般多用这种标记。

（6）RNA 探针体外转录标记法：将探针序列克隆到质粒载体上，再使用限制性核酸内切酶将质粒线性化，之后在 RNA 聚合酶的作用下启动转录，在具有放射性的 4 种核苷三磷酸（NTP）的存在下，转录的产物将是具有高度放射性的单链 RNA 探针。

2. 核酸探针的非放射性标记

（1）光敏生物素标记核酸探针：可分为光敏生物素标记核酸探针和酶促生物素标记核酸探针，它们都是由一个光敏基团、一个连接臂和一个生物素基团组成。其基本原理大致一致：生物素可以通过连接臂与脱氧核苷三磷酸（dUTP）、尿苷三磷酸（UTP）的嘧啶环的 C5 相连，修饰后的 dUTP、UTP 即可参与探针的合成，生物素可以与亲和素、卵白素等偶联，因此可以通过偶联已被荧光素或特定酶类标记的亲和素、卵白素进行检测。当偶联的为荧光素标记的亲和素、卵白素时，为光敏生物素标记核酸探针；同理当偶联的为特定酶类标记的亲和素、卵白素时，则为酶促生物素标记核酸探针。

（2）寡核苷酸生物素末端标记：有 5′-P 标记法和 3′-OH 标记法两种。前者在 5′-P 端连接上一个乙二胺，在此基础上再连接上琥珀酰亚胺生物素；而后者用末端转移法在 3′-OH 加上生物素化的 dNTP。之后的步骤同生物素标记核酸探针。

（3）酶标记 DNA：利用化学反应将辣根过氧化物酶（HRP）或碱性磷酸酶（ALP）与核酸分子共价结合，形成稳定的酶标记核酸分子。目前最常用的是 HRP-对苯醌-聚乙烯亚胺酶标 DNA 体系，该法在对苯醌的作用下将 HRP 与聚乙烯亚胺偶联形成复合物，此复合物在戊二醛作用下可与变性的 DNA 结合，从而使 HRP 标记在 DNA 上。

（4）DNA 半抗原标记：以地高辛标记的 dNTP，经过 DNA 聚合酶的作用掺入 DNA 中，形成地高辛标记的 DNA 探针，其可通过耦连有特定酶标记的抗地高辛抗体，检测标记在 DNA 探针上的地高辛。

（四）杂交信号检测的手段

1. 放射性同位素标记探针的检测　放射性同位素标记探针多利用放射性在 X 射线机上的成影检测杂交信号，称为放射自显影（autoradiography）。

放射自显影的原理是利用放射性同位素衰变所发射出来的带电离子（α 或 β 粒子）作用于感光材料上，从而产生潜影，这种潜影可用显影液显示，成为可见的影像。一般感光材料为卤化银晶体，如碘化银、氯化银。因此，它是利用卤化银乳胶显像检查和测量放射性的一种方法，用于样品某一些物质的定性、定位分析。放射性核素的原子不断衰变，当衰变掉一半时所需要的时间称为半衰期。各种放射性核素的半衰期长短不同，在自显影实验中多选用半衰期较长者。如 ^{14}C 半衰期为 5730 年、^{3}H 半衰期为 12.5 年。在核酸杂交信号的检测中，常用 ^{3}H-尿嘧啶核苷来显示 RNA，^{3}H-胸腺嘧啶核苷来显示 DNA。

2. 非放射性同位素标记探针的检测　除了酶直接标记探针外，其他非放射性同位素标记均无法直接被检测到信号，因此需要经过偶联和显色两个步骤以检测出信号。

（1）偶联反应：多数非放射性同位素标记物为半抗原，可以经抗原抗体反应与显色体系进行偶联。如若为生物素标记物，也可通过生物素亲和素体系进行偶联。

（2）显色反应：通过连接在抗体或者亲和素上的显色物质（酶、荧光染料等）进行杂交信号的检测。酶法是通过酶促反应使其底物生成有色产物，最常用的酶是 ALP 和 HRP。

（3）非放射发光自显影：将 ALP 或者 HRP 的底物换成一种可以经过酶促反应后产生光子的化合物，就可用自显影技术将杂交信号在 X 射线机上显示出来。更多核酸分子标记物要点见表 3-3。

表 3-3　不同核酸分子标记物要点汇总

标记物性质		标记分子	标记方法	检测方法
放射性标记物		$[^{32}P]$-NTP、$[^{32}P]$-dNTP	NT、PCR、RPL	放射自显影或计数
		^3H	NT	同上
		^{35}S	NT	同上
		^{125}I	碘化	同上
非放射性标记物	生物素	Bio-11-dUTP	NT、TL、PCR	酶标亲和素或酶标抗生物素抗体显色
		光敏生物素	600W 可见光照	同上
		生物素化补骨脂素	365nm 紫外线照	同上
		N-羟基丁二酰亚胺脂	化学合成法	同上
		生物素肼	化学合成法	同上
	酶	过氧化物酶	酶标法	直接底物显色或用酶标抗体底物显色
		碱性磷酸酶	酶标法	同上
	荧光素	罗丹明	化学合成法	直接荧光显微镜观察或酶标抗体底物显色
		FITC	化学合成法	同上
	半抗原	地高辛	半抗原标记法	酶标抗体底物显色
		磺酸胞嘧啶	半抗原标记法	同上
	重金属	Ag	化学合成法	时间分辨荧光
		Hg	化学合成法	时间分辨荧光

NT：切口平移；PCR：聚合酶链反应；RPL：随机引物标记；TL：末端标记。

第二节　经典的核酸分子杂交技术

一、斑点杂交技术

（一）基本介绍

斑点杂交（dot blot hybridization）是将被检测核酸样品通过圆点点样器点样于同一膜上，再用特定探针与固定的样品杂交，并由此判定出靶序列的浓度；如若用狭缝点样器点样的话，则成为狭缝杂交（图 3-3），两者方法相似，主要区别为点样形状不同。在一次杂交中可以检测许多不同的核酸样本，如进行基因组分析时，可将相关种属的基因序列制成斑点印迹，利用杂交探针寻找同源序列。然而斑点杂交存在样品杂交信号不稳定的缺陷。

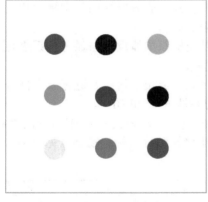 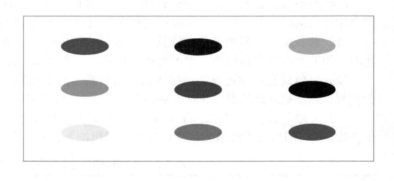

图 3-3　斑点杂交（左）与狭缝杂交（右）结果示意图

（二）基本原理和流程

斑点杂交技术基本流程一般可以分为以下 5 个步骤。①核酸样本的预变性：样本 DNA 溶于水或者特定缓冲液中，加热变性后立即冰浴冷却。②点样：用微量移液枪将变性后的样品一次点样到尼龙膜上的标记点上，点样直径不宜过大，以免重叠，点样后待其自然风干。③预杂交：将点样后的尼龙膜放置在合适的容器内，保持尼龙膜湿润，之后再加入预杂交液，最后将整个容器置于恒温水浴箱内温浴。④杂交：从恒温水浴箱中取出容器，弃去预杂交液，加入适当的杂交液、变性的标记探针（变性方法同核酸样本的预变性），置于恒温水浴箱内温浴。孵育过程中应时不时摇动整个杂交容器。⑤洗膜：杂交温浴后将杂交液倒去，室温下用特定的漂洗液洗涤数次，之后将膜放置到干净滤纸上风干，显影。

二、Southern blotting 与 Northern blotting

（一）基本介绍

Southern blotting 是分子生物学的经典实验方法，指将经过凝胶电泳分离出来的 DNA 片段转移到合适的固相膜上，再通过特异性的探针杂交来检测被转移的 DNA 片段的一种实验技术。

（二）基本原理与流程

Northern blotting 原理与 Southern blotting 相类似，Northern blotting 是一种用于分析细胞总RNA 或者含 polyA 尾的 RNA 样品中特定 mRNA 分子大小和丰度的分子杂交技术，也称为 RNA杂交。其两者的基本实验过程包括：核酸片段的琼脂糖凝胶电泳分离，分离后水解片段的转移，特异性核酸片段的分子杂交，探针在杂交前的标记，以及最后的放射自显影或者化学发光法等方法的杂交信号检测。若为 Southern blotting，则第一步样本 DNA 需要变性；若为 Northern blotting，由于其核酸为 RNA，所以省略了变性这一环节直接电泳。Southern blotting 与 Northern blotting 相较斑点杂交增加了电泳和印迹的过程，且耗时相对较长，步骤较为烦琐。

DNA 变性是杂交成功的关键。Southern blotting 时 DNA 在凝胶中变性，变性方法是将凝胶浸在数倍体积的一定浓度 NaCl、NaOH 混合溶液中一定时间，然后用数倍体积的一定浓度的 Tris-HCl、NaCl 混合溶液中和。

以下是基本的流程。

1. 核酸的转移　主要有以下的三种方法：毛细管转移法、真空转移法和电转移法。

（1）毛细管转移法：在核酸杂交的初期，采用最多的核酸转移法就是毛细管转移法，该法由萨瑟恩（Southern）发明，故又称 Southern 转移法。此方法利用毛细管虹吸作用由缓冲液带动核酸分子转移到杂交膜上（图 3-4），操作简单、重复性好，且不需要特殊的仪器设备，因此也是迄今为止实验室最常用的核酸转移方法。在毛细管转移法中，转移速率主要由以下几个因素决定：

核酸片段的大小、凝胶的厚度以及缓冲液的浓度。一般来说片段越小、凝胶越薄、浓度越低，转移的速率也就越快，反之越慢。

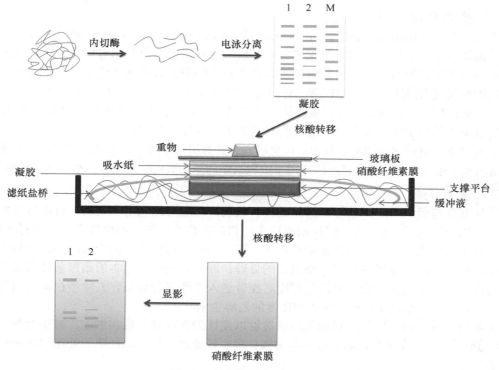

图 3-4　毛细管转移法示意图

（2）真空转移法：就是利用真空作用将转移缓冲液从上层容器中通过凝胶抽吸到下层的真空环境中，同时带动核酸片段转移到凝胶下方的杂交膜上，是一种简单、迅速、高效的核酸转移方法。该法较毛细管转移法更为有效和迅速，30 分钟即可使核酸片段从凝胶中转移出来。同时，该法对操作者的技术要求高，如若不小心则容易导致凝胶碎裂，且一般来说其产生的背景比毛细管转移法高。

（3）电转移法：此方法利用电场的作用将凝胶中的核酸转移到杂交膜上，核酸转移的速率完全取决于核酸片段的大小、凝胶的空隙大小以及电场的强度，一般需要 2～3 小时，最多 7～8 小时即可完成转移。特别适合大片段核酸的转移。电转移法的优点是不需要脱嘌呤/水解作用，可直接转移大的核酸片段；缺点就是转移所需的电流较大，容易产热，温度较难控制。

2. 核酸的固定　在 80℃左右的温度下干燥 2 小时可将已经转移的核酸固定在杂交膜上，若使用尼龙膜作为杂交膜，那么也可在小剂量的紫外线的照射下，使核酸与杂交膜产生共价结合。

3. 预杂交　为了封闭非特异性的核酸结合位点，减少探针在膜上的非特异性吸附，因此在杂交前需要预杂交。预杂交是指用含有非同源性核酸或蛋白质的预杂交液浸泡杂交膜，并在适宜温度下杂交 1～2 小时。

4. 杂交　去除预杂交液后将杂交膜浸泡在杂交液中，并在适宜温度下杂交过夜。

5. 洗膜　杂交完成后，需要将未结合的探针与非特异性探针去除。在一定离子强度和温度的条件下，未结合的探针与非特异性探针容易解链而被洗掉，而特异性杂交探针则牢牢保留在杂交膜上。洗膜溶液的离子强度由高到低，洗膜过程中可用盖革计数器检测膜上的反射性强度判断洗膜程度，最后根据探针的性质检测杂交结果。洗膜的温度一般应控制在低于 T_m 值 12℃以上，双链 DNA 的 T_m 值随错配碱基对数每增加 1% 而递减 1℃。

三、组织原位杂交技术

（一）基本介绍

组织原位杂交（tissue in situ hybridization）简称原位杂交，指用已标记的核酸探针与组织切片中的待测核酸进行杂交，从而对组织细胞中的核酸进行定性定位和相对定量分析。与菌落原位杂交不同的是组织原位杂交不需要裂解细胞，只需要将细胞经过特殊处理增加其通透性，使探针可以透过细胞膜进入细胞内与待测核酸结合即可。可用放射性同位素或者非放射性物质（生物素、荧光素等）标记探针，与细胞涂片、染色体压片或者组织切片具有互补序列的核酸形成双链结构，然后通过放射自显影或者荧光显色、酶底物显色等方法检测待测的核酸分子所在的部位；还可利用显微分光光度法进行定量或半定量检测；也可联合计算机技术进行数字化检测。该技术使研究从器官、组织水平走向分子水平，已经广泛用于细胞组织的基因表达、染色体分析和病毒诊断等领域。

（二）基本流程

1. 玻片准备与组织固定　玻片包括盖玻片和载玻片，应用热肥皂水刷洗，再用自来水冲洗干净并烘干，以去除 RNA 酶。为了保持细胞形态结构的完整性、细胞内核酸含量及位置的稳定性，被测生物样本必须固定。常用的固定剂有多聚甲醛、乙醇、乙酸等。由于细胞中的核酸常被蛋白质包裹着，对此，样品需要进行增加通透性的处理。原位杂交中，标本的固定条件是影响杂交效率的重要因素，标本组织蛋白质的消化程度对探针进入细胞极为重要。去除蛋白质可用稀盐酸处理载玻片，再用蛋白酶消化，然后用不同浓度的乙醇脱水。

2. 标本预处理　为了增加组织细胞的通透性以便核酸探针进入组织细胞，减少背景染色，防止 RNA 污染等，需要在杂交之前进行样品的预处理。预处理包括内源性酶的处理、RNase 的处理、蛋白酶的处理等。

3. 预杂交　为防止背景污染，需要进行预杂交，预杂交液与杂交液成分相似，只是不含有探针和硫酸葡聚糖，其他成分相同。如果检测染色体 DNA，则预杂交以及杂交中的 DNA 需要先变性，传统用碱变性，热变性也常用，通常实验室多用热变性，因其更加简便、效果更好。

4. 杂交　杂交是将杂交液滴加到待测的组织细胞上，加盖硅化的盖玻片以防止孵育过程中杂交液的蒸发，然后将玻片放入湿盒中进行孵育，一般孵育时间为 2～16 小时。

5. 清洗　清洗的目的是除去非特异性杂交，即探针仅与部分同源序列结合，这种非特异性杂交会干扰杂交信号。清洗一般采用系列不同浓度和温度的盐溶液逐步清洗，遵循温度由低到高而盐溶液浓度由高到低的原则。特别注意清洗过程中切勿使样品干燥，应保持湿润。操作过程中最好保证杂交时的条件比清洗时更加严格，严格的杂交条件更能减少非特异性杂交的产生。

6. 检测与显影　根据核酸探针标记物的种类分别进行相对应检测，如利用放射自显影和酶检测系统。细胞组织的原位杂交显示后均可进行半定量分析，如放射自显影可利用计算机辅助图像分析技术，非放射性核酸探针则利用酶检测系统，再用显微分光光度计或者图像处理对不同数量的核酸显色强度进行显色。需要注意的是半定量分析必须严格控制实验在同一条件完成，如切片厚度、固定的时间、清洗的时长等。

（三）荧光原位杂交技术

1. 基本原理　荧光原位杂交（fluorescent in situ hybridization，FISH）技术是目前最常用到的组织原位杂交技术之一，是细胞遗传学和分子生物学相结合的染色体分析方法，是以荧光标记的 DNA 分子作为探针，与完整的染色体进行杂交的一种方法，染色体上的杂交信号直接给出探针序列在染色体上的位置，具有准确直观等优点（图 3-5）。进行杂交时需要将 DNA 双螺旋结构打开，使之成为单链分子，以便染色体能与探针充分结合。杂交时需要将染色体干燥固定在玻片上，此操作过程常用的固定剂为甲醇胺。荧光原位杂交最初只用于细胞分裂中期染色体，随着技术的发展，现在荧光原位杂交也可用于其他非染色体 DNA、mRNA 等靶标的检测。探针种类越来越多，可检测的靶标也越来越多，逐渐成为了生物医学领域重要的研究工具。

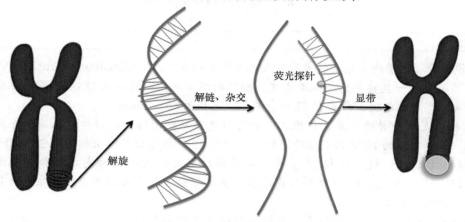

图 3-5　荧光原位杂交过程示意图

2. 基本流程　荧光原位杂交技术的基本流程包括以下几个步骤。①目标核酸的变性：将制备好的染色体玻片标本于培养箱中烤片 2～3 小时，取出玻片标本后，将其浸在 70～75℃的变性液中变性，随后按顺序将标本依次置于体积分数为 70%、90% 和 100% 的冰乙醇中脱水，每次 5 分钟，然后空气干燥。②探针的制备与标记：目前临床上使用的探针多为生物公司购买的成品探针，因此只需要将探针在恒温水浴中温育后立即置于 0℃左右的低温环境，使双链 DNA 探针保持变性。③标记探针与目标核酸的杂交：将适量的已变性或预退火的 DNA 探针滴于已变性并脱水的玻片标本上，盖上盖玻片，并马上封片，置于潮湿暗盒中 37℃杂交过夜。由于杂交液较少，而且杂交温度较高，持续时间又长，因此为了保持标本的湿润状态，此过程在湿盒中进行。④荧光显微镜观察：先在可见光源下找到具有细胞分裂相的视野，然后打开荧光激发光源，光源波长的选取应根据所用的荧光剂来决定，例如，FITC 的激发波长为 490nm，经 FITC 标记的探针所在的位置发出绿色荧光。

四、菌落原位杂交技术

菌落原位杂交（in situ colony hybridization）是将培养基上培养的细菌转移到硝酸纤维素膜上，再将细菌裂解后释放出 DNA。将此 DNA 烘干并固定到膜上与探针进行杂交反应，最后经过放射自显影等信号检测方法检测杂交信号，并与培养基上的原细菌进行对位（图 3-6）。菌落原位杂交可用于基因克隆和基因文库的筛选。

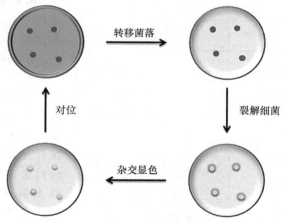

图 3-6　菌落原位杂交过程示意图

五、案例分析

案例3-1

1.案例简介 运用斑点杂交技术筛查人乳头状瘤病毒（human papilloma virus，HPV）感染。人乳头状瘤病毒是一类特异感染人类上皮、黏膜的微小共价双链环状DNA病毒，在电镜下观察该病毒为球形、无包膜、表面有72个壳微粒，直径为45～55nm。

HPV感染是一种普遍现象，但绝大多数可被免疫系统消除，而持续性感染是导致病变的主要诱因。至今发现的HPV约有200多种，其中约40种与生殖道感染相关，包括HPV6、11、42、43、44、16、18、31、33和35型等。其根据致病力的大小分为高危型和低危型，其中HPV16、18、31、33、35和39型等为高危型，主要导致宫颈上皮的不典型增生，长期持续性感染可导致宫颈癌的发生。

由于HPV难以在体外细胞培养，且难以诱导易于检测的免疫反应，所以血清学、形态学等方法均难以满足临床的需求，因此HPV的准确诊断依赖于分子生物学技术。而目前临床上检测及确定HPV分型的技术已然十分成熟，正广泛应用于女性宫颈癌早筛等检验项目。

2.标本采集

（1）样本要求：女性检查前准备：①3天内不使用阴道内药物或对阴道进行冲洗；②24小时内不应有性行为；③检查应在非月经期内进行；④检查前阴道不进行乙酸或碘液涂抹。

（2）具体取样步骤：由医生以窥阴器暴露宫颈，用棉拭子将宫颈过多的分泌物擦去。将宫颈刷置于宫颈口，轻轻搓动宫颈刷使其顺时针旋转3～5圈。慢慢取出宫颈刷，将其放入装有细胞保存液的样本管中。在管口处将多余的刷柄折断，将刷头留在样本管中，旋紧管盖，做好样品标识并保持样本管直立放置，送检验室检测。

（3）样本保存：采集的样本在2～8℃保存不应超过2个星期；–20℃保存不超过3个月；–70℃保存不超过2年。冻融次数应不超过7次。

A 质控点	6	11	42	43	44	72
阳性对照	16	18	31	33	35	73
39	45	51	52	53	56	82
58	59	66	68	81	26	83
34	40	54	55	57	61	84
67	68	70	71			

3. DNA分离提取 首先，从样本管中取适量含有宫颈脱落细胞的保存液，离心弃上清液，随后加入细胞裂解液提取DNA，之后取适量抽提好的DNA样本作为模板进行PCR扩增，剩余DNA样品存储于–20℃备用。

4. 检验结果与解释 本检测结果可以通过肉眼观察。检测结果阳性点为清晰可见的蓝紫色圆点。根据膜条上各型HPV探针排列（图3-7A），判断阳性点为何种HPV类型。质控点，反映酶标液与显色液反应，在检测中应为阳性；阳性对照点为质控模板DNA探针，若扩增反应体系中没有抑制因素，则应为阳性（图3-7B）。以上两点为阳性，其他点为阴性，应判定本次测定的HPV分型

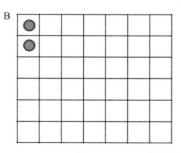
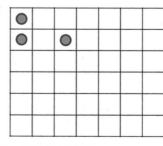

图3-7 HPV病毒分型实验结果示意图

DNA 检测结果为阴性；如果有一个或一个以上 HPV 分型点为阳性代表该类型 HPV 阳性。因此如图 3-7C 所示本案例中的患者 HPV 感染筛查检验结果为 HPV18 感染。此型为高危基因型，可引起宫颈上皮的不典型增生，严重者可发展为浸润癌。

5.质量控制 ①弱/无信号：样品中 HPV-DNA 的含量很低或样本核酸尚未完全变性成单链；②质控点不显色：应该确认所使用试剂是否仍在有效期内，实验操作是否严格按照标准流程进行；③高背景：未结合的试剂没有清洗干净，应确保在显色过程中杂交膜充分清洗，无剩余残留液体。

案例 3-2

1.案例简介 利用荧光原位杂交技术可对 BCR-ABL 融合基因进行检测。BCR-ABL 融合基因是指位于第 9 号染色体长臂远端的白血病原癌基因 ABL 易位至第 22 号染色体 BCR 基因的断裂点，进而形成的融合基因，可导致酪氨酸激酶的持续且异常活化，干扰细胞的正常增殖和凋亡程序，导致白血病的发生。而由此形成的染色体被称为 Ph 染色体。在 BCR-ABL 融合基因中，主要是由 ABL 段携带细胞恶性变的信号，而 BCR 段的断裂位点主要影响疾病的表型。

BCR-ABL 融合基因根据 BCR 的断裂位置，主要分为 3 个类型：M-BCR、m-BCR 及 μ-BCR。M-BCR 区，编码 p210 蛋白；m-BCR 区，编码 p190 蛋白；μ-BCR 区，编码 p230 蛋白。p210 蛋白可见于 90% 以上的慢性髓细胞性白血病（chronic myelogenous leukemia，CML）患者或 30% 的 Ph 阳性的成人前 B 细胞急性淋巴细胞白血病（precursor B-acute lymphoblastic leukemia，BALL）患者；p190 蛋白可见于 2/3 的 BALL 患者；而 p230 蛋白主要见于 Ph 阳性的慢性中性粒细胞白血病（chronic neutrophilic leukemia，CNL）患者。

2.结果分析 采用双色双融合 BCR-ABL 探针，BCR（22q11）基因标记为绿色，ABL（9q34）基因标记为红色，BCR-ABL 融合基因显示为黄色或红绿叠加信号，正常信号特征为 2R2G，阳性信号特征为 1R1G2F（G 为绿色信号；R 为红色信号；F 为融合信号）（图 3-8）。

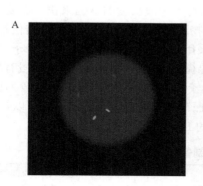

ABL（9q34）基因标记荧光信号

BCR（22q11）基因标记荧光信号

图 3-8　正常对照（图 A）与 BCR-ABL 融合基因阳性（图 B）的荧光原位杂交图像示意图

图 A 其荧光信号为 2R2G；图 B 其荧光信号为 1R1G2F

3.临床意义 BCR-ABL 融合基因是临床诊断 CML 的重要依据。如上文所述：M-BCR 型多见于 CML，m-BCR 型多见于 BALL，而 μ-BCR 型多见于 CNL。荧光原位杂交技术是目前临床上检测 BCR-ABL 融合基因的常用的技术之一。通过荧光原位杂交观察染色体上荧光信号的分布，能够直观地判断相应基因的情况。

BCR-ABL 融合基因检测可用于 CML 的预后监测。BCR-ABL 的表达水平与 CML 的临床疗效之间有着很好的相关性，通常认为，在达到完全的细胞遗传学缓解时，BCR-ABL 定量检测的结果应较治疗前下降 3 个对数值以上。

与此同时，BCR-ABL 融合基因检测在患者耐药机制的确定中具有重要意义。BCR-ABL 融合基因引起的持续活化的酪氨酸激酶，可使用特异的酪氨酸激酶抑制剂进行分子靶向治疗，极大地改善了 CML 疾病的预后。

第三节　DNA 芯片技术

一、基本介绍

（一）生物芯片与 DNA 芯片的概念

生物芯片是指通过微电子、微加工技术在平方厘米尺度大小的固体介质上构建微型分析体系，以实现对组织细胞中的 DNA、蛋白质以及其他生物成分的快速、灵敏、高效地分析和处理。目前生物芯片主要分为两大类：信息芯片和功能芯片。信息芯片通过对与生命相关的信息分子进行高度集成，来实现对基因、蛋白质等生物活性物质的高通量的检测与分析。功能芯片，即在芯片上完成生命科学研究中样本的分离、扩增、反应等功能。

生物芯片中最成熟的是 DNA 芯片，DNA 芯片是指在固相支持物上原位合成大量的寡核苷酸或者通过显微打印技术将大量 DNA 探针按照一定排列有序地打印到支持物上，然后与待测样本进行杂交，通过计算机对杂交信号的分析，得出样品的遗传信息。

（二）DNA 芯片的种类

根据固定探针的种类不同，DNA 芯片可分为：寡核苷酸芯片、cDNA 芯片与基因芯片。而根据 DNA 芯片的制备方法，可以将其分为两大类：原位合成芯片（synthetic genechip）和 DNA 微阵列（DNA microarray）。

（1）原位合成芯片采用显微光蚀刻等技术，在芯片的特定部位原位合成寡核苷酸而制成。此芯片集成度较高而寡核苷酸探针长度较短，所以对于一般长度的基因来说，需要多个重叠的探针同时进行检测才能准确地鉴定此基因，因此虽然物理集成度较高但是生物遗传信息集成度略低。

（2）DNA 微集阵列又称 DNA 微集芯片，采用常规分子生物学技术如分子克隆、DNA 合成技术和 PCR 等，预先合成核酸探针片段，再以显微打印技术，将这些核酸片段有序地固化在固相支持物上。此类 DNA 芯片虽然物理集成度相对较低，但是探针片段的长短较为自由，可以采用寡核苷酸片段，也可采用较长的 DNA 片段，对探针的类型要求也较灵活，可以是单链 DNA 或者 RNA，也可以是双链 DNA。两种不同方法制备的 DNA 芯片的比较见表 3-4。

表 3-4　两种不同方法制备的 DNA 芯片的比较

内容	原位合成芯片	DNA 微集阵列
制备方式	光引导原位化学合成	显微打印
探针类型	寡核苷酸	基因片段、寡核苷酸、cDNA、RNA 等
探针长度	短，<50nt	较长，100～500nt
杂交时间	较短	较长
最高集成度	较高，（10～40）×10^4 点阵/cm^2	较低，（1～10）×10^4 点阵/cm^2

二、发展历程

20 世纪 90 年代开始的人类基因组计划，是人类最伟大的创举之一，此计划于 2001 年完成。人类基因组计划揭示了人类所有基因的序列，由此，人类进入了后基因组时代。然而仅仅只是认识了核酸的排列顺序，还是无法完全解开生命奥秘。人类基因组计划面临着 $3×10^4$ 个基因后续的研究的艰巨任务，需要研究其功能、基因之间的相互作用以及基因与健康问题的关系。但是面对如此庞大的任务量，常规的技术显然无法满足要求。因此需要一种高速、高通量的新型检测技术来解决这一难题，DNA 芯片技术就是其中重要的一环。

　　DNA 芯片如同我们所知的计算机芯片，具有体积小、性能强、速度快等优点。20 世纪 80 年代，人们希望类比计算机芯片的原理，将半导体微管换成 DNA 分子，将其高度集成在芯片上，使其能够高通量高速地处理和分析生物信息。90 年代初，有研究者将硅芯片表层涂上某种光敏材料，再采用显微蚀刻技术（photolithography），在光的引导下原位合成了寡聚核苷酸，成功制成了世界第一个 DNA 芯片。不久之后研究人员又设计了另一种 DNA 芯片的制备方法：将预先制备好的寡聚核苷酸片段以显微打印的方式固定到芯片上，此方法极大地推动了芯片技术的发展，不仅可应用于 DNA 芯片的制备，同时也适合蛋白质芯片、组织芯片的制备。

　　如今，DNA 芯片被广泛应用于生命科学的各个领域，发挥着越来越重要的作用，推动着生命科学研究进入一个新的时代。

三、基本原理和流程

　　本质上，DNA 芯片技术的原理是核酸分子杂交，即根据碱基互补配对原则，DNA 双链的变性与复性的原理，以大量已知序列的寡核苷酸片段、cDNA 片段或者基因片段作为探针，检测样品中是否有与之互补的核酸片段，之后通过定性、半定量、定量分析得出待测样品的基因序列以及其表达的生物信息。DNA 芯片技术的优点同时也是其特点，包括集成化、微量化、自动化等。

　　DNA 芯片技术的基本方法主要包括以下方面：芯片的制备、待测样品的处理、分子杂交以及信号分析。

（一）芯片的制备

　　由于 DNA 芯片制备方法的不同，可将芯片分为两大类：原位合成芯片和 DNA 微集阵列。原位合成芯片采用显微蚀刻技术、压电打印技术（piezoeletric printing）等技术，在芯片上的特定位置原位合成寡聚核苷酸片段；而 DNA 微阵列则是采用预先合成的探针，再通过特定的技术手段将其固定到芯片上面。

1. 原位合成芯片的制备

　　（1）显微蚀刻技术：合成前，支持物表面经过化学处理后，其表面的活性基团连接上光保护基团而受到保护。合成时，选择合适的光刻掩膜，保护不需要聚合的部位，需要聚合的部位因为没有掩膜而在激光点光源的照射下除去了光保护基团，活性基团被游离出来，随后加入单核苷酸的亚磷酰胺活化端与该基团发生化学偶联反应，该单核苷酸的另一端用光敏保护基团保护，以便下一步延伸（图 3-9）。完成第一步延伸后更换掩膜，在支持物上其余部位分别去保护、偶联上所需要的单核苷酸，完成循环。每加一种核苷酸为一步反应，每一循环需要进行 4 步反应，使之按需要偶联上 4 种 dNTP。最后将掩膜旋转 90°，按照上述步骤进行反应，逐个接上

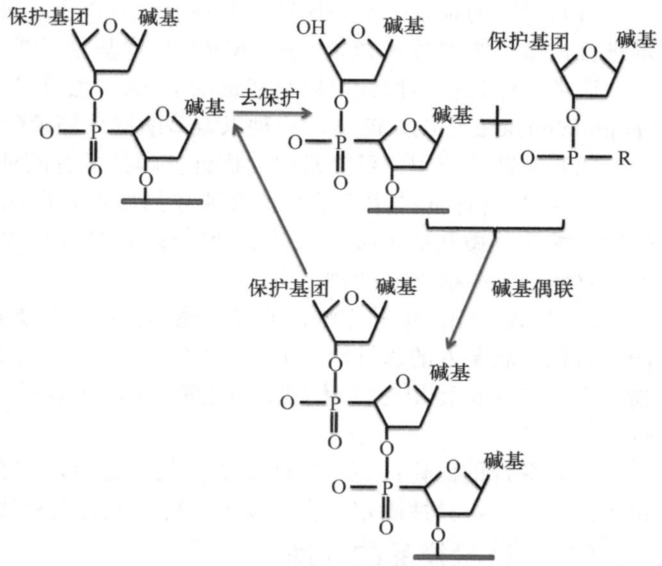

图 3-9　探针合成基础示意图

注：通过光照射除去保护基团，延长探针

不同的核苷酸，直至完成探针的制备（图3-10）。

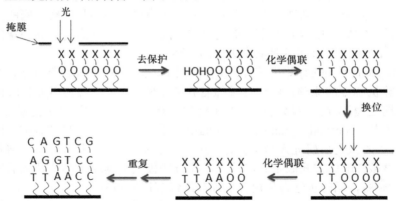

图3-10 通过显微蚀刻技术合成探针流程图

此方法优点在于合成速度快、步骤简洁，探针数目可呈指数级增长。但缺点也较为明显：每一步合成的产率较低，一般在95%左右，合成的探针长度越长，产率越低。

（2）压电打印技术：此方法采用的是一种喷墨打印技术，其核心部件是一个压电毛细管喷射器。打印前吸取足够的合成寡核苷酸所需的试剂，打印时一个或者多个喷嘴，通过交替地舒缩压电感应原件，产生相应的脉冲压力来喷射出液滴，使之电印在芯片相应的位置。经过固定、洗脱和去保护后继续进行寡聚核苷酸延伸的下一个循环，直至合成所需的寡聚核苷酸探针。此方法合成的探针长度较显微激光蚀刻技术合成的探针要稍微长一些，且每一步产率可达99%以上。

（3）分子印章法：此方法根据阵列的要求设计并制作出表面凸凹不平的分子印章，再按合成的顺序，将寡聚核苷酸试剂涂抹在不同的印章上，之后逐个依次地压印到芯片特定位点并发生合成反应，后续反应与压电打印相类似，最后合成所需的寡聚核苷酸。此法不仅可以制备原位合成芯片，亦可合成DNA微集阵列。

2. DNA微集阵列的制备 DNA微集阵列的制备采用的是预先合成DNA或者预先制备的基因探针，然后打印到芯片的相应的位置上。主要包括以下步骤：探针的制备、探针的打印以及探针的固化。

（1）探针的制备：常用探针的制备方法有以下几种：①基因克隆所需的核酸片段再用PCR技术进行扩增；②逆转录PCR（RT-PCR）扩增基因；③人工合成寡聚核苷酸探针。

这类方法制备的探针可以是双链的DNA，也可以是单链的DNA或者RNA，也可以是肽核酸（peptide nucleic acids，PNA，一种以氨基酸取代糖磷酸主链的DNA类似物）作为探针。

（2）探针的打印：目前常用的探针打印技术有两种：喷墨打印和针式打印。

1）喷墨打印的技术方法与前文所述的压电打印法类似。首先用微孔板装载预先合成的DNA探针，喷头从微孔板上吸取探针试剂后移动到处理过的支持物上，通过热敏或者声控的喷射器动力装置将液滴喷射到支持物表面。

2）针式打印：这种方法是通过不锈钢打印针与支持物表面接触来完成液滴的转移，又称点样法。将预先制备好的探针溶液放置在96孔板上，打印针浸入到孔板里吸取溶液，而后移动到支持物上面，在支持物相应位置上留下液滴，待其干燥后进行下一位点的打印，直至完成所有位点的打印。

（3）探针的固化：探针打印到支持物上之后，需要固定以及封闭支持物上未打印的区域，防止核酸样本非特异性固定到支持物上，可以通过紫外线交联以及Schiff碱连接法来实现。

（二）待检样品的处理

待检样品的检测过程包括样品的分离纯化、扩增和标记。

样品的分离纯化，首先需要从血液或者组织中分离出 DNA 或者 mRNA，这个过程包括细胞分离、破裂、去蛋白、提取纯化等步骤。

分离提纯后的核酸需要扩增，而且需要对靶序列进行高效且特异地扩增，一般的 PCR 难以达到要求，如难以实现多重扩增以及在 PCR 过程中存在竞争等。因此，核酸扩增一般多采用一种固相 PCR 系统，在靶 DNA 上设计一对双向引物，将其固化在丙烯酰胺薄膜上，加入模板 DNA 和 PCR 试剂，而后链式反应在薄膜上进行，扩增时合成的 DNA 会在引物间形成桥，从而避免竞争。

目前样品的标记多采用荧光标记法，也可采用生物素法和放射性同位素法，样品的标记在其 PCR 扩增逆转录的过程中进行，步骤同上文，在此不做展开。

（三）分子杂交

准备好的样品即可与 DNA 芯片上的探针阵列进行分子杂交。DNA 芯片的杂交与传统的印迹杂交类似，探针分子固定于芯片表面，与靶基因进行反应。而与传统的印迹杂交的区别在于，印迹杂交中被标记的是探针，而 DNA 芯片被标记的是被扩增的样品，这种区别带来的优势是：DNA 芯片将已知的探针微量化、集成化地固定在芯片上，而将待测样品标记后与探针杂交，这种方式不仅使检测过程平行化，可以同时多通道检测成百上千的基因序列；而且由于显微集成化，使得杂交所需的探针与待测样品的量大大减少，杂交时间明显缩短；同时更加自动化和智能化。芯片杂交的特点是探针的量显著大于靶基因片段的量，杂交动力学呈现线性关系，因此杂交信号的强弱与靶基因的量将呈现正相关关系。

由于探针固定在支持物的一侧，使得溶液中的待测靶基因片段难以接近探针（支持物的空间位阻效应），导致杂交时间延长，这个问题可以通过提高靶基因片段的浓度来解决。然而探针密度过高也可导致探针之间存在空间位阻，因此可以在探针与支持物之间加入一段连接臂，使支持物与探针之间的空间位阻减少，提高杂交效率。

杂交反应的条件要根据探针的长度、类型以及芯片的应用来选择和优化，如杂交液的盐浓度、杂交温度和时间等，同时也要考虑探针分子所带的电荷以及二级结构等因素带来的影响。肽核酸（peptide nucleic acids，PNA）可以消除核酸二级结构带来的影响，由于 PNA 分子不具有带负电的磷酸基团，因此在杂交中产生的静电斥力要比普通探针小很多，因此待测靶基因与 PNA 杂交时不需要盐离子，而且形成的 PNA-DNA 杂交分子稳定性更好，碱基互补配对的特异性也高，更有利于单碱基错配基因的检测。

（四）信号分析

待测靶样品与芯片上的探针杂交后，荧光标记的样品结合在芯片上特定的区域，未杂交的分子则被洗去，而后在激发光的作用下，有荧光标记的特定区域发出相应波长的荧光，显现不同的颜色，以此来分辨不同的靶基因的序列。样品与探针完全严格配对时荧光信号最强，不完全配对时荧光信号弱，不能杂交则无荧光信号。与此同时，可以根据荧光的强弱来评估靶基因的含量，荧光强度与靶基因含量呈现线性关系。之后可以使用荧光显微镜或者激光共聚焦扫描仪等设备来采集荧光信号的信息，如荧光强度、荧光位置等，再使用相关计算机技术来整合分析所得到的信息，从而推出待测样品的生物信息。但是，荧光检测法也有灵敏度较低的缺点。

四、案 例 分 析

案例 3-3

1. 案例简介　运用 DNA 芯片技术基因筛查亚甲基四氢叶酸还原酶（MTHFR）C667T 基因突变。MTHFR 基因多态性被认为与神经管缺陷有关，其缺陷将导致同型半胱氨酸向甲硫氨酸的转化发生障碍，导致血中同型半胱氨酸堆积，引起的高同型半胱氨酸血症，不仅在孕早期干扰神经管闭合，也可损伤内皮细胞和血管平滑肌细胞，诱导内皮细胞激活促凝因子，使机体处于高凝状态，从而促进血栓形成。目前已明确高同型半胱氨酸血症是脑卒中的独立危险因子。

MTHFR 基因存在多种突变类型，其中最常见的突变类型为 C667T，即 MTHFR 基因第 4 外显子上的第 677 个核苷酸上发生了 C → T 点突变（C677T），此突变导致所编码的缬氨酸替代了原有的丙氨酸，结果导致了 MTHFR 的热稳定性降低，酶活性明显下降。在中国人群中该位点突变型频率高达 17%～47%。

2. MTHFR C677T 基因突变的检测流程

（1）样品采集要求：EDTA 抗凝静脉全血适量，室温保存不超过 12 小时，2～8℃保持不超过 7 天，−20℃不超过 3 个月且请勿反复冻融，有血块、溶血或凝固的标本应拒收并重新采样。全血运输必须遵守国家和当地有关法律法规。

（2）样品杂交前处理：样品 DNA 浓度应该在 10～60ng/μL，A_{260}/A_{280} 比值在 1.5～2.0，样品 DNA 可在 2～8℃下保存 7 天或者−20℃下保存 1 个月。

PCR 扩增：将所需的 PCR 扩增试剂放置在室温下，低速离心，后将扩增液分装并做好标记。根据要检测的样本数选取同样数量的扩增管，分别加入适量的 *Taq* DNA 聚合酶、尿嘧啶-N-糖基化酶（UNG 酶）以及适量地提取好的样品 DNA 溶液，混匀。将扩增管放入 PCR 仪进行扩增。

（3）杂交显色：按以下步骤进行杂交显色：①取适量的显色试剂加入到杂交缓冲瓶中并混匀，备用。②临用前，取出一支抗体，低速离心，加入一定量的抗体稀释液，振荡混匀，制成抗体液，备用。③在全自动杂交仪上设置杂交程序。④取出芯片并做好标记，将 MTHFR 基因芯片放入杂交仪片架中，旋紧密封按钮。⑤吸取杂交缓冲液，加入 PCR 扩增产物混匀，制成杂交反应液。⑥临用前将显色液、杂交反应液、抗体液加入到反应管内，放入杂交仪相应位置，启动仪器开始反应。⑦反应结束后取出芯片，将芯片放入基因芯片识读仪中，用相应的基因芯片图像分析软件进行图像扫描与数据分析，输出结果。

（4）结果分析：基因型判断（图 3-11）：纯合/杂合判断阈值：0.4，只要基因芯片图像处理软件输出的野生型探针和突变型探针信号平均值比值（总是用信号小的比信号大的）大于 0.4，即可认为该检测点为杂合子；同理，上述比值小于 0.4，即可认为该检测位点为信号值大的探针对应的纯合子。在阴性对照实验中，只要检测探针信号平均值大于 10，即可认为实验过程存在污染的可能。

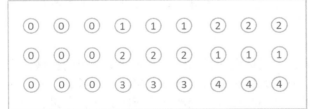

0：阴性对照
1：MTHFR基因677C探针
2：MTHFR基因677T探针
3：MTHFR基因677为阴性对照探针
4：空白对照

图 3-11　MTHFR（C677T）DNA 微阵列芯片模式图

检测结果会输出 MTHFR 三种基因型：677CC、677CT、677TT。其中 677CC 为 MTHFR 酶 222 位丙氨酸纯合子，酶活性正常；677CT 为 MTHFR 酶 222 位丙氨酸/缬氨酸杂合子，酶活性居中，为正常值的 70%～80%；677TT 为 MTHFR 酶 222 位缬氨酸杂合子，酶活性相比于 677CC 丙氨酸纯合子下降了 50%～60%。

（5）质量控制：①阴性对照有探针信号：说明实验过程存在污染，需要更换新的芯片重新检测；②所有监测点均为阴性：可能是样本的核酸丰度过低，或者核酸扩增失败所致，需要提高样本浓度或优化扩增程序；③同一探针的不同检测孔所得到的数据差异大：存在较大的加样误差或某一检测孔存在污染，需要控制好每个检测孔的加样量，并优化检测流程，减少人为误差。

五、DNA 芯片技术的应用

（一）DNA 序列分析

DNA 芯片技术通过大量固化的寡核苷酸探针（8～10nt）与样品中的靶基因进行分子杂交，产生杂交图谱，按照一定顺序即可排列出靶基因的 DNA 序列（图 3-12），此方法称为杂交测序（sequencing by hybridization）。

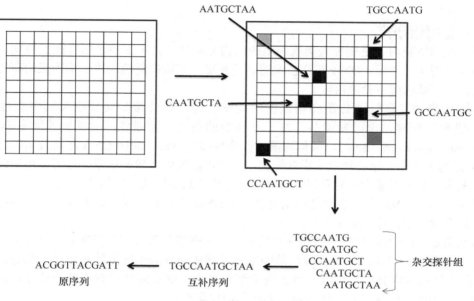

图 3-12　DNA 芯片测序原理示意图

DNA 芯片如果要用于大规模未知序列的测序，则需要在芯片上合成一定长度的所有可能序列的探针阵列，按照现行的技术难以制备。因此目前 DNA 芯片主要用于已知序列的重测序。重测序是指人类基因组计划中的基因测序后，对于个体基因组的序列之间存在一定差异，需要对个别群体或者个人进行再测序。由于序列已知，只有个别碱基对不同，因此 DNA 芯片重测序的效率高，准确率也高。

（二）基因突变检测

基因突变的类型常为点突变、插入、缺失等，采用寡聚核苷酸芯片可对这些突变进行检测，以点突变为例，对点突变的检测多采用叠瓦式策略（tiling strategy），大概流程如下：以突变区每个位点的碱基为中心，在该中心两侧选取一定长度的靶序列（15～25 个碱基），合成与之互补的寡核苷酸片段作为野生探针，然后将其中央的碱基分别替换成其他三种碱基，制备三种突变型探针，四个探针即可对此位点的突变进行检测。然后以下一个位点作为中心，以此类推，即可检测靶序列的所有突变可能。与扩增的标记靶基因片段杂交后，根据杂交信号的位置和强度，即可确定突变的位置和类型。

许多疾病的发生跟基因突变密切相关，利用 DNA 芯片技术可以快速精准地检测出这些突变。与此同时，利用 DNA 芯片技术，不仅可以在 DNA 水平上发现与疾病相关的基因，也可以在 RNA 水平上检测出基因表达的异常，因此 DNA 芯片技术在基因病、遗传病、肿瘤等疾病中得到了广泛的应用。与传统的基因诊断技术相比，DNA 芯片技术有以下几个明显的优势：①可平行，高通量；②快速、灵敏、准确；③不需要同位素作为标记物，环境友好；④可以对疾病进行前瞻性的诊断，从而在亚健康状态下即可实现真正意义上的基因诊断，做到早预防早治疗。

（三）基因表达谱分析

来源于不同个体、不同组织、不同的生长周期、不同的分化阶段、不同的病变、受到不同刺激的细胞所产生的 mRNA 可能不同，因此可以通过对不同细胞内的 mRNA 或者其逆转录而来的 cDNA 进行大规模的平行检测分析，从而得到这些细胞不同的生物信息。此类芯片称为基因表达谱芯片，这种分析手段称为基因表达谱分析。DNA 芯片具有高效、灵敏、高通量等优点，结果表明每个细胞中几拷贝到几个数量级拷贝的转录产物均可以检测出来，也可以检测外界因素诱导下表达水平的差异。

（四）基因组研究

基因研究的主要内容是研究人类基因组的结构与功能，其中主要包括作图、测序、基因鉴定和基因功能分析 4 个方面。DNA 芯片技术的高速发展，正被广泛地应用于基因组的研究，下面将简要地介绍一下基因组研究的内容。

1. 基因组作图　包括遗传图和物理图的绘制。遗传图的绘制需要应用到多态性分析。随着基因组研究的发展，现已发现并开发了一种新的遗传标记系统——单核苷酸多态性（single nucleotide polymorphism，SNP），又称为第三代遗传标记系统。应用 DNA 芯片技术，将分离得到的 SNP 标记物集成在一张芯片上，通过一次杂交就可以得到大量的信息，这可以用来绘制更加精准的遗传图谱，也可以成为研究基因组多样性、定位疾病基因的一种新的手段。

2. 测序　作为 DNA 芯片的最基础用途之一，DNA 芯片的出现，大大加快了测序技术的发展进程，并显著提高了测序的效率和经济性。

3. 基因鉴定　DNA 芯片技术的出现和发展，为大规模的新基因的发现、疾病相关基因的定位提供了一种高效率、可靠的研究手段。基因鉴定已然成为基因组研究的重要组成部分。例如，应用 DNA 微集阵列技术分析类风湿关节炎病变细胞与正常细胞间基因表达谱的差异，发现一些疾病相关的新基因等，而这些新发现可以作为新的治疗靶点。

4. 基因功能分析　人类基因组全测序已然全部完成，随即基因组研究也由"结构基因组"逐步转向"功能基因组"。基因表达 mRNA 的水平一定程度反映了一定条件下该基因的功能信息。因此绘制所有基因的表达谱是研究基因功能的一个重要方面。基因表达谱包括每种组织细胞中的基因表达谱、细胞不同发育阶段的表达谱、正常和病理状态下的基因表达谱、治疗前后的表达谱等。DNA 芯片技术在基因功能分析中发挥着极其重要的作用。

（五）药物开发

DNA 芯片技术在药物开发领域也发挥着巨大的作用，主要用于药物筛选、合理用药以及假药鉴定等领域。

药物筛选是新药开发的关键步骤之一，利用 DNA 芯片技术可以比较正常组织细胞和病变组织细胞中基因表达谱的差异，从而在差异的基因中筛选出合适的药物靶点基因，针对此基因开发、筛选出相应的药物。应用 DNA 芯片技术还可以直接从基因文库中筛选出合适的药物作用靶点。

不同作用的药物，形成不同的基因表达谱。不同患者对于同一药物的反应性和毒副作用也有不同。应用 DNA 芯片技术进行基因水平上的研究，有助于患者更合理用药，此外通过 DNA 芯片技术，可以筛选出最适合不同患者的不同药物，做到精准医疗。

第四节　影响杂交检测的因素

一、影响杂交的因素

（一）解链温度

通常在核酸杂交中，变性的 DNA 与互补链杂交时温度略低于解链温度（T_m），T_m 值是双链

DNA 中有一半解开双链时的温度，不同的 DNA 链 T_m 值略有不同。而 T_m 值的高低是影响核酸变性复性的重要因素。影响 DNA 的 T_m 值及其复性主要有以下四个因素：温度、pH、溶液中离子强度、有机溶剂。

1. 温度 一般来说在低于 T_m 值 16～32℃内是最大复性平台期，由于在其他因素如离子和甲酰胺的调节下，实际采用的杂交温度常低于 T_m 值约 25℃，根据探针的种类不同，温度略有不同。所以当变性以及复性时温度没控制在最大复性平台期时，杂交的质量将下降，影响后续的检测。

2. pH 杂交的溶液 pH 在 5～9，pH 不在这个区间内，杂交质量将受到影响，而且 pH 越高，杂交条件越苛刻。

3. 溶液中离子强度 影响 T_m 值的离子一般指的是阳离子，阳离子所带的正电荷能够中和核酸上磷酸基团所带的负电荷，使得核酸与核酸之间的静电斥力明显降低，因此随着溶液中离子强度的增高，DNA 的两条单链结合的阳离子增多，静电斥力也随之减少，杂交效率和质量也随之提升。

4. 甲酰胺 在杂交液中加入甲酰胺可以降低双链核酸的稳定性，从而降低杂交温度，减少高温条件下对核酸可能造成的损伤。据研究表明，甲酰胺每增加 1%，杂交的温度即可下降 0.72℃，假设有 50% 的甲酰胺，那么杂交反应可以在 30～45℃的温度范围内进行。

（二）探针的长度

溶液中探针的复性程度与探针长度成平方根正比，通常探针越长杂交度越高，同时探针也不可过长，容易产生空间位阻效应从而影响杂交效果。探针的长度也影响杂交体的稳定性，探针长度（n）与 T_m 值的关系大致为：$T_m \times n = 500$。

（三）探针的浓度

探针浓度会影响复性时最初的几个碱基互补形成双链的速度，这种现象称之为成核现象，一旦开始复性，相邻的碱基就会像拉链一般快速互补配对形成双链，因此复性开始时的成核现象是杂交的限速步骤。总而言之，探针浓度越高，复性速度越快，但是过高的探针浓度会导致检测时背景过高，影响检测结果。因此为了得到较高的杂交效率和较低的背景，最佳的原则是使用最低的探针浓度以达到与靶核苷酸结合的最大饱和度，同时将对背景的影响降到最低。

（四）硫酸葡聚糖

硫酸葡聚糖是杂交液中仅次于甲酰胺的又一组成部分，约占 10%。硫酸葡聚糖具有极强的水合能力，在水溶液中硫酸葡聚糖高度水化使得溶液中的核酸周围的水分更少，微环境中探针的浓度相比下显著增高，从而提高了杂交效率。

（五）碱基错配

碱基错配会影响杂交速率，降低杂交双链的稳定性。通常对于较大的探针来说，每增加 1% 的错配率，T_m 值下降 1℃，这也是检测点突变的理论基础。

（六）清洗

通过对杂交后的清洗条件的控制，可以调节杂交体系中完全互补配对成分所占的比例。当清洗不当时，杂交背景将增高。因此为了消除非特异杂交引起的背景过高的情况，杂交后的样品需要在盐溶液中清洗，盐浓度越低、清洗温度越高、清洗效果越好。同时，在预杂交以及之后的所有时间里，杂交膜必须保持湿润，以避免过于干燥导致的核酸变性以及探针脱落，从而影响杂交结果。

二、DNA 芯片检测时常见的问题以及原因

（一）杂交点形态不规则

杂交点形态不规则第一个常见的问题是拖尾现象，出现这种现象可能的原因为封闭时间过长导致 DNA 在清洗过程中结合到支持物的其他部分，可以适当调整封闭时间来减少此现象的出现。

再者就是 DNA 点阵出现小空洞，可能的原因为打印时打印针头留下的印迹不均匀，从而使 DNA 留下的量相对减少。

（二）出现强背景信号

在检测杂交信号时，可能出现整个荧光背景很强，从而导致图像模糊不清的情况，这种情况有时是整个检测区域都出现，有时候是只出现在局部区域。如果整张芯片都有很强的荧光背景，那么原因可能是选择芯片不当所致，需重新选择芯片；如果只是在芯片上的阵列内出现强荧光背景，那说明是标记样品有问题，可以通过增加杂交后的洗涤次数来解决问题。

有时候背景出现一边亮一边暗的情况，说明芯片在溶液中放置的位置不当，可能由于一部分芯片未浸泡到溶液内从而导致此类情况的出现。

（三）局部信号弱

与强背景信号相对应，局部信号弱也时常出现，且两者经常同时出现。可能的原因是：①标记样品分布不均匀；②杂交时溶液内出现气泡；③玻片、盖玻片不平整。

（四）其他 DNA 芯片检测常见的问题以及原因

（1）杂交点出现模糊、毛边，原因可能为：① DNA 浓度过高，紫外交联时未能有效固化 DNA；②杂交时移动盖玻片；③没有封闭或者封闭不完全。

（2）背景区出现异常荧光点，原因可能为：①样品掺入的荧光染料过多；②样品核酸的荧光衰减；③芯片打印或者杂交时被实验环境的粉尘污染了；④未掺入样品核酸的荧光染料在芯片上非特异性结合。

（3）背景不均匀原因可为：①杂交时，盖玻片与芯片之间出现气泡；②杂交后清洗不充分；③杂交时间过长；④样品溶液中混有未结合的游离荧光染料；⑤芯片在杂交前保存不当。

（4）异常杂交：①清洗液重复利用；②清洗液同时清洗多个不同的芯片，造成核酸交叉污染；③多个不同的芯片在同一样品溶液内杂交。

展 望

时至今日，核酸分子杂交技术的主要优势在于它的简单、高通量和稳定。但核酸分子杂交技术的主要缺点是不能提供序列放大，必须运用 PCR 等技术使得待测核酸得到扩增，或者与信号放大技术、高灵敏度检测仪器配套使用。未来在传感器技术的发展之下，核酸分子杂交可以在缺乏核酸扩增的情况下进行杂交，较为成熟传感器技术的方向有：电化学读数、磁共振、纳米粒子聚集诱导的光散射以及化学发光技术等。有了这些传感器，需要扩增以提高核酸浓度的需求就将减轻或消除了。因此在未来，核酸分子杂交所需要的样本的要求将比当前的要求大幅降低，使得此技术具有更高的可用性和更广阔的应用前景。

（司徒博）

第四章　核酸体外扩增及定性检测技术

绪　　论

1953 年 Watson 和 Crick 提出的 DNA 双螺旋模型，不仅解释了 DNA 的分子结构，还提示了 DNA 复制的可能机制，为核酸体外扩增技术的研发提供了理论依据。1971 年霍拉纳（Khorana）等最早提出核酸扩增理论"DNA 变性解链后与相应引物杂交，用 DNA 聚合酶延伸引物，重复该过程便可克隆 tRNA 基因"，但因当时基因序列分析方法尚未成熟、热稳定 DNA 聚合酶还未发现以及寡聚核苷酸引物合成仍处于手工和半自动阶段，该设想并未实现。1985 年穆利斯（Mullis）等人在上述理论基础上发明了聚合酶链反应（polymerase chain reaction，PCR），该技术根据半保留复制原理，在体外模拟 DNA 特异扩增，仅需少量的 DNA 模板即可在短时间内出现指数级放大。PCR 技术的建立是生命科学研究领域的革命性创举和重要里程碑，Mullis 也因此获得 1993 年的诺贝尔化学奖。随后，核酸体外扩增技术迅猛发展，以 PCR 技术为基础又衍生出多种核酸扩增、探针扩增和信号扩增等新技术，在临床分子诊断与分子生物学研究领域占据重要地位。

第一节　靶序列特异性扩增

靶序列扩增（target sequence amplification）是指直接扩增靶核酸，使靶序列拷贝数快速增加至数百万倍，以达到体外检测靶序列的目的。PCR 技术是第一个建立的靶序列扩增技术，也是分子生物学检测技术的基石。

一、PCR 扩增技术

PCR 扩增技术以目的 DNA 片段为模板利用特异性的引物完成体外 DNA 扩增，具有快速、简便、高效、高敏感性等突出优点，在病原体检测、基因诊断等领域广泛应用。

（一）PCR 技术的基本原理和过程

PCR 反应是模拟 DNA 的天然复制过程，在体外通过酶促反应扩增目的 DNA 的方法，其特异性依赖于与靶序列两端互补的寡核苷酸引物，由变性-退火-延伸三个基本反应步骤构成。①目的 DNA 的变性：在高温环境下（94～95℃）待扩增的靶 DNA 双螺旋结构中的氢键断裂，双链解离形成单链，这两条单链分子即为接下来扩增反应的模板；②目的 DNA 与引物的退火（复性）：当温度下降到一定范围（40～70℃），引物与目的 DNA 单链基于碱基互补配对原则，形成杂交双链；③引物的延伸：将温度上升至 72℃，Taq DNA 聚合酶以脱氧核糖核苷三磷酸（deoxyribonucleoside triphosphate，dNTP）为反应原料，以目的 DNA 单链为模板，从引物 5′ 端向 3′ 端方向按照碱基互补配对原则，在引物 3′ 端延伸合成从而形成新的 DNA 双链。重复循环变性-退火-延伸三个过程，短时间内就可获得大量的双链 DNA 拷贝。

（二）PCR 反应体系及扩增参数

1. 反应体系　PCR 反应体系包括模板、引物、dNTP、Taq DNA 聚合酶和缓冲液等成分。

（1）模板：含有所需扩增靶序列的 DNA 片段。模板来源广泛，可以是基因组 DNA、RNA、质粒 DNA 或线粒体 DNA。对于来源不同的模板应采取不同的处理方式，如果为 RNA 模板则需要先逆转录成 cDNA 再行 PCR 扩增。模板的纯度、结构和含量是影响 PCR 反应的重要因素。

（2）引物：为人工合成的一对能与模板 DNA 双链分别互补结合的寡核苷酸片段。引物是 PCR 特异性扩增反应的关键，设计一对高质量的引物是获得良好扩增产物的先决条件和重要步骤，引物设计应遵循以下基本原则：

1）位置：一对引物设在被扩增目的片段的两端，分别与目的基因正负链互补。若模板为 mRNA 时应注意一对引物不能同时位于同一个外显子的序列内，以免因基因组 DNA 的污染而导致出现错误扩增产物。

2）长度：应足够长，一般为 15～30bp，以保证扩增反应的特异性。但过长的寡核苷酸链易互补，形成引物二聚体，影响引物和模板的结合，降低产量。同时引物过长会升高退火温度和延伸温度，不适于 Taq DNA 聚合酶反应。

3）浓度：反应体系中引物的浓度一般在 0.1～0.2μmol/L，过高易产生引物二聚体或非特异性产物。

4）二级结构：引物自身不应存在互补序列，否则易折叠成发夹状结构，影响引物与模板的复性结合，若无法避免，则引物自身连续互补碱基不能大于 4bp。正向和反向引物之间也不应存在互补序列，尤其应避免 3′ 端的互补重叠而形成引物二聚体，一对引物间互补性不应多于 4 个连续碱基。

5）碱基分布：引物中四种碱基应随机分布，不要有聚嘌呤或聚嘧啶的存在。G+C 含量以 40%～60% 为宜，最好控制在 45%～55%。引物 3′ 端不应超过 3 个连续的 G 或者 C，以免引物在 GC 富集区出现错误引发，导致非特异性扩增。

6）引物的末端修饰：引物的延伸从 3′ 端开始，因此 3′ 端需严格配对，不能有任何修饰，也不能有形成任何二级结构的可能。当引物 3′ 端为 T 时，错配的引发效率最低，因此在设计时可选择 T 作为引物的 3′ 端。5′ 端可以被修饰而不影响扩增的特异性，如加入限制性内切酶酶切位点；标记生物素、荧光素、地高辛、Eu^{3+}；引入突变位点、插入或缺失突变序列、启动子序列等。

7）T_m 值：即解链温度，指在一定盐浓度条件下，50% 寡核苷酸双链解离成单链时的温度。T_m 值对于设定 PCR 退火温度是必需的，一般采用比引物 T_m 值低 5～10℃作为退火温度。引物长度小于 20nt 时，T_m 值可按 $2(A+T)+4(G+C)$ 估算。两引物的 T_m 差值应控制在 2～5℃。

目前已有许多免费在线引物设计工具，常用的如 Primer 3（http://primer3.sourceforge.net）、PrimerBank（https://pga.mgh.harvard.edu/primerbank/）等，还有一些适用于引物设计的商业版软件如 Primer Premier 6（http://www.premierbiosoft.com/crm/jsp/com/pbi/crm/clientside/ProductList.jsp）、Oligo 6（http://www.oligo.net/downloads.html）、NetPrimer（http://www.premierbiosoft.com/netprimer/）。不同的软件在功能上各有侧重，这些设计软件的功能主要体现在：①引物的分析评价功能：只有少数的商业版软件能实现该功能，其中以 Oligo 的表现最为优秀；②引物的自动搜索功能：不同的软件自动搜索的结果不尽相同，以 Primer Premier 的搜索功能最强且方便使用。要想得到效果很好的引物，需要在自动搜索的基础上辅以人工分析，这样能在较短的时间内设计出具有高效扩增能力的理想引物。

（3）脱氧核苷三磷酸：四种脱氧核苷三磷酸分别为 dATP、dCTP、dGTP 和 dTTP。dNTP 的质量、浓度与 PCR 扩增效率密切相关，反应体系中的终浓度一般为 20～200μmol/L，且四种脱氧核苷酸的浓度必须一致，以减少错配率。

（4）DNA 聚合酶：是 PCR 延伸步骤中催化 dNTP 聚合的关键酶。耐热聚合酶的发现实现了 PCR 扩增的自动化，50～100μL 的 PCR 扩增体系通常需要 1～2.5U 的 Taq DNA 聚合酶。目前常用的耐热聚合酶为 Taq DNA 聚合酶，天然的 Taq DNA 聚合酶是从美国黄石国家公园热泉水中的水生嗜热菌（$Thermus\ aquaticus$）中首次提取出来的。此酶具有很高的热稳定性，最适温度为 75～80℃，对 90～95℃的高温具有较强的耐受性。然而，Taq DNA 聚合酶缺乏 3′ 端至 5′ 端外切酶活性，因此复制新链时如发生错配，无法及时校正。

此外，其他常用的耐热聚合酶还包括 Pwo DNA 聚合酶、Pfu DNA 聚合酶、$Vent$ DNA 聚合酶等，这些酶不仅具有较强的 5′ 端至 3′ 端的聚合酶活性，还具有 3′ 端至 5′ 端外切酶活性，能在新链延长过程中将错配的碱基水解下来，也被称为高保真的耐热 DNA 聚合酶。

（5）缓冲体系：提供 PCR 适宜的反应环境。常用的缓冲液含 10～50mmol/L 的 Tris-HCl，可将 pH 调整为 8.3～8.8，还含有氯化钾、硫酸铵或其他一价阳离子。二价阳离子 Mg^{2+} 是 *Taq* DNA 聚合酶不可或缺的辅助因子，其浓度过低会降低聚合酶活性，浓度过高又容易引起非特异性扩增。因此，优化 Mg^{2+} 反应浓度十分必要，在一个标准 PCR 扩增体系中，当 dNTP 的浓度为 200μmol/L 时，Mg^{2+} 浓度一般为 1.5mmol/L。此外，缓冲液中加入小牛血清白蛋白或明胶、吐温等非离子型去垢剂有助于保护酶的活性。

2. 扩增参数　包括温度、时间和循环次数。

（1）温度：基于 PCR 原理三步骤而设置变性-退火-延伸三个温度点。①变性：变性温度低，解链不完全是导致 PCR 失败的最主要原因。一般情况下，94～95℃足以使模板 DNA 变性，但也不宜太高否则会影响 *Taq* DNA 聚合酶活性。②退火：退火温度是影响 PCR 特异性的重要因素。退火温度主要取决于引物的长度、碱基组成，可通过以下公式帮助选择合适的温度：T_m 值（解链温度）=4(G+C)+2(A+T)，退火温度℃=T_m 值–5。在 T_m 值允许范围内，选择较高的复性温度可明显减少非特异性扩增，但也会降低扩增效率。③延伸：PCR 反应的延伸温度一般选择在 70～75℃，在这个温度下，*Taq* DNA 聚合酶催化活性较高，常用温度为 72℃，过高的延伸温度不利于引物和模板的结合。

（2）时间：预变性时间一般为 5min 以便使模板 DNA 彻底变性，进入循环后的变性时间为 30s 至 1min，与模板的 GC 含量有关。退火时间取决于引物长度，一般为 30s。延伸时间一般根据待扩增产物长度来定，但时间过长会导致非特异性扩增带的出现。对低浓度模板的扩增，延伸时间可稍长些。

（3）循环次数：主要取决于模板 DNA 的浓度。一般的循环次数为 20～40 次，循环次数越多，非特异性产物的量亦随之增多。反应最终的 DNA 扩增量可用 $Y=(1+x)^n$ 计算。Y 代表终产物的拷贝数，x 表示扩增效率，n 代表循环次数。扩增效率的理论值为 100%，但在实际反应中该数值达不到理论值。反应初期，靶序列 DNA 片段的增加呈指数形式，随着 PCR 产物的逐渐积累，扩增产物 DNA 片段不再呈指数增加，进入线性增长期或静止期，即出现"停滞效应"，进入平台期。

二、长片段 PCR

长片段 PCR（long distance PCR）通过使用特定的酶和缓冲体系扩增较长的 DNA 片段，扩增长度可达 5kb 以上，而普通的 PCR 扩增片段长度一般不超过 3～5kb，无法满足某些哺乳动物较大基因甚至是中等大小基因的扩增。长片段 PCR 反应体系与普通 PCR 类似，但需要注意以下几个方面以满足对长片段扩增的要求。

（1）模板质量高且完整：如果模板 DNA 链较长，提取过程中易出现断裂，导致目的基因不完整，应使用新鲜的样本及温和的提取方法降低 DNA 模板的损伤和断裂。

（2）引物较长且具有较高的 T_m 值：一般为 21～34 个核苷酸，退火温度为 65～70℃，有助于获得高特异性产物。

（3）选择错配率低的耐热聚合酶，如 *Pfu* DNA 聚合酶、*Vent* DNA 聚合酶等。亦可采用主导酶加校对酶的双聚合酶系统，在延伸过程中及时修复错配碱基，保证长片段 DNA 准确合成。

（4）缓冲液：使用缓冲能力较强及较高 pH 的缓冲液，同时可在体系中加入适量甘油、乙二醇双（2-氨基乙基醚）四乙酸（ethylene glycol tetraacetic acid，EGTA）、聚乙二醇等降低退火温度，提高聚合酶的稳定性，促进长片段扩增。

（5）循环参数：在长片段 PCR 反应过程中尽量降低变性的温度和时间，以减少模板链的损伤，在 10～15 个循环后，每个循环的延伸时间比上一循环的延伸时间增加 10s 左右，以补偿聚合酶活性的损失，保证扩增片段的充分延伸。

长片段 PCR 在病毒检测和分型、人类基因组分析、染色体缺失、重排等突变的检测、线粒体基因的缺失突变筛查、筛选重组子、限制性片段长度多态性分析等方面得到广泛的应用。

三、巢式 PCR

巢式 PCR（nested PCR）是一种针对靶基因质量较低而研发的扩增技术，常用于病毒、梅毒螺旋体、肿瘤基因等一些低丰度基因的检测。反应过程需要进行两次扩增，先用第一对引物扩增出相对较大的片段，然后再用第二对引物对第一次扩增产物进行二次扩增，第二次扩增产物为目的片段。巢式 PCR 技术优势在于克服了单次扩增"平台期效应"的限制，提高了扩增倍数使得敏感性大大增加，而二次扩增模板和引物的改变则保证了反应的特异性。

四、多重 PCR

（一）基本原理

1. 基本原理　多重 PCR（multiplex PCR，mPCR）也称复合 PCR，由张伯伦（Chamberlain）等于 1988 年首次提出，并运用该方法检测进行性假肥大性肌营养不良。目前常用于临床基因分型与定量、遗传病诊断、病原微生物检测或法学鉴定等。

传统多重 PCR 的基本原理与普通 PCR 相同，区别在于同一反应体系中具有多对引物，采用的多对引物可以互补于同一 DNA 模板的不同部位，也可以分别互补于不同来源的 DNA 模板，经 PCR 扩增后得到同一模板上的多个靶序列或不同模板上的不同靶序列。

2. 多重 PCR 的特点

（1）高效性：多重 PCR 的突出特点是一次 PCR 反应即可同时检测或鉴别多种靶标，或对有多个型别的目的基因进行分型，有利于提高检测通量。

（2）系统性：多重 PCR 适于成组病原体的检测，常用于卫生防疫领域、临床检测和流行病学调查。

（3）简便性：多段靶序列扩增在一次 PCR 反应中完成，多种检测目的同时实现，缩短了时间并降低了成本。

（二）影响因素

多重 PCR 反应体系中包括多对引物、模板、缓冲液、dNTP、DNA 聚合酶和 Mg^{2+}，需要指出的是多重 PCR 并不是简单地将多对特异性引物混合成一个反应体系，其设计难点在于多个靶点之间扩增条件不兼容，难以保证扩增效率的一致性。

多重 PCR 反应体系复杂，影响因素众多，其中引物是影响扩增质量的关键因素。引物设计除了遵循一般的引物设计原则之外，还需注意以下几点。①引物长度：一般为 18～24 个碱基，较长的引物更容易形成二聚体，各引物间不能互补，尤其避免 3′ 端互补；②引物的特异性：引物与靶序列互补特异性高，引物间无同源序列；③引物的退火温度：各引物对之间退火温度相近，引物的 T_m 值差异不能太大；④引物的结构：通过一些独特的结构设计，比如 Ω 引物，可有效避免非特异性扩增或引物二聚体，该引物从 5′ 端开始依次是 5′ 端序列、Ω 环、3′ 端序列，只有当 5′ 端和 3′ 端序列完全配对时才可以进行目标区段捕获，否则其结构不稳定无法延伸。

（三）案例分析

案例 4-1

1. 案例简介　呼吸道病毒感染是影响人类健康的常见问题，对于免疫力低下的儿童尤其是婴幼儿往往表现出更为严重的临床症状。近年来，应对呼吸道病毒的检测方案不断更新与完善，目前，常用的检测方法有病毒分离（仍为金标准）、免疫学方法（如免疫荧光法、免疫层析法、酶联免疫法）、核酸扩增法等，在临床实际应用中，这些方案配合使用，共同应用于呼吸道病毒感染的诊治。

本案例介绍的是使用多重 PCR 技术检测 13 种呼吸道病原体核酸，检测病原体种类包含：甲型流感病毒、乙型流感病毒、腺病毒、鼻病毒、副流感病毒、衣原体、偏肺病毒、肺炎支原体、冠状病毒、博卡病毒和呼吸道合胞病毒。可以全面筛查引起相似临床表现的 11 种病毒以及肺炎支原体、衣原体，具有全面、快速、便捷的特点，在临床应用中能够为明确病原、指导治疗和预后评估等提供必要依据。

2. 多重 PCR 技术检测 13 种呼吸道病原体核酸的检测流程

（1）样本采集及保存：①样本类型：痰液或咽拭子。②咽拭子的采样方法：应使用专用的咽拭子，推荐使用植绒拭子。左手用压舌板压住患者舌头，右手将拭子伸至咽峡处，适度用力擦拭咽后壁和两侧扁桃体部位数次。③痰液的采样方法：患者自行咳出，若无法自行咳出时可用吸痰器配合吸痰管吸引。④样本的保存：样本采集后应立即送检，如不能马上送检，咽拭子或痰液标本置于 4℃冰箱不超过 3 天，置于 -20℃冰箱不超过 2 个月。

（2）PCR 扩增及 PCR 产物毛细管电泳分离：PCR 扩增体系包括 PCR 反应液、酶液和模板等，加样完毕后放入 PCR 扩增仪进行反应。随后使用基因分析仪，选择 "Fragment" 电泳方法，进行 PCR 产物毛细管电泳分离，测量毛细管电泳平台中所有毛细管的荧光信号强度。

（3）结果判读与质量控制：当病原体特征峰为阳性时，检测结果判定为该病原体阳性。未出现病原体特征峰或病原体特征峰为阴性时，如果内参峰高于毛细管标准品高峰时，则检测结果为阴性；如果未出现内参峰或峰高低于标准品峰高，则考虑样本问题，应重新取样再次检测。当病原体特征峰为灰区时，也需对样本重新提取再检测。

（4）性能评价：包括验证方法准确性、检出限、是否与其他病原体存在交叉反应以及抗干扰能力等方面。可用经测序法确认的包含 13 种病原体的临床咽拭子样本进行方法符合率验证，用含 13 种病原体的国家参考品或已知序列慢病毒载体进行检出限验证，用包含其他病原体但不包含待测 13 种病原体的临床咽拭子样本进行交叉反应验证以及在体系中加入干扰物质检测该方法的抗干扰能力。

五、微乳液扩增

微乳液扩增是一种在乳化溶液中进行的核酸扩增技术。该技术首先将基因组 DNA 随机片段化，形成单链 DNA，再在其末端接上通用引物序列后与 PCR 其他组分一起加入到油性表面活性剂混合物中，经搅拌形成千百万个微乳粒，每个微乳粒都可作为一个独立的 PCR 反应器，同时并行反应可高效扩增基因组文库。

固相微乳液 PCR 技术则是在上述体系中引入微球，微球上预先共价连接有引物，可被含有 PCR 反应体系混合物的乳液液滴捕获。待反应结束后，只有新合成的 DNA 链能通过引物和微球结合，经过洗涤后结合到微球上的 DNA 被留下，这些单链产物可进一步用于高通量测序平台。

六、扩增受阻突变系统

（一）基本原理

1. 基本原理　扩增受阻突变系统（amplification refractory mutation system，ARMS-PCR）又称等位基因特异性 PCR（allele specific PCR，AS-PCR），是牛顿（Newton）等首先建立用来检测已知突变的方法。临床上常用于等位基因检测、单核苷酸多态性（single nucleotide polymorphism，SNP）基因分型以及体细胞突变检测等。

ARMS-PCR 技术是基于等位基因特异性延伸反应而发展起来的一种技术，只有当某个等位基因特异性引物的 3′ 端碱基与突变位点处碱基互补时，才能进行延伸反应。其基本原理是：设计等位基因特异的两条上游引物，两者在 3′ 端核苷酸不同，一个对野生型等位基因特异，另一个对突变型等位基因特异，在 *Taq* DNA 聚合酶作用下，与模板不完全匹配的上游引物将不能退火，不能生成 PCR 产物，而与模板匹配的引物体系则可扩增出产物，通过凝胶电泳或者荧光定量技术就能很容易地分辨出扩增产物的有无（图 4-1）。因此根据不同的已知突变，设计适当的引物可以直接达到区分突变型和野生型基因的目的。目前多为 ARMS-qPCR 技术，采用 TaqMan 探针进行检测。

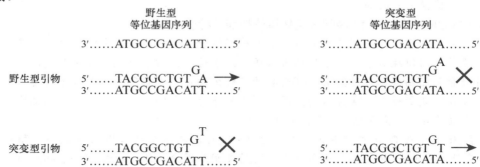

图 4-1　扩增受阻突变系统原理示意图

2. 技术的特点

（1）高特异性：该技术所用的引物在序列 3′ 端加入错配的突变位点，若区分效果不理想还可以在 3′ 端附近人为增加错配位点以达到区分突变位点的目的。

（2）高灵敏性：检测下限可以达到 100copies/mL，可检测出样本中含量低至 0.1%～1.0% 的突变基因。

（3）简便性：ARMS-PCR 结合荧光定量技术可实现闭管操作，流程简单无须产物的后处理，能最大程度地避免扩增产物污染。

（二）案例分析

案例 4-2

1. 案例简介　目前，临床有关痛风的治疗原则除了饮食控制、限制烟酒和适当碱化尿液之外，使用降尿酸药物是必不可少的。临床治疗高尿酸血症常见药物包含抑制尿酸合成和增加尿酸排泄的药物，其中抑制尿酸合成的代表药物为别嘌醇，别嘌醇常用于痛风症状缓解期，别嘌醇及其代谢产物氧嘌呤醇均能抑制黄嘌呤氧化酶，阻止次黄嘌呤和黄嘌呤代谢为尿酸，使血和尿中的尿酸含量减低，防止尿酸形成结晶沉积在其他组织内，在痛风严重的时候与排尿酸药苯溴马隆合用，可加强疗效。别嘌醇的不良反应包括胃肠道症状、皮疹、肝功能损害、骨髓抑制等，大约 5% 患者不能耐受，偶有发生严重的别嘌醇超敏反应综合征。

本案例介绍的是以 ARMS-PCR 结合荧光定量技术检测 HLA-B*5801 基因。已有研究证明别嘌醇相关的严重超敏反应与白细胞抗原 HLA-B*5801 密切相关，且其关联性具有种族特异性和专一性。1989 年，首次报道了 HLA 与别嘌醇引起不良反应相关性的研究。在我国、韩国和泰国等国家也陆续证实别嘌醇引起的重症药疹与 HLA-B*5801 间存在关联性。中国汉族、泰国人中 HLA-B*5801 阳性者远高于白种人。因此，2012 年美国风湿病学会建议：亚裔人群在使用别嘌醇前，应该完善 HLA-B*5801 检测。用药前快速筛查 HLA-B*5801 等位基因，可以预防别嘌醇药物超敏反应综合征如重症多形性红斑、中毒性表皮坏死松解症（toxic epidermal necrolysis，TEN）等的发生，提高用药安全。

2. ARMS-PCR 结合荧光定量技术检测 HLA-B*5801 基因的检测流程

（1）样本采集及保存：留取患者 EDTA 抗凝静脉全血新鲜样本，禁用严重溶血（Hb>3.0g/L）标本，样本接收后及时处理或放置于 2~8℃ 冰箱内。

（2）DNA 抽提及实时荧光定量检测：取 200~500μL 的 EDTA 抗凝外周血，使用全自动核酸提取仪或配套的全血提取试剂盒提取基因组 DNA，再用核酸分析仪测定提取 DNA 的浓度和纯度，取浓度水平在 10~100ng/μL，A_{260}/A_{280} 在 1.7~2.0 的样本用于后续实验。将荧光定量反应所需试剂放置室温平衡，将 PCR 反应混合液、等位基因特异性引物、待测样本模板、内部控制引物等依次加样，加样完毕后在微型离心机瞬时离心，混匀，放置入荧光定量 PCR 仪样品槽中，并设置空白对照、阳性对照，按不同试剂盒及仪器要求运行反应程序。

（3）结果判读与质量控制：当阳性对照组与内部控制组的 ΔCt 数值低于某一固定值（如<7，不同试剂盒略有差异）且空白对照组显示为无法测定（undetermined）或 Ct 值大于 35 时，才可以进行样本结果判定。

荧光定量 PCR 反应结束后，每份样本可得到两个 Ct 值，分别由等位基因特异性引物和内部控制引物产生，计算两者相减的 ΔCt 数值，然后按照参考值进行结果判定。如果内部控制组 Ct 值过高，可能为样本 DNA 量不足或过多，需要重新进行测试。

（4）性能评价：包括验证方法准确性、检出限、批内和批间重复性等方面。可将患者 EDTA-K2 抗凝静脉血样本以测序方法（金标准）进行验证，再与突变阻滞扩增结合荧光定量法所得结果进行比对，计算与测序结果的总符合率、阳性符合率和阴性符合率，评价方法的准确性；选择已知 HLA-B*5801 等位基因阳性和阴性的 DNA 样本各 2 例，使用 ARMS-PCR 结合荧光定量法分别批内批间重复扩增 10 次，评价方法的精密度；对经测序验证的 HLA-B*5801 等位基因阳性 DNA 样本进行浓度梯度稀释，获得系列稀释浓度，采用 ARMS-PCR 结合荧光定量法对其进行检测，评价该方法的最低检出限。

七、锚定扩增

锚定扩增也称为桥式 PCR（bridge PCR），是一种等温扩增技术。该技术以流动槽表面所固定的序列为模板，经过循环，扩增成簇，从而将单一碱基的信号强度放大，达到测序所需的信号要求。其基本过程为：首先将两条引物共价锚定在固相支持物上，模板变性后单链 DNA 与相应的引物退火，在 DNA 聚合酶的作用下合成与固相支持物锚定的互补链，再次变性，模板链被除去，留下新合成的互补链。以该互补链作为模板重建非变性退火体系，模板与另一条引物互补结合，经过延伸形成"桥"。35 个循环后达到足够拷贝数，通过变性线性化 DNA，使双链"桥"形成单链互补核酸分子"集落"。利用一条引物上的酶切位点将带有该位点的单链切除，避免再退火，另一条单链可以直接用于序列测定（图 4-2）。

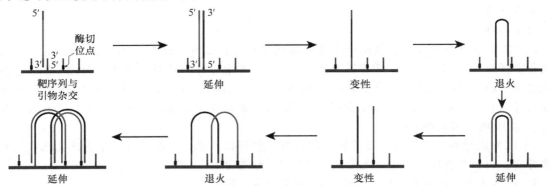

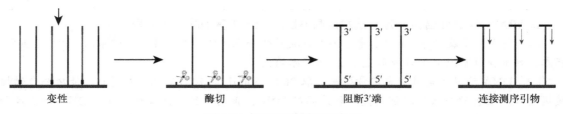

图 4-2 锚定扩增原理示意图

变性　　　　　　酶切　　　　　　阻断3′端　　　　　连接测序引物

八、逆转录 PCR

（一）基本原理

逆转录 PCR（reverse transcription PCR，RT-PCR）也称反转录 PCR，是以 RNA 为原始模板进行核酸扩增的技术。在 PCR 反应中，由于耐热 DNA 聚合酶不能以 RNA 为模板，因此必须在逆转录酶（reverse transcriptase）的参与下催化 RNA 逆转录合成 cDNA，然后再以 cDNA 为模板进行 PCR 扩增。

RT-PCR 的关键步骤是 RNA 的逆转录，要求 RNA 模板完整且不含 DNA、蛋白质等杂质。常用的逆转录酶有两种，即禽成髓细胞瘤病毒（avian myeloblastosis virus，AMV）逆转录酶和莫罗尼鼠类白血病病毒（moloney murine leukemia virus，Mo-MLV）逆转录酶。

在 RT-PCR 技术中，通常采用以下引物类型生成 cDNA：①以后续进行 PCR 扩增所需的下游引物作为逆转录反应的引物，该引物能与靶 RNA 的 3′ 端互补，引发特异的逆转录反应，该方法产量低但特异性强；②以寡聚脱氧胸苷 oligo dT 作为引物，该引物能与 mRNA 3′ 端的 poly A 尾互补，所引发的逆转录反应是细胞内所有 mRNA 的逆转录反应；③以人工合成的随机序列六核苷酸（random hexamers）混合物作为引物，该引物能随机地与靶 RNA 任何部位互补，引发逆转录反应，该方法产量高且容易生成完整的 cDNA，尤其是当 mRNA 较长时。

（二）案例分析

案例 4-3

1. 案例简介　丙型肝炎病毒（hepatitis C virus，HCV）是丙型肝炎的病原体，其传播途径包括血液传播、性传播、母婴垂直传播，此外针刺、吸毒等也可引起病原体传播。据世界卫生组织统计，全球 HCV 的感染率约为 3%，每年新发丙型肝炎病例约 3.5 万例。丙型肝炎呈全球性流行，可导致肝脏慢性炎症坏死和纤维化，部分患者可发展为肝硬化甚至肝细胞癌。

HCV-RNA 即丙型肝炎病毒的核糖核酸，是反映体内感染 HCV 的直接指标。目前使用逆转录 PCR 技术可以直接检测血中的 HCV-RNA，可用于 HCV 感染的早期诊断。由于丙型病毒性肝炎患者症状隐匿，我国 HCV 感染的诊断率及抗病毒治疗率均较低，特殊人群需要加强丙型肝炎病毒筛查。

（1）筛查人群

1）HCV 感染高危人群，包括：①有静脉药瘾史者；②有职业或其他原因（文身、穿孔、针灸等）所致的针刺伤史者；③有医源性暴露史者，包括手术、透析、不洁口腔诊疗操作、器官或组织移植；④有高危性行为史者；⑤HCV 感染者及其性伴和家庭成员；⑥HCV 感染母亲所生的子女；⑦破损皮肤和（或）黏膜被 HCV 感染者血液污染者；⑧有输血或应用血液制品史者；⑨1996 年前的供血浆者。

2）准备进行特殊或侵入性医疗操作的人群，包括但不限于：各种有创导管及其他有创介入诊疗者；内镜如胃镜、肠镜、气管镜、膀胱镜等检查者。

3）肝脏生化检测不明原因异常者，如 ALT 升高、胆红素升高。

（2）筛查时间：①HCV 感染高危人群应及早筛查；②进行特殊或侵入性医疗操作前；③长期注射用药者需要定期筛查；④维持性血液透析患者每半年筛查一次；⑤转换血液透析中心或透析过程中出现不明原因 ALT 升高者应及时筛查。

对于有典型临床表现且其发病与输血及血制品密切相关，已排除其他肝炎的可疑丙型病毒性肝炎患者，可进一步查 HCV-RNA 及抗 HCV，如 HCV-RNA 及抗 HCV 均阳性或 HCV-RNA 单独阳性即可诊断为丙型病毒性肝炎。

2. 逆转录 PCR 结合荧光探针法检测 HCV 的检测流程

（1）样本采集及保存

1）样本类型：血清或血浆样本。

2）样本采集：①血清样本采集：用真空采血管抽取静脉血＞2mL，室温 1600 转/分离心 5 分钟分离血清；②血浆样本采集：用抗凝真空采血管抽取受检者静脉血 2mL，立即轻轻颠倒混匀，室温放置不超过 4 小时，室温 1600 转/分离心 5 分钟分离血浆后用于检测。

3）标本保存和运送：样本采集后应立即送检或分离血浆/血清后–20℃保存，长期保存需置于–70℃以下，避免反复冻融。标本运送采用冰壶加冰或泡沫箱加冰密封进行运输。

（2）RNA 抽提及 PCR 扩增：逆转录 PCR 结合荧光探针法广泛应用于 HCV-RNA 检测中，RNA 抽提可选用提取柱法或磁珠法。提取柱法步骤较为繁杂，提取过程中需高温加热、多次高速离心以及弃上清等环节，容易出现交叉污染，也容易导致大量靶核酸丢失和低载量样本漏检等问题。磁珠法提取 RNA 时，无须高温加热和高速离心，气溶胶污染和假阳性率较低，操作过程中可实现磁珠的可视化，防止核酸丢失，有助于提高抽提质量。

在 PCR 反应管中依次加入抽提好的 RNA、特异性引物、荧光探针、PCR 反应液，置于荧光定量 PCR 仪样品槽中，按顺序设置定量标准品、阴性对照、阳性对照、空白对照、室内质控品以及待测样本。设定循环参数，运行反应程序。

（3）结果判读与质量控制：当 HCV 阴性对照及空白无 Ct 值显示（或 Ct 值≥40）、HCV 阳性对照满足试剂说明书要求、四个 HCV 定量标准品均显示阳性且室内质控品显示在控时，方可进行结果判读。

对于测定值在试剂盒线性范围内的样本，若扩增曲线呈明显"S"形，且内标阳性，即可报告相应测定结果；对于测定值超出试剂盒线性范围的样本，可将样本稀释后复测；对于测定值低于试剂盒线性范围的样本，且内标阳性，可报告为小于最低检出限；对于内标阴性的标本，本次实验视为无效，应重新进行检测。

九、转录依赖扩增系统

（一）基本原理

1. 概述　转录依赖扩增系统（transcription-based amplification system，TAS）是一种等温核酸扩增技术，由郭（Kwoh）等人于 1989 年发明。该技术以 RNA 为模板，由 RNA 逆转录合成 DNA，然后再由 DNA 转录生成大量的 RNA。目前已衍生出转录介导扩增（transcription-mediated amplification，TMA）技术、核酸序列依赖扩增（nucleic acid sequence-based amplification，NASBA）技术和自主序列复制（self-sustaining sequence replication，3SR）系统等，可直接检测 RNA 病毒，本书主要介绍 TMA 技术的原理和流程。

TMA 技术是一种利用 RNA 聚合酶和逆转录酶在体外扩增 RNA 的系统，该方法利用上述两种酶及两条引物，其中一条引物带有 T7 RNA 聚合酶识别位点的启动子序列。反应过程分为两个步骤：①通过逆转录酶将 RNA 逆转录合成 DNA；②模拟 DNA 转录 mRNA 的自然过程，利用 RNA 聚合酶以 DNA 为模板催化合成大量的 RNA，整个过程为恒温（41.5℃）扩增。

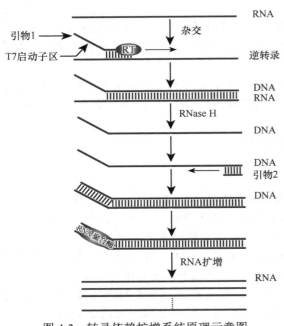

图 4-3　转录依赖扩增系统原理示意图

2. TMA 技术的特点　由 Gen-Probe 研发的 TMA 技术首先通过特异性目标捕获法将病毒核酸从样本中捕获分离，作为 TMA 扩增的模板。带有 T7 启动子序列的引物 1 结合于靶序列，在逆转录酶作用下逆转录形成 RNA-DNA 杂交分子，接着在 RNase H 催化作用下杂交分子水解形成单链 DNA。该单链 DNA 带有 T7 RNA 聚合酶识别的启动子序列，引物 2 与之结合后，按碱基互补配对原理，形成双链 DNA，成为后续转录的模板。T7 RNA 聚合酶结合在启动子上，以 DNA 为模板转录 RNA，产生 100～1000 拷贝数 RNA 转录本，这些转录本再次进入反应作为起始模板，重复上述步骤，产物 RNA 呈指数增长，短时间内就可将靶序列扩增 10^{10} 倍左右（图 4-3）。扩增反应完成后还可以通过杂交保护实验检测（hybridization protection assay，HPA），即利用能够与扩增产物 RNA 互补的带有化学发光标签的单链核酸探针进行定量检测。

（二）案例分析

案例 4-4

1. 案例简介　运用基于 TMA 技术对无偿献血者血液标本乙肝病毒（HBV）、丙肝病毒（HCV）及艾滋病病毒（HIV-1）3 项指标行单人份核酸（ID-NAT）检测。HBV、HCV 和 HIV 均是通过血液传播，是对人类健康造成严重危害的主要病毒。据统计，发展中国家所采集到的血液中，有 5%～20% 的血液存在以上三种病毒，每年通过非安全注射和输血引起的乙肝病毒感染人数高达 800 万～1600 万，丙肝病毒感染人数 200 万～470 万，艾滋病病毒感染人数也高达 8 万～16 万。随着检测技术的不断发展和变革，TMA 技术因其具有较高的灵敏度和能够有效缩短检测的"窗口期"，越来越多地被应用于血液筛查。开展基于 TMA 的单人份核酸检测是对传统血清学检测的有益补充，对最大限度地保障血液安全具有重要意义。

2. TMA 技术检测无偿献血血液标本的检测流程

（1）样品采集要求：使用 EDTA 抗凝全血，充分混合均匀，避免核酸物质出现降解，同时避免溶血、凝血等对检测结果产生影响。

（2）样品检测前处理：样本采集后 72 小时内进行离心，期间，若储存温度为 8～25℃，样本可储存 72 小时，若储存温度为 25～30℃，则只能储存 24 小时。超过 72 小时，样本均应储存在 2～8℃ 中。分离出的血浆可在 −20℃ 下储存 15 个月。在检测之前，解冻的血浆或血清及可见沉淀物或纤维素性物质的样本应以（1000～3000）×g 离心 10 分钟，取上清液检测。样本反复冻融不超过 3 次，同时还需遵循国家卫生部门对无偿献血样本的收集、处理和运输的有关规定。

（3）样本核酸的提取：常先采用去污剂处理样本，以溶解病毒包膜，使蛋白质变性并释放病毒基因组，再利用特异性探针捕获与病原体高度保守区同源的寡核苷酸，接着待检核酸被吸附在固相微粒上并从样本中分离出来。

（4）样本核酸的扩增：TMA 是一种等温的体外核酸扩增技术，反应始终在约 41℃ 的体系中进行，通过循环利用转录本，使其产物得到快速扩增。

（5）样本核酸的检测：采用带化学发光标记的特异性寡核苷酸病毒检测探针、内标检测探针和杂交保护方法对扩增产物进行检测，随后检测软件自动对结果进行分析，并报告标本检测结果。

（6）结果判读与质量控制：所有计算均利用检测软件完成。每次检测将测定两个临界值：一个是待测物信号（慢射信号）临界值，称为待测物临界值；一个是内标信号（快闪信号）临界值，称为内标临界值。待测物信号相关光单位（relative light unit，RLU）与待测物临界值之比在报告中缩写为待测物信号/临界值（signal/cut-off，S/CO）。待测物信号小于待测物临界值即待测物 S/CO＜1.00，且内标信号符合要求，则判为样本非反应性；若 S/CO≥1.00，且内标信号符合要求，则判为样本反应性。如果待测物信号小于待测物临界值即待测物 S/CO＜1.00且内标信号≤内标临界值，或内标信号≥650 000RLU（不同试剂盒说明书略有差异），则样本被视为无效。

此外，实验室应做好每次检测的室内质控，确保从加样、提取、扩增到检测全过程在控。室内质控可包括阴性质控和阳性质控。在核酸 TMA 检测中，每一批检测至少有一组质控品，并含有至少一个弱阳性室内质控品。在进行质控结果分析时，常导致假阳性结果的原因主要有：①内源性抑制因素（如溶血样本的干扰）和外源性抑制因素（如采样管中的抗凝剂、核酸靶标的捕获及扩增等过程中一些物质的抑制作用）；②样本间的交叉污染、扩增产物的污染和非特异性的扩增等。及时分析各项质控结果，若出现异常质控值，分析原因并依据实验室制定的质控规则判断是否失控。若判定为失控，则应对同批检测的所有样本重新检测。

第二节　非特异性扩增

一、随机引物 PCR

随机引物 PCR 也称为随机扩增多态性 DNA（randomly amplified polymorphic DNA，RAPD），是建立在 PCR 基础上检测基因组多态性的技术。该技术在模板序列未知的情况下，设计一系列随机序列的引物，引物长度为 10 个核苷酸左右，随机引物与模板序列互补后只有在间距足够近（200~2000bp）的两条相对引物间才能出现扩增反应，扩增后可以得到数量和大小不同的 DNA 产物。如果基因组 DNA 片段发生插入、缺失或碱基突变，扩增产物的片段会发生改变，经电泳分离可得到不同长度的 DNA 片段。RAPD 可用于个体多样性的分析、种群生物学研究、系谱分析及进化关系研究、遗传鉴定、临床致病菌的流行病学检测分型和 DNA 指纹鉴定等方面。

二、全基因组扩增

（一）基本原理

1. 概述　全基因组扩增（whole genome amplification，WGA）是一种在没有序列偏向性的前提下对基因组全部序列进行非选择性扩增的技术，为后续的研究提供足量的 DNA 模板。WGA 技术目前常采用多重置换扩增（multiple displacement amplification，MDA）方法和多重退火环状循环扩增（multiple annealing and looping-based amplification cycles，MALBAC）技术。MALBAC 技术应用于全基因组扩增，相较于 MDA 技术具有更高的均一性和准确度，本节主要介绍 MALBAC 技术。

MALBAC 技术基于多重退火和成环的循环扩增，利用 φ29 聚合酶独特的链置换活性，以初始基因组为模板，加入 MALBAC 特殊引物，使扩增子的首尾互补成环，环化的扩增子阻止了进一步的扩增和杂交反应，很大程度上保证了该循环的线性扩增。其基本流程是：来自微量组织或单个细胞的皮克级 DNA 片段（10~100kb）作为起始模板，用随机引物开始扩增，每条引物包含 8 个可与模板均匀杂交的高度可变的核苷酸片段。当温度升高到 65℃时，在具有链置换活性的 DNA 聚合酶作用下产生具有可变长度（0.5～1.5kb）的半扩增子，94℃变性后再以半扩增子为模板进行扩增，扩增产物为具有互补末端的全扩增子，最后将温度降为 58℃促进全扩增子环化。重复循环以上过程 5 次可得到足量的全扩增子作为后续 PCR 反应的模板，再使用通用引物进行指数扩增，以产生测序所需的微克级 DNA（图 4-4）。

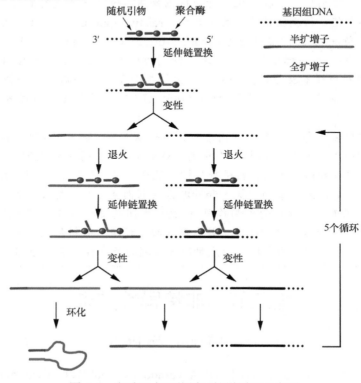

图 4-4　多重退火环状循环扩增原理示意图

2. MALBAC 的特点

（1）高均一性：MALBAC 技术采用特殊引物，使全扩增子环化，避免再一次被扩增，保证了扩增的线性，大大提高了扩增的均一性。

（2）高灵敏度：MALBAC 技术检测的起始模板量可达皮克级，满足对微量组织或单细胞全基因组的扩增。

（3）高覆盖率：MALBAC 技术利用了随机引物，基因组 DNA 每个位点有相同的机会被扩增，该技术可使 90% 以上的基因被扩增。

（二）案例分析

案例 4-5

1. 案例简介　单基因遗传病是威胁人类健康的主要疾病之一，在没有找到有效治疗方法之前，应用产前诊断技术预防患儿的出生，是预防遗传病发生的主要途径。而植入前遗传学诊断（preimplantation genetic diagnosis，PGD）是主动选择生殖方式的诊断技术，利用该技术筛选出健康胚胎个体，以避免出现携带遗传性疾病的胚胎移植。2018 年《胚胎植入前遗传学诊断/筛查技术专家共识》中 PGD 的适应证包括以下内容。

（1）染色体异常：夫妇任一方或双方携带染色体结构异常，包括相互易位、罗氏易位、倒位、复杂易位、致病性微缺失或微重复等。

（2）单基因遗传病：具有生育常染色体显性遗传、常染色体隐性遗传、X连锁隐性遗传、X连锁显性遗传、Y连锁遗传等遗传病子代高风险的夫妇，且家族中的致病基因突变诊断明确或致病基因连锁标记明确。

（3）具有遗传易感性的严重疾病：夫妇任一方或双方携带有严重疾病的遗传易感基因的致病突变，如遗传性乳腺癌的乳腺癌相关基因1（BRCA1）、BRCA2致病突变。

（4）人类白细胞抗原（human leukocyte antigen，HLA）配型：曾生育过需要进行骨髓移植治疗的严重血液系统疾病患儿的夫妇，可以通过PGD选择生育一个和先前患儿HLA配型相同的同胞，通过从新生儿脐带血中采集造血干细胞进行移植，救治患病同胞。

PGD技术通过取少量甚至单个细胞进行遗传学分析。由于单细胞DNA含量极少，对单细胞DNA进行PCR扩增可能存在扩增不均匀、覆盖度不全等情况，易造成对单细胞内DNA拷贝数和关键碱基信息发生误判，对结果分析带来极大的影响。采用MALBAC技术对胚胎单细胞基因组扩增，能够在如实反映基因组全貌的基础上最大限度地增加DNA产量，为后续的测序分析提供足量的模板，在检测胚胎致病位点时同步筛查胚胎染色体，迅速地对胚胎进行全面的遗传诊断，进而提高移植成功率。

2. 胚胎单细胞全基因组扩增检测流程

（1）样本采集：①第一极体和第二极体活检：准备好持卵针和活检针，利用空气柱负压使持卵针（内径15～30μm）固定住胚胎，通过激光在透明带上打孔，随后采用活检针（内径约为15μm）吸出极体。②卵裂球活检：与极体活检操作相似，但其活检针内径比极体活检针更大（内径30～35μm），相当于待检卵裂球直径的2/3，利用持卵针固定胚胎，通过激光进行透明带打孔，采用活检针吸取1～2个卵裂球。③滋养层细胞活检：滋养层细胞活检与卵裂球活检基本相似。

（2）细胞裂解：采集单细胞样本，用不含Mg^{2+}、Ca^{2+}的PBS清洗后加入细胞裂解混合液。

（3）扩增：①预扩增：制备预扩增混合液，将含有细胞的细胞裂解混合液加入预扩增混合液，置于PCR仪中孵育。②指数扩增：制备扩增混合液，将上述的预扩增混合液加入扩增混合液，置于PCR仪中扩增。扩增后产物纯化，置于−20℃保存。

（4）结果判读与质量控制：提取母亲的外周血DNA并和扩增产物进行短串联重复（short tandem repeat，STR）序列位点扩增并扫描。比对其与母亲的STR序列位点是否相匹配。若有不匹配的情况可判为假阳性。在实验中，设置空白对照，排除实验操作过程中的外源性污染。

第三节　PCR产物分析

为了达到最终检测目的，PCR结束后常常需要对其扩增产物进行分析。PCR产物分析包括分析产物是否为特异性扩增、判断扩增结果是否准确可靠、对产物进行定量分析及产物序列测定，可依据研究对象和目的采用不同的分析方法。

一、PCR-等位基因特异性寡核苷酸

PCR-等位基因特异性寡核苷酸（PCR-allele specific oligonucleotide，PCR-ASO）是基于分子杂交原理，采用等位基因特异性寡核苷酸探针与PCR产物杂交以检测突变的经典方法。等位基因特异性寡核苷酸探针是指人为设计合成的可以在适当的条件下与特异序列杂交的寡核苷酸。PCR扩增产物转移到膜上后分别用标记的野生型和突变型探针杂交，严格控制杂交条件，根据有无杂交信号判断被检片段是否含有单个核苷酸变异。

二、PCR-限制性片段长度多态性

PCR-限制性片段长度多态性（PCR-restriction fragment length polymorphism，PCR-RFLP），是利用特定的限制性内切酶对 PCR 产物进行处理，对酶切后的片段进行多态性分析，用以判断酶切位点处是否存在点突变的一种方法。

限制性内切酶是一类能够识别双链 DNA 中特定核苷酸序列，并能在识别位点或其附近切割 DNA 双链的一类核酸水解酶。当 DNA 片段出现碱基的插入、缺失、重排或点突变，造成酶识别位置和酶切位点数目改变，形成的酶解片段和长度不同，通过凝胶电泳或特异性探针杂交，即可分析酶解片段长度的多态性。

三、PCR-单链构象多态性

PCR-单链构象多态性（PCR-single strand conformation polymorphism，PCR-SSCP）是一种在目的 DNA 扩增后，进行单链 DNA 多态性分析的方法。单链 DNA 内部分子相互作用形成二级结构，即使一个碱基的差别就可导致二级结构发生改变，影响 DNA 在非变性凝胶中的迁移率，造成电泳图谱差异。该方法可分辨出单个碱基置换的差异，有效地检出点突变和 DNA 分子的多态性，有较高的敏感性。

该方法敏感性与待检 DNA 分子长度有关，长度越长，不同序列分子间电泳泳动速率和迁移率差异越小，敏感性越差。适宜使用该方法的目的片段长度应小于 200bp，同时该方法对电泳温度、电流强度、凝胶浓度及缓冲液等条件要求严格。目前该技术常应用于基因突变检测、基因组多态性分析、病原微生物鉴定与分型等方面。

四、变性梯度凝胶电泳

变性梯度凝胶电泳（denaturing gradient gel electrophoresis，DGGE）是根据 DNA 双链局部变性打开为单链使电泳迁移率发生变化的特性，用梯度变性胶分离 DNA 片段的技术。该技术在普通凝胶基础上，加入梯度浓度的变性剂（尿素或甲酰胺），当双链 DNA 片段迁移至与其低熔点区域 T_m 值相当的变性剂浓度的凝胶时，该片段解链，而高熔点区仍为双链。当 DNA 突变时，一个碱基的替换就可引起 T_m 值的改变，造成局部解链的 DNA 分子的电泳迁移率发生改变，由此将突变型和野生型的靶基因区分开来。

为了提高突变检出率，可在合成的 PCR 引物 5′ 端加一段 30～50bp 的 GC 夹，经过 PCR 扩增后，形成高熔点区，而相应被研究的序列则处于低熔点区，有利于突变检测。

DGGE 具有突变检出率高（高于 99%）、检测片段长（最适范围 100～500bp，可达 1000bp）、操作简便和结果稳定等优点，但需要特殊仪器支持，且仅能确定突变的存在，不能确定突变位置和性质。目前该法除了用于基因突变检测还用于生物多样性研究、亲缘关系鉴定等领域。

五、解链曲线分析

（一）基本原理

解链曲线（melting curve）是指随温度升高 DNA 双螺旋结构解链程度的曲线。解链曲线分析是根据野生序列和突变序列的 T_m 值不同而产生不同解链曲线的特点设计的一种分析核酸突变和多态性的技术。其基本原理是利用特定 dsDNA 染料可以插入 DNA 双链小沟中的特性，通过实时监测升温过程中 dsDNA 解链，荧光染料脱落，荧光信号减弱或消失的过程，经过数学模式变换后，将荧光强度随着温度变化的过程绘制成曲线，其波峰所在温度即代表待测 DNA 分子的 T_m 值。当待测片段中存在突变时，可因 T_m 值的不同而出现不同的波峰。

高分辨率解链（high resolution melting，HRM）曲线是近年来新出现的 SNP 分析和突变研究技术。其技术要点是以 LC Green、Ly Green、Eva Green 等饱和染料代替不饱和染料 SYBR Green Ⅰ。SYBR Green Ⅰ属于非饱和染料，由于染料对 PCR 反应的抑制作用，在实验中的使用浓度很低，远低于将 DNA 双螺旋小沟饱和的浓度，由于未达到饱和加之染料本身的特性，在升温解链的过程中，SYBR Green Ⅰ分子发生重排，那些从已经解链的 DNA 片段上脱离下来的染料分子又与尚未解链的双链 DNA 结合，造成结果失真，无法真实反映 DNA 解链的情况，影响了检测的分辨率。饱和染料则能饱和结合于 PCR 反应产物的双链小沟内，同时这些染料不会抑制 PCR 反应，在 DNA 解链过程中不会发生重排，在仪器精密度提高的基础上，使得用这些染料的解链曲线有了更高的分辨率。

（二）案例分析

案例 4-6

1. 案例简介 高血压发病机制复杂，除了家族遗传因素，肥胖、缺乏运动、不良饮食习惯、抽烟、酗酒等都与之有关。高血压患病率呈升高趋势，但其控制率仍明显偏低，究其原因除了患者未规律服药、依从性差、饮食或生活习惯未改善，未根据基因多态性进行个体化用药也是重要的影响因素。研究表明，药物作用于机体产生的效果差异其根本原因在于药物代谢酶和药物作用靶点的不同，而编码这些蛋白质的基因发生缺失或者突变将导致药物的敏感性发生变化。2015 年，中华人民共和国国家卫生健康委员会发布《药物代谢酶和药物作用靶点基因检测技术指南（试行）》，建议对高血压用药相关基因 CYP2D6、CYP2C9、ADRB1、ACE、NPPA 的多态性进行检测（表 4-1）。

表 4-1 药物代谢酶和药物作用靶点基因检测项目及其用药指导

检测项目	用药指导
CYP2C9*3 多态性检测	适当增加携带 CYP2C9*3 等位基因高血压患者氯沙坦的用药剂量
CYP2D6*10 多态性检测	导致 CYP2D6 酶活性缺失的多态性可影响美托洛尔和卡维地洛等的体内代谢
ADRB1 多态性检测	ADRB1 CC 基因型高血压患者应用美托洛尔后，血压下降程度是 ADRB1 GC 基因型者的 3 倍；CC 基因型心力衰竭患者应用卡维地洛和美托洛尔治疗后左心室射血分数改善情况更佳
ACE I/D 多态性检测	ACE DD 基因型初治高血压患者建议选用福辛普利进行降压治疗；在高血压合并左心室肥大和舒张期充盈障碍的患者中，DD 基因型患者建议使用依那普利和赖诺普利；Ⅱ 基因型的患者使用赖诺普利或卡托普利治疗时，应注意检测肾功能
NPPA 多态性检测	NPPA TT 基因型患者不建议使用氢氯噻嗪，C 等位基因携带者推荐使用常规治疗剂量的氢氯噻嗪

本案例介绍的是以解链曲线分析技术检测高血压用药相关基因 CYP2D6、CYP2C9、ADRB1、ACE、NPPA 的多态性。临床医生可根据检测结果选择更加合理的药物和治疗参考剂量，优化给药方案，预防或降低药物的不良反应，对于难治性高血压患者［难治性高血压的诊断标准是在改善生活方式的基础上，使用足够剂量且合理搭配的 3 种或 3 种以上抗高血压药物（包括利尿剂），血压仍不能控制为＜140/90mmHg，或服用 4 种或 4 种以上降压药物血压才能有效控制］；对于高血压合并糖尿病和肾脏病者（血肌酐＞1.5mg/dL 或 24 小时尿蛋白排泄量＞300mg），血压未能降至＜130/80mmHg；对于老年单纯性收缩期高血压患者，其收缩压仍未降至 160mmHg 以下者具有重要的临床意义。

2. 解链曲线分析法检测高血压用药相关基因多态性的检测流程

（1）样本采集及保存：留取 EDTA 抗凝的外周血，严禁使用严重溶血的样本；样本在 4～10℃保存不超过 7 天，-20℃保存不超过 1 个月，冻融不超过 6 次。

（2）DNA 抽提及荧光定量检测：采用商品化的试剂盒提取基因组 DNA，所得提取物经紫外分光光度计测定浓度和纯度，其 DNA A_{260}/A_{280} 的值应在 1.8～2.0，浓度应在 10～100ng/μL，建议浓度低于 10ng/μL 者重新取样进行核酸提取，高于 100ng/μL 者予以适当稀释，DNA 质量不合格不可用于检测。将基因特异性引物、探针、酶、基因组 DNA、PCR 增效剂依次加入反应管，混匀后 3000 转/分快速离心 30s，放入 PCR 仪，设置并运行反应程序，反应结束后对实验结果进行解链曲线图分析。

（3）结果判读与质量控制：解链曲线分析技术检测点突变时 PCR 产物不必经纯化处理，扩增产物可直接在仪器上分析。有效的检测结果首先应满足以下两个条件：①空白对照孔无明显解链峰；②阳性对照孔与内参通道符合标准峰形。在此基础上观察波峰形态，图 4-5 所示以检测高血压用药相关基因 CYP2D6*10 为例，仅出现一个低 T_m 值解链峰的样本为 T/T 型纯合，仅出现一个高 T_m 值解链峰的样本为 C/C 型纯合，如果出现两个波峰，说明被检双链 DNA 片段为 C/T 杂合型。若任意检测通道检测结果无解链峰，该样本必须重新检测，必要时可重新提取 DNA 进行检测。

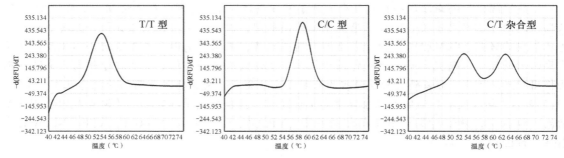

图 4-5　解链曲线分析

（4）性能评价：包括验证方法准确性、检出限、批内和批间重复性、抗干扰能力等方面。可将高血压患者 EDTA 抗凝静脉血样本以测序法（金标准）进行验证，再与荧光探针法结合解链曲线分析法所得结果进行比对，计算 SNP 位点亚型的符合率，评价方法的准确性；选择已知基因型参考品，使用本法重复扩增 10 次，评价方法的精密度；对参考品 DNA 样本进行浓度梯度稀释，获得系列稀释浓度，采用本法对其进行检测，评价该方法的最低检出限。在体系中加入血红蛋白、胆红素、脂类等干扰物质，观察本法的抗干扰能力。

第四节　探针序列扩增

探针序列扩增（probe amplification）是在不改变靶 DNA 数量的前提下，通过扩增与靶 DNA 特异性结合的探针序列达到检测靶基因的实验技术。

一、连接酶链反应

（一）基本原理

连接酶链反应（ligase chain reaction，LCR），是利用热稳定的 DNA 连接酶构建共价磷酸键，特异地连接双链 DNA，经加热变性、退火和连接等步骤后，再多次反复循得到大量产物的核酸体外检测技术。其与常规 PCR 相同点在于靶 DNA 序列已知，不同点在于一对引物在模板上的位置是紧密相连的，耐热 DNA 连接酶替代 DNA 聚合酶，连接两引物串成一条链。由于 LCR 的产物是被连接起来的引物，靶 DNA 的数量并没有改变。

通过连接酶反应可明确区分引物是否与模板 DNA 完全互补，检测基因点突变。如果与靶序列杂交的两条引物与靶序列完全互补配对，DNA 连接酶即可封闭二者连接处的缺口。若靶序列有点突变，两条引物接头处存在错配碱基，引物不能与靶序列精确结合，缺口附近空间结构发生变化，连接反应不能进行。因此，LCR 在检测靶 DNA 点突变上具有独特优势。此外，LCR 在沙眼衣原体、淋球菌等病原菌检测方面同样具有很高的敏感性和特异性，取材可以使用尿液、阴道分泌物等非侵入性检测标本，在临床上也得到广泛应用。

（二）案例分析

案例 4-7

1. 案例简介　沙眼衣原体是我国防治的重要传染病之一，该病原体主要寄生于人类，可引起的疾病包括沙眼、包涵体结膜炎、泌尿生殖道感染、婴幼儿肺炎及性病淋巴肉芽肿等。沙眼衣原体型别多、易变异，故病后建立的抗感染免疫力不持久，仍可发生再次感染。目前尚无有效的沙眼衣原体疫苗，因此沙眼衣原体重在预防。预防的重点是注意个人卫生，避免直接或间接接触传染。对高危人群开展普查和监控，防止感染播散。治疗药物可选用罗红霉素、阿奇霉素、多西环素等。

沙眼衣原体的实验室检测方法有：①标本涂片染色镜检观察包涵体，主要针对沙眼急性期患者；②分离培养：培养是临床诊断沙眼衣原体感染最直接的证据，但检测技术难度大，耗时长，成本高，标本采集、运送、接种等过程中都可能存在病原体灭活的问题，使检测敏感性降低；③抗原检测试验：包括直接免疫荧光法和酶联免疫吸附试验；④血清抗体检测；⑤分子生物学检测，适用于无症状携带者的筛查和早期诊断。其中 LCR 技术相对于传统诊断方法有其独特优势，该技术简便易操作，检测效率与 PCR 相当，只需要两个温度循环 30 次左右便可得到百万拷贝的目的序列，特别适合于大样本人群初筛。此外，检测男性沙眼衣原体感染时，传统取材法是尿道取材，但插入拭子常给患者带来痛苦，尤其是对无症状的受检人群来说更难以接受，患者的低配合度可导致拭子插入时间过短而致标本采集量不足，而 LCR 技术只需采集受检者的尿液等标本，易于被受检者接受。

2. 连接酶链反应检测沙眼衣原体的检测流程

（1）样本的采集及保存

1）样本类型：分泌物或尿液。急性期沙眼或包涵体结膜炎的患者，取眼结膜或眼穹窿部分泌物；泌尿生殖道感染者，可采集泌尿生殖道拭子（男性可取尿道分泌物；女性可取外阴、宫颈及阴道分泌物拭子）或尿液标本。标本使用膜式滤菌器除去杂菌，不加抗生素。

2）标本保存和运送：样本采集后应立即送检。

（2）LCR 检测：LCR 反应体系中含有引物、*Taq* DNA 聚合酶、耐热 DNA 连接酶、核苷酸和反应缓冲液等。扩增条件：94℃预变性 5min；94℃ 30s → 60℃ 180s，40 个循环。随后对扩增产物进行琼脂糖凝胶电泳，根据条带出现位置进行结果判读。

（3）结果判读与质量控制：用 goldview 或 SYBR Green 染色后在凝胶成像仪或紫外灯下观察条带，若出现与阳性对照相同的条带则为阳性，若无则为阴性。实验过程中需设置阴性对照，避免因实验操作造成的假阳性。LCR 具有极高的敏感性，适合检测各种发病人群，包括早期感染者和无症状携带者。重复性好，检验人员的经验等主观因素影响小。特异性高，只要引物设计合理，严格操作程序，可有效地避免假阳性。

二、链置换扩增

链置换扩增（strand displacement amplification，SDA）是一种基于链置换反应的酶促体外核酸等温扩增方法。链置换反应指某些 DNA 聚合酶在新链延伸过程中如果遇到下游双链 DNA，可以在继续延伸反应的同时将下游双链解离，形成游离的单链，这种反应可用于多种体外等温扩增技术，如滚环扩增、多重置换扩增、环介导的恒温扩增等技术。

1992 年，沃克（Walker）等人发表了关于 SDA 的报道，标志着一种新的扩增技术的诞生。

本书以双引物 SDA 技术为例，介绍其基本原理和流程。双引物 SDA 基本反应体系包括一种限制性核酸内切酶（常见有 HincⅡ、HindⅡ）、一种具有链置换活性的 DNA 聚合酶（如 exo-Klenow）、两对引物、dNTP［其中 dATP 被 2-脱氧腺苷 5′-O-(1-硫代三磷酸)(2-deoxyadenosine 5′-O-(1-thiodiphosphate)，dATPS 替代］以及钙、镁离子和缓冲系统。SDA 中所用的限制性内切酶识别位点专一，只能切割未被修饰的核苷酸链而形成缺口，不能切割被化学修饰后的 dATPS，打开缺口后立即解离让位于 DNA 聚合酶；所用的 DNA 聚合酶具有链置换活性但缺乏核酸外切酶活性，从而可有效防止引物降解。SDA 反应基本过程包括靶形成和指数扩增两个阶段（图 4-6）。

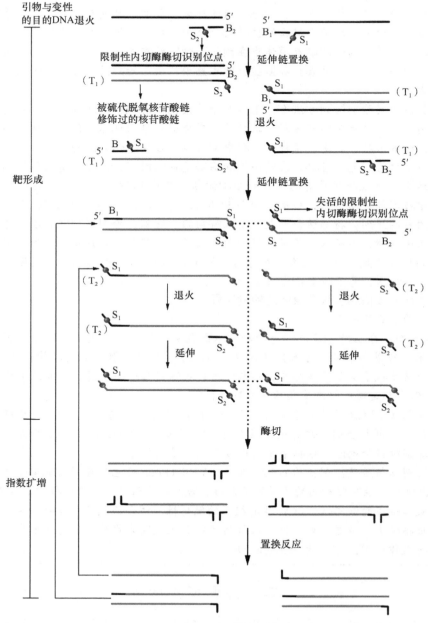

图 4-6　链置换扩增原理示意图

1. 靶形成阶段　两端带酶切位点的目的 DNA 片段的生成，此阶段可以形成带有特定限制性核酸内切酶识别序列的双链 DNA。该阶段无放大作用，是等摩尔反应。

在此过程中需要两套引物 B 和 S，B_1 和 S_1 相互靠近，B_2 和 S_2 相互靠近，且 S 引物的 5′ 端设计有限制酶识别位点。靶 DNA 加热变性形成单链 DNA（本步骤为靶 DNA 的初始变性，此后反应将在恒温条件下进行），B_1（B_2）与 S_1（S_2）分别结合在单链模板 DNA 上相应结合位点并在 DNA 聚合酶作用下延伸其 3′ 端；在 B_1（B_2）延伸的同时，将由 S_1（S_2）延伸所形成的链置换下来；置换下来的链（T_1）5′ 端含 S_1（S_2）序列，继续作为下一反应模板参与反应；而 B_1（B_2）与原始模板形成的双链不再参与反应。T_1 含 B_2（B_1）和 S_2（S_1）的互补序列，与 B_2（B_1）、S_2（S_1）结合并经特定 DNA 聚合酶延伸和替换，获得一条 5′ 端 S_2（S_1）序列且 3′ 端含 S_1（S_2）互补序列的单链 DNA（T_2）。B_2（B_1）与 T1 继续结合，形成一条只有一端带有限制性内切酶识别位点的长双链，T_2 与 S_1（S_2）结合并被 DNA 聚合酶延伸，形成一条两端带有限制性内切酶识别位点的短双链。两条双链共同作为下一阶段的扩增模板。

2. 指数扩增阶段　限制性内切酶分别切割这些 DNA 双链形成缺口，DNA 聚合酶在缺口处延伸并进行置换反应，产生 4 条可作为模板的产物链。S_1（S_2）继续分别与模板链进行退火、酶切、延伸和置换反应，不断重复，使产物快速扩增。链置换反应最早被应用于临床检测结核杆菌 IS6110 基因，现已广泛应用于细菌的检测、建立体外进化模型、核酸定量及芯片杂交等多个方面。

三、Qβ 复制酶

Qβ 复制酶（Qβ replicase）技术得名于其扩增的主要酶为 Qβ 复制酶。Qβ 复制酶来源于噬菌体 Qβ，是一种 RNA 依赖的 RNA 聚合酶，具备如下 3 个特点：①启动 RNA 的合成不需要寡核苷酸引物的介导；②特异性识别 RNA 内部自身碱基配对而形成的特有的 RNA 折叠结构；③在其天然模板 MDV-1（midivariant-1）RNA 的非折叠结构区中插入短的核酸序列不影响该酶的复制。Qβ 复制酶技术的原理是在 MDV-1 RNA 的非折叠结构区中插入可以特异性识别靶基因的核酸探针，当该探针与靶序列杂交后，再借助 Qβ 复制酶的特性对探针序列进行复制扩增，从而达到检测靶基因的目的。该技术常用于体外 RNA 和蛋白质分子的合成以及自复制系统的构建研究，临床上可用于检测分枝杆菌、衣原体、HIV 等病原微生物。

第五节　检测信号放大

信号扩增是通过放大与靶序列特异性结合的信号来检测靶 DNA，检测过程中靶 DNA 数量不变。信号扩增检测在定量检测方面具有一定的优势，已出现多种商品化的信号扩增产品。

一、分支 DNA

分支 DNA（branched DNA，bDNA）是一种基于探针杂交信号放大而不依赖 PCR 扩增的基因检测新技术。其基本原理是利用酶标记物标记的寡脱氧核苷酸探针在组织或细胞水平上与基因或病原体核苷酸依序杂交，使杂交信号级联放大，并通过化学发光或其他显色系统实现定性或定量检测（图 4-7）。

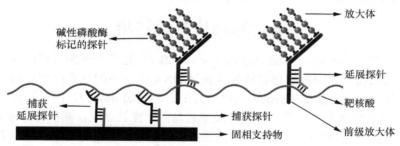

图 4-7　分支 DNA 技术原理示意图

bDNA 技术只需用特定裂解液处理样本，无须对核酸进行抽提、纯化和逆转录，检测过程不涉及核酸扩增反应，避免了 PCR 反应过程中因为操作不当或实验室环境污染而引起的假阳性。同时 bDNA 技术具有高灵敏度、线性检测范围宽、定量准确快速和结果稳定等优点，不仅适用于普通样本，对 qPCR 分析难度大的血液样本或保存多年后 mRNA 高度降解的甲醛固定石蜡包埋样本也具有极高的准确度与重现性。bDNA 技术已发展至第三代，与电化学技术、纳米技术等的结合更扩展了该技术的发展前景，目前临床上主要用于病原微生物特别是病毒 DNA 或 RNA（如 HBV、HCV 和 HIV）的检测。

二、杂交捕获法

（一）基本原理

杂交捕获法（hybrid capture assay）是设计单链 RNA（或单链 DNA）探针通过碱基互补配对原则与靶 DNA（或靶 RNA）形成 DNA-RNA 杂化链，再用包被在固相载体表面的抗体捕获；加入酶标抗体后，形成酶标抗体-DNA-RNA 杂交体-固相抗体三明治样复合物，以相应酶标底物显色的一种信号扩增检测技术。

杂交捕获法本质上无须扩增，使用探针进行杂交，无须 PCR 的特殊实验要求，常用于病原微生物 HPV、HBV 的检测。第二代杂交捕获法（HC2）（图 4-8）是目前广为使用的 HPV 检测方法。由于宫颈癌筛查涉及面广，因此假阴性和假阳性 HPV 检测结果引起的潜在公共卫生损害风险较为显著。假阴性结果可能导致宫颈癌诊断和治疗不及时，假阳性结果可能导致不必要的频繁筛查和侵入性处置。因此，应确立良好的性能指标并充分理解 HPV 检测的临床意义，避免疑似患者的过度诊断。

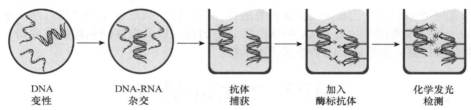

DNA　　　　DNA-RNA　　　抗体　　　　加入　　　　化学发光
变性　　　　杂交　　　　捕获　　　酶标抗体　　　检测

图 4-8　杂交捕获法原理示意图

（二）设计原则

杂交捕获探针的设计直接关系到反应过程中的捕获覆盖率和捕获效率，在捕获探针设计过程中，除了要遵循杂交探针的设计原则之外还应注意以下两个问题：

（1）避免有密集的基因组重复序列：具有密集重复序列的探针在捕获阶段倾向于结合除目标序列外的非特异重复区域，容易造成脱靶。

（2）探针合成工艺可影响捕获效率：合成时产生非目标序列捕获探针，导致非特异序列捕获；或者在混合探针时浓度不均一，导致目标区域捕获效率不均一。

三、酶切依赖的扩增

酶切依赖的扩增（cleavage-based amplification，CBA）是基于核酸裂解酶和信号放大的同步扩增反应发展起来的技术，裂解酶可以特异性识别 DNA 分子中的重叠序列并切开。CBA 体系中有两个探针——侵入探针（invade probe）和信号探针（signal probe），信号探针 5′ 端序列与侵入探针重叠。CBA 反应包含两个步骤：①靶核酸序列与两个探针杂交，两探针形成重叠区域，被裂解酶识别并将信号探针切割下来，切下来的信号探针在第二步反应中起侵入探针的作用；②引入一个 FRET 探针，该探针具有和被切割下来的信号探针完全互补的序列，同时该探针在 5′ 端连有相互靠近的报告分子和猝灭分子。当上一步切下来的信号探针（作为侵入探针）与 FRET 探针结合后，再次形成一个可被裂解酶识别的重叠区域，裂解酶识别该区域，切割 FRET 探针，报告分子和猝灭分子解离，报告分子释放产生可检测信号（图 4-9）。根据待检测信号强弱可以定量分析靶分子含量。当检测靶序列是否存在突变时，可以预先将探针中裂解酶识别序列设置在突变区，如果靶序列存在突变，则裂解酶无法有效切割信号探针，反应无法继续，因此无有效信号发出。目前，该方法已广泛应用于点突变、基因拷贝数、病原体感染及基因表达等检测，由于其扩增过程的等温特性，对不同的 mRNA 和 miRNA 也具有良好的适用性。

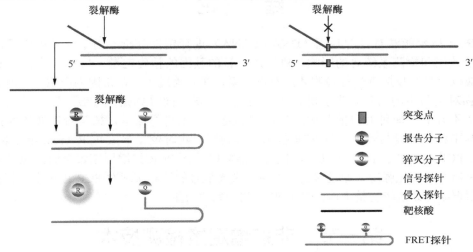

图 4-9　酶切依赖扩增原理示意图

四、循环探针

循环探针（cycling probe）是人工合成的与靶核酸序列互补的 RNA 探针，该探针的两端分别连接有报告分子和猝灭分子。当探针处于完整状态时，荧光物质不发出荧光效应。当 RNA 探针与靶 DNA 杂交后，RNase H 切割 RNA 探针，报告分子和猝灭分子分离，抑制作用解除，荧光物质发出荧光信号，此时通过测定荧光强度，能够实时监控目的基因含量；与此同时靶 DNA 释放出来，再与体系中的其他探针结合。临床上主要用于细菌耐药基因的检测。

展　望

核酸体外扩增是生物医学领域重要的技术手段，随着科学技术的发展和研究目的的不同，涌现了越来越多的 PCR 衍生技术，但目前在 PCR 及 PCR 衍生技术中仍存在一些问题，如操作烦琐、易出现非特异性扩增、结果重复性和准确性较差等。

近年来，以数字 PCR（digital PCR，dPCR）为代表的第三代 PCR 技术应运而生，与传统 PCR 技术和荧光定量 PCR 技术相比，dPCR 的精确度和灵敏度显著提高，弥补了现有核酸诊断技术的不足。当前迅猛发展的数字等温扩增技术因其不依赖热循环即可完成体外扩增，使该技术具备向现场分析或即时检验（point-of-care testing，POCT）方向发展的可能，已有多项基于微流控芯片的核酸等温扩增技术处于研发和转化阶段，有望成为未来发展的新趋势。

（林　旎）

第五章　核酸定量检测技术

绪　论

常规 PCR 技术能够对目的基因（DNA 或 RNA）进行定性分析，由于受多种因素，如扩增效率、平台效应和检测系统等的影响，难以进行目的基因的精确定量；另外，常规 PCR 技术须在扩增完成以后打开反应管进行检测才能获得结果，在开盖过程中常常因为产生"气溶胶"而导致反应产物对实验室的污染。为了对目的基因进行定量，同时克服"气溶胶"对后续实验的污染，各种"不开盖"即可对目的基因进行检测的定量技术纷纷面世，按是否需要核酸扩增分为两大类，其中核酸染料与荧光定量 PCR 技术广为使用。实时荧光定量 PCR（real-time fluorescent quantitative PCR）技术于 1993 年推出，该技术能实时检测 PCR 扩增周期每个时间点（通常是每个循环结束后）的荧光强度，通过对反应体系中荧光信号的检测实现对 PCR 过程中产物量的实时监测，并根据参照系统较为精确地计算出 PCR 的初始模板量。

第一节　非扩增定量检测技术

通过放大与标本中的靶序列结合的信号以达到检测靶基因的目的，称为核酸非扩增检测技术，信号扩增与靶序列扩增不同，在定量测定方面更具优势。该项技术主要包括以下几种类型。

一、分支 DNA

分支 DNA 是一种不依赖 PCR 扩增的核酸信号放大检测技术，该技术不需要扩增目标序列，不需要纯化核酸，该技术相关内容详见本书第四章。

二、酶切依赖的扩增

酶切依赖的扩增（cleavage-based amplification，CBA）是根据裂解酶具有特异识别 DNA 分子中的重叠序列，并在重叠区域切开的功能而建立的技术。该技术相关内容详见本书第四章。

三、杂交捕获法

杂交捕获法（hybrid capture assay）中靶 DNA（RNA）和单链 RNA（单链 DNA）探针杂交形成 DNA-RNA 杂化链，可被包被在微孔表面的抗体捕获，加入酶标抗体后，形成酶标抗体-DNA-RNA 杂交体-固相抗体三明治样复合物，以相应酶标底物为显色的一种信号扩增检测技术。

第二节　核酸扩增定量检测技术

定量 PCR 技术是指利用荧光探针或荧光染料，在 PCR 过程中实时检测荧光的变化，获得 PCR 动力学曲线，实现对扩增模板的定量分析。其优点在于：①操作方便、快速、高效，高敏感性、重复性和特异性；②扩增及实时分析在全封闭的体系中完成，大大降低了实验室"污染"的可能性；③通过设计不同的引物，在同一反应体系中实现多重扩增。定量 PCR 技术目前被广泛地应用于感染、肿瘤、遗传等疾病相关基因检测。

一、定量 PCR 主要技术类型

核酸定量 PCR 技术主要分为两类：荧光染料技术和荧光探针技术。荧光染料技术是一种非特异的检测方法，是荧光定量 PCR 技术最早应用的方法。荧光探针技术又可分为水解探针技术、双杂交探针技术和分子信标技术等。

（一）荧光染料法

目前主要应用的染料分子是 SYBR Green Ⅰ，在 PCR 反应体系中加入 SYBR Green Ⅰ 染料，它可以非特异地嵌合进 DNA 双链，并产生强烈的荧光信号，但不结合单链。在 PCR 扩增过程中，SYBR Green Ⅰ 染料结合到新合成的双链 DNA 分子中，结合的荧光信号和 DNA 含量成正比，荧光信号的检测在每一个循环的延伸期完成后进行（图 5-1）。

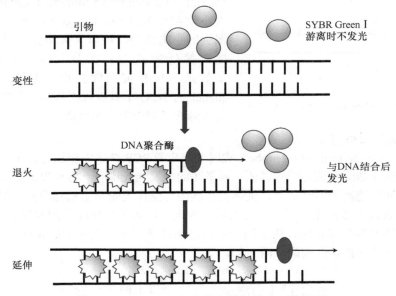

图 5-1　SYBR Green Ⅰ 荧光染料技术工作原理

双链 DNA 交联荧光染料实时荧光定量 PCR 技术成本较低，无须对引物或探针进行特殊的荧光标记，操作亦比较简单；缺点是特异性不够，因为染料分子会结合到非特异性扩增产生的双链分子和引物二聚体中，使反应体系中的荧光本底增高。

（二）TaqMan 探针法

TaqMan 实时荧光定量 PCR 技术在目前国内的临床诊断中应用最为广泛，该技术为水解探针技术的代表。其核心是利用 *Taq* DNA 聚合酶的 5′ → 3′ 外切核酸酶活性，切断探针，产生荧光信号。在 TaqMan 探针法的定量 PCR 反应体系中，包括一对 PCR 引物和一条探针。探针只与模板特异性地结合，其结合位点在两条引物之间。探针的 5′ 端和 3′ 端分别标记荧光报告基团（report group）R 和荧光猝灭基团（quencher group）Q。常用的报告基团有 FAM、JOE、HEX、TET、VIC 等，猝灭基团有 TAMRA，Eclipse 等。

根据荧光共振能量转移（fluorescence resonance energy transfer，FRET）的原理，当探针完整的时候，报告基团所发射的荧光能量被猝灭基团吸收，仪器检测不到信号；PCR 过程中，*Taq* DNA 聚合酶沿着模板移动合成新链，当移动到与模板互补的探针处时，其利用 5′ → 3′ 外切核酸酶的活性就会将探针切断，报告基团远离猝灭基团，其能量不能被吸收，即产生荧光信号，由于探针的水解发生在新链延伸的过程中，因此荧光信号的检测在每一个循环的延伸过程中进行，每经过一个 PCR 循环，荧光信号也和目的片段一样，有一个同步指数增长的过程。报告基团信号的

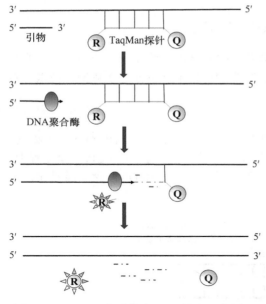

图 5-2 TaqMan 实时荧光 PCR 技术工作原理

强度就反映出模板 DNA 的拷贝数（图 5-2）。仪器的计算机软件系统根据标准曲线和反应产物量计算出初始模板的拷贝数。水解探针技术是目前病原体核酸检测商品化试剂中比较常用的技术，如用于 HBV-DNA 检测等。

与 SYBR Green 法相比，TaqMan 探针法的优势在于特异性高，解决了荧光染料技术非特异的缺点，探针设计相对简单；但 TaqMan 探针只适合一个特定的目标靶基因，且往往猝灭不彻底，本底较高。因此，在 TaqMan 探针法的基础上，进一步开发出 MGB TaqMan（minor groove binding TaqMan）探针，MGB 为小沟结合物（minor groove binder），能与 DNA 双螺旋的小沟结合，可以大大增强探针与模板的杂交，提高探针的 T_m 值；另外，TaqMan MGB 探针 3′ 连接的是一种非荧光性的猝灭基团（nonfluorescence quencher，NFQ），其吸收报告基团的能量后并不发光，大大降低了测定中的本底值。

（三）双杂交探针法

双杂交探针（dual hybridization probe）实时荧光定量 PCR 技术需要设计两条荧光标记的探针，并分别标记荧光供体基团和荧光受体基团，两基团的激发光光谱有一定程度的重叠。在 PCR 扩增过程中，两条探针与靶基因同时杂交，供体荧光基团与受体荧光基团相互靠近，根据 FRET 原理，在供体基团一定波长的激发光作用下，发生能量传递，从而激发受体基团发射另一种荧光，荧光信号的强度和扩增产物量成正比，由于两个不同的探针必须杂交到正确的靶序列时，才能检测到荧光，因此，该方法的特异性增强（图 5-3）。

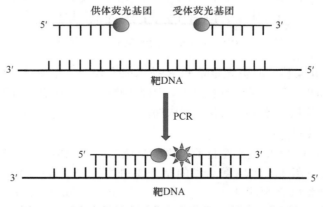

图 5-3 双杂交探针实时荧光定量 PCR 技术工作原理

（四）分子信标法

分子信标（molecular beacon）是一种基于荧光能量转移和碱基互补原则而建立的技术。分子信标探针由两端分别共价标记有荧光染料和猝灭剂的单链 DNA 分子组成，呈发夹型或茎环结构，当分子信标为茎环结构时，猝灭基团和荧光基团距离很近，报告基团的荧光信号被猝灭基团吸收，从而抑制报告基团产生荧光。当有目的序列存在时，分子信标与靶序列特异性结合，环状区单链与靶序列杂交而形成稳定的、比柄区更长的双链，分子信标的构型发生变化，从而使荧光基团与猝灭基团分开，此时荧光基团发射荧光不能被猝灭，可检测到荧光。其荧光强度也与被扩增的模板量相对应，显示前一循环积累的扩增产物量（图 5-4）。

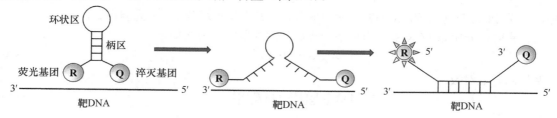

图 5-4　分子信标实时荧光 PCR 技术工作原理

分子信标探针与线性的 TaqMan 探针相比，具有背景信号低、灵敏度高、特异性强、操作简便等优点；但分子信标设计较难，标记也较复杂，因此其成本较高；另外茎环结构在 PCR 反应变性时有时不能完全打开，探针不能完全与靶基因结合，影响实验结果的稳定性。

（五）数字 PCR 技术

福格尔斯坦（Vogelstein）和金茨勒（Kinzler）于 1999 年首先提出数字 PCR（digital PCR），它是基于单分子 PCR 方法来进行计数的核酸定量，是一种最新的核酸分子绝对定量技术。该项技术主要采用纳米和微流体技术实现数字 PCR 的自动化和微型化，使每个反应器包含或不包含一个或多个拷贝的目标分子，每个反应单元使用序列特异的引物和荧光探针进行平行的 PCR 反应，最后通过直接计数或泊松分布公式计算得到样品的原始浓度或含量。此种绝对定量方法完全不依赖于 Ct 或参照已知浓度的标准品，因此该项技术是一种直接的核酸扩增检测技术。

数字 PCR 的扩增原理和技术要求与传统 PCR 一致，其包含以下几个基本过程：样本稀释、扩增、产物检测及阳性计数、分析计算。根据样品稀释分散的技术方式，数字 PCR 分为：微孔板（或微反应室）数字 PCR、微流体数字 PCR 和微液滴数字 PCR（图 5-5）。

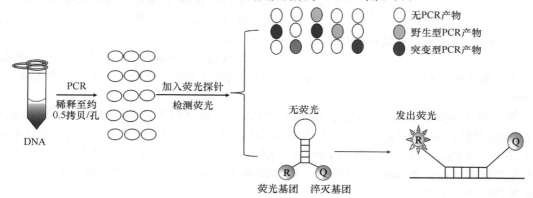

图 5-5　数字 PCR 技术工作原理

二、PCR 定量检测理论

PCR 的三个反应步骤循环往复，特定长度的靶 DNA 数量呈指数上升。扩增过程中影响 PCR 反应的因素较多，因此，通过一些数学模型应用于数据的处理，使结果尽量准确。

（一）实时定量 PCR 数学模型

（1）在 PCR 扩增中，随着扩增周期的增加，模板以指数的方式进行扩增。每进行一周期扩增后产物的量可用式（5-1）表达：

$$X_n = X_{n-1} \cdot (1 + E) \tag{5-1}$$

式中，X_n 表示在 n 个周期后 PCR 产物的量，X_{n-1} 是 $n-1$ 个周期后 PCR 产物的量，E 表示扩增效率。

（2）PCR 扩增一定周期后，扩增产物的总数量可用式（5-2）来表示：

$$X_n = X \cdot (1+E)^n \tag{5-2}$$

式中，X_n 为 PCR 产物的量，X 为初始模板的数量，E 表示扩增效率，n 为周期数。

（3）实时荧光定量 PCR 中，当扩增产物达到阈值线时，公式如下：

$$X_{Ct} = X \cdot (1+E)^{Ct} \tag{5-3}$$

两边同时取对数：

$$\lg X_{Ct} = \lg[X \cdot (1+E)^{Ct}] \tag{5-4}$$

整理得：

$$Ct = -\lg X / \lg(1+E) + \lg X_{ct} / \lg(1+E) \tag{5-5}$$

以上 PCR 扩增理论仅在 PCR 指数扩增期才成立。初始模板的对数值与 PCR 的循环数呈线性关系，初始模板量越多，扩增产物达到阈值所需的循环数就越少。

（二）相对定量与绝对定量

实时荧光定量 PCR 技术根据荧光信号的变化，实时检测 PCR 扩增反应中每次循环扩增产物量的变化，通过循环阈值和标准曲线的分析对标本中起始模板拷贝数进行定量分析。

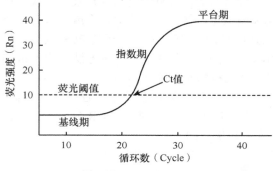

图 5-6　实时荧光定量 PCR 技术的扩增曲线

1. 扩增曲线（amplification curve） 在实时荧光定量 PCR 扩增过程中，每次循环进行一次荧光信号的收集，以循环次数为横坐标，荧光强度为纵坐标，所绘制的曲线为 PCR 扩增曲线（图 5-6）。

2. 基线（baseline） 在最初十多次循环中，目标产物呈指数增加，但其引发的荧光总强度未达到仪器的检测限，所以仪器检测荧光强度无变化，此段时间的平均荧光强度值称为基线。仪器软件通常自动将基线设为 3～15 循环时的荧光信号（图 5-6）。

3. 阈值（threshold） 能够被仪器检测到的最小荧光强度称为荧光阈值。通常计算机根据基线的变化进行选择，是指 3～15 个循环的基线荧光信号均值标准差的 10 倍（图 5-6）。

4. 循环数（cycle threshold value，Ct 值） 指 PCR 扩增过程中扩增产物的荧光强度达到设定的荧光阈值所经过的循环次数。每个模板的 Ct 值与该模板的起始拷贝数成反比，起始模板量越高，Ct 值越低，反之则 Ct 值越大，因此 Ct 值可以用来相对地判断起始模板量（图 5-6）。

5. 扩增效率（amplification efficiency，E） 指 PCR 反应一个循环后的产物增加量与这个循环的模板量的比值，其值在 0～1。

6. 解链曲线 指用来检测 PCR 扩增特异性和重复性的曲线，曲线峰值一般在 80～85℃，曲线峰值单一，提示目标产物为特异性扩增，重复性好。

在实时荧光定量 PCR 技术中，对模板定量有两种策略：绝对定量和相对定量。

1. 绝对定量 指的是用已知的标准曲线来推算未知样本的量，即标准曲线法绝对定量，具体如下：

标准曲线法绝对定量是用一系列已知浓度的标准品制作标准曲线，标准品与目的基因在相同的实验条件下扩增，目的基因测得的荧光信号量同标准曲线进行比较，从而得到目的基因的量（图 5-7）。

标准曲线法绝对定量中标准品的选择至关重要，该标准品可以是纯化的质粒 DNA、体外转录的 RNA，或者是体外合成的 ssDNA，但均要满足以下两点：首先，标准品需与待测的靶基因保持较高的同源性，应具有一致的扩增效率；其次，标准品的定量必须准确。

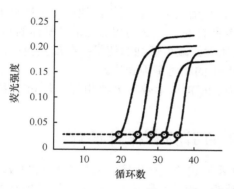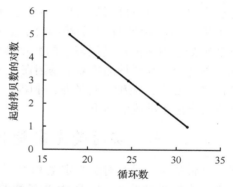

图 5-7　实时荧光定量 PCR 标准曲线

标准曲线法绝对定量的不足在于：①标准曲线的检测范围难以覆盖检测样品中可能出现的更宽的浓度范围；②无法控制标准品与被检样品之间扩增效率的完全一致，如果进行比较精确的定量，须对二者间扩增效率的差异进行校正。

2. 相对定量　是不需要对目的基因含量进行绝对定量，只需分析目的基因相对于另一参照基因的量的变化，通常使用目的基因相对于内参基因的表达变化来实现。

内参基因存在于机体的各组织和细胞中，表达相对恒定，常用它来作内部参照物反映其他基因的表达水平变化。内参基因应满足下列条件：①在待测样本中表达稳定；②能与待测目的基因同时进行相同的 PCR 扩增；③不受实验中干预因素的影响。通常选用内源性的管家基因作为内参基因，如 GAPDH、β-actin 和 rRNA 等。但并非任何管家基因都适合任何实验，所以在选择内参基因时，应充分考虑各种因素。选择正确的内参基因可以校正样本质与量的误差，以及扩增效率的误差，以保证检测结果的准确性。

相对定量方法主要有以下两种：

（1）标准曲线法相对定量：该法与标准曲线绝对定量法基本类似，又称为双标准曲线法的相对定量，不同之处在于目的基因量的表达是相对于某个参照样品的同一基因量的表达而言，此法中需要同时构建目的基因和内参基因两条标准曲线，所用的标准品只要知道其相对稀释度即可，无须知道其确切的拷贝数。在此法中，需将标准品稀释成不同浓度作为模板进行实时荧光定量 PCR 反应，扩增目的基因和内参基因并做标准曲线，同时扩增待测样本中目的基因和内参基因，然后根据各自标准曲线计算待测样本中初始表达量。计算公式如下：

$$F=（待测样本目的基因浓度/待测样本内参基因浓度）/$$
$$（对照样本目的基因浓度/对照样本内参基因浓度）\qquad（5\text{-}6）$$

通过式（5-6）可计算出不同样本目的基因表达量差异，所得结果为待测样本目的基因的表达量，是相对于某个对照物的量而言。

相对定量的标准曲线比较容易制备，当标准品内参基因与目的基因的扩增效率不同时，可用该方法进行相对定量。该法最大特点是应用简便，需要的验证最少。

（2）比较 Ct 法的相对定量：该法通过算术公式以确定某个目的基因在样品中的表达相对于相同目的基因在参考样品中的变化。该法中样本的目的基因和内参基因均需进行实时荧光定量 PCR 反应，定量的结果通过目的基因与内参基因 Ct 之间的差值来反映。但是此方法是以目的基因和内参基因的扩增效率基本一致为前提的，效率的偏移将影响实际拷贝数的估计。

在此方法的实验体系中必须包含有实验组和对照组、目的基因和内参基因，并采用如下公式：

$$\Delta Ct\ 目的基因=Ct（目的基因）-Ct（同一样本的内参基因）\qquad（5\text{-}7）$$

$$\Delta\Delta Ct\ 目的基因=实验组\ \Delta Ct\ 目的基因-对照组\ \Delta Ct\ 目的基因\qquad（5\text{-}8）$$

$$相对表达量（实验组/对照组）=2^{-\Delta\Delta Ct\ 目的基因}\qquad（5\text{-}9）$$

该法优点在于：只要目的基因和内参基因的 PCR 扩增效率大致相等，便可确定样品中目的基因的相对水平，而无须使用标准曲线；由于使用了参照样品，该法的相对定量使机体的不同组织，以及不同实验处理组之间的基因表达的变化具有可比性；减少试剂的使用；在反应板中留有更多可用空间；最适合于高通量测量多个基因在大量样品中的相对基因表达。

该法的缺点在于：应确定目的基因和内参基因的 PCR 扩增效率大致相等。若 PCR 扩增效率相差较大则会产生不准确的结果。

三、实时荧光定量 PCR 的引物和探针设计

引物、探针的设计是实时荧光定量 PCR 反应体系构建的关键内容，对整个检测的成功非常重要。为了获得高的扩增效率，提高 PCR 扩增的特异性，消除基因组 DNA 的扩增及提高扩增的灵敏度，应对其特性进行仔细设计以满足相应要求。

（一）引物特点及设计原则

实时荧光定量 PCR 引物的设计原则与普通 PCR 引物的设计原则类似，即同样从①引物序列的特异性；②引物长度；③嘌呤与嘧啶的比例和分布；④引物的末端修饰；⑤引物的二级结构等方面进行考量，但实时荧光定量 PCR 中存在一些特殊方面：

（1）引物的最适长度为 15～20bp，G/C 含量为 20%～80%（45%～55% 最佳）。

（2）TaqMan 引物的 T_m 值应在 68～70℃，分子信标和与杂交探针有关的引物其 T_m 值变化可大一些，但同一对引物的 T_m 值应相近，差异不要超过 1～2℃。

（3）为了尽量减少非特异扩增，引物 3′ 端最后 5 个核苷酸应只有 1～2 个 G/C。如果用 SYBR Green Ⅰ 方法，所用的 PCR 引物应尽量避免形成明显的引物二聚体。

（4）扩增片段的长度根据所采用的技术不同有所区别：SYBR Green Ⅰ 技术通常要求扩增片段不大于 300bp，TaqMan 探针技术要求扩增片段应在 50～150bp，不能超过 400bp。

（5）每种 PCR 产物都要做解链曲线分析，以保证观察到的荧光信号是由目的 PCR 产物产生的。

（二）探针特点及设计原则

不同类型的实时荧光定量 PCR 技术，探针各有特点，因此在设计要求上不完全相同。

（1）TaqMan 探针

1）探针的 T_m 应比引物的 T_m 高 10℃，以保证引物延伸时探针完全与模板杂交。

2）探针 5′ 端不应有 G，因为即使探针被酶切降解，5′ 端所含的 G 仍具有猝灭报告荧光的作用，从而导致假阴性的出现。

3）探针 3′ 端必须进行封闭，以防止在 PCR 中起引物的作用而进行延伸。

4）避免探针中多个重复的碱基出现，尤其是 G。

5）探针中的 G 不能多于 C。

6）探针退火时应尽可能接近引物，但又不重叠，探针的 5′ 端离上游引物的 3′ 端至少有一个碱基。

7）用杂交探针做 mRNA 表达分析时，探针序列应尽可能包括外显子/内含子边界。

8）如果探针是用于检测等位基因差异或突变位点，则应将错配核苷酸放在探针中间，不能放在末端。探针应尽可能短，使其具有最大的检测能力。

（2）分子信标探针

1）探针的 T_m 应较 PCR 退火温度高 7～10℃。

2）探针的长度为 15～33 核苷酸，环的部分应与靶核酸序列互补。

3）探针必须与靶序列上的小的二级结构互补。

4）分子信标探针应与扩增子的中心或接近中心的区域结合，在上游引物的 3′ 端和分子信标探针的 5′ 端之间的距离应大于 6 个碱基。

5）分子信标探针的茎区域应长 5～7bp，GC 含量为 70%～80%。

6）茎的解链温度较 PCR 引物的退火温度高 7～10℃。

7）茎-环（step-loop）自由能值应在 –3～0.5kcal/mol[①]。

8）荧光染料通常在茎的 5′ 端，G 碱基可以猝灭荧光，因此要避免 G 碱基与荧光染料 G 直接邻近。

9）应避免分子信标探针与 PCR 引物之间的互补；应对所设计的分子信标探针进行检查，看其是否存在非目的茎-环以外改变的二级结构。

10）慎重选择合适的荧光素及猝灭剂。

（三）引物和探针设计软件

1. Primer Express　是实时荧光定量 PCR 中应用最广泛的寡核苷酸设计程序，其可用于以 TaqMan 为探针标准的 DNA PCR、RT-PCR、巢式 PCR、等位基因特异的 PCR、多重 PCR 的寡核苷酸设计。

2. Primer 3　是一项免费的设计软件，可用于实时定量 PCR，还能设计内杂交探针。

3. Beacon Designer 2.0　是完全的实时荧光 PCR 引物和探针设计软件，适用于分子信标和 TaqMan 探针，可设计多重 PCR 和等位基因鉴定试验等的探针。

四、实时荧光定量 PCR 的反应参数

实时荧光定量 PCR 实验过程中，高扩增效率才能保证实时荧光定量 PCR 结果的精确性及重复性。实时荧光定量 PCR 在反应体系中加入了荧光物质，这些荧光物质会影响 *Taq* DNA 聚合酶的活性，从而对 PCR 的扩增效率产生影响，因此在进行正式实验之前，需对实时荧光定量 PCR 反应的体系和条件进行优化。目前临床上所用的实时荧光定量 PCR 试剂盒一般都提供优化好的 PCR 反应体系和条件，但是在实际应用中，实验室应根据自身的条件进行适当优化。

（一）反应体系及其优化

1. 模板　模板的质量和浓度可影响 PCR 的扩增效率。模板中不应混有蛋白酶、核酸酶、*Taq* DNA 聚合酶抑制剂以及能结合 DNA 的蛋白质；模板应放置在 –20℃ 中低温保存，避免反复冻融；模板的浓度通常可根据 Ct 值来选择，一般情况下使 Ct 值位于 15～30 个循环比较合适；根据 Ct 值调整模板使用浓度，当 Ct 值大于 30 且不能提高模板浓度时，可使用复孔以提高检测结果的可靠性。

2. 引物和探针　引物和探针的浓度是影响实时荧光定量 PCR 反应的关键因素之一。当引物浓度太低时，会导致 PCR 反应不完全；当引物浓度太高时，发生错配及产生非特异产物的可能性会大大增加。一般情况下，引物浓度为 0.5μmol/L 较为合适，也可在 0.3～1.0μmol/L 选择满意的浓度。初次实验通常选用 0.2μmol/L 浓度的探针，当荧光信号强度不能满足要求时，可增加至 0.4μmol/L。

（二）反应条件及其优化

1. 变性温度　变性温度定在 95～97℃，DNA 分子中含有较多 CG 碱基时，变性温度也应相应提高，但太高的变性温度会影响 *Taq* DNA 聚合酶的活性。

2. 退火温度　是保证 PCR 扩增特异性的前提。通常退火温度应比计算得出的 T_m 值低 5℃。一般来说，退火温度要根据经验来确定，这个经验值常常会与计算得到的 T_m 值有一定的差距。退火温度过低容易产生非特异性扩增，退火温度升高虽可以提高扩增的特异性，但也会降低扩增的效率。

3. 延伸温度　一般为 72℃，在此温度下 *Taq* DNA 聚合酶具有较高的催化活性，有利于 DNA 的复制。过高的延伸温度不利于引物和模板的结合。

---

① 1kcal=4.184kJ

4. 循环次数 PCR 扩增产物的量随循环次数的增加而增加，但是这种增长形式在扩增 20～25 个循环后便放慢直至停止，很快达到反应平台期，因此 PCR 扩增效率呈"S"形曲线状。实时荧光定量 PCR 反应只需 25～30 个循环就可以获得满意的结果，而对于一些极微量的待测样本而言，循环数可以设置为 40～45 个。但是并非循环次数越多，实时荧光定量 PCR 反应灵敏度就越高。在实际工作中，当循环数达到一定数值时，实时荧光定量 PCR 反应的敏感性将不再升高。

五、实时荧光定量 PCR 的质量控制

实时荧光定量 PCR 技术由于其极高的检测灵敏度和特异度，因此在临床感染性疾病、肿瘤、遗传病等的诊断和疗效观察上应用广泛，极大提高了上述疾病诊断的快速性和准确性。临床 PCR 检验必须按规范要求进行，且有严格的实验室质量管理，否则，扩增产物的污染、标本核酸提取过程中的交叉污染、试剂和实验消耗品质量不过关、仪器设备维护校准不到位、实验操作不规范等，造成假阳性或假阴性的结果。根据相关政策法规，临床 PCR 实验室的日常工作要有文件化的工作程序。

（一）质量控制体系

实验室"质量体系"是实验室实施质量管理所需的组织结构、程序和资源。文件化的形式列出所有技术和管理程序，所有文件必须完全与实际工作相符，并以最有效切合实际的方式，来指导实验室的工作人员、仪器设备及信息的协调活动，为患者和临床医生提供高质量的检验结果。

实验室的质量管理文件，通常包括质量手册、质量体系程序文件和标准操作规程（SOP）等，质量手册是阐明一个实验室的质量方针，并描述其质量体系的文件；程序文件是对通用于整个实验室的某些方面工作的文件化描述；SOP 是使用频率最高的文件，与实验室的日常工作密切相关，最为具体及可操作性，包括了 SOP 的目的、适用范围、责任人、操作步骤和变动程序，主要内容涵盖了实验室清洁，生物安全防护，仪器设备的操作、维护和校准，标本的采集、运送、接收和保存，试剂盒和耗材的质检、项目检测，结果判断和报告，实验记录及管理，室内、室间质量控制等方面。

（二）质控过程

临床基因扩增实验室的检测步骤，可分为样本收集、核酸提取、核酸扩增、扩增产物检测和结果报告等。室内质量控制（IQC）由实验室工作人员采取一定的方法和步骤，连续评价本实验室工作的可靠性程度，旨在监测和控制本室常规工作的精密度，提高本室常规工作中批内、批间样本检验的一致性，以确定测定结果是否可靠、可否发出报告的一项工作；室间质量评价（EQA）除了监测上述分析步骤外，还包括较大范围的实验室活动。质量保证（QA）则覆盖更宽范围的活动，尤其是样本收集、结果报告和解释阶段。

1. 测定前质量控制 是保证检测结果准确可靠的先决条件，需从以下几方面进行：①实验室应有充分合理的空间、严格分区、空气流向符合要求、良好的照明和空调设备；②实验室仪器设备应有定期的维护和校准；③实验消耗品，如离心管、滤芯、枪头、八连管等须达到相应的要求；④试剂盒的质量及性能指标达到标准；⑤关于试剂准备、标本收集、核酸提取、测定方法和仪器操作等均有 SOP；⑥工作人员具有从事临床基因扩增检验工作的资质，需要定期培训及考核；⑦根据 PCR 实验室的特点，制定各种清洁、防"污染"措施；⑧标本的采集、运送和保存符合要求，标本有唯一性标识，标本采集后尽快送检。

2. 测定中质量控制 包括标本处理、核酸提取、核酸检测和产物分析等过程。

标本处理过程中需有标本签收制度和不合格标本的拒收制度。核酸样本的提取及检测，质量控制需从以下几方面进行：①核酸提取试剂盒提取核酸纯度和效率的评价；②核酸提取的完整性和纯度鉴定；③临床标本及核酸提取中可能存在的抑制和干扰物质，通过加入内质控（通常称为内标）加以质控；④核酸提取及扩增有效性的质控；⑤产物检测的有效性质控。

在测定过程中，要有稳定可靠的室内质控样本，用以持续有效地进行室内质量控制。符合理想的室内质控样本的条件有以下几个方面：①基质与待测标本一致；②所含待测物浓度应接近试验的决定性水平；③稳定性好；④靶值或预期结果已定；⑤无生物传染危险性；⑥可大批量获得、价廉。

在测定过程中，室内质控样本的设置、数量及排列顺序应根据实际情况进行排布，如标本量小于 30 份，定性测定中有 1 份接近 cut-off 的弱阳性和 1 份阴性质控即可；如标本数量达到 50～60 份，阳性和阴性质控样本的数量增加一倍；定量测定中，除了阴性质控外，还应采用高、中、低三种浓度的质控样本。在核酸提取过程中，上述阴、阳性质控均应均匀分散在临床标本的中间；在扩增时可排于标准品之后，临床样本之前；在每次扩增检测时，进行相应的顺延，可监测每一个孔的扩增有效性。

3. 测定后质量控制 主要包括检验结果的评价、报告和临床咨询服务，以保证及时、准确、有效、完整地报告给临床，并使临床医生和患者全面了解检验结果的临床意义、影响因素、技术限制、检测的局限性和由此造成检测结果的不确定性，同时与临床医生、患者和健康人群加强沟通咨询。

（三）质控规则及评价方法

统计学质控的功能就是采用统计学方法发现误差的产生，分析误差产生的原因，并采取措施予以避免。

1. 基线测定 使用质控物确定实验在最佳条件和常规条件下的变异。最佳条件下的变异（optimal conditions variance，OCV）是指在可能影响实验结果的因素（如仪器、试剂和实验操作者等）均处于最佳的实验室条件下，连续测定同一浓度、同一批号质控物 20 批次以上，得到的一组质控数据，经计算可得到其均值（$\bar{X}$）和变异系数（CV），此 CV 即为 OCV。常规条件下的变异（routine conditions variance，RCV）是指在可能影响实验结果的因素（如仪器、试剂和实验操作者等）均处于通常的实验室条件下，连续测定同一浓度、同一批号质控物 20 批次以上，得到一组质控数据，经计算可得均值（$\bar{X}$）、s 和 CV，此 CV 即为 RCV。当 RCV 与 OCV 接近，或小于 2 倍 OCV 时，则 RCV 是可以接受的。

2. 利维-詹宁斯（Levey-Jennings）质控图方法 也称休哈特（Shewhart）质控图，其基本特点：根据 RCV 计算中的平均值和标准差确定质控限，一般以 $\bar{X} \pm 2s$ 为警告限，$\bar{X} \pm 3s$ 为失控限；质控物应如患者标本一样同等对待；每批可使用一个以上的质控物浓度标在一张质控图上，此时质控图上均值和标准差不标具体数据；以 $\bar{X} \pm 2s$ 为失控限，假失控的概率高，以 $\bar{X} \pm 3s$ 为失控限，假失控的概率低，但误差检出能力不强。

3. 韦斯特高（Westgard）多规则质控方法 此法具有假失控率和假警告率低的特点。当结果失控时，能够确定误差类型，有助于确定失控原因和解决问题。此法具有 6 个质控规则，包括 1_{2s}、1_{3s}、2_{2s}、R_{4s}、4_{1s} 和 1_{0x}。1_{2s} 为警告规则，如质控数据没有违背 1_{2s} 规则，则在控；如果质控结果违背 1_{2s} 规则，则启动 1_{3s}、2_{2s}、R_{4s}、4_{1s} 和 1_{0x} 规则进行判断。如果没有违背这些规则，则在控；如果违背其中任一规则，则失控。

4. 即刻法质控方法 即格拉布斯（Grubbs）异常值取舍法，在常规条件下连续测定质控品 3 次，计算 SI 上限值和 SI 下限值，并与 SI 值表进行比较，如果连续 3 次的测定结果都在控制范围之内，即可对第 3 次结果进行质控。

除了将 IOC 数据作为日常质控外，还应定期评价累积数据以监测在测定操作中的长期变化趋势，分析阴性质控品、阳性质控品失控原因并处理。同时进行室内质控数据的周期性评价：①每月底比较当月室内质控数据的均值、标准差和变异系数与设定均值标准差和变异系数的差异；②查看当月室内质控数据的均值、标准差和变异系数与以往每月同一批号质控品的均值、标准差和变异系数之间是否有明显不同；③如果发现均值和标准差有显著性的变化，就要对质控图的均值和标准差进行修改，并重新设计质控方法；④在数年中，将每个月的变异系数和失控规律列成表，作为检测质量的历史性回顾和趋势分析。

六、案例分析

案例 5-1

1. 案例简介　运用实时荧光定量PCR技术进行丙型肝炎病毒（HCV）RNA定量。HCV是引起丙型病毒性肝炎的病原体，是输血后肝炎的主要致病因子，其临床症状类似于乙型肝炎，约50%以上感染者可演变为慢性肝炎，是引起肝硬化和肝癌的主要原因之一。HCV-RNA检测可直观反映病毒的存在，在HCV感染的第一周内即可检测出HCV-RNA，定量检测HCV-RNA拷贝数，对动态监测HCV的传染性、病毒复制情况、抗病毒疗效及患者预后具有重要价值。

2. HCV-RNA 实时荧光定量 PCR 检测的流程

（1）样品采集要求：抽取患者外周静脉血标本2mL，置于含促凝剂和分离胶的真空采血管内；采血后应在4小时内送到实验室；样品收到后立即以3000转/分离心4min，分离血清；不能及时测定的血清应置于-20℃冰箱冻存，且冻存时间不超过1个月；检测前应将待测血清室温复融后振荡混匀，再以5000转/分离心5分钟备用。

（2）试剂准备（在试剂准备区进行）

1）提取试剂准备：将裂解液、助沉剂、去抑制剂及洗脱液按照要求配置备用。

2）扩增试剂准备：根据待扩增标本数（包括临床标本、阴性室内质控品、弱阳性室内质控品、强阳性室内质控品、定量标准品、空白）按PCR主反应液、酶混合物、荧光探针的比例配制PCR反应液，充分混匀后分装至PCR反应管中备用。

（3）核酸提取及加样（在标本处理区进行，将阴性室内质控品、弱阳性室内质控品、强阳性室内质控品、定量标准品与待测标本同步处理）。

（4）PCR扩增检测（在扩增检测区进行）：将反应管放入实时荧光定量PCR仪中；打开仪器和电脑电源，打开荧光定量PCR仪应用程序，在相应的窗口中，填写各样品的名称、类型及定量标准品参数，设置反应参数，保存反应文件后，运行仪器。

（5）结果分析（在扩增检测区进行）：在相应的界面下，自动设定"Baseline"数值，设定阈值在PCR指数扩增期内，保存文件。根据外标准曲线对未知样本进行定量计算。

（6）质量控制及注意事项

1）HCV-RNA定量测定的低浓度和高浓度室内质控血清连续测定20次，确定其靶值和范围；每批次临床样本检测即进行1次质控，包括阴性、弱阳性、强阳性3个质控品，将质控物与临床血清标本同时进行相同的操作。

2）质控结果判断和数据处理：质控结果应在本实验室确定的质控要求范围内，不违反质控规则，质控合格才能进行临床标本结果的审核。将结果输入至实验室信息管理系统（laboratory information management system，LIS）质控记录数据库，并绘制电子质控图。

3）如试剂盒检测范围为 $1 \times 10^3 \sim 1 \times 10^7 \mathrm{IU/mL}$，低于定量检测下限或高于检测上限分别按 $< 1 \times 10^3 \mathrm{IU/mL}$ 和 $> 1 \times 10^7 \mathrm{IU/mL}$ 报告结果。

4）样本严重溶血、脂血，或者运送不及时等将干扰检测结果。结果变异的潜在来源包括分析前差异，如标本转运、分离血清前标本放置的时间，离心时间和温度、贮存条件等引起的差异；以及标本在分析测定中的系统变异和偶然变异。

5）病房不合格标本应与临床沟通后拒收，门诊不合格标本不方便拒收时可先行检测，待患者与科室联系拿报告时说明检测情况，并在报告单的备注栏标注标本不合格原因，如有必要，重新采样后再检测。

6）HCV-RNA结果如与患者前次结果差异较大时，应与临床进行沟通，建议复查。

7）检测标本中常含有不同浓度的丙型肝炎病毒分子，操作人员应穿着隔离服，佩戴乳胶手套和口罩；所有涉及临床血清标本的操作应在生物安全柜中进行；若在操作过程中不慎将血清标本或检测试剂泼洒泄漏至皮肤黏膜，应立即用大量的自来水进行冲洗。

案例 5-2

1. 案例简介 EB 病毒（EBV）属于疱疹病毒科，为有包膜的双链 DNA 病毒。EBV 为嗜 B 细胞性，主要侵犯 B 细胞。EBV 感染与原发性单核细胞增多症、伯基特淋巴瘤、鼻咽癌等相关。EBV 的分离培养困难，一般采用分子生物学方法检测病毒 DNA，或血清学方法测抗体抗原。实时荧光 EBV-DNA PCR 定量技术，在体外利用特异性针对 EB 病毒 DNA 的引物和荧光探针，以及 *Taq* DNA 聚合酶等反应试剂，采用聚合酶链反应技术，通过荧光信号的变化，定量检测人血液标本中的 EBV-DNA，反映机体有无 EB 病毒的感染，病毒复制的情况以及传染性的强弱，可用于 EB 病毒感染患者疗效的监测评价。

2. EBV-DNA 实时荧光定量 PCR 检测的流程

（1）样品采集要求：静脉抽取患者外周静脉血标本 2mL，置于含枸橼酸钠的真空采血管内；采血后应尽快送到实验室；不能及时测定的标本应置于 2～8℃冰箱保存。

（2）核酸提取（在标本制备区进行）：采用聚蔗糖（ficoll）淋巴细胞分离液分离外周血单个核细胞，细胞沉淀中加入 DNA 提取液充分混匀，100℃干浴 10min，12 000 转/分离心 5min，取上清 2μL 为 PCR 反应模板。

（3）PCR 试剂准备（在试剂准备区进行）：根据检测样本量按照 PCR 反应液和 *Taq* DNA 聚合酶取相应量的 PCR 反应液和 *Taq* DNA 聚合酶，充分混匀，瞬时离心数秒；根据待扩增标本数（包括临床标本、阴性和阳性室内质控品、空白对照、定量标准品）将 PCR 反应液分装至 PCR 反应管中，将装有 PCR 反应液的反应管转移至标本处理区。

（4）加样（在标本处理区进行）：用带有滤芯的吸嘴吸取 2μL 已处理好的标本以及阴性对照、阳性质控品和 4 个标准品，加入装有 PCR 反应液的反应管中，盖上管盖，转移到扩增检测区。

（5）PCR 扩增检测（在扩增区进行）：将反应管放入实时荧光定量 PCR 仪中；打开仪器和电脑电源，在电脑中打开实时荧光定量 PCR 仪应用程序，在相应界面，填写各样品编号及定量标准品参数，设置反应参数，保存反应文件后，运行仪器。

（6）结果分析（在产物分析区进行）：在相应界面，将噪声带（noise band）和阈值线调至合适位置，再进行分析计算，得出分析结果，保存文件。根据外标准曲线对未知样本进行定量计算。

（7）质量控制及注意事项

1）将弱阳性室内质控品、强阳性室内质控品连续测定 20 次，确定其靶值和范围；每批次临床样本检测即进行 1 次质控，包括阴性、弱阳性、强阳性 3 个质控品，将质控物与临床血清标本同时进行相同的操作。

2）质控结果应在本实验室确定的质控要求范围内，不违反质控规则，质控合格才能进行临床标本结果的审核。将结果输入至 LIS 系统质控记录数据库，并绘制电子质控图。

3）结果变异的潜在来源包括分析前差异，如标本转运、标本放置的时间长短，离心时间和温度、贮存条件等引起的差异；以及标本在分析测定中的系统变异和偶然变异。

4）如该试剂盒检测范围为 $5.0 \times 10^2 \sim 5.0 \times 10^7$ 拷贝/mL，低于定量检测下限或高于检测上限分别按 $<5.0 \times 10^2$ 拷贝/mL 和 $>5.0 \times 10^7$ 拷贝/mL 报告结果；如门诊患者 EBV-DNA 结果与前次结果差异较大，应与临床进行沟通，建议复查。

5）检测标本中常含有不同浓度的 EB 病毒，操作人员应穿着隔离服，佩戴乳胶手套和口罩；所有涉及临床标本的操作应在生物安全柜中进行；若在操作过程中不慎将标本或检测试剂泼洒泄漏至皮肤黏膜，应立即用大量的自来水进行冲洗。

第三节 临床基因扩增实验室管理

临床基因扩增检验实验室技术验收和规范化管理是 PCR 技术本身的需要，也是在临床上顺利应用该技术的前提。为了保证临床基因扩增检验的质量，相关政策法规对临床基因扩增检验实验室的设置标准、工作规范及管理进行了规范。

一、临床基因扩增实验室的设置

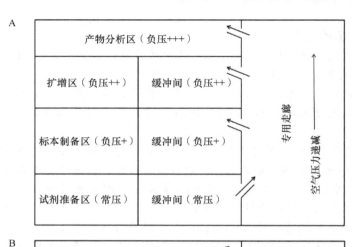

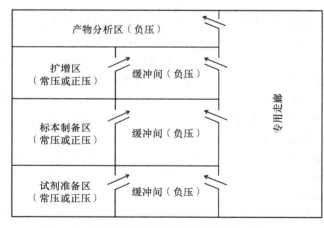

图 5-8　临床基因扩增实验室设置模式图

临床基因扩增检验实验室应设有 4 个工作区域，包括试剂准备区、标本制备区、扩增区和产物分析区，如使用全自动封闭分析仪器检测，可不设产物分析区。

（1）试剂准备区：主要功能是储存试剂和实验耗材，进行试剂的配制、分装、反应混合液的制备和消耗品的准备。

（2）标本制备区：进行临床标本的签收、保存、核酸提取、储存及将其加入扩增反应管的工作。

（3）扩增区：基因扩增工作。

（4）产物分析区：扩增产物的检测。

各工作区域必须相互独立，各有独立的通风系统。各工作区域必须有明确的标记，避免不同工作区域内的设备、物品混用。同时严格控制工作区域的空气流向，空气流向可按照从试剂准备区→标本制备区→扩增区→产物分析区以空气压力递减的方式进行，进入各工作区域必须严格按照单一流向进行（图 5-8）。

二、临床基因扩增实验室的人员资质要求

临床基因扩增实验室的技术人员应参加由国家临床检验中心或省级卫生行政部门指定并经国家临床检验中心认定的机构进行的理论知识和技能培训，并获得临床基因扩增检验实验室技术人员培训合格证书。此外，为保证实验室人员不断地得到相应培训，实验室应有自己的年度培训计划。

展　望

核酸定量检测技术已广泛应用于疾病临床诊疗和医学科学研究，该技术在未来的应用前景是令人鼓舞的，一方面，核酸定量检测技术，尤其是实时荧光定量 PCR 技术可与其他分子生物学技术相结合，使极微量基因表达的定量检测成为可能，并向着高通量、高灵敏度和高特异性的方向发展；另外，结合自动化技术，实现自动化核酸定量检测在临床及科研领域的广泛应用，进一步提升临床基因扩增实验室的服务能力。

（王　芳）

第六章 核酸测序技术

绪 论

随着生命科学研究的不断深入，科学家逐渐揭开"生命之谜"。1944 年埃弗里（Avery）证明脱氧核糖核酸（DNA）是遗传物质，1953 年 Watson 和 Crick 发现 DNA 的双螺旋结构，对生命本质的认识由细胞水平进入到分子水平，开启了分子生物学新篇章。由此人们开始认识到，基因的本质是具有遗传效应的 DNA 片段，它支持生命的基本构成和存储着遗传信息。此外，在部分病毒中发现遗传物质不仅有 DNA 也可以是 RNA。DNA 的化学本质由碱基、脱氧核糖和磷酸构成，几乎所有基因的双螺旋式三维结构都基本一致，其中碱基由四种组成：腺嘌呤（A）、鸟嘌呤（G）、胞嘧啶（C）和胸腺嘧啶（T），而组成 RNA 的碱基，除了尿嘧啶（U）替代胸腺嘧啶（T）外，其余三种与 DNA 完全一致。生命体的多样性正是由 DNA 或 RNA 中这四种碱基的数量和排列顺序不同所造就的，因此，怎样读取这些碱基的排列顺序引起了科学界的极大兴趣，众多科学家尝试建立识别 DNA 序列的方法，但在随后近二十年的探索中并无实质性进展。直到 1977 年桑格（Sanger）和吉尔伯特（Gilbert）分别提出运用双脱氧链终止法和化学降解法测定 DNA 序列，鉴于测序技术取得重大突破，他们因此于 1980 年与发现 DNA 重组技术的 Berg 共同分享诺贝尔化学奖。

DNA 测序（DNA sequencing）是指分析特定 DNA 片段的碱基排列顺序。RNA 测序，则是将 RNA 逆转录成 cDNA 后，按 DNA 测序方法进行读取，间接获得 RNA 的碱基排列顺序。DNA 测序方法的问世，极大地推动了生命科学和医学等领域的快速发展。迄今，已启动和完成了多个物种的全基因组测序计划，包括人类、部分动物、植物和微生物等。

DNA 测序可用于确定任何生物的单个基因、较大的 DNA 片段、完整的染色体或整个基因组的碱基排列顺序。在分子生物学研究中，DNA 测序是研究基因及其编码蛋白质的常用技术。根据解读的序列信息，能够识别基因的变化，研究基因对蛋白质产物结构功能的影响，以及基因与生物学表型和疾病发生的关联，并确定潜在的药物靶点和生物标志物等。在微生物学研究中，DNA 测序技术的快速发展，推动并奠定了宏基因组学（metagenomics）这门新学科的基础，通过从环境样品中直接提取全部微生物的 DNA，进行序列测定，可获得环境中微生物的种类、遗传多样性和分子生态学等信息。在医学检验领域，根据基因（或基因组）的测序结果分析，可预测患某种遗传性疾病的风险、选择何种药物及剂量进行疾病治疗、感染性疾病监测和病原体溯源等。总之，DNA 测序技术在临床实践中已得到广泛应用。

DNA 测序技术也在不断更新换代快速发展。1977 年建立的双脱氧链终止法 DNA 测序技术（Sanger 法），尽管很快得到推广应用，但因其采用的标记物具有放射性，在 20 世纪 80 年代技术升级，发展为荧光标记的双脱氧链终止法，并随后将手工读取序列转变为机器自动化测序，并大规模应用和推广。这种双脱氧链终止法测序技术被称为"一代测序"。人类基因组计划就是在一代测序技术平台上完成的。21 世纪前十年又发展起来了新一代测序技术，使 DNA 测序进入高通量、大规模平行和低成本时代，被称为"二代测序"、"高通量测序"或"下一代测序"。最近又出现了基于单分子直接读取的三代测序技术，使测序技术再次实现突飞猛进的发展。图 6-1 是自 1953 年建立 DNA 双螺旋结构模型以来，整个测序技术发展的标志性事件。

测序技术的每一次变革对基因研究领域都产生了巨大的推动作用。测序技术从第一代发展到第三代，读长从长到短，再从短到长。虽然当前二代测序技术在全球测序市场上仍然占据绝对优势，但第三代乃至第四代测序技术也已在近年快速发展，不断优化，并在临床检测中开始应用。

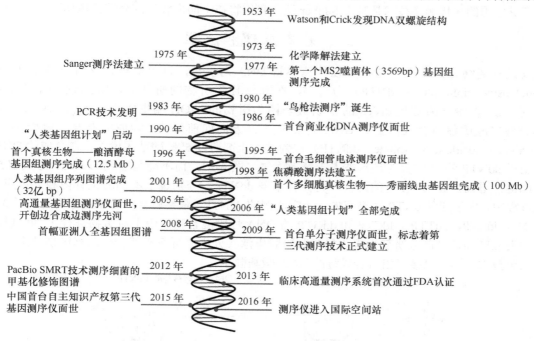

图 6-1　DNA 测序技术发展历程

下面将对当前常用的一代和二代测序技术进行介绍，包括发展历程、基本原理和流程，以及临床应用和案例分析。

第一节　一代测序

2001 年公布的首个人类基因组图谱就是在荧光标记 Sanger 法测序平台上完成的，目前很多临床实验室都配置了一代测序仪，广泛用于诊断各种遗传病、明确病原体感染以及检测基因变异等；此外，对疾病易感基因或药物代谢相关基因进行序列分析，可预测疾病的患病风险或临床用药的有效性和安全性。现如今，基于一代测序技术的全自动 DNA 测序仍是临床使用的经典测序技术。

一、基本介绍

Sanger 是一位 1918 年出生的著名生物化学家，先后发明了蛋白质测序技术和 DNA 测序技术，并因此两度获得诺贝尔化学奖。20 世纪 70 年代末，他发明快速测定 DNA 序列的技术——"双脱氧链终止法"，也被称作"Sanger 法"。"双脱氧链终止法"操作明显较化学降解法简单，且易于实现自动化，在随后的二十多年得到很好的应用。在此基础上发展的相关测序技术统称为第一代测序技术。

二、发展历程

第一代 DNA 测序技术经历了如下发展：
（1）1975～1977 年由 Sanger 和库尔森（Coulson）开创的双脱氧链终止法。
（2）1976～1977 年由马克西姆（Maxam）和 Gilbert 发明的化学降解法。
（3）20 世纪 90 年代初出现的荧光自动测序技术，使 DNA 测序技术步入了自动化时代。
现如今，全自动测序实际上已成为当代 DNA 序列分析的主流。如已相继推出 373 型、377 型、

310型、3730型和3100型等DNA测序仪，其中310型是临床检测实验室中使用最广泛的一种型号。目前广泛应用的一代测序技术是基于Sanger法，我们将在下面内容详细介绍其原理。

三、基本原理和流程

双脱氧链终止法序列分析，是以待测单链DNA为模板，以脱氧核糖核苷三磷酸（deoxyribonucleoside triphosphate，dNTP）为底物，在寡核苷酸引物的引导下，依据碱基互补配对原则，利用DNA聚合酶催化dNTP的5′磷酸基团与引物的3′-OH端生成3′,5′-磷酸二酯键，通过形成磷酸二酯键使新合成的互补DNA链按5′→3′方向向前延伸。双脱氧核苷三磷酸（double deoxyribonucleoside triphosphate，ddNTP）作为链终止剂通过5′磷酸基团掺入正在合成的DNA链中，由于ddNTP的3′位置的羟基被人工替换为氢（图6-2），而不能与后续的dNTP形成3′,5′-磷酸二酯键，进而终止DNA链的延伸。将四种不同ddNTP，分别置于不同的试管内独立反应，在合成过程中，由于四种dNTP底物都加入一定比例的ddNTP，最终就会产生4组分别终止于3′端，对应加入ddATP、ddTTP、ddCTP和ddGTP的DNA片段混合物。由于对引物进行了^{32}P预标记，将4种反应产物通过高分辨变性聚丙烯酰胺凝胶电泳（分辨率可将相差一个碱基区别开来）和放射自显影技术，即可直接读出新合成链的DNA碱基顺序。

双脱氧核糖核苷酸（ddNTP） 　　　　脱氧核糖核苷酸（dNTP）

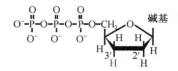 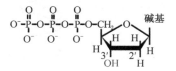

图6-2 ddNTP和dNTP的结构式

（一）测序反应体系

DNA双脱氧链终止法测序反应体系主要成分包括：DNA模板、测序引物、DNA聚合酶、dNTP、ddNTP和标记物等。

1. DNA模板　在双脱氧链终止法测序反应中，引物配对结合到单链DNA模板上。有两种DNA模板可作为测序模板使用，即纯化的单链DNA和双链DNA经热变性或碱变性后的单链。一般情况下，可将目的DNA片段克隆于M13mp载体，从重组M13mp系列噬菌体颗粒中分离得到的单链DNA模板，使用M13mp载体的通用引物进行测序。

2. 测序引物　无论是对单链DNA测序还是对变性双链DNA模板进行测序，均需要与模板链特定序列互补的寡核苷酸引物来引导DNA链的合成。一般来说，通用测序引物长度在15～30nt。

3. DNA聚合酶　DNA测序时，常用的DNA聚合酶有以下几种：大肠埃希菌DNA聚合酶Ⅰ大片段（Klenow片段）、测序酶、TaqDNA聚合酶等。选用合适的DNA聚合酶对测序反应顺利进行至关重要，随着PCR技术的应用不断扩大，耐热DNA聚合酶已被广泛应用。

4. dNTP和ddNTP　dNTP是DNA链的基本组成单位，在DNA聚合酶作用下，它的5′磷酸基团与引物的3′-OH端生成3′,5′-磷酸二酯键。ddNTP与dNTP的区别在于：ddNTP的3′位置是将dNTP的3′位置羟基脱氧为氢（图6-2），而不能与后续的dNTP形成3′,5′-磷酸二酯键，进而终止DNA链的延伸。

5. 放射性标记　采用放射性核素对新合成的DNA链进行标记，使其在电泳后的凝胶上可被检测到。在最初建立该技术的时候，α-^{32}P-dNTP被作为新合成链的标记。

（二）扩增

以目的片段为模板，在DNA聚合酶的催化下，从引物的3′端开始复制DNA，当遇到ddNTP时，延伸即停止，使反应扩增得到一组长几百至几千碱基的链终止产物。由于反应体系中dNTP和ddNTP的相对浓度可以调节，使得ddNTP与dNTP在复制过程中结合到延长链上的概率不同，如果 ddNTP 浓度高，结合概率高，阻碍链延长的概率就高，那么目的片段复制的长度就短。也就是说，这些扩增产物具有共同的起始点，但终止于不同的 ddNTP 上。

（三）凝胶电泳和显影

采用高分辨率变性丙烯酰胺凝胶电泳分离扩增产物，其由四个泳道组成，每个泳道对应一种 ddNTP。在电流与凝胶阻力的作用下，根据 DNA 片段大小不同，出现不同的迁移率，可以达到只相差一个碱基的分辨率。电泳结束后，对凝胶处理后可用 X 线胶片放射自显影或非同位素标记进行检测。纵向会出现具有相同间隔有规律的条带，它代表着不同的序列长度，在横向分别对应 ATGC。由此读出 DNA 序列。

Sanger 双脱氧链终止法的原理如图 6-3 所示。

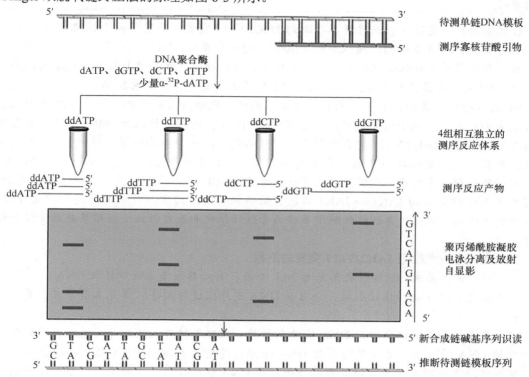

图 6-3　Sanger 双脱氧链终止法原理

（四）全自动 DNA 电泳仪

随着物理及化学技术的发展，人们想到可以用相同的激发波长且具有不同发射波长的荧光基团标记 ddNTP（用同一种激发光照射后，这些基团会有不同的光学颜色）。现在，基于这个原理就可以把四种 ddNTP 放在同一体系下，通过光激发将四种光波长信号转化为电脑可识别的电信号，计算机就会识别并进行差异化处理。

PRISM 310 型基因分析仪（即 DNA 测序仪），应用该公司专利的四色荧光染料标记的 ddNTP（标记终止物法），采用毛细管电泳技术取代传统的聚丙烯酰胺平板电泳，通过单引物 PCR 测序反应，生成的 PCR 产物则是相差 1 个碱基的 3′ 端为 4 种不同荧光染料的单链 DNA 混合物，使得四种荧光染料的测序 PCR 产物可在同一根毛细管内电泳，从而避免了泳道间迁移率差异的影响，大大提高了测序的精确度。由于分子大小不同，在毛细管电泳中的迁移率也不同，当其通过毛细管读数窗口段时，激光检测器中的电荷耦合元件（charge-coupled device，CCD）就可逐个捕获荧光分子信号，不同颜色荧光信号代表不同的碱基，分析软件可自动将不同荧光转变为 DNA 序列，从而实现 DNA 测序的目的。序列读取结果如图 6-4 所示。

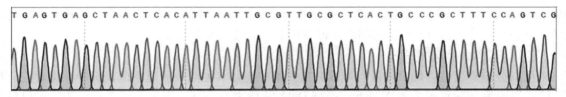

T G A G T G A G C T A A C T C A C A T T A A T T G C G T T G C G C T C A C T G C C C G C T T T C C A G T C G

图 6-4　四色荧光标记全自动测序结果图

四、案例分析

案例 6-1

1. 案例简介　通过一代测序技术检测到 JAK2/V617 突变。原发性血小板增多症（essential thrombocytosis，ET）是骨髓增殖性肿瘤（MPN）的一个亚型，MPN 是一种起源于造血干细胞，以骨髓一系或多系（如粒细胞系统、红细胞系统、巨核细胞系统和肥大细胞）过度增殖为特征的疾病。MPN 患者常伴有 JAK2、CALR 或 MPL 基因突变，其中 JAK2/V617 突变最为常见。

ET 的治疗目标是预防和治疗血栓合并症，因此，现今治疗的选择主要是依据患者血栓风险分组来加以制定。血小板计数应控制在 $<600 \times 10^9/L$，理想目标值为 $400 \times 10^9/L$。最常见的药物是阿司匹林。JAK2/V617 突变与否是治疗策略制定的一个重要依据。针对 JAK2 基因突变位点，目前全球仅有两款 JAK 抑制剂类药物可用于治疗骨髓纤维化（myelofibrosis，MF），分别是芦可替尼和菲卓替尼。我国目前只有芦可替尼于 2017 年获得国家药品监督管理总局批准。芦可替尼是一种口服的 JAK1 和 JAK2 酪氨酸激酶抑制剂，用于治疗中间或高危骨髓纤维化，包括原发性骨髓纤维化，真性红细胞增多症后骨髓纤维化和原发性血小板增多症后骨髓纤维化患者。

2. 一代测序技术检测 JAK2/V617 突变的流程

（1）样本采集要求：抗凝管收集患者 2mL 全血，离心后收集血细胞提取 DNA。

（2）在突变位点前后设计引物，全自动 DNA 测序仪进行测序。详见本节"三、基本原理和流程"。

（3）质量控制：保证提取的 DNA 纯度和质量。双脱氧链终止法测序反应中，引物配对结合到单链 DNA 模板上。无论是对单链 DNA 测序还是对变性双链 DNA 模板进行测序，均需要与模板链特定序列互补的寡核苷酸引物来引导 DNA 链的合成。一般来说，通用测序引物长度在 15～30nt 之间。选用合适的 DNA 聚合酶。在反应体系中因 dNTP 和 ddNTP 的浓度可调节，不同浓度比例会产生不同的效果，所以在测序时应控制好 dNTP 和 ddNTP 的浓度比例，如 ddNTP 浓度较高，则短片段的含量会随之增加。浓度越大的分离凝胶可分离片段差异越小的片段，所以在进行测序时也要根据目的选择合适的分离凝胶。若采用毛细管电泳的测序仪，则不存在选择分离浓度的问题。

（4）结果分析：检测到 JAK2/V617 突变提示临床考虑 ET。目前 ET 的诊断建议采用 WHO（2016）诊断标准：符合 4 条主要标准或前 3 条主要标准和次要标准即可诊断 ET。

1）主要标准：①血小板计数（PLT）$\geqslant 450 \times 10^9/L$；②骨髓活检示巨核细胞高度增生，胞体大、核过分叶的成熟巨核细胞数量增多，粒系、红系无显著增生或左移，且网状纤维极少或轻度（1 级）增多；③不能满足 BCR-ABL$^+$ 慢性髓细胞性白血病（CML）、真性红细胞增多症（PV）、原发性骨髓纤维化（PMF）、骨髓增生异常综合征和其他髓系肿瘤的 WHO 诊断标准；④有 JAK2、CALR 或 MPL 基因突变。

2）次要标准：有克隆性标志或无反应性血小板增多的证据。

（5）其他检测方法：除了可以运用测序的方法检测基因突变外，还可以用基因芯片、数字 PCR、探针法等方法进行突变检测。

第二节　二代测序

DNA 测序技术自问世以来，一直是分子生物学研究中最常用的技术手段之一，从一定程度上推动了该领域的快速发展。随着历时近 13 年，耗资约 30 亿美元的人类基因组计划的完成，生命科学进入后基因组时代，即由单纯测定基因的 DNA 序列、解释生命体的所有遗传信息，转移到从分子整体水平对生物学功能的研究上。人们期待在基因图谱中探寻疾病发生的确切机制，并且依据个体基因组图谱实施精准的医疗计划。虽然第一代测序技术具有读长长和准确度高等优势，但其测序成本高、耗时长、通量低等缺点，导致其应用受限，促使科学家探究新的更高效的测序技术。

一、基 本 介 绍

二代测序，又称下一代测序（next generation sequencing，NGS），是在链末端终止测序基础上发展起来的基于 PCR 和基因芯片的 DNA 高通量测序技术，能够同时测序数百万个 DNA 片段。由于其能够同时分析多个样本的多个基因或基因区域，因而在临床微生物病原学检测、感染相关病原体的诊断、肿瘤学研究、白血病等重大疾病诊断以及遗传性疾病的检测等方面都发挥了巨大的作用。二代测序技术在肿瘤领域的应用，主要是检测肿瘤相关基因的突变。临床上采用肿瘤组织 DNA，以及各种体液中的游离 DNA（cell-free DNA，cf DNA）进行突变检测，为靶向治疗提供依据。

二代测序与一代测序比较见表 6-1。

表 6-1　一代、二代测序技术优势比较

	优点	缺点
一代测序	速度快，准确性高，测序读长长	通量低、数据产出有限
二代测序	批量测序成本低、准确性高、通量高	测序读长短，单次准确度低，后续数据分析难度大

二、发 展 历 程

在过去的 20 年里，二代测序技术平台不断涌现，应用推广也层出不穷。最先推出的二代测序仪器是 2005 年的 454 焦磷酸测序平台，其后的 Solexa 测序平台（2006 年），SOLiD 测序平台（2007 年）和半导体测序平台（2010 年）等相继问世。2014 年中国高通量测序的先驱华大基因推出了首款二代测序仪 BGISEQ-1000，随后陆续推出了 BGISEQ-500 等测序仪。目前二代测序的主流仪器产自因美纳（Illumina）公司，2010 年以来陆续推出的 Hiseq 系列测序仪，其测序精准度最高可达 99.9%，它使用边合成边测序技术实现了大规模平行测序，且测序成本相对较低。下面我们主要介绍 Illumina 测序平台的原理和流程。

三、基 本 原 理 和 流 程

Illumina 测序系统，是当今世界上应用最广泛的下一代测序（NGS）技术，采用边合成边测序（sequencing by synthesis，SBS）方式进行。其核心技术是桥式 PCR 和可逆性末端终结（reversible terminator）。

桥式 PCR 是指当制备好的单链 DNA 文库通过贯流分析池（flowcell）时，与芯片表面的单链引物互补，一端被固定在芯片上，另一端随机和附近的另外一段引物互补结合，也被固定，即形成"拱桥"状。将桥型单链 DNA（single-stranded DNA，ssDNA）扩增为桥型双链 DNA（double-stranded DNA，dsDNA），再将桥型 dsDNA 变性释放出互补单链，锚定到附近的固相表面再形成

ssDNA，经过扩增循环，DNA 片段被克隆扩增，达到测序反应所需荧光信号强度的模板量。随后，加入 NaOH 让所有桥式 DNA 簇解链成单链，作为边合成边测序的模板。

采用 TET、HEX、FAM、TAMRA、JOE、R110 等特异性荧光标记 4 种不同的 dNTP，并将这些 dNTP 的 3′-OH 端加上一个修饰基团（叠氮基）如图 6-5 所示。DNA 模板链每轮延伸反应只能添加一个 dNTP，其他没有被结合的 dNTPs、DNA 聚合酶及荧光基团被移除，激光扫描芯片读取结合上碱基的信号，在新一轮反应开始前，加入巯基试剂（如二巯基丙醇等）去除 3′-OH 端修饰的叠氮基团和荧光基团，使 3′ 端的 OH 暴露出来，再加入新的 dNTP 和新的酶，再连接下一个碱基，依次循环直到链末端。根据每轮反应采集的荧光信号并经过特定的计算机软件处理，从而读取目的 DNA 片段的序列信息。测序原理如图 6-6 所示。

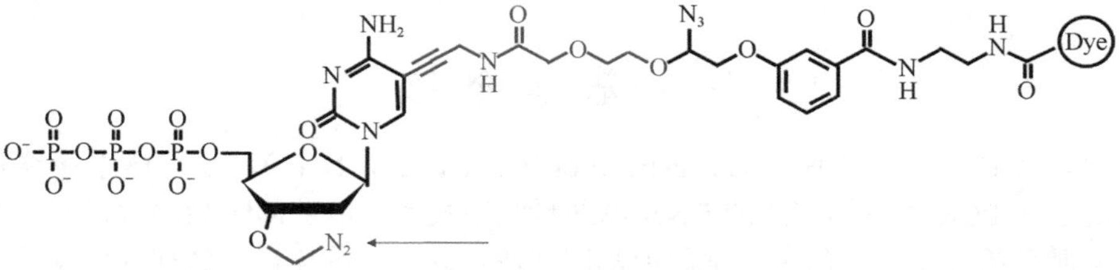

图 6-5　修饰 dNTP 的化学结构

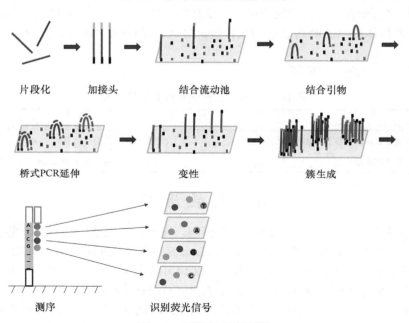

图 6-6　平台测序流程图

二代测序技术基本可分为 DNA 提取、文库构建、上机测序和数据分析四大步骤，具体流程如下：

1. DNA 提取　见第四章相关内容。

2. 文库构建

（1）通过 PCR 扩增或基因组鸟枪法打断 DNA 产生碎裂片段，该过程同时插入了 barcode 序列，使片段具有特异性。

（2）使用 *Taq* DNA 聚合酶补齐 DNA 片段不平的末端，同时在两端添加突出的 A 碱基产生黏性末端，可与接头序列的 T 碱基相互配对连接。接头是一段固定序列，能够与测序芯片配对发生成簇反应。

（3）通过不同浓度的磁珠富集纯化特定大小的片段文库，在添加接头后的文库体系中含有聚合酶、连接酶等以及辅助物质，接头的添加也是过量的，而且由于末端的不稳定性，容易形成自连片段，鸟枪法打断的片段中也可能有大片段存在，所以需要特殊磁珠AMPureXPBeads纯化来去除大片段以及各种杂质，从而获得成功添加接头的文库片段。

（4）添加了接头的DNA片段，可通过与接头序列互补的引物进行扩增，使文库富集。

（5）磁珠法纯化文库，对文库再进行定量和质检，即可上样测序。

3. 上机测序 Illumina测序技术为基于基因芯片的边合成边测序，整个平台可分为三个系统：

（1）温度控制系统：原理和普通PCR仪一样，用于控制反应的进行。

（2）酶控制系统：通过各种酶来控制DNA合成与荧光标记基团剪切。

（3）荧光信号收集系统：可以理解为分辨率极高的照相机。在Illumina测序平台的分析贯流分析池表面，通过基因芯片技术交错固定了无数寡核苷酸链，可分别与待测片段接头序列互补，单链化的文库DNA片段进入贯流分析池后，与表面的寡核苷酸结合，从而进入测序过程。

4. 数据分析 通过读取不同荧光信号识别碱基序列后采集的数据，进一步进行生物信息学分析处理，这对检测结果起着至关重要的作用。

四、案例分析

案例 6-2

1. 案例简介 运用高通量测序技术检测系统性红斑狼疮（systemic lupus erythematosus，SLE）患者肺泡灌洗液中的病原微生物。该患者反复痰中带血4年余，咳嗽2月余，SLE病史多年，长期使用激素治疗。入院后肺泡灌洗液涂片及培养未检出致病菌。肺泡灌洗液病原微生物高通量测序示：查见亚洲诺卡菌，烟曲霉。

诺卡氏菌科属放线菌目。诺卡菌病多为外源性。皮肤感染通常与创伤有关，肺部及播散性感染多与宿主免疫缺陷有关。该患者存在基础疾病SLE，长期服用免疫抑制剂及糖皮质激素治疗，造成免疫低下获得性感染风险。

2. 高通量测序技术检测肺泡灌洗液流程

（1）样本采集要求：无菌容器收集肺泡灌洗液，并进行DNA提取。DNA提取见第四章相关内容。

（2）文库构建：通过PCR扩增或基因组鸟枪法打断肺泡灌洗液中所提取DNA产生碎裂片段，该过程同时插入了barcode序列，使片段具有特异性。使用Taq DNA聚合酶补齐DNA片段不平的末端，同时在两端添加突出的A碱基产生黏性末端，与接头序列的T碱基相互配对连接。接头是一段固定序列，能够与测序芯片配对发生成簇反应。再通过不同浓度的磁珠富集纯化特定大小的片段文库，在添加接头后的文库体系中含有聚合酶、连接酶等以及辅助物质，运用特殊磁珠（AMPureXPBeads）纯化来去除大片段以及各种杂质，从而获得成功添加接头的文库片段。添加了接头的DNA片段，可通过与接头序列互补的引物进行扩增，使文库富集。磁珠法纯化文库，对文库再进行定量和质检。上样测序。最后通过读取不同荧光信号识别碱基序列后采集的数据，进一步进行生物信息学分析处理。测序结果显示亚洲诺卡菌，烟曲霉感染。

3. 质量控制 肺泡灌洗液的收集要保证无外源污染，否则会导致检测结果错误。所提取DNA的质量要保证。确保构建文库的特异性，在构建的文库采用磁珠进行纯化，保证去除大片段及各种杂质来确保文库构建成功。进行上机测序时保证各系统程序的正常运行。

4. 结果分析 诺卡氏菌科属放线菌目。诺卡菌病多为外源性。皮肤感染通常与创伤有关，肺部及播散性感染多与宿主免疫缺陷有关。该患者存在基础疾病SLE，长期服用免疫抑制剂及糖皮质激素治疗，造成免疫低下获得性感染风险。入院后肺泡灌洗液涂片及培养未检出致病菌，肺泡灌洗液病原微生物高通量测序显示：亚洲诺卡菌，烟曲霉。这给临床诊断该患者为放线菌、真菌混合感染提供了明确依据，为下一步合理用药治疗患者提供了明确方向。临床根据 mNGS 结果，予复方磺胺甲噁唑抗诺卡菌感染，伏立康唑抗真菌感染，患者症状缓解出院。

5. 其他检测方法　除了运用第二代测序外，还能运用宏基因组测序技术来达到检测目的。

第三节　三代测序及测序的未来发展

目前，虽然二代测序平台得到广泛应用，但仍然存在成本高、读长短、准确度不够高等不足，理想的测序应该是对原始 DNA 片段不需要扩增、准确、足够长的测序。第三代测序的发展思路在于保持二代测序的速度和通量优势同时，弥补其读长较短的劣势，其测序时间也相应的减少，测序流程变得更为简便，测序设备更为便携，测序成本更低。三代测序技术最大的优点是，不依赖于 PCR 扩增技术，直接进行单分子测序。现今市面上陆续出现的单分子测序平台，包括单分子测序（SMS）技术和单分子实时测序（SMRT）技术，荧光共振能量转移（fluorescence resonance energy transfer，FRET）技术以及纳米孔单分子测序技术等。

单分子测序仪的技术原理是利用合成测序理论，将样本 DNA 数以百万的单链分子绑定在该仪器特有的、没有背景荧光的玻璃表面，通过加入荧光标记的核苷酸（一次加入 4 种核苷的 1 种）和聚合酶到单分子阵列中，核苷酸会结合到 DNA 分子的特异性结合位点上。用激光激发结合在 DNA 分子上的荧光标记的核苷酸，使标记物发出荧光，相机以 15ms 速度快速扫描整个阵列，检测特异性结合到 DNA 片断上的荧光碱基。在此之后，结合的核苷酸对会被移动除去，然后通过重复加入标记的核苷酸来重复这一过程。

第三代测序平台相对于二代测序有几大优点：①不需要进行 PCR 扩增；②测序成本低于第二代；③测序读段长度长，可以达到几千个碱基，为基因组的重复序列的拼接提供了非常好的条件；④精度高，达到 99.9999%。虽然第三代测序技术不如第二代测序平台这样普及，但它在测序长度和准确率方面的优势会使其在接下来的几十年中逐渐成为一种临床分子检测常规技术。

展　　望

一代双脱氧链终止法测序技术，每个反应一次可以实现 500～1000bp 读长，准确率可达 99.9%，至今仍是测序技术准确性的金标准。在临床分子生物学检验中，被用于基因多态性、微生物分型、肿瘤突变基因检测等领域。但由于其测序成本高，通量低等方面的缺点，一定程度限制了它的应用。

随着测序新技术的不断发展，我们进入高通量测序时代，以 454 技术、Solexa 技术和 SOLiD 技术为标志的第二代测序技术诞生了，实现了测序速度和通量的大幅提升，但也存在测序读长短，单次测序准确率不高的缺点。

二代测序技术在实际应用过程中存在很多问题：比如文库制备需要进行 PCR 扩增，这很大程度上会使得后续分析结果有偏差；在数据处理时，往往需要对测序片段进行拼接，而二代测序的单次读长普遍偏低，要从海量短片段序列中拼接出基因组序列，是基因组组装中最为棘手的问题。但相较于一般的临床分子检测技术，高通量测序在临床微生物病原学检测及亲缘关系识别、肿瘤学研究、白血病等重大疾病诊断、多基因遗传病的检测等方面具有明显优势，尤其是在新型冠状病毒感染的防控中，发挥了重要作用。这也为相关的学科研究提供了新的思路与技术，可以预见，在未来一段时间，随着技术不断优化，二代测序平台将在更多领域呈现出更大的临床与研究价值。

随着现代生物技术发展的最新成果不断引入检验医学领域，DNA 测序技术在分子检验中也得到了快速发展。新的测序技术推出的周期也越来越短,越来越多的生物全基因组被成功测序,也极大地丰富了分子测序在检验医学中的理论研究,同时也促进了基于基因组信息在检验医学中的应用。虽然目前还未广泛用于临床分子检验,但相信在不久的将来,三代测序技术将会具有广阔的发展前景,希望人们不仅关注测序技术本身的发展,更加关注如何利用测序技术来揭开生物学和医学上的众多谜团。

(黄　海)

第七章 蛋白质组学技术

绪　论

蛋白质是生物体内重要的结构和功能分子，是生命现象的表现者和生命活动的执行者。最早在 1994 年由威尔金斯（Wilkins）和威廉斯（Williams）首先提出蛋白质组（proteome）的概念，蛋白质是一种细胞或组织内的基因特定条件下表达的全部蛋白质。蛋白质组学（proteomics）是研究一种生物体、组织或细胞中所有蛋白质的含量、结构、特性、功能以及蛋白质随时间、空间和生理状态的变化。蛋白质组学以细胞内存在的所有蛋白质及其活动规律为研究对象，是继基因组学之后在生命科学研究中的核心内容之一。

蛋白质组学可简单分为表达蛋白质组学、结构蛋白质组学和功能蛋白质组学。表达蛋白质组学是对一种细胞或生物的蛋白质表达分别进行定性与定量研究。通过对正常组织和疾病组织的差异蛋白质表达的比较，能够实现在整体蛋白质组水平上研究细胞信号传导中的新蛋白质及鉴定疾病生物标志物等。结构蛋白质组学是研究蛋白质及蛋白质复合物的三维空间结构，以及特殊细胞器中的蛋白质结构，检测这些蛋白质的定位并研究蛋白质与蛋白质之间的相互作用。功能蛋白质组学可利用亲和色谱对蛋白质复合体进行分离，或用特定的蛋白质配体分离亚蛋白质组，进一步对蛋白质进行研究和鉴定，从而获得蛋白质相互作用、疾病相关机制及药物靶标等重要信息。此外，蛋白质组学技术还有一重要作用是鉴定蛋白质翻译后修饰谱。蛋白质生物合成后常经过一系列复杂的翻译后修饰来行使其生物学功能。在生物体内，据估计存在 200 多种不同的蛋白质翻译后修饰类型，其中以蛋白质磷酸化修饰最为常见，它能通过多种信号通路调控细胞生物学功能。基因组学不能提供翻译后修饰信息，因此鉴定蛋白质翻译后修饰谱是蛋白质组学重要的应用之一。

蛋白质组分析的流程主要包括样本制备、分离、鉴定、定量和数据处理等过程。样本混合物中包含了不同分子量、不同溶解度和不同修饰作用的蛋白质。质谱仪往往不能直接对完整蛋白质进行序列和质量的鉴定，因此在利用质谱分析蛋白质混合物时，需要将蛋白质切割消化成多肽片段并进行分离，以获得组分简单的混合物。在特定软件帮助下，将质谱鉴定数据与数据库中的肽段序列进行对比从而鉴定样本中的肽序列。这样基本上可确定混合物中蛋白质的特征。目前文献报道的蛋白质组学策略多种多样，在蛋白质鉴定上，总体主要有两条路线：一种是传统的二维凝胶电泳-质谱策略（2 dimensional polyacrylamide gel electrophoresis-mass spectrometry，2DE-MS），是一种由 2DE 蛋白分离、胶内酶解与 MS 鉴定相结合的方法，该策略依赖于基质辅助激光解吸电离-飞行时间（MALDI-TOF）质谱，具有快速、方便、通量大等优点。2DE 经过 20 多年的发展已经成为一项成熟的技术。蛋白质通过 2DE 进行分离，染色后根据蛋白质着色深浅初步判断其表达量多少。再对目标蛋白质进行胶内酶解后用质谱鉴定。第二种蛋白质组学分析策略，称为"鸟枪（shotgun）法"方法，这是一种不依赖于凝胶电泳的蛋白质组学分析方法。该方法先将蛋白质进行酶解，经过适当色谱分离后，在线对肽段进行质谱-质谱法（MS/MS）分析并据此实现蛋白质的鉴定。本章节将对蛋白质组学研究的主要手段，包括蛋白质分离技术和质谱分析技术，以及蛋白质组学研究的主要策略展开介绍。

第一节　蛋白质分离技术

蛋白质组学技术是多学科技术与知识的综合运用，包括分子生物学、生物化学、分析化学和生物信息学等，具体过程包括蛋白质样品制备、二维凝胶电泳分离、成像分析、蛋白质鉴定与定量，其中蛋白质的分离、鉴定和定量是关键与核心。蛋白质组学技术需要四项重要工具：蛋白质分析分离技术、质谱分析技术、蛋白质序列数据库以及特定蛋白序列与 MS 数据比对软件。

　　蛋白质分离具有两个目的：一是将蛋白质混合物分离成单一蛋白质或成分简单的蛋白质混合物；二是蛋白质的分离可以表征不同样品中蛋白质的特点，包括不同等电点与分子量的蛋白质，并且可以对不同特定蛋白质进行标记。蛋白质分离方法可大致分为基于凝胶电泳的分离方法与不依赖凝胶电泳的分离方法。前者以双向凝胶电泳的应用最为广泛，后者以近年来飞速发展的色谱技术为主。

一、双向凝胶电泳

（一）发展历程

双向凝胶电泳的发展历程如下：

（1）1809 年俄国物理学家彭斯（Pence）首次发现电泳现象。

（2）1937 年来自瑞典蒂塞利乌斯（Tiselius）最早建立了移界电泳用于蛋白质分离与鉴定，开拓了现代电泳技术的新纪元，并因此获得了 1948 年诺贝尔化学奖。

（3）1959 年雷蒙德（Raymond）和温特劳布（Weintraub）利用人工合成的凝胶作为支持介质，创建了聚丙烯酰胺凝胶电泳，极大地提高了电泳技术的分辨率。

（4）1975 年欧法雷尔（O'Farrell）首先提出了经典的双向凝胶电泳方法，双向凝胶电泳的诞生为蛋白质组学研究提供了强有力的手段。

（二）基本原理

双向凝胶电泳是两种不同分离方法的结合，其原理为：第一向根据蛋白质的等电点信息用等点聚焦分离蛋白质，利用蛋白质等电点的不同，在一个连续的、稳定的、线性的 pH 梯度胶条中进行蛋白质的分离。第二向根据蛋白质分子量信息用 SDS 聚丙烯酰胺凝胶电泳（SDS-PAGE）进一步对蛋白质进行水平或垂直的分离。样品经过电荷和质量两次分离后，可以得到分子的等电点和分子量及含量等信息。一次双向电泳可以分离几千甚至上万个蛋白质，这是目前所有电泳技术中分辨率最高，信息量最多的技术。

（三）主要流程

以血液样本的制备为例，血浆样本有许多能够表征生理或病理状态的物质，因此从血液中寻找疾病相关的生物标志物一直是科学家们非常关注的领域。

1. 血浆蛋白提取　血浆中蛋白质含量很高（约 $40\sim80g/L$）并且种类多，据估计血浆中可能存在 10 000 种蛋白质，这些蛋白质浓度差别巨大，如白蛋白浓度可高达 $10^{-3}mol/L$，而一些低丰度蛋白只有 $10^{-15}mol/L$。往往生物标志物就可能存在于那些低丰度蛋白中，因此在进行血浆样本前处理过程中需要去除高丰度蛋白。需要注意的是，使用不同抗凝剂可导致结果的不同。

2. 蛋白质定量　混合蛋白质样品在进行电泳分离之前需进行准确定量，目的是确保不同样品间的可比性和适合的上样体积。目前使用较多的方法为 BCA 法和布拉德福德（Bradford）法。在蛋白质定量时需注意要使样品浓度在标准曲线的线性范围内，并使用溶解样本的稀释液来溶解标准蛋白，保证蛋白质定量的准确性。

3. 凝胶电泳　首先进行第一相等点聚焦。对于初次实验的样品可考虑选择宽 pH 范围的胶条，使蛋白质分布更均匀从而获得更好的分辨率，这样可以深入研究每个 pH 梯度内蛋白质的情况，还可以通过增加上样量来寻找低丰度的蛋白质。其次是进行第二相的 SDS-PAGE，最常采用的是 Tri-甘氨酸缓冲体系，以及 12% 浓度的凝胶。

4. 凝胶染色　双向电泳后聚丙烯酰胺凝胶染色是十分关键的步骤。考马斯亮蓝染色是目前使用最广泛的方法之一。考马斯亮蓝染色具有成本低，无须配备特殊扫描设备，操作简便，灵敏度高等优点，并且线性动态范围较银染色宽，适用于定量分析。

5. 胶内酶解和肽段提取　与一般的酶解方法相比，胶内酶解技术具有一定的优势：一是电泳过程能够消除一些对质谱造成干扰的小分子物质；二是聚丙烯酰胺凝胶对微量蛋白具有很好的保护作用。但胶内酶解也具有一些缺陷：比如，酶解过程所需要的酶浓度较高，易造成酶的自切峰。另外，对凝胶的多步操作增加了污染的风险，因此在胶内酶解过程中需注意降低杂质污染，包括角蛋白和其他能够对质谱检测形成干扰的物质。注意事项：①操作过程必须戴手套、帽子，穿实验服，选择无粉尘的手套。②选择高质量的水、离心管、枪头和试剂，必要时离心管可在使用前用乙腈清洗 2 遍。③最好在通风橱或超净台中操作。

综上所述，在常规蛋白质组学实验中，双向凝胶电泳后对凝胶上的蛋白质点进行鉴定。首先，电泳完成后对凝胶进行染色，切取蛋白质点，凝胶脱色后进行胶内酶解，提取酶解后的肽段。然后进行质谱分析，最后通过数据库比对鉴定目标蛋白质。质谱分析的前处理过程十分关键，这关系到最终蛋白质鉴定结果的好坏，因此要引起重视（图7-1）。

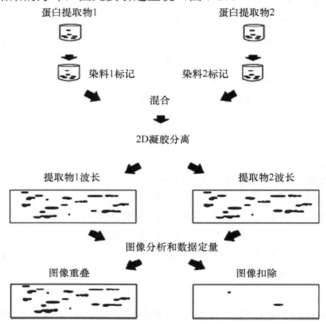

图 7-1　双向凝胶电泳流程示意图

（四）小结

早期双向凝胶电泳中第一向用载体两性电解质产生 pH 梯度。固相 pH 梯度（IPG）等电聚焦技术大大改善了双向电泳的分辨率、重复性和上样量，使得双向电泳真正成为了蛋白质组分析的支撑技术。作为分离复杂蛋白质混合物的有利方法，双向凝胶电泳相对于其他一维分离方法具有诸多优势，但是这项技术仍存在一些不足。首先是重复性不能令人满意，通过凝胶染色比较不同样品时，这个问题就易突显出来。其次是一些分子量较大的疏水蛋白（如膜蛋白）不太适用于第一相等电聚焦分离。这类蛋白难溶于样品缓冲液导致蛋白质沉淀和聚集，造成在 IPG 胶条上形成"成片条带"，不利于进行第二向的 SDS-PAGE 分离。再次是低拷贝蛋白往往不能检测，双向凝胶电泳适用于分离高含量的稳定蛋白质，而许多生物学上具有重要功能的蛋白质以低水平表达，并迅速转化，因此引入其他分离方法是十分必要的。

二、多维色谱-串联质谱联用技术

（一）发展历程

（1）1903 年俄国植物学家茨维特（Tswett）提出应用吸附原理分离植物色素的新方法，这一工作标志着现代色谱学的开始。

（2）1941 年，马丁（Martin）等采用饱和硅胶作为固定相，以含有乙醇的氯仿作为流动相，对乙酰基氨基酸进行分离，实现了分配色谱的首次应用，并且提出了著名的色谱塔板理论。

（3）20 世纪 60 年代，在经典液相色谱（LC）和气相色谱法（GC）的基础上，高效液相色谱法（HPLC）作为一种新型分离分析技术应运而生。

（4）1999 年，耶茨（Yates）和同事建立了一种可以分析复杂肽混合物的方法，称为多维色谱-串联质谱联用技术（MudPIT）。这是一种色谱与质谱串联的方法，大大增加了鉴定肽的数量。

（二）基本原理

基于多维色谱分离的蛋白质组学技术包含了两维分离过程。首先将全部蛋白质进行酶切，然后将酶切后的混合肽经第一维强阳离子交换（strong cation exchange，SCX）色谱分离，再将分离后的每一组分经第二维反相高效液相色谱（RP-HPLC）分离。然后经串联的电喷雾质谱分析，数据库检索比对实现蛋白质的鉴定。

（三）主要流程

1. 蛋白质酶切 与 2D-SDS-PAGE 分离方法的样品前处理过程不同，在进行多维色谱分离前，样品需要先进行蛋白质酶切处理。样品前处理过程要求蛋白质需要充分变性，酶切后最终的变性剂浓度要符合酶活性要求。蛋白质酶切后还需要进行脱盐处理，否则会影响肽段与 SCX 的结合。

2. SCX 色谱分离 被分离物质所带电荷与离子交换剂所带的相反电荷结合，通过浓度不断增加的盐（如磷酸盐缓冲液或乙酸铵等）梯度洗脱后，离子交换剂上结合的物质可被洗脱到溶液中。由于混合肽中不同物质所带电荷的不同，与离子交换剂的结合能力不同，所以被洗脱的顺序也不同，从而能够被分离开来。离子交换剂骨架上包含许多共价结合的带电基团，若基团侧链连接着带负电的基团，可与带正电的离子相结合，称为阳离子交换剂，吸附带正电的蛋白质。相反，阴离子交换剂，吸附带负电的蛋白质。在多维色谱的过程中，肽先用 SCX 柱进行分离。SCX 作为分析系统的前端，肽吸附到 SCX 柱上，经过梯度洗脱后，每一梯度释放一组肽。之后这组肽再传至下游的 RP-HPLC 柱进行二维的梯度分离。

3. RP-HPLC 分离 RP-HPLC 是根据肽段的疏水性不同进行分离。流动相一般选用极性小于水的溶剂（如乙腈、甲醇和四氢呋喃等）进行梯度洗脱，流动相中还可加入离子对试剂（如甲酸和磷酸等），可以提高分离性能和分离度，同时降低固定相对肽段的吸附，增加洗脱效率和回收率。在分离过程中需通过流动相中的有机成分变化来设计分离方法，肽段极性决定了其保留能力，极性越强保留时间越短，反之其保留时间越长。就流动相而言，流动相极性越强，洗脱能力越强。此外，应用于蛋白质和多肽分离的 RP-HPLC 色谱柱可选用柱内径细，颗粒小，柱长长，分离效率高的色谱柱。

4. 电喷雾串联质谱分析 肽经 RP-HPLC 分离后可直接进入 MS 进行分析。通常接入的检测器为电喷雾串联质谱。电喷雾串联质谱一般采用数据依赖性分析（DDA）模式进行离子采集，肽段的碎裂效率和扫描速率是决定肽段鉴定效率高低的两个主要因素。适用于 MudPIT 的电喷雾串联质谱主要包括四极杆-飞行时间串联质谱和离子阱质谱（图 7-2）。

（四）小结

多维液相色谱分离的是酶切以后的肽段而不是蛋白质本身。该技术比双向电泳具有更多的优势。首先，双向电泳是通过对凝胶染色显示蛋白质点，如果染色不能显示所需收集和分析的蛋白质，就有可能造成蛋白质的丢失。多维液相色谱分离在一定程度上克服了基于双向电泳的缺陷，能够鉴定到双向电泳不能鉴定的蛋白质。其次，串联液相系统分析的是复杂混合物中多肽，在分离过程中能够减少低丰度蛋白的丢失。尽管多维色谱分离技术具有高效的肽段分离能力，但还不能完全满足复杂生物系统中肽段分离需求。蛋白质量范围宽以及高丰度蛋白的干扰是两个主要的原因，因此在进行 MS 分析时还有许多肽段没有被选择和碎裂。并且，离子源内存在肽段竞争性

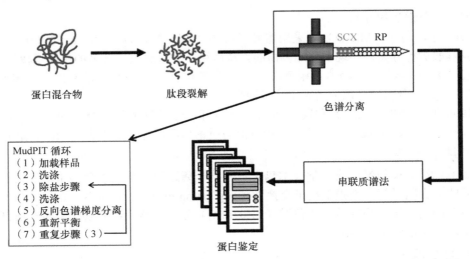

图 7-2 多维色谱-串联质谱联用技术的示意图

离子化会导致信号抑制，这使得很多肽段不能被检测到。解决上述问题还需要质谱检测性能的不断完善和提高。此外，多维色谱-串联质谱技术对液相色谱仪器、质谱仪和操作人员的要求较高，没有双向电泳技术应用广泛。但随着技术不断发展和仪器不断进步，串联 LC 在蛋白质组学的应用前景会更加广阔。

三、案例分析

案例 7-1

1. 案例介绍　神经系统变性疾病又称为神经系统退行性疾病，与遗传因素、中毒、感染因素等有关。包括帕金森病、阿尔茨海默病、运动神经元病、肌萎缩侧索硬化、朊蛋白病等，都是中枢神经的各部位出现的神经损伤，或者退化神经元坏死引起的功能障碍。脑脊液检查在神经系统疾病，尤其是中枢神经系统疾病的诊断、鉴别诊断和预后判断上有极其重要的意义。本案例介绍的是利用同位素标记相对和绝对定量（iTRAQ）技术和基质辅助激光解吸电离质谱（MALDI-TOF）找寻神经系统变性疾病脑脊液中的特异标志物。

2. 样品制备、iTRAQ 标记和肽段分离　收集 10 例阿尔茨海默病（Alzheimer disease，AD）脑脊液、10 例帕金森病（Parkinson disease，PD）脑脊液、5 例路易体痴呆（dementia with Lewy body，DLB）脑脊液和 10 例正常人脑脊液，并分别进行混合。用乙腈沉淀法沉淀蛋白，蛋白酶解和 iTRAQ 标记。标记之后将 4 个不同标记的样品混合（400μg 蛋白），将此样品加载至强阳离子交换色谱柱上进行肽段分离。之后样品上到反相色谱柱，线性梯度洗脱，最后将洗脱液和基质液混合液点到样品靶上，进行肽段分析。

3. MALDI-TOF/TOF 质谱仪分析和蛋白鉴定、定量　利用 MALDI-TOF/TOF 质谱仪进行 MS/MS 数据采集，MS 反射正离子模式质量范围：800～4000。用 Mascot（蛋白鉴定数据库软件）进行蛋白质鉴定。通过平均所有鉴定肽段 iTRAQ 报告离子峰面积的比值来进行蛋白质定量。

4. 结果与分析　利用以上技术策略，鉴定并定量了 1539 个蛋白质，其中 793 个蛋白质是通过一个肽段的 MS/MS 图谱鉴定的，所以认为这些蛋白质的可信度要低于多个肽段匹配的蛋白质。但每个鉴定的蛋白质至少有一个肽段的打分值大于 95% 的置信度，而且是这个图谱排在第一位的匹配肽段。并且，对于只有一个匹配肽段的蛋白质，还有另外的鉴定标准：①Mascot 打分值必须大于 30；②所有肽段必须含有 K 或者 R。

（1）与 AD、PD 和 DLB 病相关的脑脊液蛋白质组变化情况：蛋白质定量是通过计算 iTRAQ

试剂在 MS/MS 图谱中的报告离子峰面积来进行的，计算每个肽段在正常人和这 3 种疾病之间的比值。将每个蛋白质的所有肽段的 iTRAQ 比值归为一组，进行平均，从而给出鉴定的 1520 个蛋白质的在正常人和 3 种患者间的变化比值。一些蛋白质的变化超过 2 倍或 3 倍。只选择表达上调或下调超过 50% 的蛋白质作为候选生物标志物，表达变化小于 50% 或大于 20%（包括上调和下调）认为是不显著的变化。以此为标准，AD、PD 和 DLB 患者相对于正常人分别有 388、282 和 380 个蛋白质表达有显著的变化。另外我们关注那些只对一种疾病有改变的蛋白质，即特异标志物。比如，钙网蛋白不但在 AD 患者而且在 PD 患者中表达都是显著上调的。但蛋白质 IPI0047862 在 AD 患者中是表达上调的，而在 PD 患者中是下调的，我们依然认为这个蛋白质不仅是 AD 患者特异的标志物，而且也是 PD 患者的特异标志物。用这种办法，我们发现了 AD、PD 和 DLB 患者特异的蛋白质标志物分别是 136、72 和 101 个。

（2）候选蛋白质标志物验证：在这些候选的标志物应用到临床之前，还必须要用其他的方法对其进行验证和确认。但目前除了蛋白质组学方法外，没有高通量的验证方法，一般都应用传统的蛋白质印迹法（Western blotting）方法来验证，但必须对候选标志物再做一些过滤性确认。例如，只保留通过 2 个或 2 个以上特异肽段鉴定的蛋白质，只选择一种疾病特异的，两种共有的不考虑。有生物学功能的优先考虑，还有就是有商品化抗体的蛋白质。据此，使用 16 种蛋白质抗体，用与 iTRAQ 实验相同的混合方法将样品进行验证实验。16 种蛋白质中，有 8 个的 Western blotting 结果和 iTRAQ 结果一致。这 8 个蛋白质标志物是载脂蛋白 C1（ApoC1），ApoH，血浆铜蓝蛋白（ceruloplasmin），嗜铬粒蛋白 B（chromogranin B），β 纤维蛋白原（β-fibrinogen），触珠蛋白（haptoglobin），T 钙黏着蛋白（T-cadherin）和维生素 D 结合蛋白（VitD BP）。最后再对每个个体患者样本进行 Western blotting 验证，发现除了嗜铬粒蛋白 B 和 T 钙黏着蛋白外，其他 6 个蛋白质在每个患者个体里变化与混合样品的蛋白质组实验结果一致。

利用 iTRAQ 标记技术和 MALDI-TOF/TOF 从人脑脊液混合样品里鉴定并定量了 1500 个蛋白质，并且发现了 AD、PD 和 DLB 病特异性的标志物，其中 6 个得到 Western blotting 的进一步验证。

第二节　生物质谱技术

蛋白质组学研究之所以能够取得蓬勃快速的发展，主要依赖于高通量分离和分析技术的突破性进展，尤其是质谱技术的快速发展使得蛋白质的高通量、快速分析成为了可能。生物质谱具有迅速、灵敏、准确的优点，并能对蛋白质序列分析和翻译后修饰进行分析，现已成为了蛋白质组学中分析与鉴定蛋白质和肽的最重要的手段。

1906 年科学家汤姆森（Thomson）发明了质谱，成就了质谱发展史上的里程碑。最初的质谱仪主要用来检测同位素与元素的原子量。随着质谱仪不断改进，其应用范围也不断扩大，到 20 世纪 50 年代后期已广泛应用于有机化合物和无机化合物等小分子领域的检测。质谱仪主要由三个部分组成（图 7-3）：第一部分是离子源，其作用是将分析物进行离子化；第二部分是质量分析器，其功能是根据离子的质荷比（mass to charge，m/z）进行离子的分离；第三部分是离子检测器，检测质量分析器分离的离子，最终得到待测物质特征质量信息并形成质谱图。质谱的类型复杂而多样，按照离子源的类型分类主要有基质辅助激光解吸电离（matirx-assisted laser desorption ionization，MALDI）质谱和电喷雾电离（electrospray ionization，ESI）质谱；按质量分析器分类有四极杆（quadrupole）质谱、离子阱（ion trap，IT）质谱、飞行时间（time-of-flight，TOF）质谱、傅里叶变换离子回旋共振（Fourier transform ion cyclotron resonance，FTICR）质谱等。它们的结构与性能各不相同，每一种质谱都有自己的长处与不足。它们可以单独使用，也可以相互组合形成功能更加强大与全面的仪器。

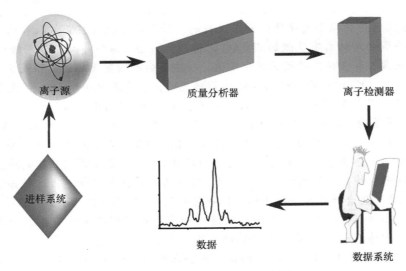

图 7-3　质谱的基本组成示意图

一、离子化技术

生物质谱的飞速发展主要得益于软电离离子化技术的发明及应用，即 MALDI 和 ESI。这两项离子化技术的发明者田中耕一和芬恩（Fenn）被授予了 2002 年诺贝尔化学奖。实现分子的离子化是质谱技术的第一步，所有分子只有通过电离形成带电离子才能在磁场或电场中被按质荷比分离后检测。

1. 基质辅助激光解吸电离质谱　是由卡拉斯（Karas）等提出的。其基本原理是将待测物质与含有特定波长吸光度的发光基团的化学基质（matrix）混合，将混合物点在靶盘或载体上进行挥发，混合样品中的溶剂和水分挥发后形成共晶体，样品随后置于激光光源（laser source）进行照射。当激光照射到靶点上时，基质吸收了激光的能量而跃迁到激发态，基质上质子转移到多肽分子上，从而使多肽电离和气化。然后通过高电压将电离的多肽送入质量分析器中（图 7-4）。

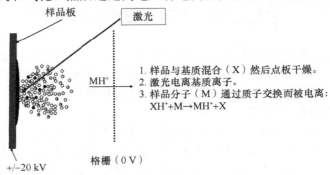

图 7-4　MALDI 电离原理示意图

MALDI 离子源最常用的分析器为飞行时间（TOF）分析器，组成 MALDI-TOF-MS。与 ESI-MS 相比，MALDI-TOF-MS 在分析混合多肽时，能够耐受适量的盐、缓冲液及其他物质，多肽混合物中几乎各个肽均产生单电荷离子，因此 MALDI-TOF-MS 是肽质量指纹谱（peptide mass fingerprinting，PMF）分析的首选工具。PMF 是指蛋白质被特异酶切位点的蛋白酶水解后所得到的全部肽段的质量图谱。不同蛋白质具有不同的氨基酸序列，被酶解后产生的肽段序列不同。同一蛋白质被不同酶水解后，产生的肽段也不同。因此，蛋白质酶切后形成的肽混合物的质量谱图具有一定的特征性，故称为指纹谱。PMF 技术鉴定蛋白质序列的方法是：将蛋白质酶解后得到的全部肽段质量数传输至数据库进行比对，检索与之肽段指纹有一定相似度的已知蛋白质。理论肽段谱图可采用质谱软件或网络数据库获得。

MALDI 的优点是对样品要求低，易于使用，能耐高浓度盐、缓冲液和其他挥发性成分，并且具有高灵敏度。但是 MALDI 产生的离子质荷比很大，大质量离子的速度常低于碰撞诱导电离临界值，使离子检测效率低，因此 MALDI 的质量上限受检测所限。

2. 电喷雾电离串联质谱　是当今质谱技术中最软的一种电离方式。ESI 将样品溶液通过高电压的毛细管或喷针导入大气压电离源内，在强电场作用下，样品溶液形成雾状的细小的带电液滴，此现象称为电喷雾。进一步，这些细小液滴随着溶剂的蒸发，液滴直径变小，表面电荷密度增加，液滴表面电荷达到雷利极限（Raleigh limit）时形成一次裂变，液滴裂变循环反复，最终当溶剂完全蒸发后形成离子而实现离子化。离子化后的样品经质量分析器检测它们的质荷比（图 7-5）。

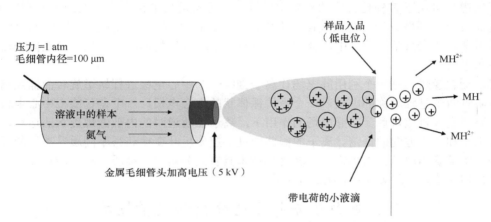

图 7-5　电喷雾电离示意图

电喷雾质谱具有以下几个特点，一是蛋白质与核酸等生物大分子在电喷雾离子化过程中易携带多电荷，形成多电荷峰，因此提高了分子量的检测准确度。二是 ESI 常与高效液相色谱（HPLC）联用，即液-质联用法（LC-MS）。LC-MS 将蛋白酶解产生的肽段经 HPLC 分离后，连续不断地导入质谱进行分析，大大提高了分析速度。MALDI 适于分析简单的肽混合物，而液相色谱与 ESI-MS 联用适合分析复杂样品。三是 ESI 易于得到不稳定化合物的离子峰，而不容易使样品分子产生离子碎片。四是 ESI-MS 可选择的分析器也十分广泛，如离子阱、四极杆-四极杆串联质谱、TOF-TOF 串联质谱等，能够实现多级串联质谱分析，可同时具有选择离子扫描、多反应检测、子离子扫描等多种扫描方式，大大提高了分辨率和质量准确度。ESI-MS 还有一个强大的功能是能够实现自动化鉴定蛋白质，即数据依赖性分析（data dependent analysis，DDA）。DDA 是指 ESI-MS 可以根据母离子强度和电荷数自动进行 MS/MS 分析，当 MS/MS 强度下降到一定程度时，将会自动转换成 MS 分析，进而选择其他离子进行 MS/MS 分析。最后所有 MS/MS 数据进行自动化数据库检索。DDA 分析需要设置液相色谱条件和质谱检测参数，实现了对复杂样品的自动化分离鉴定。

二、质量分析器

分析物在气相离子产生之后，需要对它们的质量进行分析。质量分析器的功能就是将离子源产生的离子，按其质荷比进行分离、检测，得到待定分析物特征质量信息。质谱分析是一个制备样品或引入样品→样品气化并离子化→引入样品离子到分析器→在分析器中按离子的质荷比不同分离离子→分别检测各种离子并得到质谱图的过程。其中，应用到生物大分子鉴定和定量的质量分析器主要有高分辨率飞行管、高分辨率三重四极杆和超高分辨率的静电场轨道阱（orbitrap）等。各种质量分析器的结构和性能各不相同，各有自己的长处和不足，它们可以单独使用，也可以相互组合形成功能更强大的仪器。

1. 飞行时间 是目前应用到生物蛋白质组学领域中的主要质谱仪器类型。TOF 可检测的分子量范围大，扫描速度快，仪器结构简单。长期以来，TOF 一直存在分辨率低的缺点，原因在于离子进入漂移管前的时间分散、空间分散和能量分散。这样，即使是质量相同的离子，由于产生时间的先后、产生空间的前后和初始动能的大小不同，达到检测器的时间就不相同，因而降低了分辨率。随着技术的不断深入，通过采取激光脉冲电离方式、离子延迟引出技术和离子反射技术，可以在很大程度上改善分辨率下降，使得 TOF-MS 的分辨率大大提高，进入高分辨质谱的行列。

2. 三重四极杆质量分析器 是由三个四极杆分析器串联组成，第一个四极杆（Q1）根据设定的质荷比范围扫描和选择所需的离子。第二个四极杆（Q2），也称碰撞池，用于聚集和传送离子。第三个四极杆（Q3）用于分析在碰撞池中产生的碎片离子，所以也简称 QQQ。液相色谱串联三重四极杆质谱仪可用于多种化合物的精确定量分析，可实现痕量化合物残留的定性和定量分析，适用于食品安全、环境分析、药物代谢动力学研究、代谢物鉴定、杂质分析等多个领域；同时，在蛋白质组学、代谢组学的研究中，也常用于进行方法和目标物的验证，这也是定向蛋白质组学研究的基本方法。

3. 静电场轨道阱 是一个利用静电场让离子围绕一个中心电极进行轨道旋转而捕获离子的装置。轨道阱有两个呈轴对称的电极，一个是纺锤体状的中心电极，一个是包围在中心电极外的外部电极。离子进入轨道阱后，在静电场的作用下，离子在轨道阱的内部做螺旋状的运动，沿中心内电极作水平和垂直方向的振荡。离子的振荡通过快速傅里叶变换获得不同质量离子的频图，从而转换为一个准确的质荷比得到谱图。轨道阱技术具有高分辨率、高质量精度的特点，有助于增强未知化合物的分离，并实现高通量工作流程。

三、蛋白质差异表达分析和定量技术

蛋白质定量技术是验证和确证生物标志物的关键技术，蛋白质差异表达分析是寻找生物标志物的重要手段。目前，用于生物标志物发现的技术和基于质谱的蛋白质差异表达分析技术的主要方法为标记技术和非标记技术。

（一）标记技术

标记技术是采用稳定同位素标记氨基酸或肽段，是目前应用最为广泛的蛋白质差异表达分析技术，是发现生物标志物的重要技术手段。标记技术可分为代谢标记（也称为体内标记）和化学标记（也称体外标记），如稳定同位素标记氨基酸进行细胞培养（stable isotope labling by amino acid in cell culture，SLICA）的方法和同位素标记相对和绝对定量（isobaric tag for relative and absolute quantitation，iTRAQ）技术。对这些标记的肽段进行 MS/MS 分析可以产生特异性的质谱信号，可用于定量分析。

SLICA 属于体内标记法，主要用于动物细胞的蛋白质定量。在细胞培养基中加入稳定同位素（^{15}N，^{13}C）来标记氨基酸（Lys，Leu，Phe 等），在细胞经过 5 至 6 代培养后，细胞摄取这些氨基酸合成蛋白质时会将这些同位素标记的信息带入细胞蛋白质中，达到标记的效果。在细胞蛋白质被标记完全后，收获细胞样品，经过分离和酶切，鉴定蛋白质，并根据同位素的强度进行定量分析。SLICA 技术用于同位素标记的氨基酸与天然氨基酸化学性质基本相同，被标记的细胞和未被标记的细胞在细胞生物学行为上几乎没有差别。该技术能够准确衡量中等程度蛋白质丰度的变化。但是 SLICA 只适用于体外培养的细胞，不可用于组织、血液和尿液等生物样品的标记。培养基必须使用透析血清，一部分生长因子的丢失会导致某些细胞的生长出现异常。此外，SLICA 技术的定量分析过程烦琐，试剂成本昂贵，这也是该方法未被广泛应用的原因。

同位素标记的相对定量与绝对定量（isobaric tag for relative and absolute quantitation，iTRAQ）技术是目前应用最广泛的标记技术。iTRAQ 技术能够同时比较同一细胞或组织在不同状态下的 8

个样本中蛋白质表达的差异水平。能够快速全面地筛选出表征该生理或病理状态下的生物标志物。另外，iTRAQ 也可对同一组织或细胞在最多 8 个时间范围内蛋白质表达水平的差异进行研究，可从宏观上动态检测整体蛋白质表达随时间的变化，又能从微观上研究生物标志物随样本培养时间的迁移呈现出的表达水平的改变。这对于发现与时间相关的生物标志物十分有帮助。iTRAQ 还可以对已经发现的生物标志物进行绝对定量。对疾病标志物而言，可以更加精确计算给药间隔与周期。针对疾病标志物更能精确计算出给药的剂量和浓度。iTRAQ 试剂包括 3 个化学基团，分别为报告基团、平衡基团和反应基团。反应基团能够特异性与肽段的氨基发生共价结合。标记后的肽段在 4 个或 8 个样品中具有相同质量数，即在一级质谱上呈现为一个峰，这样在进行 MS/MS 分析时，这些具有完全相同质量数的肽段将同时被选进到碰撞诱导解离（CID）中进行串联质谱分析，碎裂后可在低质量端形成连续的特征性碎片离子，因此在二级质谱上 4 个或 8 个信号强的报告离子峰，如 $m/z113$，$m/z114$，$m/z115$，$m/z116$，$m/z117$，$m/z118$ 和 $m/z121$，用来对不同样品进行定量。平衡基团是用来调节 iTRAQ 试剂总的质量数。iTRAQ 技术的标记方法简单，速度快，标记效率高，可同时标记 4 组或 8 组样品。除了可以同时进行多个样本定量外，iTRAQ 标记技术还可以保留肽段的翻译后修饰信息，进行蛋白质翻译后修饰的定量。被标记的多肽类型相似，在标记相同多肽后分子量完全相同，离子化程度十分接近。报告离子可在单次 MS/MS 中同时获得，它们的相对丰度代表了样品中蛋白质或肽段的强度，可准确用于定量分析。鉴定的差异蛋白质变化倍数普遍较小。与 iTRAQ 类似的技术还有串联质量标签（TMT），^{18}O 水解标记，二甲基化等化学标记技术，在蛋白质组学中也有一定的应用，但这些标记技术往往存在标记效率低和可逆反应，肽段离子化效率差，以及数据处理程序复杂，缺乏统一标志等问题，因此限制了在蛋白质组学中的应用。图 7-6 为 iTRAQ 实验的技术路线图。

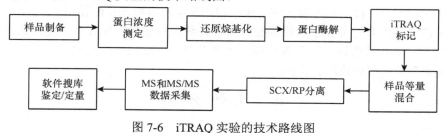

图 7-6　iTRAQ 实验的技术路线图

（二）非标记技术

非标记技术通常是分析大规模鉴定蛋白质时所产生的质谱数据，是应用蛋白质相应肽段的质谱数据进行定量的。非标记定量数据的可以依据肽段的三个主要信息进行蛋白质定量，一是基于蛋白质的肽段数，二是基于质谱峰强度，三是基于蛋白质可用的二级谱图数。非标记技术无须昂贵的同位素标签作为内标，实验耗费低，但是该技术对液相色谱串联质谱的重复性和稳定性要求较高。因此，为了能够获得比较高质量且可观的数据时，每测定一个样本至少需要重复 2～3 次实验，当需要检测较多样本时效率较低。还存在的一个不足是，由于取 3 次重复实验数据的交集，并且每个蛋白质要求至少鉴定到 3 个肽段，因此采用 lable-free 的方法得到的具有定量信息的蛋白质，通常都是高丰度的蛋白质，无法满足对中低丰度蛋白的定量需求。与同位素标记技术相比，lable-free 定量的准确性较差一些。目前进行 lable-free 的定量工作通常是在高分辨类型的质谱仪器上开展的。

四、蛋白质芯片技术

由于芯片具有高通量、分析速度快、样品消耗少等优点，近年来蛋白质芯片的发展十分迅速。蛋白质芯片是指在固相载体表面固定蛋白探针，如抗原、抗体、酶、配体、底物等，形成高密度排列的蛋白质点阵。将待测样品（如血液、体液、细胞样品等）与芯片孵育反应，孵育后通过检测系统进行检测，最后应用计算机解析和比较蛋白质表达情况。新兴的蛋白质芯片技术是高通量分析蛋白质相互作用的有力工具，比传统蛋白质组研究方法如二维凝胶电泳具有更大的优越性。其将蛋白质排列在玻璃片、多孔胶片或微孔上，并将标记后的探针靶分子与微阵列进行杂交，通过检测系统即可确定蛋白质之间是否存在相互作用。此外，蛋白质芯片上还可以加载多维分离系统，无须制作复杂的接口可完成组分在各个维度间的切换，易于实现自动化。

液体蛋白质芯片是一种磁性高分子微球，是指由无机磁性微球和高分子材料相结合的、具有一定磁性和特殊结构的微球。微球表面的高分子材料含有丰富的功能基团（如—OH，—COOH，—CHO，—NH$_2$，—SH 等），与多数蛋白质、多聚糖等具有良好的生物相容性，能够特异地结合蛋白质和肽。同时，微球还具有磁响应特性，能在外加电场下方便迅速地分离。液体蛋白质芯片首先通过其表面的特异功能基团与特定蛋白质及多肽进行结合，然后经过分离、洗涤及洗脱得到目的蛋白质和多肽。洗脱液可以直接转移至样品靶板上进行 MALDI 质谱分析，由此实现高通量样品制备及高重复性。

液体蛋白质芯片技术是血清多肽谱研究的有力工具。血清蛋白质组中分子质量低于 10000 道尔顿的分子称为血清多肽谱，包括大量的多肽和小蛋白质。近年来，很多研究证实了血清多肽谱在肿瘤体外血清学诊断中的应用价值。与传统的蛋白质鉴定方法不同，血清多肽谱数据很少使用数据库检索，而是采用统计学分析的方法来找到显著性差异的多肽组，再用串联质谱进行序列分析和前体蛋白质的鉴定。目前应用最多的统计学算法有人工神经网络（SNN）、支持向量机（SVM）和主成分分析（PCA）等。经过以上的分析步骤可以为某种疾病建立相关的多肽谱模型，通常应用盲测法进行模型的验证：首先由未知样本状态下建立血清多肽谱模型，再与真正的临床样本比对并验证模型诊断的准确性，进一步评估模型的灵敏度和特异性；随后对建立的模型进行反复训练并扩大样本量，最终获得真正在临床中使用的血清多肽谱诊断模型。

血清多肽谱的技术及时补充了二维凝胶电泳等传统蛋白质组学研究的不足。血清多肽谱的进展让体液多肽谱、组织多肽谱和细胞多肽谱大幅度发展。通过液体蛋白质芯片技术，我们可以很快实现"一滴血"早期快速诊断肿瘤的愿望。

五、案例分析

案例 7-2

1. 案例介绍　蛋白质的磷酸化指的是由蛋白激酶催化的把 GTPγ 或 ATP 的磷酸基团转移到底物蛋白质的氨基酸残基上的过程。作为一种蛋白质基础的修饰类型，蛋白质的磷酸化和去磷酸化几乎在生物体的各个方面扮演着重要的角色，如基因的转录、表达、细胞增殖和分化、信号转导、免疫调控和肿瘤发生等。基于质谱技术的磷酸化蛋白质组具有高分辨率、高通量等优势，本案例介绍的是 iTRAQ 标记和 MALDI-TOF 在蛋白质磷酸化修饰分析中的应用。

2. 样品制备　分别采集 12 例肝癌患者和 12 例健康人血清，并富集磷酸化肽段。然后分别用 iTRAQ 试剂标记肝癌患者血清和健康人血清，室温反应 1 小时。用固定化金属离子亲和色谱富集磷酸化肽段。

3. MALDI-TOF 质谱仪分析和蛋白质鉴定、定量　用 MALDI-TOF 质谱仪自动采集数据，利用 Mascot 进行数据库检索。ProteinPilot4.0 软件计算每个 iTRAQ 试剂的报告离子簇面积，并给出结果。

4. 结果与讨论　为了验证 MALDI-TOF 检测磷酸化肽段的灵敏度，我们在血清中添加不同浓度（50fmol，20fmol，10fmol，5fmol）的磷酸化多肽标准品 pY（RRLIEDAE[pY]AARG），经固定化金属离子亲和色谱富集，与基质混合后上机分析，结果显示 5fmol 的样品仍然可以检测到。用 iTRAQ 试剂标记样品后分析，发现肝癌患者血清中的磷酸化多肽相比健康人表达量存在明显差异，多肽在癌症患者中表达量明显下降（比率 114/117=0.15），序列分析显示该多肽是纤维蛋白原（fibrinogen）蛋白的片段。

通过 MALDI-TOF 对血清中的磷酸化肽段进行了分析，结果表明 5fmol 的磷酸化肽段经固定化金属离子亲和色谱富集后仍可检测到。进一步结合 iTRAQ 试剂对肝癌患者中的磷酸化蛋白进行鉴定和定量分析。发现在肝癌患者血清中存在多个磷酸化肽段与健康人相比表达量存在明显差异，而且这几个肽段均来自于同一个蛋白质：纤维蛋白原，可能是由于癌症患者血清中蛋白酶、激酶以及磷酸化酶等的活性存在差异造成的。其中磷酸化的纤维蛋白肽 A（FPA）在癌症患者血清中表达量相比健康人血清明显下降。据报道纤维蛋白原作为磷酸化蛋白，在一些疾病中磷酸化程度会达到 70% 以上，但在肝癌患者血清中存在 FPA 磷酸化程度下降还是首次发现。

第三节 蛋白质组学的研究策略

前两节内容我们分别介绍了蛋白质组学研究中常用的蛋白质分离技术和基于质谱的蛋白质鉴定技术，在这一节中我们向大家介绍蛋白质组学研究中的常用策略。典型的蛋白质组学实验主要包括三个步骤：首先是从细胞、组织或生物体中提取并分离蛋白质，然后用蛋白酶在特定位点对蛋白质进行酶解，使蛋白质进一步分解成各种长度的肽段；然后，这些肽段进入色谱进行分离，再经过离子源进行离子化后用质谱方法鉴定肽段，获取每个肽段离子的质荷比；最后是数据库检索和结果解析。根据研究目的的不同，蛋白质组学研究的策略可分为两种，一种是发现蛋白质组学的研究策略（discovery proteomics）和靶向蛋白质组学的研究策略（targeted proteomics）。图 7-7 是发现蛋白质组学和靶向蛋白质组学的实验过程示意图。

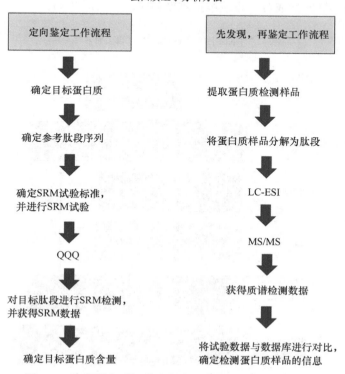

图 7-7 发现蛋白质组学和靶向蛋白质组学的实验过程

一、发现蛋白质组学策略

若使用先发现再鉴定的研究策略，那么研究人员可以尽可能地发现更多的蛋白质。在一项典型的先发现再鉴定的实验里，质谱检测器会根据每个肽段离子信号强度自动对其进行选择。每一条肽段经过质谱裂解过程后产生一系列连续质谱信号。将实验过程所得到的质谱信号与数据库中的质谱信号进行比对后可以得到原始肽段的信息，进而由生物信息学分析后就能得出原始蛋白质的整体信息。先发现后鉴定的策略还可以细分为两种主要的研究策略，一种是"自下而上（bottom up）"的研究策略和"自上而下（top down）"的研究策略。

（一）自下而上的"bottom up"研究策略

自下而上的"bottom up"研究策略是在多肽水平上对蛋白质进行研究，即先将混合样品内的蛋白质酶切成肽段后再经过二维凝胶电泳、毛细管电泳或液相色谱等技术分离后，再进入质谱进行肽段的碎裂和后续的鉴定，最后将鉴定到的肽段进行组装后获得样品中所含的蛋白质。2DE-MS 技术是"bottom up"策略中目前应用较广泛的方法。但 2DE-MS 具有明显的局限性：第一，有限的上样体积和凝胶分辨灵敏度限制了低丰度蛋白的检出；第二，利用凝胶电泳分离大分子量的跨膜蛋白质仍是一个技术难题；第三，2DE 是以单个蛋白点为研究基础，这大大降低了检测的通量水平；第四，凝胶电泳分离出的一个蛋白斑点可包含多种蛋白质，或者有时一种蛋白质经过不同处理或修饰以后可在凝胶上形成不同的斑点，这使得定量过程更加复杂化。

在前面章节提到的多维色谱-串联质谱联用技术（MudPIT）也属于"bottom up"策略中的一种，也被称为无凝胶蛋白质组学或鸟枪法蛋白质组学（shotgun proteomics）。该方法首先将蛋白质用胰蛋白酶切成多肽，再用毛细管电泳、液相色谱或多维色谱与电喷雾串联质谱联用，进行数据依赖性分析（DDA）来鉴定蛋白质。鸟枪法蛋白质组学技术在一次实验中能够鉴定出大量的蛋白质，并且可对低丰度蛋白进行鉴定，这也弥补了 2DE 方法的不足。该方法的主要缺点是色谱分离时间与质谱鉴定时间不够匹配兼容，系统维护难度相对较大（图 7-8）。

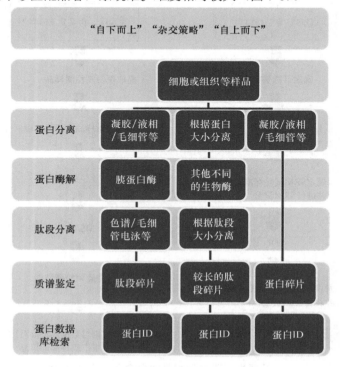

图 7-8　发现蛋白质组学研究策略的流程

（二）"自上而下（top down）"研究策略

"自上而下（top down）"的研究策略是在完整蛋白质水平上分离和纯化，再进入串联质谱进行碎裂和分析。它是随着傅里叶变换离子回旋共振质谱（FT-ICR-MS）技术发展起来的一种策略。该策略在完整蛋白质水平上进行研究，可获得蛋白质共翻译和翻译后修饰等信息，也可以进行蛋白质非共价键复合物的研究。在获得完整蛋白质分子量后可直接进行搜库检索来鉴定蛋白质。与离子阱质谱相似，FT-ICR-MS 也是一种可以捕获离子的仪器，但是其内部为高磁场和高真空环境。它对蛋白质分子的检测具有高灵敏度动态范围、高分辨率和质量准确度的优点，这使得 FT-ICR-MS 可以在一次分析中对数百个完整蛋白质分子进行质量测定和定量检测。FT-ICR-MS 还可以实现多元串联质谱。与其他只能同时选定一个母离子的串级质谱不同，FT-ICR-MS 可以同时选择几个母离子进行碰撞碎裂，这极大增加了蛋白质鉴定过程的通量。但是 FT-ICR-MS 也存在一定的缺点：比如肽段断裂效率低、价格昂贵、操作复杂、谱图解析复杂、扫描速度慢、不适合在线液相色谱分析等。这些缺点限制了它在蛋白质组学研究中的应用。

堪称"杂交策略"的 Middle-down 技术的出现缓解了上述两种策略的局限性。Middle-down 策略即利用不同的生物酶将蛋白质酶解为较长的肽段，不仅减少了冗余肽段，还尽可能保留了蛋白质翻译后修饰信息。随着质谱技术的发展，一些具有高性能质谱仪的出现，如具有高碰撞诱导解离（collision induced dissociation，CID）功能的基质辅助激光解吸电离飞行时间串联质谱（MALDI-TOF-TOF-MS）能够碎裂蛋白质并获得高质量蛋白质碎片信息，极大促进了完整蛋白质鉴定的实现；高性能线性轨道离子阱（LTQ）与 Orbitrap 整合的 LTQ-Orbitrap 复合型电场轨道阱回旋共振质谱仪的出现显著提高了灵敏度、分辨率和质量精度，为蛋白质组学深度覆盖以及翻译后修饰的研究提供了良好的技术支持（图 7-8）。

二、靶向蛋白质组学策略

与发现蛋白质组学这样的非靶向方法不同，靶向蛋白质组学实验是有针对性的，对预先选定的蛋白质进行分析，能够对特定的目标蛋白质进行更准确定量检测，同时也具有更高的敏感性和重复性。靶向蛋白质组学技术在生物标志物的发现方面取得了巨大成就。随着发现蛋白质组学的发展，生物标志物的质谱验证开始受到关注，科学家们从肿瘤样本中鉴定出了许多特异性变化的蛋白质，那么这些蛋白质能否成为具有临床诊断价值的生物标志物还需要进一步验证。

（一）生物标志物验证

生物标志物的研究是一个漫长而复杂的过程，包括鉴定、验证、确认和临床试验等阶段。在研究过程中可能面临各种挑战和困难，比如：一是样品种类多而复杂，包括血清、血浆、尿液和脑脊液等；二是有效的生物标志物浓度较低、样本量有限，所要求的分析手段必须具备极高的灵敏度；三是由于生物标志物需具备广泛的代表性和标志性，在验证和确认阶段所需要的样本较大。因此验证和确认生物标志物的技术需要满足特异性高、灵敏度高、速度快和具有统计学意义的条件。目前常规的免疫学方法，如 Western blotting 和 ELISA 方法，由于成本高、速度慢、特异性抗体制备难度大等原因，很难在进行大批量样本验证与确证阶段中发挥主要作用。靶向蛋白质组学成为了生物标志物质谱验证的主要方法，该技术稳定的定性和定量优势更适用于开展生物学研究中假说验证类（如提出假说，再用实验加以证明）的研究工作。靶向蛋白质组学在逐渐成为系统生物学研究领域的热门工具。这方面的工作需要对多种条件下蛋白质的相互作用网络进行研究，因此靶向蛋白质组学技术对复杂样品的处理和检测要求较高，并且需要进行连续性的研究。

（二）MRM 技术

三重四极杆串联质谱是靶向蛋白质组学技术最常用的工具之一。三重四极杆质谱是由三个四极杆串联组成的质量分析器。Q1 和 Q3 为主要的质量分析筛选器，连接在 Q1 和 Q3 中间的 Q2 为惰性气体碰撞室。在靶向蛋白质组检测过程中，肽段离子首先进入 Q1，然后 Q1 可以根据预先设定好的质荷比信息筛选出特定的先驱离子（precursor ion），也称为母离子。接着，母离子进入Q2 进行 CID 碎裂产生碎片的子离子，也称为产物离子（product ion），再由 Q3 进行碎片离子的扫描。每个母离子和子离子组成的离子对被定义为该目标肽段的"转换（transition）信号"。通过每个 transition 的质谱信号强度和对应的色谱保留时间（retention time）组成的曲线结果，我们可以对特定的肽段进行定量检测和分析。这类型的数据采集方式也称为选择反应监测技术（selected reaction monitoring，SRM），或者多重反应监测（multiple reaction monitoring，MRM）技术。这样的扫描模式避免了非目标离子的干扰，显著提高了目标离子的信号-噪声比。此外，如果在检测样本中掺入同位素标记的参考肽段（相当于内标），我们还能够实现对待测样品中的目标肽段进行绝对定量。MRM 技术适合同时对近百个目标蛋白质进行分析测定。因此 MRM 具有高灵敏度、高准确性、高通量、线性范围宽、重复性好等优点，在生物标志物的确证阶段具有重要应用，但是该方法需要提前获知目标物质的信息，以及大量的方法优化来确定每一种化合物的详细参数，以便获得最大的灵敏度。

（三）MIDAS 技术

另一种可以实现 MRM 扫描的质谱扫描的是三重四极杆线性离子阱质谱（QTRAP）。QTRAP 质谱是四极杆和线性离子阱两种质量分析器组合的液相色谱-串联质谱系统。它既保留了串联四极杆质谱的特定，具备母离子扫描（PS），中性丢失扫描（NL）、MRM 定量功能，以及线性离子阱的优点，如子离子扫描灵敏度高，高分辨扫描等，克服了空间电荷效应、碰撞效率低和定量差等不足。QTRAP 与 QQQ 的 MRM 灵敏度相同，区别在于 QTRAP 质谱创造性开发出 MIDAS（MRM initiated detection and sequencing）的工作流程（图 7-9）。MIDAS 即在 MRM 之后再进行一个增强的子离子全扫描，用于进一步确认 MRM 峰是否真的来自预先设定的目标肽段。这一步骤非常关键而且是必不可少的。这是因为，生物标志物样品溶液成分复杂，目标肽段通常是和其他非目标肽段混合在一起。由于 MRM 仅采用特定离子对进行检测，具有相同或者相近 MRM 离子对的肽段就会给目标肽段造成干扰。而在 MIDAS 流程中，MRM 后的完整谱图确证可以辨别 MS/MS 采集得到的 MRM 峰是否真的来自目标肽段，这样可以有效排除假阳性峰。此外，QTRAP 还具备更高灵敏度，更快扫描速度和更好的离子阱内裂解效率的 MRM^3 扫描方式，能够有效减少背景噪声干扰，提高微量肽段检测的重复性，提升检测灵敏度，降低最低定量检测限（LLOQ）。MRM^3 的

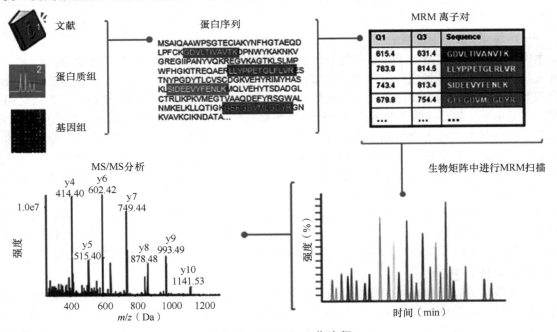

图 7-9　MIDAS 工作流程

工作原理是在 Q1 中选择一个前体离子，在 Q2 中进行碎裂，所有碎片离子会聚集在线性加速离子阱中，然后在线性加速离子阱中分离所选的来自 Q2 的二级前体离子，在线性加速离子阱中进行碎裂，接着通过 MS^3 扫描，进行定量分析，此过程循环反复进行。

（四）SWATH 定量技术

通常用于生物标志物验证研究的样品非常珍贵，而且成分复杂，并且具有很宽的动态范围，若想获得良好的重现性和丰富全面的信息，必须做到极快的 MS/MS 扫描速度。传统的数据依赖的定量方法较难实现的。SWATH（sequential windowed acquisition of all theoretical fragment ion）是基于非数据依赖的采集方式，能够提高数据采集和处理的重现性与全面性。高分辨的三重四极杆-飞行时间串联质谱 TripleTOF 5600 是目前为止唯一支持 SWATH 采集模式的仪器平台。SWATH 采集数据模式充分利用了 TripleTOF 5600 的高灵敏度和高速度的特性。以蛋白质组学样品分析中常见的扫描范围 400～1200Da 为例，在一个液相色谱运行周期内，Q1 以 25Da 作为一个扫描间隔，质荷比从低到高，连续将间隔中所有的母离子传输至 Q2 进行碎裂，产生一系列的碎片离子，经过 TOF 到达检测器进行检测，循环反复。在这样的模式下就获得了样品中每个肽段的 MS/MS 谱图。SWATH 的采集模式的分析方法建立十分简单，只需要设定 Q1 窗口，累计时间和循环时间等几个参数，便可以分析不同的蛋白质样品。采用 SWATH 工作流程进行目标定量分析的优点显而易见。一是对特定的目标物质分析无须进行复杂的前期实验开发过程，可一次采样完成所有的分析。采集设置简单，相同的方法可以应用于所有蛋白质样品的分析。二是数据采集非常全面，对特定化合物的定量数据可进行挖掘和追溯分析。三是定量方法采用高分辨模式，可消除干扰，提高选择性，定量能力与三重四极杆质谱相媲美。

三、案例分析

案例 7-3

1. 案例介绍 血药浓度监测是以药代动力学原理为指导，分析测定药物在血液中的浓度，用以评价疗效或确定给药方案，使给药方案个体化，以提高药物治疗水平，达到临床安全、有效、合理地用药。在血药浓度监测方法中，高效液相色谱法、液相色谱质谱联用法、免疫法等分析技术都有较为成熟的应用。其中液相色谱质谱联用法将液相色谱高效的在线分离能力与质谱的高灵敏度、高选择性的检测能力相结合，是复杂样品分离分析最有力的研究手段。本案例介绍的是运用 QTRAP 5500 LC-MS/MS 质谱系统的多重反应监测技术（MRM）工作流程对血浆中的多肽药物艾塞那肽的定量检测。

2. 样品制备和高效液相色谱分离 从人血浆样品中提取蛋白质，酶解后并干燥。使用反相色谱柱分离，流动相 A 是 0.1% 甲酸，流动相 B 是 99.9% 甲醇，0.1% 甲酸，实验梯度是 5 分钟，流动相 B 相由 2% 升至 95%。

3. 采用 QTRAP 5500 LC-MS/MS 配合 MRM 方法检测 先用增强型扫描（EMS）选择带电荷 5+ 的 838 为前体离子，然后用增强子离子扫描（EPI）获得离子 396.4，为二级前体离子；然后经 CAD 不完全碎裂获得 MS3 为 202 的碎片离子。

4. 结果 如图 7-10 显示，在 MRM 工作流程中，血浆样品中的背景干扰影响 MRM 的选择性。而 MRM^3 工作流程，则完全消除了干扰物。MRM 校准曲线范围是 250～1000ng/mL，LLOQ 在 100ng/mL，MRM^3 线性范围在 5～2000ng/mL，并具有很好的重现性，LLOQ 提高>20 倍。

在该实验中，结合 QTRAP 5500 线性离子阱串联三级四极杆质谱系统，基于 MRM^3 的工作流程，对血浆样品中的艾塞那肽进行了定量分析。与 MRM 工作流程相比，减少了背景噪声干扰，改善了微量样本检测的重现性，提高了 LLOQ。因此，QTRAP 质谱系统强大的 MRM^3 定量方法，是有机小分子、多肽和蛋白质标志物的定量检测分析的利器之一。

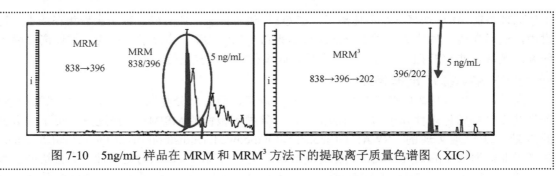

图 7-10　5ng/mL 样品在 MRM 和 MRM³ 方法下的提取离子质量色谱图（XIC）

展　望

对生物样本中的蛋白质进行同时定性和定量分析是目前蛋白质组学研究发展中对质谱提出的新要求。由于不同质量分析器的质谱具有不同的特点和优势，即使是离子源不同，能够检测的肽段也有所不同。因此目前蛋白质组学的研究，既需要 MALDI 也需要 ESI 离子源的质谱，既需要低分辨率也需要高分辨率的质谱，关键取决于研究的具体方向。

蛋白质组学要求把样本制备、分离、鉴定、定量以及数据处理手段进行整合。文献报道的蛋白质组学研究方法多种多样。在蛋白质鉴定方面，总体上主要有两种路线。第一种是传统的 2DE蛋白分离、胶内酶解与 MS 鉴定相结合的方法，这也是常见的一种路线。与该路线最为匹配的是 MALDI 类型的质谱，具有方便、快速、通量大等优势。在这种技术路线当中，蛋白质通过 2DE进行分离，染色后根据蛋白质着色的深度粗略判断其表达量的多少。然后可以将感兴趣的蛋白质切下、酶解后用质谱鉴定。2DE 经过 25 年的发展已经成为一项成熟的技术。用 MALDI-TOF 对胶内酶解蛋白质的鉴定也已经被广泛应用。第二种即所谓的鸟枪法，先将混合蛋白酶解，经过适当的色谱分离手段之后，在线对肽段进行 MS/MS 分析并据此实现蛋白质的鉴定。第二种路线是1992 年由亨特（Hunt）及其同事最早使用的，用 LCMS/MS 的方法对蛋白复合物进行了研究。近几年来在这些方面已经出现了许多重大进展，使该平台的性能不断提高。为了提供足够的峰容量，提出了许多二维/多维的蛋白质和肽段的分离体系。最常用的是肽段的两维（强阳离子交换/反相色谱）和三维（强阳离子交换/抗生物素蛋白亲和/反相色谱）色谱分离体系。最近，离线的反相-反相色谱分离也被广泛使用，并被认为是更为有效的分级策略。

在定量方面，目前各种定量手段都有一定程度和范围的应用。iTRAQ 技术已经成为十分成熟可靠的差异表达蛋白质分析手段。在获得大量的差异表达蛋白质信息后，针对这些目标蛋白质再进行 MRM 定量，进一步的确证已经成为公认的技术路线。总体而言，蛋白质分子量的测定和高丰度蛋白质、多肽的测序和鉴定早已不是什么难题。但与此同时，面对众多极具研究意义的低丰度蛋白质的检测，翻译后修饰的蛋白质、多肽的分析，目前的平台仍然面临着许多挑战。比如，检测困难的磷酸化蛋白和糖基化蛋白等。因而不断改进或采用新的技术平台则是解决这些问题的关键。新的蛋白质组学朝着研究功能性蛋白质组学和蛋白质的结构分析方向发展。一是蛋白质的鉴定、表达、定量、差异表达以及蛋白质翻译后修饰；二是目标蛋白质和肽段的定量；三是功能蛋白质相互作用的研究（蛋白质-蛋白质相互作用、功能蛋白质分析、蛋白质复合等）；四是蛋白质结构分析，包括：三维蛋白质结构、计算机模型、交叉相关研究、更高级蛋白质结构研究、抗原表位以及活性位点研究。所有的这些成就都是为了完成生物标志物和诊断、药物靶点研究和蛋白质治疗学，从而进一步地造福于人类。

（秦　雪）

第八章　分子生物学检验新技术

绪　论

随着分子生物学技术的迅速发展，各种分子生物学新技术不断进入临床检验实验室。分子生物学新技术在分析疾病致病基因、跟踪疾病的进展、检测感染性疾病的病原体、预测疾病的发生风险及指导患者个体化用药等方面发挥着重要作用，从多维度推动了临床检验医学的发展。

本章节重点介绍数字 PCR 技术、高质量质谱技术、微流控芯片技术和纳米生物传感器技术，通过回顾以上技术的发展历程，介绍各技术的基本原理，阐述各技术的技术特点和详细分类，并结合具体临床案例分析各技术的临床应用现状，最终展现一系列分子生物学新技术与临床医学检验广泛交叉和渗透形成的崭新医学领域。

第一节　数字 PCR 技术

一、基本介绍

数字 PCR 即 digital PCR（dPCR），是在 qPCR 基础上发展起来的新一代 PCR 技术。

qPCR 通过 PCR 扩增过程中的荧光信号对 PCR 进程进行实时检测。在 PCR 扩增的指数时期模板的 Ct 值和该模板的起始拷贝数存在的线性关系是 qPCR 定量的依据。所以绝大多数 qPCR 进行的是相对定量，通过内参等进行换算起始样品中 DNA 的相对含量，该定量结果的准确性取决于标准品的浓度准确性。同时 qPCR 还存在着实验结果对设备仪器要求较高、需要摸索引物条件、操作烦琐等问题。

dPCR 概念是在 20 世纪末由福格尔斯坦（Vogelstein）等提出。相比 qPCR，dPCR 不需要标准品制作标准曲线，即能实现更灵敏、更准确的绝对定量。该技术将稀释后的核酸模板分散至大量独立的反应单元中，每个反应单元的核酸模板数少于或者等于 1 个，然后进行 PCR 扩增反应。扩增结束之后对每个反应单元的荧光信号进行统计学分析，从而来定量 DNA 拷贝数。dPCR 采用先扩增后定量，因此不依赖扩增曲线的 Ct 值，也无须采用内参基因和标准曲线。其准确度高、重现性好，且实现了绝对定量。

在分子生物学中，dPCR 的绝对定量适用于依靠 Ct 值不能很好分辨的领域，如拷贝数变异、突变检测、基因相对表达研究（如等位基因不平衡表达）、二代测序结果验证、miRNA 表达分析、单细胞基因表达分析等。在临床医学中，dPCR 可检测有对应分子标志物的癌种，并指导患者进行靶向用药。对服用靶向药的病患可进行病程监控，监测其敏感、耐药突变的位点，及时调整治疗方案，延长患者无进展生存期，是适用于所有癌症患者的个体化治疗的检测技术。

二、发展历程

1992 年赛克斯（Sykes）等检测复杂背景下低丰度的 IgH 重链突变基因时，利用样品的有限稀释，让每个孔中只获得单个模板分子，通过计算 PCR 后的扩增信号准确定量起始分子。虽然没有明确提出 dPCR 的概念，但是已经建立了 dPCR 的基本实验流程，并且确定了 dPCR 检测中一个极其重要的原则——以"终点信号的有无"作为定量方法。

1999 年，Vogelstein 等在检测粪便中癌变组织脱落细胞的 BRAF 特异突变型基因时，因受到体细胞基因的干扰影响检测灵敏度和分辨率，从而采用了在 384 孔板中对每个反应孔的样品量进行极限稀释并增加反应孔数进行检测的方式。由此提出了 dPCR 的概念，同时也提出如果采用更多孔板则会进一步提高检测灵敏度，指出了 dPCR 技术的发展方向。

目前 dPCR 应用仍处于初级阶段。对广大科研工作者而言，dPCR 仍然是一种全新的检测方法。但是由于其独特的技术优势和应用场景，近几年其产业化发展相当迅速，应用也越来越得到重视。

三、基本原理与流程

（一）dPCR 的原理

dPCR 的本质是将 qPCR 的一个反应体系平分至几万个微反应中。一般包括两部分内容，即 PCR 扩增和荧光信号分析。在 PCR 扩增阶段，dPCR 先将样品稀释到单分子水平，再平均分配到几十至几万个单元中进行反应（图 8-1）。与 qPCR 对每个循环进行实时荧光测定的方法不同，dPCR 是在扩增结束后对每个反应单元的荧光信号进行采集，有荧光信号记为 1，无荧光信号记为 0，有荧光信号的反应单元中至少包含一个拷贝（图 8-1）。理论上，在样品中目标 DNA 浓度极低的情况下，有荧光信号的反应单元数目等于目标 DNA 分子的拷贝数。但是，通常每个反应单元中可能包含两个或两个以上的目标分子，就需要使用泊松分布（Poisson distribution）进行计算，根据反应单元总数、有荧光信号的单元数以及样品的稀释系数，就可以得到样本的最初拷贝数（浓度）。

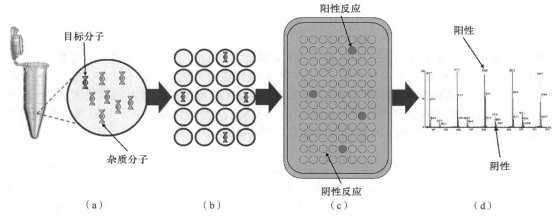

图 8-1　dPCR 技术的原理

在通常情况下，dPCR 的反应单元中可能包含两个或两个以上的目标分子，这时需要采用泊松概率分布公式进行计算。

$$p(k)=(\lambda^k)*(e^{(-\lambda)})/k! \tag{8-1}$$

式（8-1）中，λ 为每个反应单元中所含目标 DNA 分子的平均拷贝数（浓度），p 为在一定的 λ 条件下，每个反应单元中所含 k 个拷贝目标 DNA 分子的概率。

λ 由样品的稀释倍数 m 决定，有 $\lambda=cm$，其中 c 为样品的原始拷贝数（浓度）。当 $k=0$（不含目标 DNA 分子）时，式（8-1）可简化为 $p=e^{-\lambda}=e^{-cm}$，p 可以看作是无荧光信号的反应单元数与反应单元总数的比值，即 $(n-f)/n=e^{-cm}$，其中，n 为反应单元总数，f 为有荧光信号的反应单元数。上式两边取对数（ln）得到：

$$cm=\ln(1-f/n) \tag{8-2}$$

根据 dPCR 反应单元总数和有荧光信号的单元数以及样品的稀释倍数系数，就可以得到样本的最初拷贝数（浓度）。

（二）dPCR 的基本流程

流程如图 8-2（以芯片式 dPCR 为例）。

图 8-2 展示了芯片式 dPCR 系统的整体实验过程。具体样品制备，试剂盒及结果分析根据检查项目类型而定。

根据反应单元形成的不同方式，现阶段 dPCR 又分为芯片式和微滴式。

（1）芯片式 dPCR：随着纳米制造技术和微电子技术等的发展，微流控芯片式技术的使用使 dPCR 能够快速并准确地将样品流体分成若干个独立的单元，进行多步平行反应，具有成本低、体积小和高通量的特点，是理想的 dPCR 平台。

（2）微滴式 dPCR：源于乳液 PCR（emulsion PCR）技术，利用微滴发生器可以生成数万乃至数百万个纳升甚至皮升级别的单个油包水微滴，作为 dPCR 的样品分散载体。但是，上述技术需要将单拷贝 DNA 模板与磁珠同时包裹在一个液滴中，增加了系统的复杂性和定量分析的难度。相较于芯片式 dPCR，微滴式 dPCR 生成微滴样品是开管操作，存在着交叉污染的可能。同时微滴式 dPCR 生成的微滴液体体积不一致，实验结果的稳定性差。

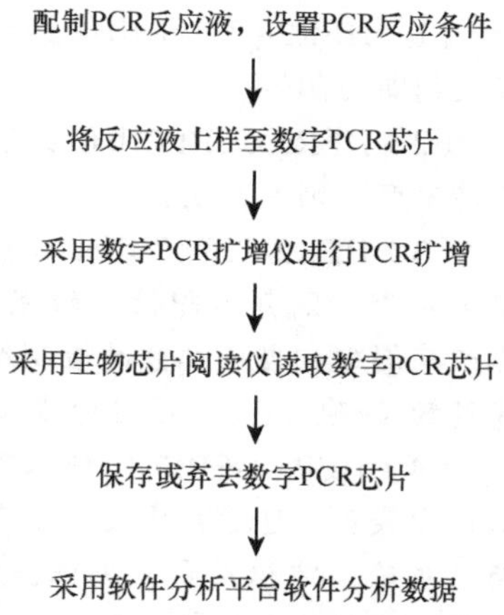

配制PCR反应液，设置PCR反应条件
↓
将反应液上样至数字PCR芯片
↓
采用数字PCR扩增仪进行PCR扩增
↓
采用生物芯片阅读仪读取数字PCR芯片
↓
保存或弃去数字PCR芯片
↓
采用软件分析平台软件分析数据

图 8-2　dPCR 基本流程图

四、dPCR 技术的应用

1. 在突变检测方面的应用　常规组织和血液等样品中，由于单个突变的体细胞含量低，使得检出其存在变得困难。而 dPCR 可对复杂的大背景进行有限的稀释或分区，通过有限稀释，降低野生基因型的背景信号，使得低丰度的目的序列能够被灵敏地检出，特别适用于稀有突变的检测应用。

2. 在拷贝数变异检测方面的应用　通常基因表达分析依赖于琼脂糖凝胶电泳、实时 PCR 等方法，拷贝数的确定总是受到限制。而使用 dPCR 进行直接计数目标基因和参照基因的双重反应，通过计算比值，便直接得到目标基因的拷贝数。

3. 在二代测序方面的应用　二代测序又叫高通量测序，能一次上百万条 DNA 分子进行序列测定，使得对一个物种的转录组和全基因组进行细致全貌的分析成为现实。dPCR 平台可以与二代测序（NGS）对接，实现对测序文库的质量控制，提供对测序文库的定量分析和质量评估信息。一方面，dPCR 对 NGS 的测序结果进行验证，对诸如单核苷酸多态性，突变及拷贝数变异在内的基因组变异进行验证，确保测序结果的可信度；另一方面，所得到的结果还包含反映测序文库质量的信息，如接头与接头二聚体、错误连接片段、过长连接片段等。

五、案例分析

案例 8-1

1. 案例简介　乳腺癌组织样本传统免疫组化检测人表皮生长因子受体 2（HER2）结果为阴性，而 dPCR 检测 HER2 基因扩增为阳性。HER2 全称是人表皮生长因子受体 2，HER2 阳性说明分布在细胞膜上的 HER2 蛋白活性异常升高，再通过复杂的传导机制，促进肿瘤细胞增殖和侵袭性，形成 HER2 阳性肿瘤。HER2 阳性是乳腺癌的一个亚型，该亚型病情发展快，往往预后不良。根据临床数据统计，有 20% 到 30% 的乳腺癌患者 HER2 阳性。近年来，随着技术的进步，出现了抗 HER2 的靶向治疗药物，譬如赫赛汀等。它可以阻断上述的 HER2 传导通路，抑制肿瘤的生长，使得 HER2 阳性的乳腺癌患者生存期能够达到 HER2 阴性患者的水平，有了更多的治疗机会。

2. dPCR 检测 HER2 结果解读　根据 dPCR 检测 HER2 状态，对于结果的诊断可作为原位杂交法检测 HER2 基因扩增水平的数据补充。原位杂交的诊断依据如下：

（1）HER2/CEP17 比值≥2.0，且平均 HER2 拷贝数/细胞≥4.0 阳性。若信号连接成簇，可直接判断为阳性。

（2）HER2/CEP17 比值≥2.0，平均 HER2 拷贝数/细胞<4.0，建议增加计数细胞，若结果维持不变，则判为阴性。

（3）HER2/CEP17 比值<2.0，平均 HER2 拷贝数/细胞≥6.0，建议增加计数细胞，若结果维持不变，则判为阳性。研究显示，若采用其他探针代替 17 号染色体着丝粒区域（CEP17），此组病例中相当一部分的检测结果转化为 HER2/17 号染色体替代探针的比值>2.0，平均 HER2 拷贝数/细胞≥6.0，此组特殊人群需更多的循证医学依据的积累。

（4）HER2/CEP17 比值<2.0，平均 HER2 拷贝数/细胞≥4.0 且<6.0，若 HER2 的免疫组织化学染色（IHC）结果低于 3+，此类 FISH 结果的患者能否从抗 HER2 靶向治疗中获益目前尚不明确，需积累更多循证医学依据。重新计数 20 个细胞核中的信号，若结果改变，则对两次结果进行综合分析，若仍为上述情况，需要在报告中备注：此类患者 HER2 状态的判断需结合 IHC 结果，若 IHC 结果 3+，则判为阳性；若 IHC 结果 0、1+或 2+，HER2 状态判为阴性。

（5）HER2/CEP17 比值<2.0，平均 HER2 拷贝数/细胞<4.0，判为阴性。

针对上述原位杂交结果尚不明确的情况，患者可采用 dPCR 的检测标准，判别依据如下（dPCR 以 FAM 基团标记 HER2 基因，VIC 基团标记内参基因。FAM/VIC 拷贝数的比值可定量说明人体内的 HER2 扩增状态，可作为辅助临床的进一步诊断依据）：

（1）血浆样本 FAM/VIC 值≤1.30，结果判定为阴性。FAM/VIC 值>1.30，结果判定为阳性。

（2）组织样本 FAM/VIC 值≤1.80，结果判定为阴性。FAM/VIC 值>1.80，结果判定为阳性。

六、小　　结

dPCR 的绝对定量优势除了在临床上适合肿瘤患者的动态检测以外，现阶段在无创产前诊断（non-invasive prenatal diagnosis，NIPT）、病原微生物检测领域都有开展。未来，dPCR 技术一定会在高通量测序、表观遗传学、基因表达分析、转基因检测、分子标准品定量等领域有更亮眼的表现。作为一个新的检测平台，dPCR 开辟了一种全新的技术思路和手段，有望从一种小众技术发展成为标准工具。

第二节　高质量质谱技术

一、基本介绍

质谱技术（mass spectrometry）是分离和检测带电粒子质荷比的分析技术。样品经电离，离子化合物被激发，分子离子进一步裂解成多种碎片离子，每个碎片都有各自的质荷比（m/z），它们分别聚焦在不同的点上，形成质谱图，从而确定物质分子量和分子结构。随着离子源及质量分析器技术的变革、质谱仪器设计的快速改进等，质谱技术已成为化学分析领域和生命科学领域非常有效的分析工具，尤其在医学检验中的应用越来越广泛和深入。

二、发展历程

19 世纪末，戈尔茨坦（Goldstein）在低压放电实验中观察到正电荷粒子，随后魏因（Wein）发现正电荷粒子束在磁场中发生偏转，这些观察结果为质谱的诞生提供了依据。1912 年，英国研制出一台简易质谱仪，为后来质谱的发展奠定了基础。1917 年，电喷雾物理现象被发现。1918 年，登普斯特（Dempster）发明 180° 磁扇面方向聚焦质谱仪。1919 年，阿斯顿研制出第一台精密精质谱仪，测定 50 多种同位素，制作第一张同位素表。1935 年，马陶赫（Marttauch）和埃尔索格（Herzog）根据他们的双聚焦理论，研制出双聚焦质谱仪。1942 年，第一台商品化质谱仪问世。1953 年威利（Wiley）和麦克劳伦斯（McLarens）设计出飞行时间质谱仪原型。1954 年，英格拉姆（Inghram）和海登（Hayden）首次报道了串联质谱法（tandem mass spectrometry），即质谱-质谱法（MS/MS）。1955 年，Wiley 和 McLarens 研制出飞行时间质谱仪。1979 年，传送带式液相色谱-质谱法（LC/MS）接口成为商业产品。1982 年，离子束 LC/MS 接口出现。1984 年，芬恩（Fenn）发明了软电离离子源，即电喷雾电离源（electrospray ionization，ESI），大力促进了质谱技术在大分子分析领域，特别是生物大分子领域的应用。1988 年，电喷雾质谱仪首次应用于蛋白质分析。1990 年，胜多（Katta）和蔡特（Chait）将电喷雾电离质谱技术用于观察蛋白质构象改变。1993 年，商品化电喷雾质谱仪研发问世。1995 年，傅里叶变换离子回旋共振质谱仪研制成功。1998 年，高分辨飞行时间质谱仪出现。2002 年，Fenn 和田中耕一因 ESI 质谱和基质辅助激光解吸电离（matrix-assisted laser desorption ionization，MALDI）质谱技术的发明而共同获得了 2002 年的诺贝尔化学奖。

质谱仪的分类如下。

1. 有机质谱仪

（1）气相色谱-质谱联用仪（GC-MS）：由于质谱仪工作原理不同，又有气相色谱-四极质谱仪、气相色谱-飞行时间质谱仪、气相色谱-离子阱质谱仪等。

（2）液相色谱-质谱联用仪（LC-MS）：液相色谱-四极质谱仪、液相色谱-离子阱质谱仪、液相色谱-飞行时间质谱仪以及各种各样的液相色谱-质谱-质谱联用仪。

（3）其他有机质谱仪：基质辅助激光解吸飞行时间质谱仪（MALDI-TOF-MS）、傅里叶变换质谱仪（FT-MS）。

2. 无机质谱仪

（1）火花源双聚焦质谱仪：基本原理为火花源质谱法，是一种进行无机成分分析的质谱分析仪器。

（2）感应耦合等离子体质谱仪（ICP-MS）：主要由等离子体发生器、雾化室、炬管、四极质谱仪和一个快速通道电子倍增管（称为离子探测器或收集器）组成，用于测定超痕量元素和同位素比值。

（3）二次离子质谱仪（SIMS）：带有几千电子伏特能量的一次离子轰击样品表面，在轰击的区域引发一系列物理及化学过程，包括一次离子散射及表面原子、原子团、正负离子的溅射和表面化学反应等，产生二次离子，这些带电粒子经过质量分析后得到关于样品表面信息的质谱，简称二次离子质谱。SIMS 是主要用来检测材料的一种表面分析仪器。

三、基质辅助激光解吸电离飞行时间质谱技术的基本流程和原理

基质辅助激光解吸电离飞行时间质谱仪（matrix-assisted laser desorption ionization time-of-flight mass spectrometry，MALDI-TOF-MS）的工作原理是：激光照射样品与基质形成的共同结晶薄膜，基质从激光中吸收能量传递给生物分子，电离过程中将质子转移到生物分子或从生物分子得到质子，从而使分析物带上正电荷。带电荷的分析物在真空中移动，由于分子大小不同、飞行时间不同形成的图谱不同，得到图谱后与数据库中的图谱进行比对分析，可鉴定出微生物。

MALDI-TOF-MS 基本流程（图 8-3）：

（1）菌体的富集培养：血液标本等含菌量少的标本类型需孵育 4～8 小时后富集菌体后分离纯化，粪便、尿液、脓液等含菌量大的标本可以直接分离纯化。

（2）分离纯化：单一细菌或者真菌菌落中的微生物直接涂抹在 MALDI 靶板上成一层薄膜，

然后在上面滴加 1 微升 α-氰基-4-羟基肉桂酸（α-cyano-4-hydroxycinnamic acid，HCCA）（由 50% 乙腈和纯水配制的 2.5% 三氟乙酸制备）基质液，可以从大多数细菌中抽提蛋白质用于 MALDI-TOF MS 检测。有些细菌，如分枝杆菌和某些酵母，被肽聚糖或荚膜层包裹，由于它们的内部蛋白质不容易被基质液抽提，这些样本建议采用乙醇-甲酸（FA）抽提方法以便产生高质量的质谱图用于鉴定和进一步分析。

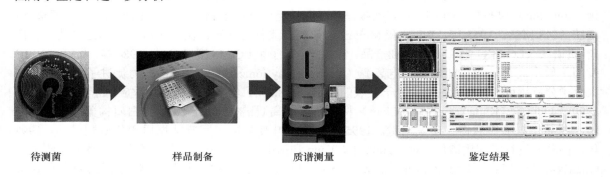

待测菌　　　　　　　样品制备　　　　　　　质谱测量　　　　　　　鉴定结果

1个样品约5分钟
96个样品约60分钟

图 8-3　MALDI-TOF-MS 检测基本流程

（3）上机操作及结果分析：采取全自动快速生物质谱检测系统校正质谱仪，优化脉冲激光、模式、加速电压、激光强度等参数，最终获得理想的质谱图。通过软件处理质谱图，并进行主成分分析，得到图谱后与数据库中的图谱进行比对分析，可鉴定出微生物（图 8-4）。

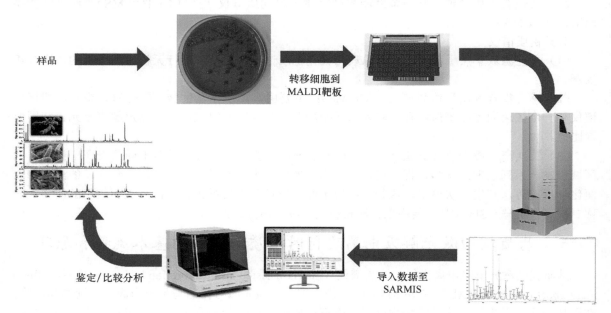

样品

转移细胞到
MALDI靶板

导入数据至
SARMIS

鉴定/比较分析

图 8-4　MALDI-TOF-MS 检测详细流程图

四、质谱技术在临床检验实验室病原微生物检验中的应用

（1）微生物分类和鉴定：采用 MALDI-TOF-MS 技术可以实现不同培养条件下分离的广谱临床微生物的高效和精准快速的鉴定。

（2）抗生素耐药性检测：包括抗生素降解检测、抗生素耐药菌株的特殊标志物检测、细菌表型耐药性快速分析。

（3）病原微生物分型溯源分析：微生物分型方法有血清学方法和分子生物学方法。血清学方法相对成熟，但操作烦琐、实验技术要求高、需要的参考菌株及相应血清的数量较大，普通的实验室难以开展。而分子生物学方法是比较新的分型技术，需要提取 DNA、测序，基因型分类系统和血清学分类相关性很差，且成本高。具有成本低、通量高、速度快等特点的 MALDI-TOF-MS 技术对病原微生物进行分型溯源分析逐渐成为趋势。

五、案例分析

案例 8-2

1. 案例简介　可疑布鲁氏菌感染患者样本涂片革兰氏染色镜检为革兰氏阴性短小球杆菌，细沙样堆积，转种血平板、巧克力平板和麦康凯平板培养后，经 Vitek 2 Compact 鉴定系统上机鉴定为吉氏玫瑰单胞菌。后经 MALDI-TOF-MS 分析，被鉴定为布鲁氏菌。

2. MALDI-TOF-MS 鉴定细菌的注意事项　该案例中相比于传统的临床微生物学检验技术，MALDI-TOF-MS 技术准确鉴定出了致病菌为布鲁氏菌，该技术在微生物鉴定中的注意事项包括：

（1）样本的培养：MALDI-TOF-MS 的分析对象必须是经培养分纯的微生物，而不能是临床样本或混合培养物。应尽可能选择非选择性的培养基，减少对图谱质量的影响。不同微生物应遵照相应的培养时间以获得足够生物量的蛋白质。

（2）样本前处理：不同的微生物应参照不同的前处理方法，进行必要的灭活，提取靶板的涂布需要做到均匀且避免交叉污染。特殊的黏液型菌落或干燥型菌落可使用特殊的处理方法。操作过程中需注意生物危害和化学危害。

（3）上机鉴定：定标是检查关键仪器参数的必要步骤。和质控不同，需每批次进行定标。定期进行仪器校准，图谱的获取推荐按照标准采集路径进行，应获得足够多的数据后再进行分析。

（4）结果解释：并非 MALDI-TOF-MS 系统出具的任何结果都可以直接报告临床，对于鉴定结果的置信度、一致性都需要在报告前认真审核并考虑可能性，需要在排除干扰后重新测试以获得更高置信的结果。如果排除了所有因素后依然不能获得一个高度置信的结果，则需要选择其他的方法以辅助确认。

六、小　　结

高质量质谱技术最早应用于科学研究中，随后逐步开始进入临床检验领域，广泛应用于临床生化检验、临床免疫学检验、临床微生物检验以及临床分子生物诊断等多个方面。与传统的检测方法相比，质谱技术具有高灵敏度、高特异性、高准确度、线性范围宽及高通量等优点。MALDI-TOF-MS 作为新兴的微生物快速鉴定方法，是目前国内外微生物快速鉴定的研究热点，国家标准化管理委员会发布了《基质辅助激光解吸电离飞行时间质谱鉴别微生物方法通则》（GB/T 33682—2017）标准文本，并于 2017 年 12 月 1 日开始实施。美国临床和实验室标准协会（CLSI）发布了 *Methods for the Identification of Cultured Microorganisms Using Matrix-Assisted Laser Desorption/Ionization Time-of-Flight Mass Spectrometry*。这些标准的发布实施，使得 MALDI-TOF-MS 已经成为微生物菌种鉴定的标准方法。在未来，其将成为临床微生物检验的利器。

第三节　微流控芯片

一、基本介绍

微流控是一种精确控制和操控微尺度流体，尤其特指亚微米结构的技术，通过对微尺度下流体的控制，可以把生物、化学、医学分析过程的样品制备、反应、分离、检测等基本操作单元集成到一块微米尺度的芯片上，自动完成分析全过程。由于它在生物、化学、医学等领域的巨大潜力，已经发展成为一个生物、化学、医学、流体、电子、材料、机械等学科交叉的崭新研究领域。

二、发展历程

微全分析系统的概念是在 1990 年首次由曼茨（Manz）与威德默（Widmer）提出的，当时主要强调了分析系统的"微"与"全"，以及微管道网络的微机电系统（microelectromechanical system，MEMS）加工方法，而并未明确其外形特征。次年 Manz 等即在平板微芯片上实现了毛细管电泳与流动。微流控分析系统从以毛细管电泳分离为核心分析技术发展到液液萃取、过滤、无膜扩散等多种分离手段。其中多相层流分离微流控系统结构简单，有多种分离功能，具有广泛的应用前景。已有多篇文献报道采用多相层流技术实现芯片上对试样的无膜过滤、无膜渗析和萃取分离。同时也有采用微加工有膜微渗析器完成质谱分析前试样前处理操作的报道。流控分析系统从以电渗流为主要液流驱动手段发展到流体动力、气压、重力、离心力、剪切力等多种手段。微流控技术作为当前分析科学的重要发展前沿，在研究与应用方面都取得了飞速的发展。

三、微流控芯片技术的基本原理和分类

微流控芯片采用类似半导体的微机电加工技术在芯片上构建微流路系统，将实验与分析过程转载到由彼此联系的路径和液相小室组成的芯片结构上，加载生物样品和反应液后，采用微机械泵、电水力泵和电渗流等方法驱动芯片中缓冲液的流动，形成微流路，于芯片上进行一种或连续多种的反应。目前激光诱导荧光、电化学和化学等多种检测系统以及与质谱等分析手段结合的很多检测手段已经被用在微流控芯片中，进而实现对样品进行快速、准确和高通量分析。微型反应器是芯片实验室中常用的用于生物化学反应的结构，如毛细管电泳、聚合酶链反应、酶反应和 DNA 杂交反应的微型反应器等（图 8-5）。其中电压驱动的毛细管电泳比较容易在微流控芯片上实

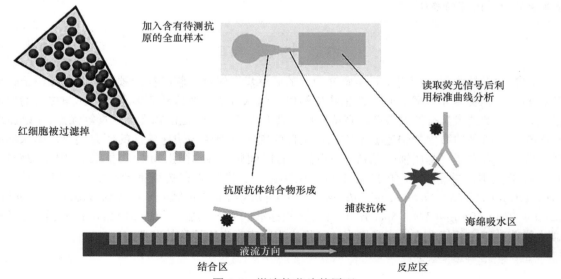

图 8-5　微流控芯片的原理

现，因而成为其中发展最快的技术。

目前制作微流控芯片的材料主要分三类：单晶硅片、石英和玻璃、高分子聚合物。最早的微流控芯片是单晶硅制作。玻璃微流控芯片具备优良的光学性能和支持电渗流特性，易于表面改性，可直接借鉴传统的毛细管电泳分析技术，因此在微流控芯片发展初期受到重视和发展，至今仍是最广泛使用的芯片材料。高分子聚合物以其较价格低廉，制作方法简单，可制作一次性使用芯片等特点，正日益为人们所关注。表 8-1 是各类芯片性能的优缺点及应用特点。

表 8-1 各类芯片的性能比较

芯片类型	优点	缺点	应用特点
单晶硅片	良好的化学惰性；良好的稳定性；加工工艺成熟	材质易碎；价格偏高；紫外透光率低；表面化学行为复杂；电绝缘性差	在微流控领域应用限制较大
玻璃芯片	化学性质好；光学性质优良；易于光刻和蚀刻；键合工艺多样；可重复使用	易碎；加工成本高	在微流控领域被广泛运用
石英芯片	化学性质好；光学性质优良；电渗性质良好；表面性质稳定	难以形成深宽比较大的微通道；材料成本高；键合困难	在微流控领域被广泛运用
高分子聚合物芯片	成本低廉；种类繁多；加工方便；可批量生产	导热差，不耐高温；抗腐蚀能力差；表面改性较难	PDMS 作为高分子聚合物中的固化型聚合物，被广泛运用于制备微流控芯片

四、微流控芯片技术的应用及优缺点

目前其应用主要集中在核酸分离和定量、DNA 测序、基因突变和基因差异表达分析等。另外，微流控芯片在蛋白质的筛分应用中也已有报道。针对病原微生物基因组的特征性片段、染色体 DNA 的序列多态性、基因变异的位点及特征等，设计和选择合适的核酸探针，经 PCR 扩增后检测，就能获得病原微生物种属、亚型、毒力、抗药、致病、同源性、多态型、变异和表达等信息，为疾病的诊断和治疗提供一个很好的切入点，主要集中在临床检验实验室的 POCT 检测。

（一）微流控芯片技术的优点

（1）集成小型化与自动化：微流控技术能够把样本检测的多个步骤集中在一张小小的芯片上，通过流道的尺寸和曲度、微阀门、腔体设计的搭配组合来集成这些操作步骤，最终使整个检测集成小型化和自动化。

（2）高通量：由于微流控可以设计成为多流道，通过微流道网络可以同时将待检测样本分流到多个反应单位，同时反应单元之间相互隔离，使各个反应互不干扰，因此可以根据需要对同一个样本平行进行多个项目的检测。

（3）样本量需求少：由于只在小小的芯片上完成检测，因此需要被检测的样本量需求非常少，往往只需要微升甚至纳升级别。此外还可以直接用全血进行检测，适用于非常珍贵稀少的样本，使其多项指标检测成为可能。

（4）检测试剂消耗少：由于集成检测的小型化，使微流控芯片上的反应单元腔体非常小，虽然试剂配方的浓度可能有一定比例的提高，但是试剂使用量远远低于常规试剂，大大降低了试剂的消耗量。

（5）污染少：由于微流控芯片的集成功能，原先在实验室里需要人工完成的各项操作全部集成到芯片上自动完成，使在人工操作时样本对环境的污染降低到最低程度。

（二）微流控芯片技术的缺点

（1）核心技术缺乏规范和标准：一个成熟的微流控产品，往往需要配套使用的试剂，核心的微流控芯片，芯片驱动平台，光电检测模块，信号处理模块以及人机交互的软件系统等组件。对于一个成熟的产业链而言，一个复杂的产品的不同组件是由不同公司大规模生产，然后由某个掌握一个或者几个核心技术的公司组装而成。在微流控的产业化中，由于微流控技术还不太成熟，产品缺乏相应的标准化和规范化，目前还无法实现组件的通用化。

（2）相关人才严重不足：多学科交叉人才、企业研发人员、专业化市场人员严重不足；国内芯片人才特别是在企业从事产品开发的芯片技术人员极为缺乏。

（3）生产成本高昂：对于微流控免疫分析芯片，其面临的最大问题是分析芯片都是一次性使用，不能充分发挥微流控分析平台可多次使用的优点，导致检测成本升高。

（4）技术平台的难题：譬如如何将抗体固定在微通道的表面成为非均相微流控免疫分析芯片的一个关键问题；同时如何封闭微通道表面也是非常重要的。此外，微流控芯片与外围设备如自动分析、显示设备等的集成化也是需要重点攻克的难题。

五、案例分析

案例 8-3

> **1. 案例简介** 患者 2020 年 10 月 21 日无明显诱因发热，体温最高达 39.8℃，头痛、咽痛，无寒战抽搐，自行服用头孢克肟抗生素治疗两天，发热反复，咽痛未缓解。2020 年 10 月 23 日收入医院发热门诊。经医院新开展的"六项呼吸道病毒核酸检测试剂（基于微流控芯片技术的恒温扩增芯片法）"排除新型冠状病毒感染，同时确诊为甲型流感病毒感染。给予患者口服磷酸奥司他韦，同时对症支持治疗，三天后患者好转。
>
> **2. 六项呼吸道病毒核酸检测试剂（基于微流控芯片技术的恒温扩增芯片法）的原理及应用** 该试剂采用恒温扩增技术结合微流控芯片技术，利用具有链置换功能的聚合酶在恒温（65℃）条件下进行反应，无须高温变性和低温退火过程，不存在温度变化引起的时间损耗，因此扩增速度非常快，可以在很短时间内（47 分钟）完成靶核酸扩增，然后利用荧光染料掺入法进行实时荧光检测，扩增阳性的样品会产生"S"形扩增曲线，一步完成对靶基因的扩增和检测。该芯片检测可以帮助临床医务人员对常见的呼吸道病毒感染做出临床鉴别诊断，迅速区分哪些人是某种病毒感染者，把合并感染、交叉感染的情况加以区分。

六、小 结

微流控分析芯片最初只是作为纳米技术革命的补充，现在已经商业化生产。随着材料科学、微纳米加工技术和微电子学所取得的突破性进展，微流控芯片也得到了迅速发展，目前其应用主要集中在核酸分离和定量、DNA 测序、基因突变和基因差异表达分析等，为疾病的诊断和治疗提供一个很好的切入点。在未来，微流控芯片技术必将为检验领域的快速检测的迅猛发展提供巨大帮助。

第四节 纳米生物传感器

一、纳米生物传感器的定义

纳米生物传感器（nanobiosensor）是纳米科技与生物传感器的融合，其涉及生物技术、信息技术、纳米科学、界面科学等多个重要领域，并综合应用光声电色等各种先进检测技术，未来可对临床检测、遗传分析、环境检测、生物反恐和国家安全防御等多个领域产生革命性的影响，进而成为国际上的研究前沿和热点。

纳米材料是指在三维空间中至少有一维处于纳米尺寸（0.1～100nm）或由它们作为基本单元构成的材料，这相当于 10～100 个原子紧密排列在一起的尺度。该尺寸处在原子、分子为代表的微观世界和宏观世界交界的过渡区域，基于此尺寸的系统既非典型的微观系统也非典型的宏观系统，因此有着独特的化学性质和物理性质，如表面效应、微尺寸效应、量子效应和宏观量子隧道效应等，呈现出常规材料不具备的优越性能。将这种新型纳米材料修饰到电极表面可以有效固定生物分子并促进其氧化还原中心与电极之间的直接电子转移，再运用纳米生物传感器亚微米尺寸的换能器、探针和纳米微系统，从而研制成第三代生物传感器。第三代生物传感器取消了电子中介体，酶和电极之间直接实现电子传递。因此，生物传感器的传导效率更高、受到的干扰更少、准确性更好，应用前景可观。

二、纳米生物传感器的构成

纳米生物传感器是利用生物识别探针与被测分析物相互作用，由此产生光学、电学或磁性信号等响应信号，以此实现目标物检测的分析器件或系统，其通常由生物敏感元件和转换器两部分构成。纳米生物传感器的生物敏感元件主要来源于生物材料，如酶、抗原、抗体和各种功能蛋白质等，而信号转换器主要有微电极（如电位、电流的测量）、光学检测元件、热敏电阻、压电石英晶体及表面等离子共振器件等。当待测物与生物敏感层发生相互作用后，产生的物理化学信号变化可通过信号转换器转换而输出电化学、光学、热学、压电和声波等响应信号，解析这些信号与待测物之间的关联性，从而达到分析检测待测物的目的。大量研究显示，纳米生物传感器具有选择性好、灵敏度高、分析速度快、成本低、能在复杂的体系中进行在线连续监测等优势（图 8-6）。

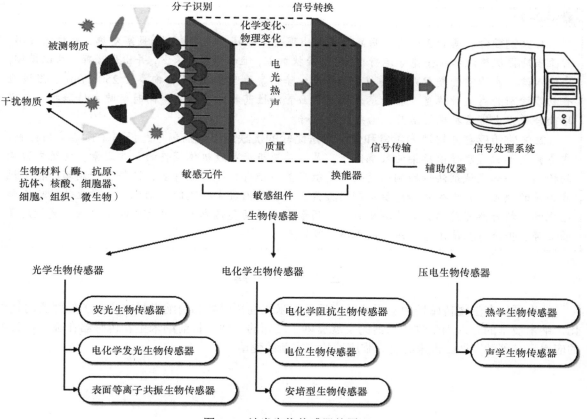

图 8-6　纳米生物传感器的原理

三、纳米生物传感器的分类

（1）光学生物传感器：是将具有分子识别和换能作用的指示剂、染料、酶、受体、抗原抗体等固定在光导纤维、平面波导等换能器上，通过其对样品中的待测物进行选择性识别作用，然后转换获得各种光信号（如荧光、化学发光或生物发光、光吸收和折射率变化、拉曼散射光等）输出的一类传感器。根据传感界面光信号的产生方式，将其分为荧光生物传感器（光信号作为激发源，纳米材料包括石墨烯和碳纳米管等）、电化学发光生物传感器（电信号作为激发源，自组装的四面体 DNA 树枝状大分子作为有效的纳米载体）。

（2）电化学生物传感器：是将生物敏感元件与电化学换能器结合的生物传感器，其需要在电极表面固定识别敏感层，并通过其与待测物之间特异性的识别作用可选择性识别待测物并将待测物捕获固定到电极表面。待测物在电化学体系的固/液接触面发生物理或化学变化引起电极表面的电化学特性改变，通过电极作为信号传导器对电极表面的敏感层的固定情况、生化反应动力学过程等信息进行测试，最终达到分析检测的目的。检测技术主要包括电流分析法［金纳米粒子（AuNP）］、电位分析法［网状单壁碳纳米管（SWCNT）］和阻抗分析法［金纳米粒子（AuNP）］等。

（3）压电生物传感器：利用固定在压电传感器表面的生物功能物质选择性或特异性地结合待测物，引起电极上质量的微小变化（质量型）或电极所处的被测溶液的物理性质（密度、黏度、电导率、介电常数）的微小变化（非质量型），这个微小的变化使谐振电路的谐振频率发生变化。通过测量频率的变化值，从而推算出被测溶液的浓度。

四、案例分析

案例 8-4

1. 案例简介　患者 3 天前无明显诱因下出现恶心呕吐，较频繁，无畏寒发热，无腹痛腹泻，曾至当地医院输液和抗感染等治疗，1 天前症状加重，呕吐频繁，尿少，并出现烦躁，意识模糊，急诊入院。实验室检查 C 反应蛋白 150mg/L，降钙素原 52.8ng/mL，内毒素 250pg/mL。经过检查初步诊断为感染性休克。给予患者大剂量血管活性药物维持治疗，同时对症支持治疗，美罗培南合并万古霉素抗感染治疗，治疗效果较好。

2. 生物传感器法检测内毒素和传统方法比较的优缺点　该病例中，提到了内毒素的检测，内毒素是革兰氏阴性菌感染的致病因子，是细菌感染后导致机体损伤的重要因素。传统内毒素的检测方法如鲎试剂法等检测速度快，灵敏度高，但存在手工操作多，操作步骤烦琐，抗干扰能力差的缺点。利用生物传感器检测内毒素，实现了内毒素检测的自动化。光学生物传感器和电化学生物传感器是内毒素检测中目前应用最广泛的两类传感器，具有检测速度快、灵敏度高的优势。但是存在使用寿命短、成本昂贵等缺点。

五、小　　结

纳米颗粒在生物传感器中应用非常广泛，纳米生物传感器利用纳米材料实现了传感器的超微化，纳米技术的介入为生物传感器的发展提供了广阔的空间。目前纳米生物传感器在临床检验中的应用正在蓬勃发展，未来必将为临床检验带来新的变革。

展　望

21 世纪以来，以 dPCR、高质量质谱技术、微流控芯片和纳米生物传感器等为代表的分子生物学检验新技术取得了迅猛发展，不断进入临床实验室一线工作。未来随着这些新技术逐步向临床实用型改进，降低成本、简化操作步骤，推进实验过程全自动化，降低人为因素对结果的影响，并根据临床实际需求不断改进技术，提高检验的特异性和敏感性。这些新技术未来一定可以促进临床检验领域的飞跃式发展。

（马秀敏）

第九章　病毒感染的分子生物学检验技术

绪　论

　　感染性疾病是由特定病原体感染机体后所产生的一类疾病。病原体包括病毒、细菌、原虫、支原体、衣原体、立克次体、螺旋体、放线菌和寄生虫等。其中，大约 70% 的人类感染性疾病是由病毒引起的，有超过 400 种的病毒可感染人类。病毒除引起急性感染外，与其他的病原微生物相比，导致持续性感染比较多见。所谓持续性感染是指在原发感染之后病毒不能从宿主中被清除，并且继续存留在机体特定的细胞中。部分病毒，如乙型肝炎病毒、人类免疫缺陷病毒等，可在机体内持续存留数月至数年，被感染者可出现症状，也可不出现症状而长期带毒，成为重要的传染源。因此对病毒感染的个体进行病毒载量的动态监测、病毒感染类型的分析、耐药基因的检测及抗病毒疗效的观测等显得尤为重要。

　　随着分子生物学的突破性发展以及相关技术的进步，普通 PCR、荧光定量 PCR、支链 DNA 技术、核酸杂交技术、杂交捕获、基因芯片技术等分子生物学技术在病毒感染的早期诊断、疗效监测、耐药基因分析等方面已被广泛应用。

第一节　病毒分子生物学检验策略

　　病毒感染的分子诊断策略分为一般性检出策略和完整性检出策略。

一、病毒感染的一般性检出策略

　　针对病毒本身的特异性保守核酸序列设计 PCR 引物或制备特异性探针，通过核酸杂交或 PCR 技术直接检出病原体核酸，以判断有无感染及感染病原体种类，是快速诊断机体有无病毒感染的首选方法。

二、病毒感染的完整性检出策略

　　不仅对病原体的存在与否做出明确判断，同时能够诊断出病毒携带者和潜在性感染者，并能对病毒核酸进行拷贝数测定、基因分型（包括亚型）检测和耐药性鉴定。常采用核酸杂交、PCR、基因芯片和 DNA 测序等技术。

第二节　乙型肝炎病毒的分子生物学检验

　　乙型肝炎病毒（hepatitis B virus，HBV）是引起病毒性肝炎的主要病原体之一。乙型肝炎病毒感染后可以引起急性、慢性病毒肝炎，与肝硬化和肝细胞癌的发生、发展有密切的关系（图 9-1）。

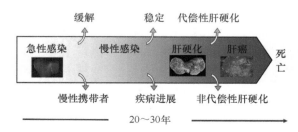

图 9-1　慢性乙型肝炎（chronic hepatitis B，CHB）演变成肝癌的过程

患者，45 岁，男性。

主诉：体检发现丙氨酸氨基转移酶（ALT）异常而由首诊医生转诊。

现病史：因体检发现肝功异常就诊。实验室检查显示，ALT 为 379U/L，血清学检查显示，HBsAg（＋），HBeAb（＋），HBcAb（＋），甲胎蛋白（AFP）4.5μg/L，异常凝血酶原（APT）：5.2μg/L，HBV-DNA $1.11×10^7$IU/mL，对患者进行了 HBV-DNA 聚合酶 P 基因的耐药检测，结果显示为耐药突变型：YVDD。B 超结果显示肝脏未见异常。

既往史：20 余年前诊断为慢性乙型肝炎，患者曾使用拉米夫定（LAM）抗病毒治疗 1 年。

家族史：其兄有 HBV 相关性肝硬化病史。

基本检查：体格检查未发现异常，无恶心、呕吐、皮肤巩膜黄染等症状。

问题：

1. 该病例实验室检查结果显示患者为 HBV 感染的慢性乙型肝炎患者，HBV 基因组有哪些结构特征？

2. HBV 检测的分子生物学方法有哪些？

3. 该案例中的耐药突变的发现有何临床意义？

4. HBV 的基因分型包括哪些？

楔子 1：

1. HBV 基因组有哪些结构特征？

一、HBV 的基因组结构特征

（一）HBV 的基因组结构

HBV 属嗜肝 DNA 病毒科。HBV 在感染者血清中主要以三种形式存在：①小球形颗粒，直径约 22nm。②管状颗粒，直径约 22nm，长度为 100～1000nm。两种颗粒均由与病毒包膜相同的脂蛋白，即乙型肝炎表面抗原（hepatitis B core antigen，HBsAg）组成，不含核酸，一般无传染性。③大球形颗粒，即完整的 HBV 颗粒，也称 Dane 颗粒，直径约 42nm，分为包膜和核心两部分，有很强的传染性（图 9-2）。

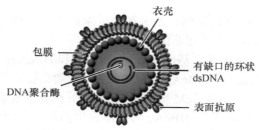

图 9-2 HBV 结构图

HBV DNA 是带有单链区的环状双链 DNA 分子，是已知可感染人类的最小 DNA 病毒，其基因组长为 3.2kb。HBV 基因组负链 DNA 核苷酸序列上含有 6 个开放读码框（open reading frame，ORF），其中 4 个 ORF（S、C、P、X）是早已公认的。S 基因区分为前 S1 区、前 S2 区和 S 区，编码外膜蛋白，前 S 区与病毒的嗜肝性有关。S 区和前 S2 区基因长度是固定的，前 S1 区基因在不同亚型间有所差别，其氨基酸残基数在 108～119 范围。C 基因区分为前 C 区和 C 区两部分：C

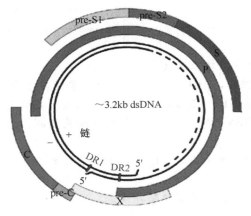

图 9-3　HBV 基因结构图

区编码 C 蛋白，乙型肝炎核心抗原（hepatitis B core antigen，HBcAg）；前 C 区编码前 C 蛋白；整个 C 基因区编码乙型肝炎 e 抗原（hepatitis B e antigen，HBeAg）。P 基因区是 HBV-DNA 中最大的一个 ORF 编码 HBV-DNA 的多聚酶蛋白，通过研究 P 基因的结构与功能，可进一步探索抗 HBV 治疗的新方法。X 基因区是 HBV-DNA 中最小的一个 ORF，编码产物为 X 蛋白，乙型肝炎 X 抗原（hepatitis B X antigen，HBXAg），调控及 HBV-DNA 的整合有关（图 9-3）。

（二）HBV 基因组编码产物

HBV 的结构蛋白包括 S 蛋白、C 蛋白、P 蛋白和 X 蛋白四大类，不仅与乙肝病毒颗粒的装配有关，还与 HBV 基因组复制与表达的调控有关。有关 S 基因区表达产物的研究，对新型乙型肝炎疫苗的研制具有极为重要的意义（表 9-1）。

表 9-1　HBV 基因组编码产物

不同 ORF 的 HBV 结构蛋白	相关表达产物
pre-S1	pre-S1 蛋白
pre-S2	pre-S2 蛋白
S	HBsAg
pre-C	HBeAg
C	HBcAg
P	DNAP
X	HBXAg

1. 外膜蛋白

（1）外膜主蛋白即 S 蛋白，由 S 基因编码，因其分子量小亦称小蛋白，是 HBsAg 的主要成分。HBsAg 是机体受 HBV 感染的主要标志之一。

（2）外膜中蛋白，由前 S2 蛋白和小蛋白组成。对前 S2 蛋白免疫原性的研究可为制备高效价乙肝疫苗提供依据。

（3）外膜大蛋白，由前 S1 基因编码，是 S 基因区编码产物中最大的蛋白质。外膜大蛋白有两种不同的形式、糖基化的 gp42 和非糖基化的 p39。

2. 核心区蛋白　HBV-DNA 的核心基因区编码 HBcAg 和 HBeAg，是特异性细胞毒性 T 淋巴细胞（CTL）识别主要靶抗原之一。HBcAg 抗原性很强，能刺激机体产生抗 HBc，但无中和作用，如检出高效价抗 HBc，特别是抗 HBc-IgM 则表示 HBV 在肝内处于复制状态。HBeAg 蛋白由前 C 基因开始编码（包括前 C 和 C 基因）。HBeAg 为可溶性蛋白质，游离于血中，可作为 HBV 复制及具有强传染性的一个指标。抗-HBe 能与受感染的肝细胞表面 HBeAg 结合，通过补体介导破坏受感染的肝细胞，有一定的保护作用。抗-HBe 的出现是预后良好的征象。

前-C 区极易突变，突变后会造成 HBeAg 的分泌水平下降或完全终止，形成 HBeAg 阴性的前 C 区突变株，使受感染的细胞不能被抗-HBe 及相应的细胞免疫所识别而清除，从而使突变株在抗-HBe 阳性的情况下仍大量增殖。因此临床上将慢性乙型病毒感染分为 HBeAg 阳性和 HBeAg 阴性两类患者。对 HBeAg 阴性抗-HBe 阳性的患者应注意监测血中病毒 DNA。

3. DNA 多聚酶蛋白　HBV-DNAP 是由 P 基因区编码的一种依赖于 RNA 的 DNA 聚合酶，具有逆转录酶的活性。HBV-DNAP ORF 突变可造成 HBV 复制停止，提示在这一区域进行定点诱变的研究可为 HBV 治疗提供重要靶区。

4. X 蛋白 是由 X 基因编码的，也称 HBxAg，只存在于哺乳动物嗜肝病毒中，能直接或间接地损害宿主细胞，导致肝细胞凋亡、坏死甚至癌变。X 基因区也存在广泛突变，突变后会抑制 X 蛋白的转录活性，使病毒复制水平下降，病毒蛋白合成减少，造成血清中各项标志物滴度下降甚至不能检出。

> **案例 9-1**
>
> 楔子 2:
> 2. 检测 HBV 的分子生物学方法有哪些?

二、HBV 的分子生物学检验

（一）HBV 核酸的检验

HBV DNA 是病毒复制和传染性的直接标志。定量检测 HBV-DNA 对于判断病毒复制程度、传染性强弱、抗病毒药物疗效等有重要意义。

1. 荧光定量 PCR 技术 荧光定量 PCR 法，通过在 PCR 反应体系中设计一套特异性序列的荧光探针，利用荧光定量 PCR 检测仪进行 HBV-DNA 的检测与结果量化，能准确地反映乙肝患者体内 HBV-DNA 的复制水平、病程变化和治疗恢复情况等。荧光定量 PCR 法特异性强，灵敏度高，检测范围在（2.5~50）$\times 10^{10}$copies/mL，且具有抗污染能力好，易于操作，安全有效等优点。

随着技术的不断提升，新一代高灵敏度 HBV-DNA 荧光定量 PCR 检测技术已涌现，其灵敏度可达 5~10IU/mL，使临床乙肝诊断与抗病毒治疗更加精准、有效。

2. 支链 DNA 技术（bDNA 技术） 支链 DNA 是人工合成的带有许多侧链的 DNA 片段，在每个侧链上都有可以标记可被激发的标志物。用 bDNA 信号放大系统检测标本中的核酸时，靶核酸本身不被扩增，而是通过多个探针组成级联信号放大，以检测核酸。通过杂交反应形成固相-捕获探针-靶探针 1-待测序列-靶探针 2-bDNA 复合物，借助酶的催化反应就能定量检测待测核酸的含量。

bDNA 技术的最大特点是对目标核酸直接进行检测，放大倍数确定，稳定性及重复性高，结果准确。该方法相对于 PCR 更易操作，只需将待测病毒裂解释放出核酸，并将其变性为单链，即可进行检测。bDNA 技术的缺点是放大倍数小、敏感性低、检测范围窄，不适用于低水平检测。

3. 核酸杂交 固相杂交即将待测标本点状加样于硝酸纤维素薄膜上，与标记的 HBV-DNA 寡核苷酸探针进行斑点杂交，从而检测待测标本中是否存在 HBV-DNA，可定性或半定量，特异性好，但灵敏度不如 PCR 法。液相杂交使用 ^{125}I 标记核酸探针，与液相中的变性 DNA 进行杂交，然后采用 γ 闪烁计数仪定量检测标记探针。其检测限为 1×10^6copies/mL 或（1~2）pg/mL。

4. 杂交捕获系统 采用特异的 RNA 探针与靶分子 HBV-DNA 杂交形成 RNA-DNA 杂交分子。多个 RNA-DNA 杂交分子被通用抗体捕获于微孔中，然后采用偶联有碱性磷酸酶的多克隆抗体检测杂交分子。偶联的碱性磷酸酶采用发光底物 1,2-二酮来检测。

5. 基因芯片技术 根据 HBV 高度保守的特异性基因序列设计寡核苷酸探针制备基因芯片，将待测患者的样本进行 PCR 扩增，PCR 扩增的同时进行产物荧光标记，标记产物与基因芯片进行杂交，杂交结果经扫描仪读数并输出图像，然后通过计算机分析，从而检测患者是否有病毒感染及判断感染病毒的亚型。

6. 测序法 通过对检测片段进行直接 PCR 扩增，再采取专用的测序仪进行序列检测，最终判断其序列是否与靶基因序列一致。该方法操作较为烦琐，测序仪价格昂贵，检测成本较高，且不能定量，一般不作为临床常规检测使用。

（二）HBV 的耐药性分析

1. 乙型肝炎的治疗目标 乙型肝炎治疗的首要目标是进行持续的 HBV-DNA 抑制，达到组织学的改善和 ALT 的正常化，从而防止肝病进展为肝硬化、肝衰竭或肝癌，实现延长生存期的最终治疗目标，提高患者生活质量。

2. 保肝治疗、免疫调节与病毒抑制 通常情况下常用的乙型肝炎治疗方法主要包括传统保肝降酶治疗，免疫调节治疗和药物抗病毒治疗等。传统的保肝治疗，利用分布到患者身体各处的药物保护肝脏，不能抑制或者消灭病毒，主要用于保健。免疫调节治疗，利用干扰素 α 进行人体免疫调节，提升对病毒的抵抗能力，部分患者可实现 HBsAg 的转阴。免疫调节细胞比例失调或免疫调节分子消长失控可能会使机体的免疫功能出现紊乱。抗病毒治疗，作为乙型肝炎现在最主要的治疗手段，它是通过（核苷类）药物，如拉米夫定、恩替卡韦等，快速抑制 HBV-DNA 复制，减少乙型肝炎患者体内的病毒载量，维持乙型肝炎患者人体功能的持续稳定。抗病毒治疗则通常采用方便的口服模式，服药期间不良反应少。但抗病毒治疗疗程长，且容易发生病毒变异和耐药，因此需要对其进行必要的病毒突变和耐药性跟踪分析。

3. HBV 的耐药性产生机制 HBV 的耐药性产生的重要原因是 HBV 本身是一种变异较高的病毒。由于 HBV-DNA 多聚酶具有逆转录酶的性质，即缺乏严格的校正功能，使其自发突变率高。慢性 HBV 感染者由于长期抗病毒治疗也会诱发病毒基因变异。人体免疫应答或疫苗接种等压力下 HBV 也可发生突变。突变引起病毒生物学特性的改变，使慢性 HBV 感染患者体内积累了大量基因序列突变的 HBV，从而导致 HBV 产生免疫逃逸及药物抗性等，给 HBV 感染的临床表现、诊断、预后及防治等方面带来一系列复杂的问题。

常用的抗 HBV 核苷（酸）类似药物，包括有拉米夫定、阿德福韦等，其中拉米夫定抗 HBV 感染治疗中，HBV 发生变异最为常见。拉米夫定作为一种能抑制 HBV 复制的核苷类药物，与 HBV-DNAP 的自然底物（dNTP）竞争性地与该酶结合，导致 HBV-DNA 合成终止，达到抑制 HBV 复制的目的。与 HBV-DNAP 结合能力的强弱决定了该类药物的疗效。HBV-DNAP 基因区变异，使其与核苷（酸）类似物的结合能力明显下降，于是就产生了对核苷酸类药物的耐药现象。

随着服用拉米夫定时间的延长，患者的耐药性随之增加，服药 5 年的耐药性可高达约 69%。HBV 一旦出现耐药突变后肝功能恶化比例也会显著增高。因此，对 HBV 的耐药性分析在指导临床用药和监测病情等方面都具有重要意义。

4. HBV-DNA 突变位点检验与耐药性分析

（1）引物特异性荧光 PCR 技术：通过设计不同变异位点的特异性引物和通用的单一荧光探针扩增体系，实现同一样本不同变异或野生株的单色荧光多管扩增检测分析，该方法对荧光 PCR 扩增检测系统通道数要求较低，容易实现。由于单一样本扩增检测所需仪器孔位较多，检测通量容易受限，且只能对目的检测靶基因位点进行鉴别检测。

（2）单探针特异性荧光 PCR 技术：通过设计通用的引物和不同变异位点的荧光探针扩增体系，实现同一样本不同变异或野生株的单色荧光多管扩增检测分析，该方法对荧光 PCR 扩增检测系统通道数要求较低，容易实现。

（3）多探针特异性荧光 PCR 技术：通过在同一扩增体系中，设计通用的引物和不同变异位点多色荧光探针，实现同一样本不同变异或野生株的多色荧光单管扩增检测分析，该方法对荧光 PCR 扩增检测系统通道数要求较高。由于单一样本扩增检测所需仪器孔位更少，检测通量得到很大的提高，但也只能对目的检测靶基因位点进行鉴别检测。

（4）PCR-RFLP 技术：PCR-RFLP，即限制性片段长度多态性聚合酶链反应。它利用特异性 PCR 引物扩增目的 DNA，扩增产物再用特异性内切酶消化切割成不同大小片段，随后通过凝胶电泳分辨。不同等位基因的限制性酶切位点分布不同，可产生不同长度的 DNA 片段条带。PCR-RFLP 技术简便，分型时间短，但该技术需要使用特异性内切酶，增加了检测成本，且需要 PCR 电泳分析，限制了其广泛应用。

（5）核酸杂交：将待测标本点状加样于硝酸纤维素薄膜上，与带有不同标记的突变株或野生株 HBV DNA 寡核苷酸探针进行斑点杂交，从而检测突变株或野生株的存在。

（6）基因芯片技术：根据不同变异位点特异性基因序列，设计寡核苷酸探针制备基因芯片，将待测患者的样本进行 PCR 扩增，PCR 扩增的同时进行产物荧光标记，标记产物与基因芯片进行杂交，杂交结果经扫描仪读数并输出图像分析，从而检测患者是否有病毒突变。该方法能检测的位点更多，但操作相对比较烦琐，需要专用的基因芯片扫描检测仪，成本相对较高，同时对芯片本底背景干扰控制要求严格。

（7）直接 PCR 测序法：可根据实际检测需要，设计多个不同的检测位点。通过对检测片段进行直接 PCR 扩增，再采取专用的测序仪测序，纯合型 SNP 位点的测序峰为单一峰型，而杂合型 SNP 位点的测序峰为套峰，因而很容易将其区分开来。该方法准确性高，是 SNP 分析的金标准。但其敏感性比较差，只有当病毒的变异量达到 20% 以上的时候，才能被检测出来。而且操作较为烦琐，测序仪价格昂贵，位点越多，其检测成本也越高。如果需要检测的几个 SNP 位点正好位于一个测序单元内（长度小于 700bp），则单个位点的分型费用可显著降低。

案例 9-1

> 楔子 4：
> 4. HBV 的基因分型包括哪些？

（三）HBV 的基因分型

对致病的 HBV 可用不同的血清型或基因型进行描述。

1. HBV 血清型 根据 HBsAg 抗原性差异，将 HBV 分为 10 个血清型，其中主要的有 adr、adw、ayw 和 ayr。血清型分布有明显的地区与种族差异，我国汉族以 adr 为主，adw 次之。

2. HBV 基因型 根据 HBV 全核苷酸序列差异在 8% 或以上，或 S 基因序列差异在 4% 或以上的原则，可将 HBV 划分为不同的基因型，目前已经发现 A、B、C、D、E、F、G、H、I 共 9 种基因型。不同基因型序列长度不同，主要是前 S1 区的不同。我国以 B 型和 C 型为主。

3. HBV 血清型和基因型的地理分布特点 血清型和基因型有一定对应性，但不同血清型可为同一基因型，同一血清型又可分布于不同基因型。HBV 基因型与疾病进展和干扰素治疗应答关系密切（表 9-2）。

表 9-2 HBV 血清型和基因型的地理分布

基因型	血清型	流行地区
A	adw2，ayw1	欧洲西北部、美国、非洲中部
B	adw2，ayw1	中国
C	adw2，adrq+，adrq-，ayr	中国
D	ayw2，ayw3	地中海地区、印度
E	ayw4	非洲西部
F	adw4q-，adw2，ayw4	非洲中部和南部、波利尼西亚
G	adw2	法国、美国

4. HBV 基因分型检验

（1）多重荧光 PCR 技术：通过在同一扩增体系中，针对 HBV 基因不同型别设计不同的引物和多色荧光探针，进而实现 HBV 的基因分型。

（2）核酸杂交：将待测标本点状加样于硝酸纤维素薄膜上，与标记不同基因型的 HBV DNA 寡核苷酸探针进行斑点杂交，从而区分 HBV 基因型。

（3）基因芯片技术：根据不同基因型特异性基因序列，设计寡核苷酸探针制备基因芯片，将待测患者的样本进行 PCR 扩增，PCR 扩增的同时进行产物荧光标记，标记产物与基因芯片进行杂交，杂交结果经扫描仪读数并输出图像，通过计算机分析检测出不同的 HBV 基因型。

三、分子生物学检验的临床意义

（一）病毒载量检测

HBV-DNA 的检测是判断 HBV 复制水平和传染性强弱的直接标志。定量检测 HBV-DNA，即对病毒载量进行测定，可用于确定被感染者病毒感染的程度及抗病毒疗效监测。HBV-DNA 拷贝数越高，病毒复制越活跃，传染性越强，肝脏损害和肝脏组织炎症反应可能越重。近年来，HBV-RNA 的定量检测成为新的乙型肝炎核酸检测指标，可能为慢性乙型肝炎的疗效和判断治疗终点提供一种全新的生物标志分子。

（二）耐药突变检测

HBV 耐药性的检测在临床上主要是对 HBV DNA 聚合酶 P 基因的检测，即鉴别是野生型（YMDD）还是存在耐药突变型（YVDD 或 YIDD），检测结果可为抗病毒药物治疗中 HBV 耐药性产生提供依据。拉米夫定耐药突变主要集中在 552 位的蛋氨酸被缬氨酸所替代（M552V），即 YMDD → YVDD，和 552 位的蛋氨酸被异亮氨酸所替代（M552I），即 YMDD → YIDD，其中 M552V 是拉米夫定耐药突变的主要形式，可导致病毒复制反弹，HBV DNA 及 ALT 水平升高。目前，YMDD 的检测技术虽多，但尚无"金标准"。

另外，还有一部分患者 HBV 前 C 区 1896 位点（G1896A）发生突变，使编码色氨酸的密码子 TGG 突变为终止密码子 TAG，导致 HBeAg 的形成终止，使乙型肝炎患者对干扰素的完全应答率下降，也是造成患者产生干扰素耐药性重要原因之一。

（三）病毒分型检测

HBV 基因型与 HBV 流行病学特点、HBV 标志物的表达、致病性、乙型肝炎的病程、转归及对药物的敏感性有关。

1. HBV 基因分型对抗病毒疗效的监测意义　不同基因型对抗病毒药物的效果存在一定差异，用拉米夫定抗病毒治疗时，基因型 B 比基因型 C 有更好的应答；用普通 IFN-α 治疗时，基因型 B 比基因型 C 的应答率高。

2. HBV 基因型与基因突变之间存在一定关联　不同的基因型易发生突变的类型可能不同。基因型 B 以 YVDD 变异为主；基因型 C 以 YIDD 变异为主。

3. HBV 基因型与患者病情的转归及患者的年龄也有关系　C 基因型感染者较 B 型感染者具有更高的 HBeAg 阳性率，C 基因型对肝的损伤比 B 基因型严重；A 基因型与肝脏的慢性炎症相关；D 基因型与急性自限性肝炎相关；C 基因型比 B 基因型更容易发展成为肝硬化，C 基因型在高年龄段的肝细胞癌（hepatocellular carcinoma，HCC）患者中比例高，B 基因型在低年龄，尤其在 35 岁以下 HCC 患者中比例较高。

四、案例分析

本案例患者实验室检查发现：HBsAg（+），HBeAb（+），HBcAb（+），AFP：4.5μg/L，异常凝血酶原（APT）：5.2μg/L，结合其既往慢性乙型肝炎病史，可诊断为 HBeAg 阴性慢性乙型肝炎。

患者 HBV DNA 1.11×10⁷IU/mL，说明处于乙型肝炎活动期，引起肝细胞的损伤，导致转氨酶的升高。HBV DNA 聚合酶 P 基因的耐药检测发现耐药突变型为 YVDD，说明拉米夫定（LAM）抗病毒治疗耐药。下一步，可分析 HBV 基因型，根据 HBV 基因型结合耐药分析结果确定患者的治疗方案。

第三节 丙型肝炎病毒的分子生物学检验

丙型肝炎病毒（hepatitis C virus，HCV）主要通过血或血制品传染（输血、注射毒品、使用不干净的器械刺青和穿孔），或母婴和家庭内接触而获得。此外，HCV 也可能会经由性接触传播，在 HCV 感染者精液与阴道的分泌物中可以发现 HCV 病毒的存在。至今为止仍有不少感染者由于不明原因而感染。

目前发现约 90% 的输血后非甲非乙型肝炎和 70%～80% 的无输血史的散发型非甲非乙型肝炎由 HCV 感染所致。部分 HCV 感染者不出现临床症状，但有 50% 会发展成为慢性，且易致肝硬化和肝癌。

案例 9-2

患者，女，55 岁。

主诉：反复肝功能异常 1 年。

现病史：1 年前体检时发现肝功能异常，检测血清 HCV 抗体阳性，HCV RNA 阳性，予以护肝治疗好转。随后反复出现肝功能异常和 HCV RNA 阳性，护肝治疗可好转。近期因再次出现肝功能异常而入院。肝功能检查：总胆红素（TBIL）：16.8μmol/L，ALT：42U/L，天冬氨酸转氨酶（AST）：83U/L，乙肝两对半结果正常，抗 HCV IgG 阳性，HCV RNA 7.925×10⁵IU/mL，HCV RNA 分型为 1b 型，血尿常规无异常，腹部彩超提示慢性肝损害。

既往史：高血压长期服药，无输血史。

基本检查：面色晦暗，皮肤巩膜无黄染，未见蜘蛛痣，心肺听诊无异常发现，腹部平软，肝脾肋下未触及。

问题：

1. 该病例实验室结果提示患者感染 HCV，HCV 基因组有哪些结构特征？
2. 常见的 HCV 基因分型及检测方法有哪些？
3. 免疫学结合分子生物学检验有何临床意义？

案例 9-2

楔子 1：

1. HCV 基因组有哪些结构特征？

一、HCV 基因组结构特征

（一）HCV 基因组结构

HCV 属黄病毒科，HCV 呈球型颗粒，直径约 50nm，有脂质包膜，基因组为单链正链 RNA 病毒，链长约 9.5kb（图 9-4）。整个基因组只有一个 ORF，编码 3011 或 3010 个氨基酸组成的聚蛋白前体，该蛋白前体在病毒蛋白酶和宿主信号肽酶作用下，裂解为病毒的结构蛋白和非结构蛋白。

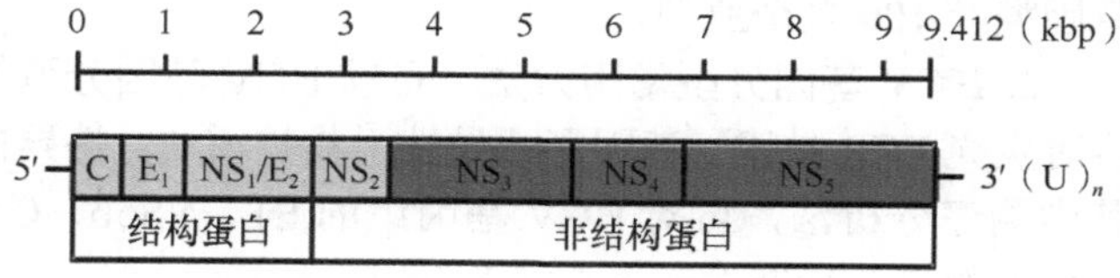

图 9-4 HCV 结构图

（二）HCV 基因组编码产物

1. 结构蛋白 结构蛋白包括核心蛋白和包膜糖蛋白。它们分别是由 C 区、E_1 和 NS_1/E_2 区编码而来。NS_1/E_2 区产物的 N 端的高变区（hypervariable region，HVR）在机体内的变异程度可能与初始感染剂量、病毒复制效率、感染期限、宿主免疫反应、感染物的异质性有关。HVR 的变异程度可预测患者对干扰素治疗的疗效。

2. 非结构蛋白

（1）NS_2 蛋白疏水性很强，与细胞膜相伴随。

（2）NS_3 蛋白是多功能蛋白质，N 端有蛋白酶活性，C 端有解旋酶活性，NS_3 蛋白有强免疫原性，且在肝细胞恶性转化中也起重要作用。

（3）NS_4 蛋白包含 NS_{4a} 和 NS_{4b}。NS_{4a} 能辅助 NS_3 蛋白酶活性的表达，NS_{4b} 为疏水性膜相关蛋白，可能在 HCV 复制酶复合体的装配中起作用。

（4）NS_5 蛋白可能为蛋白质，也含 NS_{5a} 和 NS_{5b} 两部分。NS_{5a} 蛋白是 HCV 复制酶复合体的成分之一，具有多种功能，可与宿主蛋白相互作用，使体内细胞环境更适宜 HCV 的复制，促进 HCV RNA 的复制。NS_{5b} 为膜结合型磷蛋白，有 RNA 依赖的 RNA 聚合酶活性，参与病毒 RNA 的合成。可能与 HCV 感染所致的肝细胞肿瘤发生有关。

其中 P19，P60，P52，P116 可用于检测患者血清中的 HCV 抗体（图 9-5）。

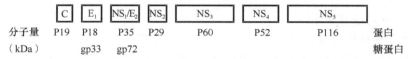

图 9-5 HCV 基因组编码及产物

案例 9-2

楔子 2：

2. 常见的 HCV 基因分型及检验方法有哪些？

二、HCV 的分子生物学检验

（一）HCV 的核酸检测

肝组织内 HCV RNA 检测可应用斑点核酸杂交技术，血清或血浆中 HCV RNA 检测多采用荧光定量 PCR、核酸杂交、bDNA、基因芯片、转录介导的扩增系统等技术。其中实时荧光定量 PCR 技术，由于操作简单，灵敏度高，特异性，且能绝对定量，被临床检验广泛应用于丙型肝炎的筛查预防和疗效监控。

（二）HCV 的基因分型

1. HCV 基因型种类 根据全世界不同地区分离的 HCV 不同株的全部或部分基因组的系统进化分析，HCV 呈现三个水平的遗传变异性，即型：各型核酸序列之间相差 31%～34%；亚型：序列之间相差 20%～23%；准病毒株：序列之间相差 1%～10%。

5′UTR 区的序列最保守，种系变化程度及进化率很低，可用于区分主要基因型；NS5b 区变异较大，易于区分不同病毒株，常被选作亚型区分依据。根据基因序列的差异，将 HCV 分为 6 种基因型及 100 多个亚型。

2. HCV 基因分型常用方法 目前 HCV 基因分型的常用方法有测序分析法，PCR-RFLP 技术，实时荧光 PCR 技术，基因型特异性引物扩增法，特异性核酸探针杂交法，基因分型检测芯片法等。其中测序分析法，可对 HCV 基因组的 E1、NS5b、C 区直接进行测序和进化树分析，是 HCV 基因分型的"金标准"。

三、免疫学结合分子生物学检验的临床意义

（一）检测 HCV 抗体

通过 ELISA 法、化学发光法检测抗 HCV IgG 或 IgM。若抗 HCV IgM 阳性可对 HCV 感染进行早期诊断，检出率可达 90% 以上。

（二）检测 HCV RNA

定性检测 HCV RNA 的存在是 HCV 感染的确证标志，在 HCV 感染的第一周内就可以检测出 HCV RNA，解决了免疫学检测的"窗口期"问题。定量检测 HCV RNA 拷贝数，特别是高灵敏度的 HCV RNA 定量检测，对动态监测 HCV 的传染性、病毒复制情况、抗病毒药物疗效及判断患者预后等有重要临床价值。

其中，治疗结束时病毒学应答（end-of-treatment response，ETR）：指在治疗末期检测不出 HCV RNA（HCV 基因型 2/3 型，治疗 24 周；HCV 基因型 1 型，治疗 48 周）；持久性病毒学应答（sustained virologic response，SVR）：指在随访期结束时检测不出 HCV RNA（治疗结束后 24 周）；无应答：指在治疗结束时仍能检测出 HCV RNA；反跳：指在治疗期间检测不出 HCV RNA，但是后来又检测出 HCV RNA；复发：指在治疗结束时 HCV RNA 阴性，但是在随访期 HCV RNA 阳性。

（三）检测 HCV 基因型

1. 分布特征及传播途径　HCV 1、2、3 基因型在全球范围内广泛分布，HCV4 型主要分布在北非和中东国家，HCV5 型主要分布于南非，HCV6 型主要流行于东南亚。HCV1b 型主要经血液传播，而 HCV1a、3a 主要经静脉注射毒品传播。我国流行的主要 HCV 基因型及亚型有 1b、2a、3a、3b 及 6a，其中以 2 型为主，其致病性强，复制快，复制产生的病毒量多，症状较重，较难治疗。

2. 判断病情　HCV 感染后的致病性会呈现明显的生物学差异。有些患者感染 HCV 后短时间内就出现严重的并发症，如肝纤维化和肝癌；而有些患者即使感染的时间很久却无并发症。目前多数研究认为，HCV 基因型是主要影响因素。在慢性 HCV 感染患者中，与其他基因型相比，1b 型感染与更严重的肝脏疾病、更迅速的疾病恶化相关。因此，HCV 1b 基因型可作为与较严重的 HCV 相关性肝脏疾病的标志物。

3. 预测疗效　HCV 1b 及 1a 基因型比 HCV 2 型或 3 型对干扰素治疗的 SVR 要差。如 HCV 2 型感染患者 60%～70% 在干扰素治疗 6 个月后有应答；而 HCV1 型感染患者只有 10%～15% 有应答反应。这种差异在干扰素治疗的持续性应答方面经常出现，且不受肝脏组织学特点或治疗前 HCV 水平的影响。检测 HCV 基因型将有助于 HCV 感染者的临床诊断并预测治疗效果，也能为调整用药剂量及治疗时间、制订个体化抗病毒治疗方案提供指导。

四、案例分析

本案例患者实验室检查发现，TBIL：16.8μmol/L，ALT：42U/L，AST：83U/L，乙肝两对半结果正常，抗 HCV IgG 阳性，HCV RNA 7.925×10^5 IU/mL，HCV RNA 分型为 1b 型，其中抗 HCV IgG 和 HCV RNA 均为阳性，结合其既往丙型肝炎病史，可诊断为患者再次感染丙肝病毒，其型别为 1b 型，而且此时为病毒复制期，具有传染性。丙肝病毒一共有六个基因型，不同的基因型之间是可以相互再感染的。此外，丙肝病毒的抗体没有保护性，得过一次丙型肝炎，通过治疗把丙型肝炎病毒清除了以后，还有可能再感染。

第四节　人乳头瘤病毒的分子生物学检验

人乳头瘤病毒（human papilloma virus，HPV）是一种嗜上皮性病毒，具有高度的组织和宿主特异性及将正常细胞永生化的能力。可致人类皮肤黏膜异常增生，引起良性肿瘤和疣，如寻常疣、尖锐湿疣、乳头状瘤；或导致癌变，如阴道癌、宫颈癌等，是一种常见的性传播性疾病。

HPV 是一种无包膜的双链闭环的小型 DNA 病毒，球形，直径为 52～55nm。由 DNA 核心和蛋白衣壳组成。衣壳由主要衣壳蛋白（L1）和次要衣壳蛋白（L2）组成。

案例 9-3：

患者，女，43 岁。

主诉：接触性阴道出血近 1 年，加重 1 个月。

现病史：患者约 1 年前无明显诱因性生活后出现阴道流血，色鲜红，量少，呈点滴状，可自行消失，无不规则阴道流血及排液，无下腹痛。1 个月前性生活后阴道流血量增加，可自行消失。妇科检查：阴道穹窿光滑，宫颈肥大，失去正常形态，质脆，触之易出血，宫旁无增厚。双附件区未触及明显异常。妇科彩超：子宫前位，大小形态正常，轮廓清晰，各壁反射均匀。宫颈大小为 3.5cm×3.7cm×3.6cm，内部回声不均匀。双侧附件未见异常回声。实验室检查：鳞状细胞癌抗原（SCCA）：25μg/L，HPV16 型阳性。宫颈活检病理结果：鳞状细胞癌。

既往史、个人史、家族史无特殊。

基本检查：一般状态良好，心肺听诊未闻及明显异常，腹部平坦，质软，无压痛、反跳痛及肌紧张。

问题：

1. 该病例的实验室检测提示 HPV16 阳性，HPV 基因组有哪些结构特征？
2. 常见的 HPV 基因分型及检测方法有哪些？
3. HPV 分子生物学检测有何临床意义？

案例 9-3

楔子 1：

1. HPV 基因组有哪些结构特征？

一、HPV 的基因组结构特征

（一）HPV 基因组结构

HPV 基因组可分为三个区段：早期区（E）长约 4kb，分为 E1～E8 ORF；晚期区（L）约 3000bp，有两个主要 ORF，分别称为 L1、L2，与 E 区的转录方向一致；长控制区（LCR）位于 E 区和 L 区之间，长约 1000bp。不同的 HPV 亚型的 L 区 DNA 序列变异很大，为不同亚型分型的重要标准之一。

（二）HPV 基因组编码产物

E 区主要编码与病毒复制、转录调控和细胞转化有关的蛋白质。E1、E2、E5、E6 和 E7 在上皮分化的早期阶段表达。E6、E7 是潜在的致癌基因，在持续性 HPV 感染中高水平表达，增加特异性致癌作用。E2 负性调节 E6 和 E7，保持细胞的分化成熟。E4 可在上皮分化的整个过程中表达，能溶解细胞骨架蛋白。L1 和 L2 在上皮分化终末阶段表达，分别编码主要衣壳蛋白、次要衣壳蛋白，组装形成病毒衣壳，从细胞中释放完整的病毒颗粒。LCR 区含很多病毒 DNA 复制和转录调节所必需的顺式作用元件，负责转录和复制的调控。

案例 9-3

楔子 2：

2. 常见的 HPV 基因分型及检测方法有哪些？

二、HPV 的分子生物学检验

（一）HPV 的基因分型

目前已发现约 110 种 HPV，近 40 种型别与生殖道感染有关。根据不同型别 HPV 与癌症发生的危险性高低将人类感染性 HPV 分为高危型和低危型两大类。只有高危型 HPV 持续感染才有患高度宫颈病变的风险，高危型 HPV 约为 20 种，最经典的有 13 种。不同地区人群感染率及感染型别不同，不同 HPV 感染型别与宫颈癌发生的相关性不尽相同。高危型别、持续性感染、病毒载量高是促使宫颈癌发生的重要因素（表 9-3）。

表 9-3　常见人类感染性 HPV 型别及致病性

高低危程度	基因型别	致病性
高危型	HPV16，18，31，33，35，39，45，51，52，53，56，58，59，66，68，73，82 等	高级别宫颈上皮内瘤变（CIN2、3）和宫颈癌
低危型	HPV6，11，40，42，43，44，54，61，70，72，81，cp6108 等	生殖道及肛门周皮肤湿疣病变和低级别宫颈上皮内瘤变（CIN1），多呈一过性，可自然逆转

（二）HPV 核酸检测

1. 流式荧光技术　流式荧光技术可同时检测 26 种 HPV 亚型。首先 PCR 扩增待检测样品，得到的 PCR 产物和微球上交联的探针根据碱基互补配对的原理杂交，加入荧光标记反应，最后在流式荧光检测仪上检测荧光信号。如果 PCR 产物和探针完全配对，则微球上相应探针捕获到标有生物素（biotin）的 PCR 产物，加入荧光标记藻红蛋白标记链霉亲和素（strepavidin-PE）后，形成微球-探针-PCR 产物-biotin-strepavidin-PE 复合物。在检测仪上即可检测到对应微球的荧光信号。如果 PCR 产物与探针不配对，则对应微球的荧光信号为背景信号。

2. 核酸杂交　采用核酸杂交技术检测 HPV DNA，具有较强的特异性，并可以分型。目前常采用第二代杂交捕获技术（HC-Ⅱ）、核酸杂交技术与 PCR 相结合的方法，能获得最佳检测结果。

（1）HC-Ⅱ检验系统：采用杂交捕获信号放大的原理，直接检测 HPV-DNA。

（2）核酸杂交技术与 PCR 结合法：常用通用引物-PCR（GP-PCR）反向线性杂交技术、分子导流杂交技术和 PCR 酶标微孔板杂交技术。

（三）HPV E6/E7 mRNA 检测

采用 Quanti MAT 信号放大技术，用于检测关键靶标-HPV 癌基因表达产物 E6/E7 mRNA。该技术克服了传统 PCR 的缺陷与不确定因素，无须 RNA 抽提纯化、逆转录、扩增等步骤，只需将检测样本裂解，经探针杂交与信号放大即可迅速得到基因定量结果。

案例 9-3

楔子 3：

3. HPV 分子生物学检验有何临床意义？

三、分子生物学检验的临床意义

（一）宫颈疾病风险预测

（1）HPV DNA 检测发现高度病变的敏感度为 98%～100%，是宫颈癌筛查的优选方法。

（2）根据感染的 HPV 类型预测受检者的发病风险度，决定其筛查间隔。当细胞学和 HPV 检测均为阴性时，阴性预测值可达 99%～100%，发病风险很低，筛查间隔可长至 5 年；细胞学阴性而高危型 HPV 阳性者，宫颈癌发病风险较高，应定期随访。

（3）在诊断意义不明确的不典型鳞状细胞/腺细胞和鳞状上皮内低度病变，HPV DNA 检测是一种有效的再分类方法。

（4）重复感染同一高危型 HPV 将使其癌变的机会增加，连续两次 HPV 分型检测显示单一型别高危亚型的感染，预示宫颈癌发生的可能性增大。

（5）HPV E6/E7 mRNA 检测有利于关注宫颈病变高危人群，评估癌变进展风险，有效提高宫颈病变的检出率；评估宫颈病变的罹患风险及发展趋势。

（二）疗效评估及术后跟踪

在 HPV 的感染治疗前后，出现病毒量或感染型别的变化，可作为治疗效果的评估指标和恢复评价指标。术后或治疗后 6 个月分型检测结果阴性，说明手术或治疗成功；HPV 分型结果为阳性，且感染型别与之前相同则说明有残留病灶并有复发的可能，而感染型别为不同亚型，则说明出现新的感染。HPV E6/E7 mRNA 检测可分流轻度宫颈病变患者，有效减少一过性 HPV 感染导致的过度治疗，准确评估宫颈术后患者的复发风险，提高宫颈术后人群随访的针对性。

（三）预防控制及疫苗研发

对不同地区人群感染的 HPV 分型检测，可分析不同地区 HPV 感染的流行状况，有利于各地 HPV 感染的预防控制和针对性地开发 HPV 预防性疫苗。

四、案例分析

本案例患者妇科阴道镜检查发现：阴道穹窿光滑，宫颈肥大，失去正常形态，质脆，触之易出血，宫旁无增厚。宫颈活检病理结果提示：鳞状细胞癌。实验室检查发现：SCCA：25μg/L，HPV16 型阳性，可诊断为：子宫颈鳞状细胞癌。子宫颈鳞状细胞癌最初起因是持续或慢性感染一种或多种高危型人乳头状瘤病毒。最常见引起癌变的亚型是 16 和 18，可见于 70% 的子宫颈癌患者。

第五节　人类免疫缺陷病毒的分子生物学检验

人类免疫缺陷病毒（human immunodeficiency virus，HIV），是获得性免疫缺陷综合征（acquired immunodeficiency syndrome，AIDS）的病原体。人类免疫缺陷病毒为逆转录 RNA 病毒，直径约 120nm，大致呈球形。病毒外膜是类脂包膜，来自宿主细胞，并嵌有病毒的蛋白 gp120 与 gp41。gp41 是跨膜蛋白，gp120 位于表面，并与 gp41 通过非共价作用结合。向内是由蛋白 P17 形成的球形基质以及蛋白 P24 形成的半锥形衣壳。衣壳内含有病毒的 RNA 基因组和酶。

HIV 病毒主要攻击人体 CD4$^+$ T 细胞，侵入细胞后与细胞整合而难以消除。广泛存在于感染者的血液、精液、阴道分泌物、唾液、尿液、乳汁、脑脊液、有神经症状的脑组织液，其中以血液、精液、阴道分泌物中浓度最高；对外界环境的抵抗力较弱，对乙肝病毒有效的消毒方法对艾滋病病毒消毒也有效；感染者潜伏期长、死亡率高；艾滋病病毒的基因组比目前已知的任何一种病毒基因都复杂。根据血清学与基因序列的差异，HIV 分为 HIV-1 型和 HIV-2 型。HIV-1 全世界广泛分布，是造成 HIV 流行的主要病毒。HIV-2 显示一种较低的性传播和母婴传播，较 HIV-1 具有更长的潜伏期。

一、HIV 的基因组结构特征

（一）HIV 基因组结构

　　HIV-1 病毒基因组是两条相同的正链 RNA，两端是长末端重复序列（LTR），LTR 之间为编码区，有 3 个结构基因（gag-编码结构蛋白、pol-编码酶蛋白、env-编码外膜糖蛋白）及 6 个调控基因（图 9-6）。

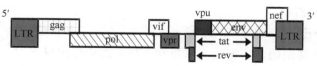

图 9-6 人类免疫缺陷病毒基因组结构

（二）HIV 基因组编码产物

　　在 HIV-1 基因组中，gag、pol、env 为结构基因，编码结构蛋白；tat、rev、nef、vif、vpr、vpu/vpx 为 6 个调控基因，其中 tat、rev、nef 的功能最重要，维持 HIV 在细胞中复制的平衡，控制 HIV 的潜伏或大量复制。gag 基因编码约 55kb 非糖基化的多聚蛋白前体（P55），随后被 pol 基因编码的一种蛋白水解酶裂解，加工成基质蛋白 P17，衣壳蛋白 P24 及核衣壳蛋白 P7。其中 P24 是核心的主要结构蛋白，具有很高的特异性。pol 基因编码合成 gag-pol 前体蛋白，从 N 端至 C 端切割形成蛋白酶（PR）、整合酶、逆转录酶（RT）、核糖核酸酶 H，作用是参与病毒的复制，促进病毒整合入宿主细胞基因。pol 基因是逆转录病毒中最保守的基因。env 基因主要编码包膜前体蛋白，并糖基化成 gp160，在病毒包膜成熟过程中，前体蛋白 gp160 经过剪切而成外膜糖蛋白 gp120 和跨膜蛋白 gp41。gp41 与 gp120 以非共价键相结合。gp120 是病毒体与宿主细胞表面的 CD4 分子结合的部位；gp41 具有介导病毒包膜与宿主膜细胞融合的作用，促使病毒进入细胞内。

案例 9-4

楔子 2：
2. 常见的 HIV 基因分型及检验方法有哪些？

二、HIV 的分子生物学检验

（一）HIV 核酸检测

通常 HIV 的检测主要是采用血清学方法，Western blotting 检测 P24 抗原及 gp120 抗原用于 HIV 感染的确诊。HIV 核酸检测可直接检查 HIV RNA，可在发现血清学变化之前检测 HIV 感染，而且比 P24 抗原检测方法更灵敏。其中，"有流行病学史或艾滋病相关表现，两次 HIV 核酸检测均为阳性"，或"HIV 抗体筛查实验有反应和核酸定量大于 5000 拷贝数/mL"也可诊断为 HIV 感染。

1. HIV 核酸定性检测 方法有原位杂交、PCR 技术、基因芯片技术、集合核酸定量检测。PCR-DNA 用于扩增前病毒 DNA 的指定区段，进行序列分析，以研究序列变异和抗逆转录病毒药物的耐药性。PCR-RNA 用于检测血浆中的 HIV 基因组。当病例显示阳性或未决定的 ELISA 结果，而免疫印迹法又显示未决定的结果，或患者由于低丙种球蛋白血症导致血清检查结果不可靠时，PCR-RNA 对 HIV 诊断有重要意义。

2. HIV 核酸定量检测 检测 HIV 感染者体内游离病毒的 RNA 含量。通常使用血浆、体液及组织作为检测样品。目前使用方法有核酸序列扩增试验（NASBA）技术、分支 DNA 技术（bDNA）、实时荧光定量 PCR（RT-PCR）技术。

（二）HIV 耐药性分析

耐药是抗病毒药物作用的病毒基因发生突变的结果，已经确定的与 6 类艾滋病抗病毒药物耐药有关的 HIV 基因突变有 200 多个。

HIV-1 耐药基因主要涉及抗逆转录病毒药物（如蛋白酶抑制剂和逆转录酶抑制剂）耐药的特定突变；融合抑制剂和整合酶抑制剂耐药的特定突变；外膜糖蛋白 gp41 和整合酶基因区突变。

耐药基因的检测方法种类多，各种方法之间的比较主要集中在耐药性突变位点的检测能力和耐药性突变位点的评价能力。耐药性突变位点检测即指得到序列信息（或位点信息），主要是 Sanger 测序法和核酸杂交法。

（三）HIV 的分型

由于高错误率的逆转录酶、病毒的快速复制、宿主的免疫选择作用、不同毒株 DNA 之间的基因重组等原因，HIV 基因具有很高的变异性。HIV 主要有 HIV-1 和 HIV-2 两型。HIV-1 型根据 env 和 gag 基因序列的同源性差异可分为 M、O、N 三个组，M 组内又可分为 A～K 11 个亚型，不同亚型可发生重组形成很多流行重组型。HIV-1 的 M 组呈全球性流行，但各亚型呈地区性分布，且随时间迁移发生变化；HIV-1 的 O 组、N 组和 HIV-2 型局限在非洲某些局部地区流行。

目前，HIV 分型的方法主要集中在 erv、gag 和 pol 区的某一段基因片段的分析。常用的方法有序列分析法、异源双链核酸泳动实验、限制性片段长度多态性分析、DNA 酶联免疫技术、基因芯片技术、多重 PCR 技术等。

案例 9-4

楔子 3：
3. HIV 分子生物学检验有何临床意义？

三、分子生物学检验的临床意义

通过分子生物学检验，对 HIV 感染的辅助诊断、早期诊断、疾病的病程监控、指导治疗方案及疗效测定、发现病毒变异和耐药以及对婴幼儿 HIV 感染诊断都有重要的临床价值和意义。

四、案例分析

本案例患者实验室检查发现：抗 HIV 抗体阳性，并经确诊试验证实。可诊断为艾滋病。HIV 是一种能攻击人体免疫系统的病毒。它把人体免疫系统中最重要的 $CD4^+$ T 淋巴细胞作为主要攻击目标，大量破坏该细胞，使人体丧失免疫功能。因此，本例患者 $CD4^+$ T 淋巴细胞总数小于 350 个/mm^3，CD4/CD8＜1，血常规淋巴计数 56%，白细胞 $3.4×10^9$/L。此外，HIV 感染者发病期最常合并的肿瘤是卡波西肉瘤，约有 35% 的艾滋病患者会出现卡波西肉瘤。目前认为卡波西肉瘤的根本原因是感染了一种称为人类疱疹病毒 8 型的病毒。因为健全的免疫系统存在，在健康人中，该病毒感染通常不会引起任何症状。但是在免疫系统较弱的人中，比如艾滋病患者，人类疱疹病毒 8 型感染极有可能诱发卡波西肉瘤。

展　　望

伴随着精准医学理念的发展，感染性疾病的临床诊疗愈发得到重视，而以分子生物学为核心的实验诊断技术作为感染性疾病临床试验诊断的重要手段尤其受关注。分子生物学技术有助于病毒感染的早发现、早诊断、早治疗，也有助于对病毒感染治疗药物的疗效评价、预测和监测疾病进程。近年来，随着纳米材料、应用化学、光物理学和生物传感等技术的进步，分子诊断技术在高特异性、高敏感性、快速、自动化等方面也迎来了革命性的创新和发展。未来随着研究的不断深入，分子生物学技术将进一步向低成本、高通量、灵敏精准、便捷高效的方向发展，为病毒感染的临床诊疗提供更多及时有效、准确可靠的检测技术。

（唱　凯）

第十章 细菌感染的分子生物学检验技术

绪 论

细菌感染性疾病是病原菌感染人类所引发的感染性疾病，常见的如结核病、细菌感染性腹泻和细菌性下呼吸道感染等疾病，均位列世界卫生组织（WHO）公布的全球前十位死亡原因，特别是在低收入和中低收入国家。细菌感染性疾病的分子生物学检验是指利用分子生物学方法对病原菌的核酸（DNA 或 RNA）和特异性蛋白质分子等生物大分子进行检测，为相关疾病的诊断、治疗及预后提供医学实验室信息的一类技术。一个多世纪以来，细菌感染检测的"金标准"依赖于微生物分离培养和各种生物化学反应，此类方法具有较好的成本效益和良好的特异性。然而，相较于分子生物学检验技术，微生物分离培养的周转时间（turnaround time）很长（一般培养通常需要 24～72 小时，生化特征通常需要 18～24 小时才能出现，生长缓慢的细菌的培养周期可长达数周）；易受样本采集条件和特定培养条件（包括环境、设施和设备）的限制；缺乏对不能培养及不允许培养的细菌的鉴定能力。

病原菌的分子生物学检验技术主要包括聚合酶链反应（polymerase chain reaction，PCR）及其衍生技术（如定量 PCR、RT-PCR、多重 PCR 和巢式 PCR 等）、核酸等温扩增技术（如 LAMP、SDA、NASBA 及 TMA 等）、核酸分子杂交、DNA 测序（DNA sequencing）及基因芯片技术等。近年来，脉冲场凝胶电泳（pulsed field gel electrophoresis，PFGE）、随机引物扩增多态性 DNA 分析（randomly amplified polymorphic DNA，RAPD）、基质辅助激光解吸电离飞行时间质谱（matrix-assisted laser desorption/ionization time of flight mass spectrometry，MALDI-TOF-MS）技术及变性高效液相色谱（denaturing high performance liquid chromatography，DHPLC）等多种新技术也已逐步应用于病原菌的分类鉴定及基因分型。

第一节 细菌感染的分子生物学检验策略

细菌感染性疾病的分子生物学检验通常以目标病原菌的核酸或特异性蛋白质为检测对象，不仅可以快速明确临床样本中的病原菌类型，还可以进行亚型分析和分子耐药检测。

案例 10-1

患者，女，69 岁。

现病史：2 年前，患者诉因受凉后出现剧烈咳嗽，偶尔伴有少量白色泡沫痰，严重影响日常生活，无明显潮热盗汗，无咯血，无恶寒发热，无明显胸闷气紧、心累气促等症状，自行服用药物后咳嗽症状稍有改善，每遇天气变化时病情时有反复。3 个月前，患者因外感后咳嗽加重，咳嗽剧烈，整夜难以入睡，咳时有小便流出，自觉下午及夜间发热汗出，体温未测，患者就诊于当地医院，住院治疗（具体不详）后，患者仍有咳嗽咳痰。1 周前患者因咳嗽剧烈，咳时小便流出，会阴部瘙痒伴有小水疱、双侧腹股沟皮肤发红、破损，局部无明显渗液。为进一步治疗，来我院就诊，完善痰涂片镜检、生化和血常规等相关检查，结果显示痰标本中查见少量似酵母样菌，未查见抗酸杆菌；生化心肌酶谱未见异常，血糖和其他指标生化指标无明显异常。结核感染 T 细胞 γ 干扰素释放试验（TB-IGRA）（T-N）137.14pg/ml（阳性）；CT 胸部平扫+薄层高分辨扫描：双肺散在少许慢性炎症。门诊以"肺部感染"收入我科。

既往史：一般情况良好，否认肝炎、结核或其他传染病病史，预防接种史不详，无过敏史，无外伤史，7 余年前曾因"鼻息肉"行手术治疗，无输血史，无特殊病史。

体格检查：未见明显异常。

问题：为明确该患者肺部感染类型，应以何种策略开展哪些分子生物学检验？

案例 10-1

楔子 1：结合患者长期咳嗽以及盗汗的临床表现、阳性 TB-IGRA、阴性抗酸染色和肺部 CT 结果，需要进一步通过分子生物学检验确定是否为肺结核。

1. 为明确该患者肺部感染类型，应以何种策略开展哪些分子生物学检验？

基于细菌群体容易出现异质性的生物学特点，临床中对于细菌感染性疾病的分子生物学诊断策略可分为两种：第一，一般性检出策略，即明确是否有某种（类）病原菌的感染；第二，完整检出策略，即不仅对是否有某种病原菌感染做出明确诊断，同时还要对病原菌的亚型和耐药性进行检验。

一、细菌感染的一般性检出策略

细菌感染性疾病的一般性检出策略就是指通过分子生物学检验直接判断有无检验项目所涵盖的目标细菌的感染，以及具体为何种细菌感染。此类检验方法的靶分子多为病原菌的 DNA、RNA 以及特异性蛋白质等，旨在利用分子生物学检验技术从临床样本中挖掘病原菌靶分子中高度保守的特异性序列，以能否检测到特异性序列来确定是否存在特定病原菌，以及有何种类。

二、细菌感染的完整性检出策略

通过一般性检出策略所能获取的关于病原菌的信息非常有限，仅能得知是否有某种或者某群病原菌的感染，往往并不能真正满足临床的需求。因为很多病原菌具有多种血清型，其致病能力也不尽相同；另外，由于抗生素的滥用，很多病原菌表现出很强的异质性，也出现了如多重耐药的"超级细菌"和结核分枝杆菌耐药株等对一种或多种药物耐药的情况，都会影响细菌感染性疾病的临床治疗效果。细菌感染的一般性检出策略并不能提供包括病原菌分型和耐药性等详细信息。因此，当临床对病原菌分型和耐药性等详细信息有需求时，应采用细菌感染的完整性检出策略。不仅对临床样本中是否存在某种或某群病原菌做出明确判断，还要对检出的病原菌进行亚型分型和耐药性分析，进而为临床治疗提供更为全面和详细的信息。

简言之，细菌感染的一般性检出策略旨在明确是何种（类）病原菌导致的感染，而完整性检出策略不仅要明确导致感染的病原菌种类，还要明确其具体型别和耐药情况等完整信息。案例 10-1 中患者有长期咳嗽以及盗汗的临床表现，其 TB-IGRA 结果为阳性，胸部 CT 提示有感染，高度疑似肺结核，虽然痰涂片显微镜检查并未查见抗酸杆菌，但是并不能排除结核分枝杆菌复合群感染的可能，因此可以选择结核分枝杆菌复合群感染的一般性检出策略或者完整性检出策略进一步明确其感染情况。

第二节　细菌感染的广谱分子生物学检验

使用特定的 PCR 扩增或 DNA 微阵列等以核酸为对象的分子生物学检验技术，在临床应用中可以帮助医师快速识别具体检验项目所涵盖的目标病原菌（群）。然而，这些技术无法帮助识别具体检验项目未涵盖的或新出现的病原菌。以细菌物种为目标，使用通用引物对临床样本中细菌来源的核酸进行扩增和测序可以克服上述缺点。在某些情况下，这种技术可以直接应用于组织样本，以识别不可培养的细菌病原体。最常用的细菌鉴定通用基因是 16S rRNA 基因。自 20 世纪 80 年代以来，16S rRNA 基因的测序已被用作细菌系统发育分析和分类的重要工具。此外，以细菌特异性蛋白质为靶分子的基质辅助激光解吸电离飞行时间质谱（MALDI-TOF-MS）已被广泛用作直接从培养物中鉴定细菌分离株的快速工具。本节主要介绍 16S rRNA 基因序列分析和基质辅助激光解吸电离飞行时间质谱（MALDI-TOF-MS）等技术在细菌感染的广谱分子生物学检验中的应用。

案例 10-1

楔子 2：假设该患者的结核分枝杆菌复合群核酸分子生物学检测（包括 TB-DNA 和 GeneXpert MTB/RIF）结果均为阴性，医师进一步怀疑为非结核分枝杆菌感染。

如案例 10-1 楔子 2 所述，患者的临床表现、胸部 CT 以及 TB-IGRA 结果提示为疑似肺结核，然而在没有获得以结核分枝杆菌复合群 DNA 为特异性靶标的 TB-DNA 和结核分枝杆菌及利福平耐药检测（GeneXpert MTB/RIF）阳性结果支持的情况下，仍只能作为疑似肺结核做进一步的排查，其中十分重要的就是与肺结核具有相似临床表现和影像学特征的非结核分枝杆菌肺病，这两类疾病在临床上极易发生误诊误治，且有合并感染的可能。因此，我们就需要一种更为广谱的细菌感染检出策略，即细菌感染的广谱分子生物学检验。

一、16S rRNA 基因序列分析鉴定细菌

16S rRNA 基因序列全长约 1550bp，由可变区和保守区组成，编码原核生物核糖体小亚基的组成部分——16S 核糖体 RNA（16S ribosomal RNA），广泛存在于所有细菌及衣原体、立克次体、支原体、螺旋体、放线菌等原核生物的基因组中，不存在于病毒、真菌等非原核生物体内。韦斯（Woese）和福克斯（Fox）是率先在系统发育中使用 16S rRNA 基因的两位先驱者。研究发现物种间 16S rRNA 序列既有可变区（V 区，物种之间有差异）也有保守区（物种之间高度相似），呈交替排列，原核 16S rRNA 序列包含 10 个可变区和 11 个保守区，其中，V4～V5 区特异性好，数据库信息全，是细菌多样性分析注释的最佳选择。保守序列区域反映了细菌物种间的亲缘关系，而可变区因细菌而异，变异程度与细菌的系统发育密切相关。已有大量细菌的基因组图谱被测序完成，全球最大的核苷酸序列数据库基因库（GenBank）拥有 2000 多万条存储序列，其中 9 万多条是 16S rRNA 基因。这意味着有许多已完成测序的细菌序列库可以用于与未知菌株的序列进行比较。一般来说，16S rRNA 基因序列的比较不仅可以在多个水平上对菌株进行分类，包括我们现在所说的物种和亚种水平，还可以在属水平上区分所有主要细菌门的生物。

二、16S～23S rRNA 转录间隔区序列分析鉴定细菌

在利用细菌 16S rRNA 基因进行分类鉴定时，由于某些细菌种间差异较小，即使表型不同的细菌也有着序列相同的 16S rRNA 基因（如大肠埃希菌与宋内志贺菌、炭疽杆菌与蜡样芽孢杆菌等），这就限制了 16S rRNA 基因序列分析在临床上的广泛应用。近年来，细菌 16S～23S rRNA 转录间隔区序列（internally transcribed spacer sequences，ITSs）也被用于研究细菌物种间的系统发育关系，16S～23S rRNA ITS 是位于 16S rRNA 基因与 23S rRNA 基因之间的基因间序列，具有高度变异及相对保守性。有研究证实，16S～23S rRNA ITS 的进化率要高于 16S rRNA 基因 10 倍。因此，16S～23S rRNA ITS 不但可以用于细菌种间的鉴别，还可以用于 16S rRNA 基因发育关系非常接近的细菌亚种间的鉴别。

三、基质辅助激光解吸电离飞行时间质谱鉴定细菌

近年来，基质辅助激光解吸电离飞行时间质谱（MALDI-TOF-MS）作为一种直接从培养物中鉴定细菌的快速工具已被临床广泛采用。它比目前的表型鉴定方法更快速、更准确、更具成本效

益（尽管仪器的购置成本很高），而且使用简单，只需将样品放入机器检测几分钟，细菌就能被识别出来。适用于 MALDI-TOF-MS 分析的标志物包括 DNA/RNA、蛋白质、脂类、多糖等。标志物的选择要综合考虑其特异性，含量丰度，在不同生长环境、周期下的变异程度及结构稳定性等。由于蛋白质在细菌体内含量高，种类及结构相对稳定，且大多数蛋白质分子量处于非常适于 MALDI-TOF-MS 分析的范围，因此目前多采用蛋白质作为标志物。蛋白质标志物中受持家基因调控且丰度较高的特异性保守蛋白——核糖体蛋白受外部环境压力影响较小，是基于 MALDI-TOF-MS 进行细菌鉴定的主要标志物。

案例 10-1

　　楔子 3：医师怀疑该患者为非结核分枝杆菌感染，遂申请了分枝杆菌培养，液体培养 4 周后的培养液经 MALDI-TOF-MS 鉴定为脓肿分枝杆菌（*Mycobacterium abscessus*）感染，重新留取痰液样本的 16S rRNA 二代测序也证实为脓肿分枝杆菌感染。MALDI-TOF-MS 鉴定结果见图 10-1。

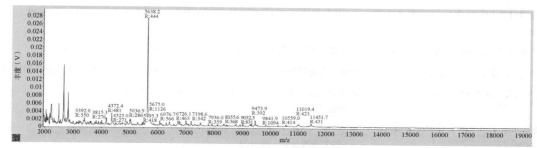

图 10-1　案例 10-1 中培养物 MALDI-TOF-MS 鉴定结果图

　　MALDI-TOF-MS 利用蛋白质为标志物鉴定细菌主要依据以下指标：① MALDI 质谱图中一个质谱峰代表一种蛋白质；②不同种类微生物的蛋白质质谱峰谱（质量电荷比及丰度）在可检测质量范围内存在差异；③某些质谱峰具有可识别的属、种特异性，甚至存在亚种或血清型差异；④在相同的培养条件以及操作条件下，标志物具有良好的重现性。蛋白质质谱图存在种属特异性及可重现性是基于 MALDI-TOF-MS 的微生物鉴定的基础。

第三节　细菌基因分型

　　细菌分型是通过系列实验对众多分离菌株的特征进行分析，以确定它们是否来自单一亲本生物体，从而在菌株水平上识别和揭示细菌重要表型特征背后的遗传多样性的一种方法。它是细菌感染性疾病疫情调查、监测和系统发育研究的重要工具。细菌分析可以分为两大类，即表型分型和基因分型。表型分型方法主要包括生化分型、血清学分型、抗生素敏感性分型、噬菌体分型等传统的分型方法。但这些方法不仅操作复杂，分辨力有限，并且重复性差是最为突出的问题，限制了其在细菌分型中的应用。基因分型方法，是以细菌的遗传物质为对象，利用分子生物学技术分析众多分离菌株间基因组的相似程度，从而弥补表型分型在分型能力、重复性及分辨力上的欠缺。由特定的基因分型方法产生的特定菌株的基因图谱可以像人类的指纹一样独特。因此，基因分型也被称为 DNA 指纹图谱。将基因分型与流行病学调查方法有效结合，可以进一步解释细菌感染性疾病流行的内在规律，并帮助鉴别传染源与追踪传播路径。

　　目前的细菌基因分型方法可归纳为三大类：基于核酸片段电泳的分型方法，基于核酸杂交的分型方法和基于核酸测序的分型方法。基于核酸片段电泳的分型方法是根据细菌基因组 DNA 扩增产物经过或不经过限制性内切酶的作用后，在电泳中所形成的 DNA 条带大小的差异来区分所研究的菌株。基于 DNA 测序的基因分型方法直接对扩增后或非扩增的基因组 DNA 进行序列测定，然后根据可变区的多态性对目标菌株进行分型。基于 DNA 杂交的方法主要指利用 DNA 大阵列（DNA macroarray）或者基因芯片分析目标菌株 DNA 与已知特异性序列探针的杂交情况，继而对目标菌株进行分型。目前常用于细菌感染流行病学调查的基因分型试验详见表 10-1。

表 10-1 常用于细菌感染流行病学调查的基因分型试验

基因分型方法	应用	备注
基于核酸片段电泳的基因分型		
PFGE（脉冲场凝胶电泳）	广泛用于细菌种类的基因分型测试；不需要提前清楚 DNA 序列	多种物种基因分型的参考方法；劳动强度大；实验室间的比对较为困难
MLVA（多位点数目可变串联重复序列分析）	对任何含有 VNTR 序列的细菌进行基因分型	分辨力极强，但劳动强度大
AP-PCR（随机引物 PCR）	用于核酸序列未知的情况下对微生物进行基因分型	易发生非特异性 DNA 扩增
PCR-RFLP（限制性片段长度多态性 PCR）	用于比较基因组中的长片段序列（>1000bp）	只能针对核酸序列已知的细菌
RSS-PCR（限制性位点特异性 PCR）	以病毒型或血清型对菌株进行亚型分析	分辨力较其他方法偏弱
AFLP（扩增片段长度多态性）	以基因组为靶标的分型	结果受连接效率和 PCR 条件的影响
REP-PCR（重复序列 PCR）	适用于含有回文结构的革兰氏阴性或阳性细菌的分型	批次间重复性较差
ERIC-PCR（肠道细菌基因间重复序列 PCR）	用于携带 ERIC 序列的革兰氏阴性细菌（如大肠埃希菌）的分型	批次间重复性较差
BOX (boxA, boxB, boxC) PCR（BOX 序列 PCR）	用于革兰氏阳性细菌（如肺炎球菌）的基因分型	批次间重复性较差
PGRS（富含 GC 的多态性重复序列）	仅用于对结核分枝杆菌进行基因分型	分辨力差
MIRU-VNTR（分枝杆菌散布重复单元-可变数目串联重复序列）	仅用于对结核分枝杆菌复合群进行基因分型	菌株的区分取决于扩增的重复元件的数量
基于核酸杂交的分型		
IS6110-RFLP（IS6110-限制性片段长度多态性）	用于结核分枝杆菌复合群的基因分型	结核分枝杆菌分型的参考方法
Spoligotyping（间隔区寡核苷酸分型）	用于对含有 DR 序列或 CRISPR 序列的细菌进行分型（如结核分枝杆菌）	分辨力不及其他结核分枝杆菌基因分型方法
基于核酸测序的分型		
MLST（多位点序列分型）	可对任何细菌进行分型	分辨力不及 NGS
NGS（二代测序）	可对任何细菌进行分型	分辨力最强的基因分型方法

第四节　结核分枝杆菌感染的分子生物学检验

案例 10-2

患者，男，21 岁。

现病史：2 个月前患者无明显诱因出现咳嗽咳痰，咳黄色黏痰，伴阵发性低热、盗汗，体温波动在 37.5～37.7℃，自感活动后心累气促，无畏寒、寒战、咯血、腹痛等不适。遂至我院门诊就诊，查胸部 CT 提示"双肺多发支气管扩张伴感染，以左肺上叶为主，左肺上叶毁损，合并继发性结核或真菌感染不除外，左侧胸膜增厚伴少量包裹性积液。左侧肺门及纵隔淋巴结增多、增大"。为求进一步治疗收入我科。患病以来，患者精神食欲睡眠一般，大小便未见异常，体重下降约 3kg。

既往史：一般情况良好，1 年前发现肺结核，给予利福平、异烟肼、乙胺丁醇、吡嗪酰胺抗结核治疗，病程中无咳嗽咳痰、发热、咯血、呼吸困难等不适，5 个月前患者自行停用抗结核药物，未常规复诊，未重视。

体格检查：左侧胸廓塌陷，双侧乳头对称，双肺叩诊呈清音，左肺呼吸音低，双肺闻及湿啰音，双侧呼吸运动不对称左侧减弱，双肺触觉语颤不对称左侧减弱，未触及胸膜摩擦感，心界正常，心律齐，各瓣膜区未闻及杂音。

实验室检查：痰涂片抗酸染色阴性，TB-DNA 检查阳性，分枝杆菌培养结果未出。

诊断：结合临床症状和 TB-DNA 结果确诊为继发性肺结核。

问题：

1. 什么是结核病？

2. 结核病的致病菌是什么？有何特点？

3. 结核病致病菌的分子生物学诊断技术有哪些？

4. 疑似肺结核患者在进行分子生物学检验时，可供选择的标本类型有哪些？

5. 该患者快速确诊时，结核分枝杆菌分子生物学检验的临床意义。

案例 10-2

楔子 1：该患者有结核病既往史，主诉现病史高度疑似结核病的临床表现和影像学表现。

1. 什么是结核病？

2. 结核病的致病菌是什么，有何特点？

结核病（tuberculosis，TB）是以结核分枝杆菌（*Mycobacterium tuberculosis*，MTB）为代表的结核分枝杆菌复合群（*Mycobacterium tuberculosis* complex，MTBC）侵犯人类全身多个器官和组织引起的慢性传染性疾病，其累及部位通常为肺部（肺结核），但也会影响其他部位（肺外结核病），其中以侵犯肺部的肺结核（pulmonary tuberculosis，PTB）最为多见，占结核病总病例数的90% 以上。可引起人类疾病的 MTBC 包括结核分枝杆菌、非洲分枝杆菌、牛分枝杆菌、田鼠分枝杆菌和坎纳分枝杆菌等。TB 是一种古老的疾病——对人类骨骼的研究表明，它已经影响了人类数千年。直到 1882 年 3 月 24 日，德国科学家 Robert Koch 博士才首次发现了 TB 的病原体，并将其命名为结核分枝杆菌。

MTB 具有独特的细胞壁结构，既不同于革兰氏阴性菌，也不同于革兰氏阳性菌。它的细胞壁由一层厚厚的富含脂肪的外层组成，主要成分为分枝菌酸。正是这些脂质赋予 MTB 对革兰氏染液特殊的抵抗力。当用齐-内（Ziehl-Neelsen）抗酸染色法染色时，MTB 细胞壁对酸性乙醇的脱色有抵抗力，因此也被称为"抗酸杆菌"。MTB 感染的常规检验方法包括痰涂片显微镜检查、微生物分离培养法、结核菌素（PPD）试验、γ-干扰素释放试验（interferon-γ release assay，IGRA）及血清抗体检测等。采用齐-内染色（Ziehl-Neelsen staining）的抗酸杆菌（acid-fast bacillus，AFB）涂片镜检法是全球范围内诊断分枝杆菌感染使用最广泛的方法，其以价格低廉和易于开展备受青睐，但偏低的特异性（MTBC 和非结核分枝杆菌都具备抗酸染色特点）和灵敏度（5000～10 000 个细菌/mL 痰液，阳性率 50%～60%），以及技术人员读片水平良莠不齐等因素极易造成假阴性和假阳性结果，导致其并不能满足临床诊疗需求。由于 MTB 生长缓慢，检测周期可达 4～7 周，难以满足临床上及时诊断与治疗的需要；PPD 阳性结果可能提示活动性结核病、潜伏性感染、陈旧性结核病，甚至接种卡介苗，并不一定代表患病。近几年得到广泛推广的 IGRA 在 TB 诊断方面的特异性和灵敏度均有所提升，但是其阳性结果并不代表就是结核病，阴性也不能排除未患病。因此，包括 WHO 在内的多个指南和共识相继推荐分子生物学检验技术作为分枝杆菌微生物培养和生化试验的替代或补充，因为它的周期更短、操作更简便，灵敏性和特异性更高，且可以实现耐药的监测。

案例 10-2

楔子 2：临床医师要快速确诊该患者是否为结核病复发，就需要结核分枝杆菌感染分子生物学检测技术的支持。

3. 结核病致病菌的分子生物学诊断技术有哪些？

一、结核分枝杆菌基因组结构特征

结核分枝杆菌标准菌株——H37Rv 菌株的全基因组测序图谱发表于 1998 年。*MTB* 基因组为环状双链 DNA，大小为 400 万个碱基对，有 3959 个基因，G+C 含量高达 65.6%；这些基因中有40% 的功能已被表征，另外 44% 的潜在功能被预测，还有 16% 则完全未知且仅存在于结核分枝杆菌和其他分枝杆菌属中。基因组内还有六个假基因。该基因组包含 250 个参与脂肪酸代谢的基因，其中 39 个参与生成蜡质外壳的聚酮化合物代谢。如此大量的保守基因表明蜡质外壳对病原体存活的生物进化特别重要。

二、结核分枝杆菌的分子生物学检验方法

结核病的分子生物学检验技术主要包括对结核分枝杆菌（复合群）的检验、鉴定和分子耐药检测。此类技术通过对结核分枝杆菌目标基因（序列）的特异性扩增来实现检测，可直接检测痰液、支气管肺泡灌洗液、穿刺液、尿液和血液等多种临床样本，快速得到检测结果，在缩短结核病诊断时间的同时提升了诊断的准确率。目前经 WHO 认可并在全球推荐使用的结核分枝杆菌基因检测与分子耐药检测方面的产品主要基于 PCR 等温扩增和基因测序等技术，详见表 10-2。

（一）基于实时荧光定量 PCR 技术的检测方法

与传统的细菌学检查相比，实时荧光定量 PCR 技术具有周转时间短、灵敏度高、特异性强、重复性好，以及可自动化且通量高等优点。目前，实时荧光定量 PCR 技术主要用于检测临床样本中是否存在结核分枝杆菌（或复合群），以及对一二线抗结核药物的耐药性。

1. 模块化盒式微流控和实时荧光定量 PCR 整合的自动化检测方案　GeneXpert MTB/RIF 检测技术是以巢式实时荧光定量 PCR 技术为基础，结合可匹配多个自动化设备的盒式微流控 Cartridge 试剂盒，所构建的一种全自动一体化快速 MTBC 和利福平耐药分子生物学检测方法。GeneXpert MTB/RIF Cartridge 微流控试剂盒集成了提取结核分枝杆菌基因组 DNA、PCR 扩增和检测所需的所有试剂和反应仓，通过相应自动化设备实现 MTB DNA 的提取，并以 rpoB 基因为靶基因，以该基因的多个序列为靶序列，通过巢式 PCR 同步检测临床样本中是否存在结核分枝杆菌以及其对利福平的耐药性。在结核分枝杆菌检测方面，GeneXpert MTB/RIF 的灵敏度约为 88%，特异度约为 99%。可直接检测痰液、支气管肺泡灌洗液（bronchoalveolar lavage fluid，BALF）、脑脊液以及多种穿刺液等样本。目前，该方法不仅在肺结核的诊断中得到广泛应用，也可用于多种肺外结核病中结核分枝杆菌和利福平耐药的检测。

通过进一步改进 Cartridge 试剂盒、PCR 扩增体系和利福平耐药突变检测位点，该公司于2017 年推出了新一代的结核分枝杆菌和利福平耐药检测试剂盒——GeneXpert MTB/RIF Ultra，同样可适配多种自动化设备，其周转时间降低至 80min 左右，新一代试剂盒对低细菌负荷肺结核和肺外结核病的检出率得以提升，在利福平耐药检测方面的表现也更为出色。在结核分枝杆菌检测方面，Ultra 的灵敏度比 MTB/RIF 更高（90% 对 85%），特异度略差（96% 对 99%）；在利福平耐药方面，两者的灵敏度和特异度相似（详见表 10-2）。此外，该检测技术在搭载特定检测系统时，

表 10-2 WHO 认可的肺结核及药敏分子检测产品列表 (MacLean E et al. 2020)

检测技术	认可年度	方法原理	使用范围	灵敏度 (%)	特异度 (%)	应用场景	周转时间(小时)	参考指南
Gene Xpert MTB/RIF	2010	qPCR	MTB 诊断及 RIF 耐药性检测	85 (合并) 96 (RIF 耐药)	99 (MTB 检测) 98 (RIF 耐药)	地区或街道实验室	< 2	WHO 2020 WHO 2016
Gene Xpert MTB/RIF Ultra	2017	qPCR/解链曲线分析 (RIF 耐受)	MTB 诊断及 RIF 耐药性检测	90 (合并) 94 (RIF 耐药)	96 (MTB 检测) 98 (RIF 耐药)	地区或街道实验室	< 2	WHO 2020
一线药物探针法 (如 GenoType MTBDRplus and NIPRO)	2008	PCR, 杂交	RIF 和 INH 耐药性的诊断	98 (RIF 耐药) 84 (INH 耐药)	99 (RIF 耐药) >99 (INH 耐药)	参比实验室	5	WHO 2008
二线药物探针法 (如 GenoType MTBDRsl)	2016	PCR, 杂交	FLQ 和 SLID 耐药性的诊断	86 (FLQ 耐药) 87 (SLID 耐药)	99 (FLQ 耐药) 99 (SLID 耐药)	参比实验室	5	WHO 2016
Loopamp MTBC 测试	2016	环介导等温扩增技术	MTB 诊断	78 (合并)	98 (MTB 检测)	参比实验室	< 2	WHO 2016
TrueNAAT MTB plus	2020	微量 RT-PCR	MTB 诊断	80 (合并)	96 (MTB 检测)	外围实验室	< 2	WHO 2020
TrueNAAT MTB-RIF Dx	2020	微量 RT-PCR	RIF 耐药性检测	84 (RIF 耐药)	97 (RIF 耐药)	外围实验室	< 2	WHO 2020

注: MTB: 结核分枝杆菌; FLQ: 氟喹诺酮; INH: 异烟肼; RIF: 利福平; RT-PCR: 逆转录 PCR; SLID: 二线注射药物; WHO: 世界卫生组织。

可以实现结核分枝杆菌和利福平耐药检测的即时检验，适合在医疗资源有限的地区开展和推广。

2. 全自动流水线和实时荧光定量 PCR 整合的检测方法 该检测技术具有自动化、高通量、检测结果可重复性和准确性、交叉污染风险小和最少操作等优点，使其成为分枝杆菌培养或免疫分析检测等传统方法的一种极有吸引力的替代方法。作为一种高通量的批量化的实时荧光定量 PCR 检测方法，该技术可以在短时间内大量执行多个相同甚至不同的测试。

此类自动化产品系统在检测通量、耐药分型检测能力等方面具有十分突出的优势，并通过高通量处理算法保证了更好的检测一致性。然而，此类全自动流水线和实时荧光定量 PCR 整合的检测方案在设备采购，以及为设备安装配备基础设施方面，初始成本十分昂贵，并不能匹配医疗资源和经济能力有限的国家和地区的使用需求。

3. 用于开放系统的实时荧光定量 PCR 检测方法 如前所述两类检测方案均需要使用专用设备，依照特定操作流程进行特定的检测，属于"封闭式"系统，虽然有些平台（如 Xpert）上可以同时开展 MTB 检测以外的检测项目，但是也仅限于该公司适配的检测项目。在 MTB 感染分子生物学诊断领域，也有很多制造商专门致力于开发可供开放系统使用的检测试剂盒，此类试剂盒通常可以在制造商推荐的 PCR 仪器上完成对指定项目的检测任务。虽然这些试剂盒都是在严格的质量控制条件下生产的，经过特定的验证，并具有一些性能数据，但是与"封闭式"系统相比，开放式试剂盒的分析风险相对较高，也更容易引入人为误差等因素，进而造成检测性能的降低或者变化。

国内一家公司最新开发了一款可用于耐药结核病分子诊断系统，该系统包括实时荧光定量 PCR 仪和相关实时荧光定量 PCR 试剂，可对结核分枝杆菌多种耐药等位基因（RIF、INH、EMB、链霉素 [STR]、FLQ 和二线注射药物）进行分型。该系统使用实时荧光定量 PCR 和多色解链曲线分析来显示与结核分枝杆菌耐药性相关的多个等位基因的变异情况。这些检测试剂均可以匹配其他实时荧光定量 PCR 仪器，包括 Bio-Rad CFX96、Qiagen Rotor-Gene 6000 或 LightCycler 480 Ⅱ 等多款荧光定量 PCR 分析仪。该检测方案对国内一个由 1000 份耐药表型明确的样本组成的队列的检测结果表明，其 INH（针对 30 种基因型）分子耐药的临床敏感性和特异性分别为 90.8% 和 96.4%，每种检测方法的检测限为 1000CFU/mL，并且仅对 MTBC 具有 100% 特异性。

（二）基于线性探针检测的检测方法

线性探针检测（line probe assay，LPA）是将普通 PCR 扩增、反向杂交和膜显色技术有机整合的一种快速分子诊断技术。总体来说 LPA 是一种成本相对较低的核酸扩增技术（nucleic acid amplification test，NAAT），已有多种可用于分枝杆菌种属鉴别、MTB 感染诊断、非结核分枝杆菌（nontuberculous mycobacteria，NTM）感染诊断和一二线药物耐药等温扩增基因分型的产品可供选择。然而，由于它们相对较低的灵敏度，LPA 的使用局限于痰涂片抗酸染色阳性和分枝杆菌培养阳性（MTB 和/或 NTM 感染）样本的 RIF/INH 或其他相关药物耐药基因的快速分型。此外，尽管检测原理相对简单，但在实际使用中，LPA 方法开展和操作需要专门设置的场地和设备用于 DNA 提取、PCR 扩增、杂交和数据分析等多个重要步骤。因此，LPA 仅适用于具备相当水平的分子诊断专业实验室，并且需要训练有素的工作人员。

（三）基于基因芯片的检测方法

分枝杆菌感染检测基因芯片，是一种采用生物芯片技术将序列已知的寡聚核苷酸探针分子固定于芯片基片上，然后与待检标本中标记的核酸进行分子杂交，通过检测每个探针分子的杂交信号强度，对多种临床常见分枝杆菌进行快速鉴定，继而确定分枝杆菌感染类型。基因芯片可作为替代方法用于分枝杆菌感染的快速诊断和耐多药结核的基因分型。

基于基因芯片的分枝杆菌分子生物诊断方法，可以提供快速的基因分型，并且比 LPA 更有应用前景，因为每个芯片针对靶基因的多个等位基因定制了对应的探针，用以确保对目标核酸的识别。此外，基因芯片也可以在单次测试中设计比 LPA 更为丰富的等位基因靶标，但其中多重 PCR

扩增过程是一个严重影响检测周转时间的步骤，尤其当需要同步检测多种不同等位基因靶标时。再者，基因芯片的成本相对昂贵，限制了此类技术的推广。

（四）基于等温扩增的检测方法

上述内容展示了结核病诊断和治疗方面分子诊断技术的进步和发展，但这些技术通常更适合实验室条件完善，设备齐全以及专业技术人员训练有素的大型医院的医学实验室，并不适用于大多数结核病初诊患者集中、医疗资源有限的基层地区。基层地区结核病患者的初诊主要依靠痰涂片抗酸染色等灵敏度有限的检查方法完成。因此，对实验室条件和设备依赖程度低、操作简便、检测成本更低的核酸扩增技术——等温扩增技术，在结核病快速分子生物学筛查方面展现出巨大的潜力。

基于环介导等温扩增检测（loop mediated isothermal amplification，LAMP）开发的结核分枝杆菌检测技术已获得 WHO 的认证。LAMP 技术的特点是针对靶基因的 6 个区域设计 4 种特异引物，利用链置换 DNA 聚合酶（Bst DNA 聚合酶）在 60～65℃条件下恒温作用 30～60min，即可完成核酸扩增反应。最终通过紫外光源下与阴阳性对照反应管的颜色对比来确认检测结果。2016 年 WHO 政策指南中汇总的数据表明，TB-LAMP 的灵敏度高于痰涂片抗酸染色，从 77.7% 到 80.3% 不等。按照标准操作流程进行的多个研究表明，在痰涂片抗酸染色阳性患者中，TB-LAMP 的灵敏度从 95.2% 到 96.6% 不等。

基于交叉引物恒温扩增技术（crossing priming isothermal amplification，CAP）开发的 TB 检测方法，也可以检测痰中的结核分枝杆菌 DNA。CAP 扩增体系所需的引物主要包括交叉引物、剥离引物、探针，它们在 Bst DNA 聚合酶的作用下，对目标基因的特定片段进行扩增。CAP TB 检测方法以 MTBC 的 IS6110 序列为靶基因，利用 CAP 技术进行核酸扩增，然后用免疫层析试条检测扩增产物，最终可视化判读检测结果。在国内进行的多中心临床研究表明，该检测方法在培养/痰涂片阳性的样本中对 MTB 感染的检出灵敏度和特异性分别为 84.1% 和 97.8%。在痰涂片/培养阳性的样本中，灵敏度约为 59.8%。

（五）基于基因测序的检测方法

基于基因测序的结核分枝杆菌及其耐药的分子生物学检测方法，主要是通过分析结核分枝杆菌基因组或靶标基因序列的一级结构，进而与已公布的国际核酸数据库中的标准序列一级结构进行比对，最终对结核分枝杆菌及其耐药性进行精准检测的一类方法。目前应用于结核分枝杆菌感染检测分析方面的基因测序技术主要包括桑格（Sanger）测序、焦磷酸测序、二代测序（next-generation sequencing，NGS）等。

1. Sanger 测序　Sanger 测序是一种基于 DNA 聚合酶在体外 DNA 复制过程中选择性掺入链终止双脱氧核苷酸的 DNA 测序方法。在 1977 年由桑格（Sanger）及其同事首次开发后，它成为大约 40 年来使用最广泛的测序方法。Sanger 测序于 1986 年实现商业化。Sanger 测序是最为经典的一种测序技术，在出现二代测序后，也被称为"一代测序"，目前仍是获取核酸序列最为常用的方法。与分枝杆菌培养药敏试验方法相比，Sanger 测序对耐多药结核和广泛耐药结核的检出率分别为 84.31% 和 83.33%，其中对利福平、异烟肼和氟喹诺酮耐药的检测灵敏度分别为 96.92%、86.89% 和 77.5%，特异度分别为 98.35%、99.20% 和 97.26%。此外，Sanger 测序法也常用于结核普通培养耐药表型结果和分子耐药表型结果不一致时的复核和确认。

2. 焦磷酸测序　焦磷酸测序是一种基于"合成测序"原理的 DNA 测序方法（确定 DNA 中核苷酸的顺序），其中通过检测 DNA 聚合酶掺入的核苷酸来进行测序。从本质上讲，该方法允许通过合成互补链来对单链 DNA 进行测序，一次一个碱基对，并检测在每个步骤中实际添加的碱基。模板 DNA 是固定的，A、C、G 和 T 核苷酸的溶液按顺序添加并从反应中去除。只有当核苷酸溶液与模板的第一个未配对碱基互补时，才会发生 DNA 合成，随后脱出焦磷酸并激发产生荧光。焦磷酸测序实现了对特定位点碱基负荷比例的定量，因此在 SNP 位点检测、等位基因频率测定、细菌和病毒分型检测方面应用广泛。采用焦磷酸测序对临床样本核酸中的 16S rRNA 基因特定序列进行检测，可以判断是否存在结核分枝杆菌。

3. NGS NGS 或大规模平行测序的应用是一个新的方法学领域，能够从"单一"测试或样本中获得结核分枝杆菌诊断、耐药基因分型和分子流行病学等众多信息。该技术允许对结核分枝杆菌细胞中的多条 DNA 链同步进行独立测序，从而能够准确区分异质性变异（如异质耐药性）和定量分析。在扩增基因组 DNA 的特定靶区后，NGS 可以应用于全基因组或基因组内的目标区域的检测和分析。

三、结核病分子生物学检验的临床意义

根据中华人民共和国卫生行业标准 WS 288—2017《肺结核诊断》所列诊断原则，肺结核的诊断是以病原学证据为主，包括细菌学和分子生物学诊断，流行病学史、临床表现、影像学检查以及其他辅助检查主要用于鉴别诊断。以病原学和病理学结果作为确诊依据。由此可见，分子生物学检验技术作为一种快速、准确的诊断方法，在结核病的临床诊断中具有重要临床意义，主要体现在以下几个方面：①结核分枝杆菌及非结核分枝杆菌均属于生长缓慢的难培养的细菌，借助分子生物学检验技术克服了传统分枝杆菌培养周转时间长、痰涂片检出率低等缺点，提高了临床结核病诊断的检出率和准确性，极大缩短了周转时间，快速实现结核病的早期诊断；②能对结核分枝杆菌和非结核分枝杆菌做出快速同步鉴别，帮助临床辨别结核分枝杆菌感染和非结核分枝杆菌感染，避免 NTM 病的漏诊和误诊；③能够快速完成结核分枝杆菌对多种抗痨药的分子耐药评估，便于临床医师及时制定相应的治疗方案，进而降低各种类型耐药菌株在人群中的传播和扩散；④在患者的抗痨治疗期内，合理进行分子生物学检验技术定期检测，有利于疗效的监测和治疗方案的调整。

案例 10-2

楔子 3：

4. 疑似肺结核患者在进行分子生物学检验时，可供选择的标本类型有哪些？

5. 该患者快速确诊时，结核分枝杆菌分子生物学检验的临床意义。

四、案例分析

1. 样本类型 呼吸道样本是临床实践中检测肺结核的首选，也是结核分枝杆菌感染的分子生物学检验中应用最多的类型。其中，自主痰、诱导痰、支气管肺泡灌洗液（bronchoalveolar lavage fluid，BALF）、胸腔积液、胃抽吸液和鼻咽抽吸液均被认为是适用于结核分枝杆菌感染分子生物学检验的样本类型。自主痰液是由患者按照相关规范自主采集获得，是呼吸道样本中最易于采集的样本类型，然而样本的质量控制很难标准化，故而细菌载量低。诱导痰是通过为患者吸入高渗盐水诱导采集的痰液，通常比自主痰液具有更大的样本量和更高的质量。BALF 已被广泛推荐作为准确和及时诊断肺结核的最佳样本类型。然而，BALF 样本采集存在成本高、有创伤以及潜在的出血、气胸、喉痉挛等不良反应风险。此外，因潜在的麻醉风险和专业护理条件的限制，支气管镜检查和灌洗在幼儿中并不适用。鼻咽抽吸液在刺激咳嗽反射后，通过将一根小的喂食导管插入鼻咽而采集的样本，在幼儿肺结核诊断中常作为 BALF 的替代样本类型，但不适用于成人肺结核的诊断。胃抽吸液用于诊断肺结核多见于不能自主咳痰的 5 岁以下的儿童，同样不适用于成人肺结核的诊断。近年，多个研究评估了尿液和粪便作为结核分枝杆菌感染分子生物学诊断样本类型的潜力，研究结果显示在联合痰涂片显微镜检查的情况下，尿液和粪便作为结核分枝杆菌感染分子生物学检验样本类型的潜力巨大，但仍需要扩大样本量进一步验证其具体的诊断效能。

2. 检测结果的诊断意义 目前肺结核的诊断采用中华人民共和国卫生行业标准 WS 288—2017

《肺结核诊断》推荐的诊断原则，即以病原学（包括细菌学、分子生物学）检查为主，结合流行病史、临床表现、胸部影像、相关的辅助检查及鉴别诊断等，进行综合分析做出诊断。以病原学、病理学结果作为确诊依据。儿童肺结核的诊断，除痰液病原学检查外，还要重视胃液病原学检查。

　　该案例中，患者为青年男性，有肺结核既往史，近期再次出现可疑的结核病临床表型（咳嗽、咳痰）和胸部影像学检查结果，符合肺结核疑似病例的诊断原则。在排除其他肺部疾病之后，为了进一步确诊，临床医师急需直接的病原学证据，遂申请了两项细菌学实验室检查（痰涂片抗酸染色、分枝杆菌培养）和分子生物学检查（TB-DNA）。在痰涂片抗酸染色阴性和分枝杆菌培养周期太长未出结果的情况下，TB-DNA 阳性结果给该病例的确诊提供了直接证据。

第五节　淋病奈瑟球菌感染的分子生物学检验

案例 10-3

　　患者，女，22 岁。

　　现病史：主诉 1 周余前出现阴道分泌物，有固定性伴侣，在出现阴道分泌物之前有过无保护措施的性行为。查体检查下腹部有轻微触诊压痛、有明显的宫颈炎和宫颈分泌物。双眼检查有颈部活动压痛和左侧附件压痛。其丈夫主诉有少量尿道分泌物和轻度排尿困难，检查显示有大量尿道分泌物，分泌物的革兰氏染色显示细胞内的革兰氏阴性双球菌，提示疑似感染淋病奈瑟球菌。

　　既往史：一般情况良好，否认肝炎、结核或其他传染病病史，预防接种史不详，无过敏史，无外伤史，无输血史，无特殊病史。

　　问题：

　　1. 什么是淋病奈瑟球菌感染？

　　2. 淋病奈瑟球菌的分子生物学诊断技术有哪些？

　　3. 哪些样本类型适用于淋病奈瑟球菌感染分子生物学诊断？

案例 10-3

　　楔子 1：

　　1. 什么是淋病奈瑟球菌感染？

　　淋病奈瑟球菌（*Neisseria gonorrhoeae*，NG），也称为淋球菌，是 1879 年由奈瑟（Neisser）分离出来的一种革兰氏阴性双球菌。淋病奈瑟球菌感染是性传播疾病中最为常见的一种。据 WHO 统计，全世界每年约有 8700 万新发淋病奈瑟球菌感染患者，其中约 8000 万发生在低收入和中等收入国家。淋病奈瑟球菌通过直接黏膜接触传播，可能导致尿道、宫颈内膜、直肠、咽部或结膜感染。90% 的男性尿道感染会出现尿失禁或排尿困难等症状，而女性尿道和宫颈感染病例中有对应症状的不到 50%，且大多数直肠感染和几乎所有的咽部感染都是无症状的。通过腔内传播，从尿道或宫颈黏膜开始，淋病奈瑟球菌可能引起上行感染，导致附睾炎、输卵管炎和盆腔炎。在极少数情况下，也可能会引起播散性传播，导致严重并发症，如败血症、关节炎、腱鞘炎、心内膜炎或血管炎等。此外，孕期淋病奈瑟球菌感染与不良妊娠结局有关，如低出生体重儿、小于胎龄儿，以及可能导致结膜炎（新生儿眼炎）和口咽部感染的新生儿传播。

　　由于淋病的症状多种多样，缺乏特异性，因此需要对有症状的患者确诊时，主要依靠实验室检查，包括：①泌尿生殖系统标本的显微镜检查，对于有症状的男性尿道炎，涂片革兰氏染色镜检的灵敏度约为 95%，特异性约为 97%。然而在宫颈样本中，灵敏度下降至 40%～60%。在无症状患者的各种样本类型中，待检测样本的淋病奈瑟球菌载量通常太低，即便是有症状患者的咽部和直肠涂片，灵敏度都极低，不推荐使用该方法。②分离培养法，该法是淋病奈瑟球菌感染诊断的"金标准"，然而对临床样本质量要求高。对于泌尿生殖系统标本，在最佳条件下灵敏度可达85%～95%，而结膜、直肠和口咽样本的细菌培养即便是在最佳条件下，灵敏度也非常低，阴道拭子和尿液更是极少培养成功。③免疫学方法，无论是以抗原或抗体为检测对象的免疫荧光分析还是酶联免疫分析，均受限于分泌物标本中严重的非特异性反应和方法学本身的局限，虽然具备可以接受的临床特异度，但灵敏度过低，不能用于最终临床决策的制定。④分子生物学方法，灵敏度和特异性俱佳，可从低细菌负载量的临床样本中检出病原菌，适合于淋病奈瑟球菌的快速检验。

一、淋病奈瑟球菌基因组结构特征

目前已有几种淋病奈瑟球菌菌株的基因组已被测序。它们中的大多数基因组大小约为2.1Mb，编码2100～2600个蛋白质。例如，菌株NCCP11945由编码2662个预测ORF的一条环状染色体（2 232 025bp）和编码12个预测ORF的质粒（4153bp）组成。整个基因组的编码密度约为87%，平均G+C含量为52.4%，与菌株FA1090的值相似。NCCP11945基因组编码54个tRNA和4个16S-23S-5S rRNA操纵子拷贝。几乎所有的淋病奈瑟球菌菌株都含有一个隐蔽的质粒（没有明确的功能）；许多菌株含有编码青霉素酶的质粒（主要是TEM-1或TEM-135Tm-内酰胺酶）和接合质粒，前者会导致对青霉素的高度耐药，后者偶尔会携带tetM基因，导致对四环素的高度耐药。几种不同大小的青霉素酶编码质粒已先后被发现，科学家们根据其流行病学来源对其命名，如分布广泛的非洲型（3.2MDa）、亚洲型（4.4MDa）、里约型（2.9MDa）和多伦多型（3.05MDa）等。此外，淋病奈瑟球菌基因组中多个双链和单链噬菌体基因岛已经被注释，但仍未发现能够感染和裂解细菌的噬菌体。

案例 10-3

楔子2：医师需要快速对该患者进行确诊，同时申请了淋病奈瑟球菌培养和分子生物学检查。淋球菌DNA检测结果"阳性"。36小时后培养结果显示"检出淋病奈瑟球菌"，药敏结果显示对壮观霉素、青霉素、四环素敏感性较高，对头孢类、环丙沙星类有一定的耐药性。

2. 淋病奈瑟球菌的分子生物学诊断技术有哪些？

二、淋病奈瑟球菌的分子生物学检测方法

淋病奈瑟球菌的分子生物学检测方法主要包括核酸检测和MALDI-TOF-MS。

（一）核酸检测

核酸检测方法包括核酸杂交试验和核酸扩增试验（nucleic acid amplification test，NAAT）两大类。核酸检测速度快、灵敏度高，对临床样本保存和运输的要求低，检测结果可不受淋病奈瑟球菌存活状态的影响，且NAAT多采用非侵入性标本（如尿液和阴道拭子等）。

1. 核酸杂交试验 核酸杂交试验使用带有特定标记的核酸探针特异性识别淋病奈瑟球菌基因组中的某段核酸序列，该方法直接使用临床样本进行检测，不需要对淋病奈瑟球菌靶基因进行扩增。虽对标本存储和转运条件要求不如微生物培养严格，但是由于受样本中其他非特异性反应的干扰，该方法的灵敏度较低，随着NAAT方法的不断革新和推广，核酸杂交试验在淋病奈瑟球菌检测方面已经很少应用。

2. NAAT NAAT技术通过对淋病奈瑟球菌基因组中特定靶序列的扩增来实现对淋病奈瑟球菌的快速检测，大多数基于PCR技术开发而来，也有部分基于等温扩增技术开发的检测方法，比如转录介导扩增技术（transcription mediated amplification，TMA）和链置换扩增（strand displacement amplification，SDA）等。目前，NAAT被广泛推荐用于淋病的诊断，特别是在高收

入国家。主要原因有：①非侵入性的标本采集（尿液或其他自助采集的样本，如阴道拭子），运输和存储条件简单；②与培养法相比，大多数 NAAT 方法具有更高的灵敏度和特异性，周转时间短；③易于实现与其他性传播疾病（如沙眼衣原体、支原体等）的同步检测。

虽然 NAAT 的灵敏度优于其他检测方法，但在临床应用中，应考虑到此类方法的准确性可能会受淋病奈瑟球菌遗传变异和基因组可塑性的影响，比如靶基因/靶序列的丢失或修饰均会降低检测的灵敏度；样本中非致病淋病奈瑟球菌与试剂盒的交叉反应会降低检测的特异性等。NAAT 检测的另一个缺点是不能进行药敏评估，药敏评估仍然需要通过培养和药敏试验完成。此外，一些 NAAT 产品也存在假阳性率高等情况。因此，临床在选择 NAAT 检测方法时，应充分考虑以上因素，并结合实际需求进行选择。

（二）MALDI-TOF-MS

MALDI-TOF-MS 是一种应用于生物分子（如 DNA、蛋白质、多肽和碳水化合物等生物聚合物）和各种有机分子的质谱，MALDI 是一种被称为软电离的电离技术，近年来被广泛应用于微生物的鉴定领域。MALDI-TOF-MS 也可以作为淋病奈瑟球菌的检测方法，但是仍然要基于培养进行。有多个研究报道了基于 MALDI-TOF-MS 建立的淋病奈瑟球菌检测方法，阳性预测值约为 99%。然而，在使用 MALDI-TOF-MS 进行鉴定时应严格按照流程操作，当从生殖器外和口咽样本中分离出淋病奈瑟球菌和共生奈瑟菌时，应谨慎解释结果，必要时要联合其他检测方法验证结果。

三、淋病奈瑟球菌分子生物学检验的临床意义

性传播感染疾病一直是威胁全球公共卫生的重大问题，据近年来的 WHO 年度报告显示，淋病发病率长期占据细菌性性传播疾病的第 2 位。2020 年，WHO 估计全球每年成人淋病的报告病例数可达 8240 万。2019 年我国淋病报告发病数位居法定报告乙类传染病的第 4 位，发病例数为 117 938 例，发病率为 8.445/10 万。淋病是目前国内发病率最高的性病。感染淋病奈瑟球菌初期，患者常表现为无临床症状或较轻临床症状，继而引起尿道炎、宫颈炎、直肠炎、咽炎等，如不及时治疗可向周围组织扩散引起相应的并发症和后遗症，甚至通过血行播散引起脑膜炎、心内膜炎等。因此，及时准确地诊断淋病奈瑟球菌感染是治疗淋病的关键。培养法有较高的敏感性和特异性，是淋病奈瑟球菌实验室检测诊断"金标准"，适合大多数标本的检测。但是易受取材部位、标本运输、判断标准选择及患者人群等多种因素影响，培养法的灵敏度常不能满足临床诊疗需求。而分子生物学诊断方法操作简单、快速、灵敏度高、特异性强，其为淋病奈瑟球菌感染的诊断、分型及耐药基因检测提供了强有力的工具，可广泛用于：①淋病的快速诊断；②对分离培养的菌株进行鉴定和进一步分析，提高临床标本检测的阳性率和准确性；③对淋病奈瑟球菌菌株进行分子流行病学分析和流行病学调查等。

案例 10-3

楔子 3：

3. 哪些样本类型适用于淋病奈瑟球菌感染分子生物学诊断？

四、案例分析

1. 样本类型　相较于培养，淋病奈瑟球菌分子生物学检测的最大优势之一就是适用于更多的样本类型。常见的可用于淋病奈瑟球菌分子生物学检测的标本类型包括：尿液、尿道拭子、阴道拭子、子宫颈拭子、直肠拭子及咽拭子等。值得注意的是，目前国内在售的不同品牌的淋病奈瑟球菌分子生物学检测商品化学试剂，通常可接受的样本类型有所不同。而且样本前处理方法和步骤也不尽相同，在临床使用中，我们需要根据说明书开展针对性的检测实验。

2. 检测结果的诊断意义　目前淋病的诊断采用中华人民共和国卫生行业标准 WS 268—2019

《淋病诊断》推荐的诊断原则,即以病原学(包括涂片革兰氏染色镜检、淋病奈瑟球菌培养和淋病奈瑟球菌核酸检测)检查为主,结合流行病学史和临床表现进行综合分析做出诊断。

该案例中,患者为青年女性,虽然有固定性伴侣,但是在出现疑似淋病临床表现之前,有过不安全性行为,且不能排除性伴感染史,医师考虑患者是否罹患淋病。为了进一步排查,临床医师首先申请了尿道分泌物的涂片革兰氏染色镜检,检测报告发现革兰氏阴性双球菌,按照 WS 268—2019 的诊断原则可进一步诊断为淋病疑似病例。此处需要注意的是,临床确诊男性淋菌性尿道炎时,在患者有明确的流行病学史和临床表现的情况下,只需要涂片革兰氏染色镜检结果支持即可。而本案例中患者为女性,在确定为疑似病例后,只有获得淋病奈瑟球菌培养和淋病奈瑟球菌核酸检测两项实验室检查中任一项阳性结果的支持,才可诊断为确诊淋病病例。该患者的快速确诊主要依靠了淋病奈瑟球菌 DNA 检测结果,随后的淋病奈瑟球菌培养结果给出了明确的药敏信息。

第六节　细菌耐药基因的检验

案例 10-4

患者,男,66 岁。

现病史:患者 4 月余前无明显诱因出现咳嗽咳痰,晨痰为黄痰,伴活动后气促,无发热、无胸痛等不适。1 个月余前出现咯血,每日 3～4 口,为痰中带暗红色血块,持续 10 余天,每日量基本相同,末次咯血为 5 月 14 日。后患者前往某人民医院就诊,查血常规:12.7×10^9/L,N% 83.6%;PCT 0.07ng/ml,抗结核杆菌 IgG 抗体(+),痰涂片:查见抗酸杆菌(++)。胸部 CT 提示右肺毁损,肺结核可能,考虑诊断"继发性肺结核伴感染",予哌拉西林他唑巴坦 4.5g,每日 2 次抗感染治疗。2 天后出院。后患者咳嗽咳痰气促情况较前未见明显好转,现为进一步诊治入住我科。常规检查结果:痰涂片(抗酸杆菌+++),Xpert MTB/RIF(阳性,利福平耐药),结核分枝杆菌培养(分枝杆菌生长),质谱鉴定结果(结核分枝杆菌),药敏(链霉素:耐药,异烟肼:耐药,利福平:耐药,乙胺丁醇:耐药,对氨基水杨酸:敏感,丙硫异烟胺:敏感,左氧氟沙星:耐药,莫西沙星:敏感,阿米卡星:敏感,卷曲霉素:敏感),遂确诊为"继发性肺结核伴感染"。

既往史:患者 20 余年前曾患"肺结核",抗结核药(HREZS)治疗 1 年半,后自行停药,自诉对左氧氟沙星和莫西沙星均过敏,遂未继续治疗。否认肝炎、结核或其他传染病病史,已接种乙肝疫苗、已接种卡介苗、已接种脊髓灰质炎疫苗、已接种麻疹疫苗、已接种百白破疫苗、已接种乙脑疫苗。对左氧氟沙星和莫西沙星过敏,无外伤史,无手术史,无输血史。

问题:除常规微生物培养药敏检测外,细菌耐药还有哪些检测方法?

案例 10-4

楔子 1:

除常规微生物培养药敏检测外,细菌耐药还有哪些检测方法?

一、细菌耐药基因的分子生物学检测方法

细菌耐药性的检测主要分为以微生物培养为基础的药物敏感性试验(表型耐药)和以分子生物学试验为基础的耐药基因检测试验两大类。药物敏感性试验一般被简称为药敏试验,是首先需要通过微生物培养从临床样本中分离并纯化目标菌群,再通过固体培养基或液体培养基测定最小抑菌浓度的系列试验。对于生长缓慢或者不容易分离培养的致病菌,是无法通过以微生物培养为

基础的药敏试验来测定其耐药性的。此外，培养的周转时间也较长，同时无法获得目标菌的分子流行学信息。利用分子生物学方法检测目标菌的耐药基因，可以只从通过临床样本提取的核酸来完成，因此具有快速、特异、准确以及耐药信息量大等表型耐药鉴定无法实现的优点。临床中常用的耐药基因分子生物学检验技术、目标耐药菌群及耐药基因等信息详见表 10-3。

表 10-3 耐药基因检测常用分子生物学技术

技术名称	目标病原菌	耐药基因	周转时间（小时）	样本类型	判读方式
基于 PCR 技术的耐药基因检测					
PCR-核酸检测试纸条	CPE 和 MCRPEn	6 种碳青霉烯酶基因（bla_{IMP}、bla_{VIM}、bla_{OXA-23}、bla_{OXA-24}、bla_{OXA-51}、bla_{OXA-58}），mcr-1	≤2	粪便/直肠拭子	裸眼
实时定量 PCR	CPE	bla_{NDM}，bla_{KPC}	≤1.5	粪便/直肠拭子/直肠周拭子	荧光
LPA	MDR-TB	rpoB，katG，inhA	≤5	痰	裸眼
基因芯片	革兰氏染色阴性	不同基因谱	≤5	多种	荧光
基于等温扩增技术的耐药基因检测					
LAMP	CRAb	bla_{OXA-23}	≤0.7	痰	裸眼
HDA	MRSA	mecA	≤2	多种	电荷耦合图
RPA	大环内酯类耐药	mef(A)	≤1	多种	荧光
RCA	利福平耐药	rpoB	≤3	痰	荧光
MCDA	MRAS	mecA	≤1	多种	裸眼
ICAN	淋病奈瑟球菌	gyrA 突变	≤2	多种	裸眼

注：CPE，产碳青霉烯酶的肠杆菌科；CRAb，耐碳青霉烯鲍曼不动杆菌；HDA，解旋酶依赖性等温扩增；ICAN，等温嵌合引物引发核酸扩增；LAMP，环介导等温扩增；MCDA，多重交叉置换扩增；MCRPEn，mcr-1 阳性肠杆菌科；MDR-TB，耐多药结核病；MRSA，耐甲氧西林金黄色葡萄球菌；RPA，重组酶聚合酶扩增；RCA，滚环扩增。

二、细菌耐药基因分子生物学检测的临床意义

分子生物学检验方法检测细菌耐药性具有得天独厚的优势，其临床意义主要体现在如下几个方面：①为临床用药提供及时有效的依据。例如，当在耐甲氧西林的金黄色葡萄球菌（MRSA）中检测出 mecA 基因时，提示临床应首选万古霉素进行治疗；当检测出高水平的 β-内酰胺酶基因而无 mecA 基因，则提示可用半合成青霉素。②及时获得耐药菌株的流行病学信息。例如，若从临床样本中检测出肠球菌 vanA 基因可有效预测多重耐药肠球菌的流行病学信息，通过药敏试验则无法确定该耐万古霉素肠球菌含有 vanA 和 vanB 耐药基因中的哪一种。③对于生长缓慢或难以培养的致病菌，通过耐药基因检测在培养之前及时获得耐药信息，缩短周转时间。

使用分子生物学方法检测细菌耐药也存在一些问题。第一，当临床样本中目标致病菌的负载量很少，或者靶基因在目标致病菌基因组中的丰度很低时，其灵敏度会大大降低；第二，目前经国家药品监督管理局批准的可用于临床使用的商品化试剂盒仍然较少，而且使用此类试剂盒要在配备有大量仪器设备和环境设施的临床基因扩增实验室开展，对操作人员的专业技术水平要求也较高；第三，目前的分子生物学检测方法不能解决新的和迄今尚未确定的与抗菌药物耐药相关的基因或突变，因此偶尔也会出现表型耐药和分子耐药不符的现象；第四，许多耐药基因分子生物学检测方法尚缺乏多中心临床评价，其具体的临床诊断性能仍需要进一步精确的评估。

三、案例分析

1. 样本类型　同本章第四节案例分析部分的样本类型。

2. 检测结果的临床意义　该案例中,患者为老年男性,有肺结核既往史,经过标准抗结核治疗 1 年半后,在没有确认是否完全治愈的情况下,由于对左氧氟沙星和莫西沙星的过敏反应自行停药并中断治疗。4 个多月前再次出现可疑的肺结核临床表现(咳嗽、咳痰),1 个多月前出现咯血,遂前往当地医院就诊。初诊医院的实验室检查结果(抗结核杆菌 IgG 抗体阳性、痰涂片镜检查见抗酸杆菌)和影像学检查(右肺毁损)高度提示"继发性肺结核伴感染",然而并未最终确诊,临床予以感染治疗 2 天后,患者病情并未好转,遂出院。后于我院行痰涂片镜检、结核分枝杆菌感染分子生物学检测、分枝杆菌培养等实验室检查,最终均证实该患者为结核分枝杆菌感染,随即确诊为"继发性肺结核伴感染"。值得注意的是,患者于我院完成的结核分枝杆菌感染分子生物学检测项目为 Xpert MTB/RIF。该项目可通过多种临床样本类型,结合专用试剂盒,一步式检测样本中是否存在结核分枝杆菌复合群 DNA 和 rpoB 基因的利福平耐药突变。临床还有很多其他可供选择的结核分枝杆菌分子耐药检测试剂盒。

展　望

近年来,细菌感染分子检验技术的开发和临床应用均取得了长足的进步。以基于 NAAT 和 NGS 策略为代表的分子生物学检测技术,摆脱了传统微生物培养的束缚,通过提供快速结果和促进对无法培养的病原体的检测,彻底改变了细菌感染的诊断模式。尽管细菌感染分子生物学检验领域已经取得了非凡的技术进步,但仍面临不小的挑战。例如,获批市售的可用于细菌感染病原体检验的项目数量还很有限;受限于周转时间、样本易获得性或处理难度、临床诊断性能和高昂的检测成本等因素,获批市售产品的临床应用也不够广泛和充分。我们所追求的理想的细菌感染分子检验产品应该兼具低成本、高灵敏度、操作简便、对实验环境设施要求低、广谱且能指导抗菌治疗方案的选择等多种特点。显然,目前的细菌感染分子检验技术尚不能满足上述要求。即时检验(point-of-care testing,POCT)技术,包括侧向免疫层析法(lateral flow immunoassay,LFIA)、生物传感器和纸基 NAAT 装置等,在满足理想细菌感染分子检测方法要求方面展示出巨大的潜力。

未来,抗生素耐药性病原体的发病率和复杂性将越来越高,从而对全球医疗保健系统构成越来越大的挑战。目前,基于培养的检测方法仍然是细菌表型鉴定和抗生素敏感性测定的重要手段。然而,临床诊疗需要更快速的检测手段,特别是针对特定微生物(群)抗生素耐药性鉴定的方法,因为只有在最短时间内获得细菌感染的耐药信息,才能为感染患者设置恰当的隔离措施和制定有效的治疗策略。同时,更快速地获得耐药信息,将能最大程度减少部分有效和无效的抗生素的过度使用,并基于此动态优化患者的预后方案,将产生耐药菌株的风险控制到最低。

简言之,在细菌感染类型分析和耐药表型鉴定领域,仍然需要新的诊断方法和诊断策略来填补当前存在的空缺。诸如基于宿主的诊断方法和策略、基于噬菌体的诊断技术、CRISPR/Cas 系统,以及基于人工智能和机器学习等多种新兴技术的研究和开发,使我们对未来的细菌感染及突发未知传染病的诊断有了新的期许。

(吴　涛)

第十一章　真菌及其他病原体感染的分子生物学检验技术

绪　论

感染性疾病是由特定病原体感染机体后所产生的一类疾病。除病毒、细菌之外，真菌及其他病原体（如衣原体、支原体、梅毒螺旋体、原虫等）也是临床上常见的感染性病原体。传统的真菌检验技术包括病原体培养，血清学检查等。临床常规病原体培养检出率低，而且样本易受污染造成假阳性；血清学检查主要检测体液中的抗原，方法方便快速，但不能精确到真菌的种，且一些食物、药物会影响检测结果。约40%的肠道感染、50%的血流感染以及超过50%的中枢神经系统感染仍不能明确病原体。

近年来，通过采用PCR技术（包括普通PCR、实时定量PCR、巢式PCR、多重PCR、数字PCR等）和核酸杂交技术、mNGS技术对真菌及其他病原体的特异性核酸的检测，作为一种新的检测手段以其显著的优势在临床上得到快速发展与应用。本章介绍其在真菌及其他病原体感染疾病中的应用。

基于分子生物学技术的病原微生物鉴定是临床微生物实验室非常重要的发展方向。分子生物学技术的应用不仅可以进一步简化检测流程，还能大大缩短临床标本周转时间，为患者正确使用抗生素或抗病毒药物治疗争取时间，是现今传统诊断方法学的一项有力辅助诊断措施。

PCR是20世纪80年代中期发展起来的体外核酸扩增技术，它具有特异、灵敏、产率高、快速、简便、重复性好、易于自动化等突出优点；可以将目的基因或某一DNA片段于数小时内扩增至十万至百万倍，使肉眼能直接观察和判断，随着新一代迭代技术的产生，目前传统PCR技术已逐渐被荧光定量PCR取代。荧光定量PCR最早称TaqMan PCR，后来也叫Real-Time PCR，是1995年研制出来的一种新的核酸定量技术。该技术是在常规PCR基础上加入荧光标记探针或相应的荧光染料来实现其定量功能的。其原理：随着PCR反应的进行，PCR反应产物不断累计，荧光信号强度也等比例增加。每经过一个循环，收集一个荧光强度信号，这样我们就可以通过荧光强度变化监测产物量的变化，从而得到一条荧光扩增曲线图。

根据预期用途，基于高通量测序技术的病原微生物检测有两种方式。第一种方式为靶向扩增子测序，即利用靶向的特异性引物进行PCR扩增反应，从而使基因组上的目的基因或序列（如细菌16S rDNA高变区）被选择性扩增和富集，再进一步进行测序分析。这种方式主要适用于目的基因一致的病原体分析，用于病原体的鉴定和耐药突变基因的检测。第二种方式为病原微生物全基因组测序，即利用酶解反应或机械力将基因组序列片段化，然后对这些片段进行测序，再利用生物信息学手段将测序后的序列从头组装成完整的基因组。这种方式主要应用于未知病原微生物的鉴定、变异体的研究，以及功能学和分类学研究。

第一节　真菌的分子生物学检验

真菌的种类繁多（有150万余种），对人致病的真菌不多，分为四类：①病原性真菌；②条件致病性真菌；③产毒真菌；④致癌真菌。近年来，真菌病的发病率有明显上升趋势。

　　患者，男，44 岁。

　　主诉：反复发热 2 个月，最高温达 39.8℃，多为午后及晚上发热，清晨可自行降至正常，辗转几家当地医院抗炎治疗（具体药物不详），治疗无效，而血小板由正常一直下降至危急值。

　　现病史：2021 年 2 月 20 日入院急诊重症监护室（EICU），患病以来，患者精神体力欠佳，食欲、睡眠差，体重下降约 6kg，小便黄，大便无异常。

　　既往史：平素体健，无"高血压"病史、无"肝炎"等传染病病史、无手术史、无外伤史、无输血史、无糖尿病病史、无药物过敏史、无食物过敏史，预防接种随当地进行。有非洲肯尼亚旅居史，从事修路制沙的场内管理工作（2017 年至 2020 年 8 月），有进食野生动物史（熊、果子狸、眼镜蛇、麂子）。

　　诊疗史：经入院查体及血常规、肝功能、凝血功能、PCT、电解质、免疫全套、痰培养、骨髓培养、病毒全套、头部+肺部+全腹 CT 等辅助检查，考虑真菌感染，但真菌感染不充分。入住传染科后，取样进行骨髓血培养，16 天后未报阳，盲转，9 天后菌落：酵母样真菌，可见出芽和假菌丝。经 mNGS 测序明确致病病原为荚膜组织胞浆菌（*Histoplasma capsulatum*）。

　　问题：

　　1. 荚膜组织胞浆菌基因组有何结构特征？

　　2. 荚膜组织胞浆菌的分子生物学检验方法有哪些？

　　3. 真菌分子生物学检验的临床意义是什么？

　　楔子 1：

　　1. 荚膜组织胞浆菌基因组有何结构特征？

一、荚膜组织胞浆菌基因组的结构特征

　　荚膜组织胞浆菌（*Histoplasma capsulatum*）属于真菌界-半知菌亚门-丝孢菌纲-丛梗孢目-丛梗孢科，其分布呈全球性，以南美为主。

　　在血琼脂上培养 6～12 周当有菌丝，菌落最初呈球状、脑形，粉红至红棕色，有时可转为白至淡棕色丝状菌落。此时难与皮炎芽生菌及其他许多真菌相鉴别，应靠其带棘刺的大分生孢子及转成酵母型来帮助鉴定。本菌的双相型菌落主要表现在真菌型菌落中镜检有细长分隔的菌丝，有少数直径 2～3μm 的圆形或梨形光滑的小分生孢子及直径 8～15μm 的圆形或梨形的厚壁有棘刺的齿轮状孢子，位于菌丝两侧或孢子柄的顶端。

　　荚膜组织胞浆菌具有双形态的生命周期：菌丝期（MP）在氮和磷浓度高、湿度 60% 以上、黑暗、靠近水道的环境中生长。易感宿主吸入病原体中的微孢子生孢子或大孢子生孢子后，真菌分化为酵母菌相（YP），由出芽的酵母细胞组成。分别在 25～28℃ 和 34～37℃ 条件下进行真菌体外培养，可获得 MP 和 YP。

　　楔子 2：

　　2. 荚膜组织胞浆菌的分子生物学检验方法有哪些？

二、荚膜组织胞浆菌的分子生物学检验方法

（一）PCR 技术

PCR 方法是目前分子诊断中最为常用的方法。针对荚膜组织胞浆菌靶基因设计特异性引物，提取标本的 DNA，经过 PCR 检测荚膜组织胞浆菌相关基因。

PCR 技术具有快速、灵敏、所需样本量少等特点，应用于荚膜组织胞浆菌的检测与鉴定中。以 PCR 技术为基础的一系列分子诊断方法还包括：套式 PCR、PCR-限制性片段长度多态性分析（PCR-RFLP）技术、随机引物扩增 DNA 多态性（RAPD）技术、荧光定量 PCR 技术等。有大样本研究发现，对荚膜组织胞浆菌来说，实时定量 PCR 是一种有潜力的快速检测组织胞浆菌病的方法。其特异度高达 100%，敏感度为 73%。

但目前 PCR 检测技术仍未广泛用于诊断组织胞浆菌病。

（二）基因芯片

基因芯片（gene chip），又称为 DNA 微阵列（DNA microarray），是指固定在载体上的高密度 DNA 微点阵，就是将大量寡核苷酸或 cDNA 有序地、高密度地排列在玻璃、硅片、塑料片等固相载体上。病原性细菌诊断芯片可以在一张芯片上同时对多个标本进行多种病原体检测，为疾病的诊断提供快速、敏感、高通量平台。

荚膜组织胞浆菌是少数在基因组序列之前进行功能基因组分析的生物体之一，因此可作为已测序和未测序生物体中真菌基因组学的证明。有学者通过构建基因组微阵列，比较酵母和菌丝细胞的基因表达谱，研究荚膜组织胞浆菌的两种生命周期。

（三）基因测序

随着宏基因组测序技术（metagenomic next generation sequencing，mNGS）的发展，越来越多的临床医师将其应用于临床病原学诊断。有小样本研究发现，mNGS 对播散型组织胞浆菌病的诊断准确率为 100%，明显高于传统检查手段。相比之下，mNGS 能直接从各种临床标本中快速、准确、全面识别真菌，尤其在鉴定非典型真菌的类群方面明显优于传统检测方法。特别在组织胞浆菌病等地方流行性疾病的非流行地区，mNGS 对其病原学诊断有着明显优势。

但在样本留取，报告解读及与传统检测方法相结合等方面还存在一些问题。比如真菌细胞壁厚，破壁困难，核酸提取量少，如果 mNGS 检测过程中不对标本进行特殊处理，其灵敏度并不优于传统的分离培养或显微镜检。

随着不断深入地探讨和解决，mNGS 必将为肺部真菌感染的病原学诊断提供更有价值的信息。目前认为 mNGS 可作为播散型组织胞浆菌病镜检和培养等经典诊断手段的补充，多种手段联合，结果互相验证，再结合患者的病情、免疫状况、影像学表现等，做出正确诊断。

> **案例 11-1**
>
> 楔子 3：
> 3. 真菌分子生物学检验的临床意义是什么？

三、真菌分子生物学检验的临床意义

分子生物学技术以其灵敏度高、特异性强等特点为致病真菌的检测与鉴定带来无限生机。分子生物技术可快速、有效地完成检测，指导治疗的最佳时机及抗菌药物的选择；在真菌基因鉴定方面也有巨大的优势，具有非常广阔的应用前景，目前多项研究证明分子生物学技术是最准确的鉴定方法。

但这些方法自身还存在一些局限性。例如，PCR 过程缺乏规范化，检测的敏感性和特异性报告不一致，且不能帮助判断检测的阳性结果是感染还是定植，在检测过程中易出现假阳性和假阴

性，这些均为 PCR 结果的正确解释带来困难。因此，临床上应根据研究目的和现有的实验条件，客观地选择分子生物学方法进行检测，结果的判读需要结合临床全面分析。随着分子生物学技术的不断改进与发展，以及一些更先进的检测技术的应用，分子生物学方法肯定会成为医学致病真菌的检测与鉴定的重要手段，为临床诊疗提供更有价值的信息。

四、案例分析

1. 案例 11-1 病患骨髓样品血培养试验

（1）骨髓在血培养瓶里培养 16 天后，未报阳，盲涂（图 11-1）。

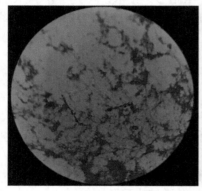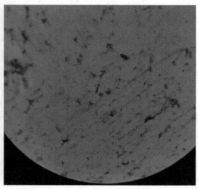

图 11-1　血培养瓶培养 16 天镜下观

（2）骨髓在血培养瓶里培养 16 天后未报阳，盲转，9 天后可见菌落（图 11-2）。

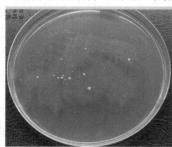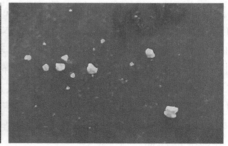

图 11-2　菌落形态

（3）病原菌形态见图 11-3。

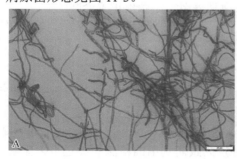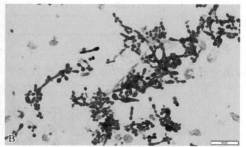

图 11-3　病原菌形态

A. 28℃培养 9 天：丝状真菌，未见产孢子。B. 37℃培养 9 天：酵母样真菌，可见出芽和假菌丝

2. 对病患样本进行 mNGS 测序检测并对结果进行比对分析　结果见表 11-1。

表 11-1　病患样本 mNGS 测序数据与 NCBI 数据库比对前 3 条结果

基本信息	最大分数	总分数	覆盖度	E 值	一致度	数据库编号
荚膜组织胞浆菌 G186AR 1 号染色体	1319	1319	100%	0	95.52%	CP069117.1
荚膜组织胞浆菌 H88 1 号染色体	1308	1308	100%	0	95.27%	CP069102.1
荚膜组织胞浆菌 WU24 株 4 号染色体	1297	1297	100%	0	95.03%	CP069110.1

3. 结论　据结果，案例 11-1 病患样本与荚膜组织胞浆菌 G186AR 亲缘关系最近。结合骨髓血培养结果，明确病患感染病原体，出院诊断为进行性播散性组织胞浆菌病，合并继发性噬血细胞综合征。

第二节　衣原体的分子生物检验

衣原体以细胞内寄生为特性，其分离培养较为困难。衣原体包涵体的形态、细胞内定位、染色学等特征，具有鉴别衣原体的意义，所以，以往主要靠涂片寻找包涵体和血清学试验等方法检测。

案例 11-2

患者，男，52 岁。

主诉：发热 1 周。

现病史：患者诉 1 周前无明显诱因出现发热，测最高体温 40℃，伴咳嗽、咳痰，咳黄色黏液痰，伴胸闷气促，乏力纳差，无明显畏寒、寒战、头痛，无咯血、腹痛、腹泻。到当地医院治疗，予以"头孢哌酮舒巴坦""奥硝唑"等药物抗感染及退热等对症支持治疗后，患者体温稍下降，但又反复上升。今为求进一步诊治，遂于我院急诊就诊，诊断考虑"发热查因？肺部感染？结核？Ⅰ型呼吸衰竭？"。急诊予抗感染、化痰、平喘、舒张支气管等对症支持治疗后，收入我科住院治疗。患病以来，患者精神体力欠佳，食欲睡眠差，大、小便正常，体重无明显变化。

诊疗史：入院进行体格检查、辅助检查，初步诊断为重症肺炎、应激性溃疡。支气管镜诊断有支气管炎症。肺泡灌洗液半乳甘露聚糖抗原（GM）试验、抗酸染色、细菌及真菌培养、痰涂片+革兰染色均为阴性。病检涂片中见大量红细胞，少量柱状上皮细胞，鳞状上皮细胞及中性粒细胞，未见肯定肿瘤细胞。未能明确病因。对病患样本用荧光 PCR 法（鹦鹉热衣原体荧光 PCR 试剂盒）检验是否有衣原体感染，明确患者为鹦鹉热衣原体感染，随即调整治疗方案。

出院诊断：①重症肺炎（鹦鹉热衣原体肺炎）：急性Ⅰ型呼吸衰竭、脓毒症。②应激性胃溃疡。患者病情较前明显好转，无咳嗽、咳痰、气促和发热不适，影像提示明显吸收好转。

问题：

1. 何为鹦鹉热衣原体？

2. 鹦鹉热衣原体的分子生物学检验方法有哪些？

3. 衣原体分子生物学检验的临床意义是什么？

案例 11-2

楔子 1：

1. 何为鹦鹉热衣原体？

一、鹦鹉热衣原体的结构特征

鹦鹉热衣原体（*Chlamydia psittaci*，Cps）是莱维塔尔（Lewithai）在德国柏林、科尔斯（Coles）在英格兰及利利（Lillie）在美国于 1930 年同时发现的，曾称为 L.C.L 小体。鹦鹉热衣原体属于衣原体目（*Chlamydiales*）、衣原体科（*Chlamydiaceae*）、衣原体属（*Chlamydia*）中的一种微生物，严格细胞内寄生。最初认为鹦鹉是该病原体的宿主而将其引起的疾病称为鹦鹉热（psittacosis），又名鸟疫（ornithosis）。

鹦鹉热衣原体为革兰氏阴性，光学显微镜下可见，比细菌小比病毒大，直径 0.3μm、0.4μm。细胞壁的结构和成分与其他革兰氏阴性菌相似，但没有或有微量胞壁酸，细胞壁上有属特异脂多糖抗原。细胞质中有 DNA 和 RNA，并有不完全的酶系统，在宿主细胞质的空泡内增生，具有特异性包涵体。

案例 11-2

楔子 2：

2. 鹦鹉热衣原体的分子生物学检验方法有哪些？

二、鹦鹉热衣原体的分子生物学检验

（一）PCR 技术

PCR 技术可检测沙眼衣原体、肺炎衣原体和鹦鹉热衣原体的外膜主蛋白（major outer membrane protein，MOMP）基因序列，结果能直接区分 3 种衣原体，是简便、微量、快速、敏感的检测方法。

采用 TaqMan 探针法实时荧光 PCR 技术，通过设计一对鹦鹉热衣原体特异性引物，结合一条特异性探针，用荧光 PCR 技术对鹦鹉热衣原体的核酸进行体外扩增检测，用于临床上对可疑感染者的病原学诊断。

PCR 技术在特异性和敏感性方面明显优于病原体分离鉴定和免疫学检测方法，而在 PCR 检测技术中，荧光 PCR 又优于多重 PCR 和常规 PCR，荧光 PCR 在提供高特异性、高敏感性检测的同时，还能对检测样品进行定量分析，为鹦鹉热衣原体病的临床诊治、日常监测和流行病学研究提供了有效的科学依据。

（二）基因测序

mNGS 可实现数千到数十亿个 DNA 片段同时独立测序，并将测得的核酸序列与数据库中已有的微生物核酸序列进行比对分析，从而高通量、无偏向地检出样本中存在的可疑致病微生物。

近年来，mNGS 已成为临床检出鹦鹉热衣原体的主要方法之一。其特异性更高，在 48～72 小时内可获得结果，减少诊断延误，即便是重症鹦鹉热肺炎对及时使用适当的抗菌药物也反应良好，且缩短病程。

mNGS 可快速检测出鹦鹉热衣原体等罕见病原体，有助于病原学诊断，更精准地指导临床治疗，提高疗效，减少抗菌药物不必要使用，改善预后。但 mNGS 费用较高，临床上应严格把握其应用指征，避免滥用。

三、衣原体分子生物学检验的临床意义

荧光 PCR 技术可对样品进行初筛，效率高，时间快，准确性好，能快速确定疑似感染样品，但需注意其存在易污染等问题，导致假阳性的情况发生。TaqMan 荧光 PCR 结合 DNA 测序是一种较好的检测手段。TaqMan 荧光 PCR 技术在敏感性等方面已经足以符合 Cps 的检测要求，通过软件比对分析大量的 Cps 和沙眼衣原体（*C. trachomatis*，Ct）、肺炎衣原体（*C. pneumoniae*，Cpn），反刍动物衣原体（*C. pecorum*，Cpe）全基因序列，寻找特异性更好的基因片段，能进一步提高检测的特异性，再将荧光 PCR 检测呈阳性的样品进行 DNA 测序，能很好地排除因污染导致的假阳性干扰，保障检测结果的准确性。

mNGS 可明显提高病原学诊断的阳性率，尤其是对于危急重症肺部感染时，可尽早将 mNGS 与其他检测同时送检，将 mNGS 作为重症肺炎病原体诊断的重要组成和补充，尽早获取病原学诊断，早期实现精准治疗，为挽救患者生命赢得先机。

四、案例分析

案例 11-2 患者临床表现：发热、咳嗽、咯痰，实验室检查肺泡灌洗液 GM 试验、抗酸染色、细菌及真菌培养、痰涂片+革兰氏染色均为阴性，病检涂片中见大量红细胞，少量柱状上皮细胞，鳞状上皮细胞及中性粒细胞，未见肯定肿瘤细胞。用荧光 PCR 法（鹦鹉热衣原体荧光 PCR 试剂盒）检验衣原体阳性，明确患者为鹦鹉热衣原体感染，随即调整治疗方案。

鹦鹉热临床上较少见，且临床不典型，常易漏诊。对暴发流行时的诊断，一般并无困难。根据临床表现及流行病学接触史等，也不难诊断。根据病原学血清学的阳性结果，即可做出确诊。但在散发病例中误诊率高达 80%～100%。PCR 技术在特异性和敏感性方面明显优于传统检测方法，可快速、准确地检测出鹦鹉热病原体，精准指导临床用药，提升疗效和患者预后。

第三节 支原体的分子生物学检验

支原体是一类目前所知能独立生活，自行繁殖的最小原核细胞微生物，与其他原核生物相比，其显著特点是没有细胞壁，因而具有可塑性、可滤过性、易溶解性等生物学特征。支原体的大小一般在 0.2～0.3μm，内含一个环状双链 DNA，形态上呈多形性，对四环素及大环内酯类等干扰蛋白质合成的抗菌药物敏感。对宿主、器官和组织具有高度的特殊亲和性。

案例 11-3

患者，男，9 月龄。

主诉：脑积水、脑出血术后 7 个月余。

现病史：患儿因脑积水、脑出血术后 7 个月余住院进一步诊治。完善脑脊液、头颅磁共振成像（MRI）等相关检查。脑脊液生化：氯 117.80mmol/L，葡萄糖 0.01mmol/L，腺苷脱氨酶 20.40U/L，乳酸脱氢酶 74IU/L，蛋白 3.193g/L。脑脊液常规：潘迪试验（+++），细胞总数 52×10^6/L，白细胞计数 50×10^6/L。血常规正常。脑脊液培养阴性。多次复查脑脊液仍提示白细胞高、糖低、蛋白高。脑脊液荧光定量 PCR 技术检验示：细小脲原体 DNA 阳性。予以头孢吡肟抗感染，多西环素、红霉素抗细小脲原体感染，复查脑脊液较前好转。

体格检查：神志清楚、精神好；头颅增大，头围 50cm，囟门饱满、膨出，张力较高，头皮静脉扩张、充血，叩击颅骨有破壶音；双眼可见落日征，左额部见已长约 3cm 弧形手术瘢痕，其后可扪及奥马耶（Ommaya）囊，位置固定，周围皮肤无红肿、破溃。双侧瞳孔等大等圆，直径约 3mm，对光反射灵敏；口唇无发绀，颈软，双肺呼吸音清，未闻及干湿啰音；心率 138 次/分，心律齐，心音有力；腹平坦，腹部柔软，腹部无包块，肠鸣音正常，右侧腹股沟可见一长约 4cm 斜行手术瘢痕，愈合可。左侧腹股沟外环口可扪及一大小约 1cm×1cm 缺口，无包块突出。四肢活动自如，四肢肌张力正常，双侧膝反射正常，跟腱反射正常，克氏征阴性，布氏征阴性，巴氏征阴性。

既往史：无特殊。

问题：
1. 何为细小脲原体？
2. 解脲脲原体的分子生物学检验方法有哪些？
3. 支原体分子生物学检验的临床意义是什么？

案例 11-3

楔子 1：
1. 何为细小脲原体？

一、解脲支原体的结构特征

解脲支原体（*Ureaplasma urealyticum*，Uu），是男女泌尿生殖道中一种常见的支原体，现已经证实其可引起男性非淋菌性尿道炎，并且是女性下生殖道的主要定植者，亦是黏液脓性宫颈炎的可能病原体。解脲支原体的 14 种血清型中 1、3、6、14 血清型属于细小脲原体（*Ureaplasma parvum*，Up）。

据报道，在男女泌尿生殖道感染中 Up 占 25.8%～69.2%，在男性中占 7%～22.85%，在女性泌尿生殖系统感染中 Up 占优，甚至达 80.88%。

案例 11-3

楔子 2：
2. 解脲支原体的分子生物学检验方法有哪些？

二、解脲支原体的分子生物学检验

（一）PCR 技术

聚合酶链反应是现阶段生命科学领域较为常见的一种分子生物学技术，其过程主要有延伸、变性、退火等，用于体外酶合成 DNA 片段。以部分脲酶基因的核苷酸序列为模板，合成相应的引物经体外扩增后，Uu16 个血清型均见 460bp 的 DNA 片段。

相较于传统的医学检验技术，聚合酶链反应能够显著提高临床的检验灵敏度，只需 1～2 小时即可完成整个微生物的检验，更快速、简便而适用于临床核酸检测。Uu-DNA 定量检测，是早期感染诊断，抗病毒疗效观察的重要指标，其检测阳性率高于传统的培养法。实时荧光定量 PCR 技术（qRT-PCR）是实时检测和定量基因表达，以荧光化学物质检测每次聚合酶链反应循环后产物总量的方法。研究表明，PCR 技术被认为是诊断支原体、衣原体感染的可靠方法；而对常用的 3 种检测方法进行比较后，建议对于初筛标本应首选用 qRT-PCR 检测方法。

（二）基因测序

对微生物进行全基因组测序已经成为研究细菌耐药性的有力工具，选择对一株临床分离的具有耐药性的细小脲原体进行全基因组测序，并进行生物信息学分析，既丰富了细小脲原体的基因组序列信息，又可为探究其耐药机制提供依据。

案例 11-3

楔子 3：
3. 支原体分子生物学检验的临床意义是什么？

三、支原体分子生物学检验的临床意义

PCR 方法敏感性高、特异性强、分辨率高，交叉反应少，又可以明确分型，是支原体检测的发展方向，但最大的缺点是不能做药敏实验，不能为临床的合理用药提供建议。

对支原体进行测序，对其生物信息学分析，可得到基因组序列信息，同时对包含抗生素耐药信息的支原体进行的测序，可进一步促进对其耐药机制和菌株进化的理解和研究。

四、案例分析

Up 实验室检测的"金标准"是泌尿生殖道分泌物的分离培养，但培养法不能区分 Uu 和 Up，因此不能对感染做出准确的实验室诊断。

案例 11-3 中，患者因脑积水、脑出血术后入院。血常规功能正常，脑脊液培养阴性。多次复查脑脊液仍提示白细胞高，葡萄糖低，蛋白高。常规手段无法明确病因。

之后对患者脑脊液样本用荧光定量 PCR 技术检测支原体，检测结果提示：查见细小脲原体。根据此检测结果对症治疗，予以头孢吡肟抗感染，多西环素、红霉素抗细小脲原体感染，复查脑脊液较前好转，且荧光定量 PCR 技术具有抗污染能力好，易于操作，安全有效等优点。

第四节 梅毒螺旋体的分子生物学检验

案例 11-4

患者，女，46 岁。

主诉：头痛半个月余。

现病史：患者入院后完善检查。血常规、尿常规、大便常规、C 反应蛋白、降钙素原、人类免疫病毒抗体正常。脑脊液压力 155mmH$_2$O，脑脊液革兰氏染色、抗酸染色、墨汁染色正常。脑脊液常规：白细胞计数 644.00×10^6/L，单核白细胞 0.97×10^6/L，多核白细胞 0.03×10^6/L。脑脊液生化：脑脊液蛋白 1048.7mg/L。脑脊液病原微生物高通量测序示：查见梅毒密螺旋体（序列数 1）。脑脊液梅毒螺旋体抗体阳性。血清梅毒螺旋体抗体阳性。诊断明确，按神经梅毒治疗：水剂青霉素针每次 400 万单位，每 4 小时一次，连续 14 天，继之长效青霉素针 240 万单位，一周一次，共 3 次。治疗上予以青霉素驱梅、护脑等处理。患者头痛基本缓解，出院继续治疗。

体格检查：体温 36.2℃，脉搏 72 次/分，呼吸 20 次/分，血压 112/76mmHg。皮肤巩膜无黄染，双肺呼吸音清，未闻及干湿啰音。心率 72 次/分，心律齐，无病理性杂音。腹平弱软，肝脾肋下未触及。双下肢无水肿。

既往史：无特殊。

问题：

1. 什么是梅毒？

2. 梅毒螺旋体的分子生物学检验方法有哪些？

3. 梅毒螺旋体分子生物学检验的临床意义是什么？

案例 11-4

楔子 1：

1. 什么是梅毒？

　　梅毒螺旋体是梅毒的病原体，因其透明，不易着色，故又称苍白螺旋体。菌体表面有脂多糖组成的荚膜样物质。结构与钩端螺旋体类似。梅毒螺旋体形体细长且两端尖直，螺旋致密而规则，运动活泼。

　　梅毒是一种广泛流行的性病，人是梅毒的唯一传染源，由于感染方式不同可分先天性梅毒和后天性梅毒。

　　目前常用实验室诊断方法主要有暗视野显微镜法和血清学方法。近年来，聚合酶链反应（PCR）技术在梅毒实验室诊断中得到应用。

一、梅毒螺旋体的基因组结构特征

　　梅毒螺旋体直径 0.10～0.15μm，波幅 0.3μm，波长 0.6μm，全长 7～8pm。有 8～14 个致密而规则的小螺旋，两端尖直，运动活泼。革兰氏染色呈阴性，但不易着染。基因组为环状 DNA，约 1 138 006bp，G+C 为 52.8%。

　　梅毒是由苍白（梅毒）螺旋体引起的慢性、系统性性传播疾病。主要通过性途径传播，临床上可表现为一期梅毒、二期梅毒、三期梅毒、潜伏梅毒和先天梅毒（胎传梅毒）等，在《中华人民共和国传染病防治法》中列为乙类防治管理的病种。

> **案例 11-4**
>
> 楔子 2：
> 2. 梅毒螺旋体的分子生物学检验方法有哪些？

二、梅毒螺旋体的分子生物学检验方法

（一）PCR 技术

　　聚合酶链反应（PCR）技术可检测到极微量的梅毒螺旋体，是敏感性极高的方法，检测样品可以是分泌物、组织、体液等。目前 PCR 检测梅毒螺旋体特异性 DNA 片段针对的靶基因包括 tpf21、BMP、tmpA、tmpB、tpp47、16SrRNA 及 polA 等基因，有常规 PCR、巢式 PCR 及荧光定量 PCR 等法。PCR 法对于血清学阴性的早期梅毒、神经梅毒的诊断及区分胎传梅毒和母体梅毒有重要意义，是梅毒血清学方法的有效补充。

（二）基因测序

　　基因分型技术是基于核酸扩增基础上的一种分子流行病学研究方法，可以有效区分菌株之间的差异，了解特定时空分布下的菌株流行规律，并对特殊菌株如耐药菌株的传播进行追踪。梅毒螺旋体因为其临床样本培养难度较大，核酸提取和富集困难，所以制约了基因分型技术的广泛开展。但通过研究者的不懈努力，在 1998 年，弗雷泽（Fraser）等确定了梅毒螺旋体的全基因序列后，对梅毒螺旋体的研究进入分子生物学时代，针对梅毒螺旋体的基因分型方法得以发展。

　　现有的基因分型方法可分为三类：美国疾病预防控制中心（CDC）研发的分型方法（CDC typing，CDCT）、基于多基因测序的分子分型方法和全基因组测序方法（whole-genome sequencing，WGS）。随着 WGS 成本的降低以及实用性的提高，WGS 对梅毒螺旋体的研究会越来越普遍。

> **案例 11-4**
>
> 楔子 3：
> 3. 梅毒螺旋体分子生物学检验的临床意义是什么？

三、梅毒螺旋体分子生物学检验的临床意义

近年来，随着分子生物学的发展，基因检测方法已被广泛应用于致病菌的检测。用高灵敏度和特异性强的分析方法诊断梅毒将有助于实现疾病的早期诊断和避免漏检，有助于对治疗梅毒药物的疗效评价、预测和监测疾病进程，提高检测的灵敏性，是诊断梅毒方法和诊断试剂持续发展的主要方向。

对梅毒螺旋体的基因分型，可以确定梅毒螺旋体的亚型，识别或排除再次感染同一菌株，检测梅毒螺旋体在时间、空间及人群中的流行病学分布，有利于梅毒螺旋体的分子流行病学调查；了解对大环内酯类的耐药性，明确可能毒力增强或者产生抗药性的新的基因变异，监测梅毒耐药菌株的产生和传播，对临床诊疗工作有很大的帮助，有利于对患者的临床类型、疾病预后以及临床耐药做出判断，为患者提供个性化治疗方案。

四、案例分析

案例 11-4 病患因头痛半个月余入院，脑脊液压力 155mmH$_2$O，脑脊液革兰氏染色、抗酸染色、墨汁染色正常，无法明确病因。

此后对脑脊液样品进行病原微生物高通量测序检测，结果提示病患可能为梅毒螺旋体感染，而后检测脑脊液梅毒螺旋体抗体阳性。血清梅毒螺旋体抗体阳性，至此明确诊断，按神经梅毒治疗。患者头痛基本缓解，出院继续治疗。

第五节　原虫的分子生物学检验

原虫为单细胞真核动物，体积微小而能独立完成生命活动的全部生理功能。基本结构包括：胞膜、胞质及胞核。胞核内有染色体、核仁，富含 DNA 和 RNA。在自然界分布广泛，种类繁多。医学原虫是寄生在人体管腔、体液、组织或细胞内的致病及非致病性原虫，约 40 种。其中的一些种类以其独特的生物学和传播规律危害人群或家畜，造成广泛的区域性流行。

案例 11-5

患者刘某，男，9 岁。

主诉：发热、呕吐 2 天，头痛、伴意识障碍半天，2020 年 8 月 17 日 18:42 收入我院儿科重症监护室（PICU）。

现病史：8 月 16 日早上出现发热，测体温 38.3℃，无寒战及抽搐，无咳嗽。在当地诊所予"柴胡颗粒+抗病毒口服液"口服，患儿仍有发热，最高体温 39.8℃，予"布洛芬"口服后体温可降至正常；4～6 小时出现反复，有呕吐现象，共四次，为胃内容物，量多，非喷射状，无咖啡色物质，无头痛，无腹痛及腹泻等症状。8 月 17 日仍有发热，早晨由家属带至我院急诊，查血常规示白细胞、中性粒细胞百分比升高明显；急诊予"哌拉西林他唑巴坦粉针"抗感染治疗后，17 日中午出现头痛（具体部位及性质不详），不能缓解，意识不清、胡言乱语，不能交流，伴呕吐 1 次，非喷射状，量多，仍有发热，最高体温 40.2℃，家属再次将其带至我院就诊，门诊以"发热、精神异常"收住院。起病以来，患儿精神欠佳，食欲差，大小便正常，睡不安，体重无明显变化。

入院查体：体温 37.3℃，脉搏：62 次/分，呼吸：18 次/分，血压：149/86mmHg。

发育正常，营养中等，意识模糊，检查不合作。双侧瞳孔等大等圆，直径约 3mm，对光反射灵敏。咽部充血，扁桃体Ⅱ度肿大，舌颚弓处可见散在暗红色小疱疹。颈强直，颈静脉无怒张，甲状腺不肿大。心肺可，腹平软，无压痛及反跳痛。阴茎外露短小，隐藏于耻骨下皮肤，

按压阴茎根部皮肤后可见隐匿阴茎显露增长。脑膜刺激征阳性，克氏征、布氏征阳性。血常规：白细胞计数（WBC）18.24×10^9，中性粒细胞（N）92.1%，血红蛋白（Hb）135g/L，血小板计数（PLT）357×10^9；C反应蛋白：34.56mg/L；入院血气分析：pH 7.46，PaO_2 91.5mmHg，PCO_2 27mmHg，BE -3mmol/L，HCO_3^- 21.9mmol/L，乳酸2mmol/L。完善相关检查：行腰穿；抗感染：头孢曲松+万古霉素；抑制炎症反应：甲泼尼龙；2020年8月18日5:30生命体征监测，体温40.4℃，脉搏：160次/分，血压：148/92mmHg，神志模糊。血常规：WBC 21.68×10^9，N 86.5%，Hb 120g/L，PLT 274×10^9；C反应蛋白：74.26mg/L；脑脊液常规：淡黄色、浑浊，细胞总数4420×10^6，白细胞数3250×10^6，多核70%，单核30%，潘迪试验阳性；脑脊液生化：氯化物118.9mmol/L，乳酸脱氢酶（LDH）447U/L，葡萄糖0.05mmol/L，蛋白（TP）2606mg/L；CT：广泛性软脑膜及脑底池脑膜强化，考虑颅内感染所致。降颅压，抗感染，降温处理无效。降钙素原（PCT）2.848ng/mL，诊断脓毒症，院内大会诊。予以容量管理、抗生素治疗、呼吸支持、镇痛镇静、控制炎症反应、持续血液净化。2020年8月19日2:02，亚低温治疗36℃，心跳49次/分，血压下降，双侧瞳孔固定，对光反射消失。予以对症支持，抗感染，血管活性药物。进展迅速，（8月19日16:00）考虑脑死亡可能。

问题：

1. 原虫的分子生物学检验方法有哪些？
2. 原虫的分子生物学检验的临床意义是什么？

案例 11-5

楔子1：

1. 原虫的分子生物学检验方法有哪些？

传统的检查方法：涂片、培养、抗原检测、抗体检测、核酸检测。mNGS作为一种新的检测手段逐渐走进临床。

一、原虫的分子生物学检验

福氏纳格勒阿米巴原虫（*Naegleria fowleri*），通常称为食脑变形虫，是以细菌为食的微生物，可致病，引起爆发性和致命的脑部感染，称为脑脊膜虫病，也称为原发性阿米巴脑膜脑炎。通常存在于温暖的淡水中，如池塘、湖泊、河流和温泉，也存在于工厂排放温水附近的土壤中，以及未氯化或低氯化的游泳池中。

纳格勒阿米巴属一种致病的自生生活阿米巴。活动的滋养体呈长阿米巴形，常向一端伸出宽大奔放的伪足，另一端较细小，为伪尾区。侵入人体可引起原发性阿米巴脑膜脑炎。通常在人游泳或接触污染的水体时侵入鼻腔穿过鼻黏膜和筛状板，经嗅神经入脑。

福氏纳格勒阿米巴原虫是一种线性变形虫，人们感染这种寄生虫病的情况比较罕见。此变形虫一般由鼻孔进入人体内，并最终进入大脑，可蚕食大脑令感染者出现头痛、发热、恶心呕吐及颈部僵硬等症状，因此又被称为"食脑虫"。

PCR技术以其特异、敏感、快速等优点已在寄生虫诊断中应用。通过福氏纳格勒阿米巴种属特异性引物扩增，可以将纳格勒阿米巴属中的强致病性的福氏纳格勒鉴定出来，以便于在实践中积极的防控，经实验室大量试验数据证实病原学结合分子生物学检测纳格勒阿米巴原虫是较成熟的技术，且方法特异性强、敏感性高。

其中，实时（SYBR）PCR通用性好，不需要设计探针，省时简便，价格低廉；实时（TaqMan）PCR结果稳定重复性好，可进行多重扩增，但需要设计合成特异性探针，检测成本稍高，临床实验室可根据本地原虫流行情况及实验室设备进行选择应用。

楔子2：
2. 原虫分子生物学检验的临床意义是什么？

二、原虫分子生物学检验的临床意义

PCR 技术可对临床可疑的感染进行快速准确的检测，具有高度的特异性和敏感性，减少或避免临床漏诊，对临床指导及流行病学调查具有重要的意义。

三、案例分析

案例 11-5 中 8 月 17 日分别送检脑脊液和血液样本，mNGS 测序结果均提示为福氏纳格勒阿米巴原虫。

进行 PCR 验证，方法：样本为脑脊液全液和血清，采用微量样品基因组 DNA 提取试剂盒提取 DNA；PCR 扩增采用 TAKARA 的 Premix Taq；依据参考文献，合成引物1：正向 CAAACACCGTTATGACAGGG；反向 CTGGTTTCCCTCACCTTACG，扩增片段183bp，扩增条件：94℃，5分钟；40个循环（94℃，30s；55℃，30s；72℃，30s）；72℃，5分钟。扩增仪器为 Eppendorf PCR 仪，PCR 产物用 2% 的琼脂糖凝胶进行电泳，DNA 标志物为 DL500。

结果：电泳结果显示特异性条带在 183bp 左右，脑脊液和血液样本均福氏纳格勒阿米巴原虫 PCR 阳性，与 mNGS 检测结果一致，且脑脊液和血液样本的 PCR 扩增条带亮度，与 mNGS 所检出 reads 数差异一致，详见图 11-4，表 11-2 和表 11-3。

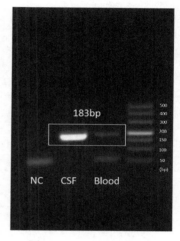

图 11-4　PCR 验证结果

NC：空白对照；CSF：脑脊液；Blood：血液

表 11-2　脑脊液 mNGS 结果

真核微生物				
类型	中文名	拉丁名	置信度	特异序列数
寄生虫	福氏纳格勒阿米巴原虫	*Naegleria fowleri*	高	42 899

表 11-3　血液 mNGS 结果

真核微生物				
类型	中文名	拉丁名	置信度	特异序列数
寄生虫	福氏纳格勒阿米巴原虫	*Naegleria fowleri*	高	1337

展　望

分子生物学技术是一门正在蓬勃发展的学科，新技术和应用条件的不断出现，为检验医学的发展提供了崭新的时代并提供新的机遇和挑战。由于分子生物学技术不仅对临床样品处理有较高要求，而且对检测人员的技术水平也有要求，这就涉及从标本收集、处理、检测和分析等多个环节的系统化和规范化。所以目前仍然未被广泛使用。随着测序成本的降低及测序技术的进步和发展，相较于其他分子生物学方法，mNGS 技术的优势逐渐凸显。然而，测序检测费用问题使其仍然无法代替常规的细菌鉴定，如细菌的培养和镜检、质谱鉴定和药物敏感性试验等。即便如此，国内已有不少公共卫生实验室和临床实验室引进了 NGS 平台，目前主要用于病原微生物分型、流行病学检测和暴发流行的探测，有助于制定传染病的防控程序。在不久的将来，NGS 技术可能逐渐普及，但实验室在引进和应用 mNGS 技术时应明确其局限性和问题所在。

（章　迪）

第十二章　单基因遗传病的分子生物学检验技术

绪　论

　　人类遗传病是一类由于基因和（或）染色体异常导致的疾病，这种基因和（或）染色体的异常通常在患者出生前就已存在。遗传病常通过世代传递由父系和（或）母系传递而来，也可由新发生的 DNA 突变或染色体改变所致。

　　根据致病的基因或染色体改变存在的形式，一般把人类遗传病分为三种类型：单基因遗传病、多基因遗传病和染色体病。单基因遗传病是指单个基因变异引起的遗传病，符合孟德尔遗传方式，因此也称为孟德尔遗传病。一种单基因遗传病可有多个相关致病基因，但只要单个基因突变就足以发病；此外，单基因遗传病往往存在临床异质性，而同一类单基因病也可能存在基因及基因突变谱的异质性。根据人类基因组计划网站公布的数据，每年新发现 10～50 种单基因遗传病，目前已发现 7000 多种。常见的单基因遗传病主要有肌营养不良（muscular dystrophy，MD）、脊髓性肌萎缩（spinal muscular atrophy，SMA）、地中海贫血（thalassemia）、共济失调（ataxia）等。单基因疾病的主要突变类型包括点突变、插入、缺失、倒位等，其实验室诊断技术的选择依赖特定疾病的特征性突变类型。

第一节　遗传性血液病的分子生物检验技术与策略

一、地中海贫血症

案例 12-1

　　患者，女，22 岁。

　　主诉：从小面色偏苍白，长期体质差、虚弱，疑似贫血状态。

　　现病史：患者因"面色苍白、贫血 10 余年"于我院就诊。患者及家人从小居住并成长于四川地区，祖籍广东佛山。患者自述父亲有类似情况，但表现较轻，不影响正常工作和学习。但患者本人基本不参加体育运动，跑步和爬山觉得气喘心累。

　　既往史：一般情况良好，否认肝炎、结核或其他传染病病史，疫苗接种史不详，无过敏史，无外伤史，无手术史，无输血史，无特殊病史。

　　体格检查：神志清醒，表情自如，慢性病容，发育正常，营养欠缺，自主体位，步态正常，查体合作，全身皮肤未见皮疹，无皮下出血，全身浅表淋巴结未扪及肿大。

　　实验室检查：血红蛋白（Hb）：95g/L，红细胞平均体积（MCV）：63.7fL，血红蛋白电泳显示，血红蛋白 F（HbF）：2.1%，血红蛋白 A_2（HbA_2）：5.3%，血红蛋白 A（HbA）：92.6%，血清中维生素 B_{12}：354pg/mL，叶酸：11.67mg/mL，血清铁蛋白：1071ng/mL，对患者进行 β-地中海贫血常 17 种基因突变类型的检测时发现该患者同时携带 IVS1-1M 和 β-EM 突变。

　　家族史：父、母亲均健在，既往体健无大病。

问题：

1. 根据患者的主诉、现病史及实验室检查等高度怀疑地中海贫血症。地中海贫血症的定义及特点是什么？

2. 地中海贫血症的实验室分析策略和实验室检测方法包括哪些？

3. 怎样分析地中海贫血症的基因检测结果？

案例 12-1

楔子 1：

1. 该患者主诉、现病史及实验室检查等高度疑似遗传性贫血中的地中海贫血症的临床表现，地中海贫血症的定义及特点是什么？

（一）疾病介绍

地中海贫血（thalassemia）为常染色体隐性遗传病。组成珠蛋白的肽链有 4 种，即 α、β、γ、δ 链，分别由其相应的基因编码。当这些基因出现缺失或突变等变异时可造成相应肽链的合成障碍，致使血红蛋白的组分改变，因此通常将地中海贫血分为 α、β、δβ 和 δ 等 4 种类型。其中以 α 和 β 地中海贫血最为常见。

人类 α 珠蛋白基因（HBA）簇位于 16 号染色体，每条染色体各有 2 个 α 珠蛋白基因（HBA1、HBA2；OMIM[①]：141800、141850），一对染色体共有 4 个 α 珠蛋白基因。α 地中海贫血（简称 α 地贫；OMIM：604131）主要由 α 珠蛋白基因的缺失所致，少数由基因点突变或其他突变造成。若一条染色体上的一个 α 基因缺失或缺陷，则 α 链的合成部分受抑制，称为 α^+；若一条染色体上的 2 个 α 基因均缺失或缺陷，称为 α^0。

人类 β 珠蛋白基因（HBB；OMIM：141900）位于 11 号染色体，每条染色体有 1 个 HBB，长度约 1.6kb，包含三个外显子及 5′、3′ 非翻译区，HBB 由相邻的 5′ 启动子调控。β 地中海贫血（简称 β 地贫；OMIM：613985）的致病突变主要为 HBB 基因内的点突变，迄今已发现的突变点近 300 种，国内已发现 34 种，其中最常见的突变有 6 种，约占中国人群 β 地中海贫血致病突变的 90%：① CD41/42（-TCTT）；② IVS-Ⅱ-654（C → T）；③ CD17（A → T）；④ –28（A → G）；⑤ CD71/72（+A）；⑥ βE（GAG → AAG），即 HbE。不同的突变类型导致的 β 珠蛋白链缺陷程度不同，若突变导致该等位基因完全无法编码产生 β 珠蛋白链，则称为 β^0；若突变仅导致该等位基因编码产生的 β 珠蛋白链一定程度减少，则称为 β^+。

案例 12-1

楔子 2：

2. 临床中需要分子生物学检验技术的支撑来达到地中海贫血症快速、准确地确诊的目的。地中海贫血症的分子生物学分析策略和检验方法包括哪些？

（二）实验室分析路径

实验室分析路径见图 12-1。

（三）实验室检测方法

1. 基因检测方案

（1）跨越断裂点 PCR（Gap-PCR）：是目前针对 α 地贫最常见缺失突变的主要检测方法之一，临床常用的检测方案可检出等位基因中 3.7kb 缺失（$-\alpha^{3.7}$）、4.2kb 缺失（$-\alpha^{4.2}$）、27.6kb 缺失（$-\alpha^{27.6}$）及 α^0 东南亚型（--SEA）等已知明确大片段缺失变异，α 地贫患者中约 85% 的致病突变可通过此

---

① OMIM：人类在线孟德尔遗传编号（Online Mendelian Inheritance in Man）

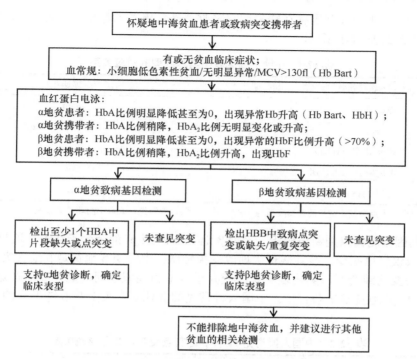

图 12-1　地中海贫血的实验室分析路径图

方法检出。

（2）反向斑点杂交方法：反向点杂交技术是目前 β 地贫的基因检测首选方法，通过设计针对已知突变位点的寡核苷酸探针，可检出 17 个国内常见的点突变位点。同时，基于反向斑点杂交方法也可以检测 α 地贫常见点突变（α^{cs}，α^{ws}，α^{QS}）。

（3）序列分析：是对单个基因的序列分析，常用于 β 地贫的致病突变检测，也可用于常规方法未检出致病突变的 α 地贫。须注意由序列分析检出的突变可能是意义不明确的良性突变，也可能是致病突变，后者常包括一些较短的基因内缺失/插入突变及一些错义、无义及剪接位点突变，但通常不能检出外显子或全基因的缺失/重复。

（4）多重连接探针扩增技术（multiplex ligation-dependent probe amplification，MLPA）：应用 MLPA 技术可同时检测 HBA 的缺失、重复和 constant spring（α^{cs}）等突变以及 HBB 可能存在的缺失，可用于检测罕见的地中海贫血致病突变。

2. 血常规检测方案　地中海贫血基本表现为小细胞低色素性贫血，血常规中 Hb 和 MCV/MCH/MCHC 是地中海贫血实验室常规检测，可反映患者是否存在贫血及贫血的类型。

3. 血红蛋白电泳检测方案　根据各种血红蛋白（Hb）的等电点不同的特点，经电泳后各 Hb 的位置不同，可检测出 Hb 的类型及相对含量（%），辅助地中海贫血的诊断及类型判断。

案例 12-1

楔子 3：熟练地掌握地中海贫血症的各基因亚型特点及相关检测结果的判读，能够帮助临床医师快速发现地中海贫血症并进行及时治疗。

3. 怎样分析地中海贫血症的基因检测结果？

（四）结果判断与分析

1. α 地贫基因检测结果判断与分析　人类 α 珠蛋白基因簇位于 16 号染色体，一对染色体共有 4 个 α 珠蛋白基因；当 4 个 α 基因同时缺失或缺陷时，提示患者罹患 Hb Bart 胎儿水肿综合征；当 3 个 α 基因存在缺失或缺陷时，提示患者罹患 Hb H 病；当 2 个 α 基因存在缺失或缺陷时，提示患

者为轻型 α 地贫；当 1 个 α 基因存在缺失或缺陷时，提示患者为静止型 α 地贫。α 基因突变类型与临床表型的关系如表 12-1 所示。

表 12-1　α 地贫临床表型与基因型的对应关系

临床表型	基因型
静止型	-α/αα
轻型	-α/-α、--/αα
缺失型（Hb H 病）	--/-α
非缺失型（Hb H 病）	--/α^{T}α
重型（Hb Bart）	--/--

注：α^T 为 α 珠蛋白基因点突变，常见的突变类型为（α^{CS}，α^{WS}，α^{QS}），亚洲地区人群中的非缺失型 Hb H 病中以 α^{CS} 为最常见。

2. β 地贫基因检测结果判断与分析　轻型 β 地贫是 β^0 或 β$^+$ 的杂合子状态，这类突变情况下 β 珠蛋白链的合成仅轻度减少，故其病理生理改变极轻微；中间型 β 地贫是 β 地贫突变的复合杂合或某些 β 地贫突变的纯合子，其病理生理改变介于重型和轻型之间；重型 β 地贫是 β^0 或 β$^+$ 地贫的纯合子或 β^0 与 β$^+$ 地贫双重杂合子。中国人群常见的 β 地贫点突变与 β 链形成的关系如表 12-2 所示。

表 12-2　中国人群常见 17 种 β 地贫点突变与 β 链形成关系

突变位点名称	检测突变类型	表型
CD41/42	-TTCT	β^0
IVS-Ⅱ-654	C → T	β^0
CD17	AAG → TAG	β^0
−28	A → G	β$^+$
−29	A → G	β$^+$
IVS-Ⅰ-1	G?? → T	β^0
IVS-Ⅰ-5	G → C	β$^+$
CD71/72	+A	β^0
CD14/15	+G	β^0
CD27/28	+C	β^0
CD43	GAG → TAG	β^0
CD31	-C	β^0
βE	GAG → AAG	β$^+$
初始密码子	ATG → AGG	β$^+$
5′UTR;+40-43	-AAAC	β$^+$
−32	C → A	β$^+$
−30	T → C	β$^+$

注：β^0：β 链血红蛋白合成功能完全缺失；β$^+$：β 链血红蛋白合成功能受损或部分缺失。

3. 血常规检测结果判断与分析　在地中海贫血基因携带者的血常规检测中，平均红细胞体积（MCV）常见明显下降，呈现典型小红细胞形态，镜下可见红细胞大小不均，红细胞体积分布宽度增加等特点。血常规结果中平均红细胞体积（MCV）和血红蛋白（Hb）与地中海贫血的关系如表 12-3 所示。

表 12-3 平均红细胞体积（MCV）和血红蛋白（Hb）与地中海贫血的关系

| 血常规 | 正常 | | α 地贫患者 | | α 地贫携带者 | | β 地贫患者 | β 地贫携带者 |
	男性	女性	--/--	--/-α	(--/αα 或 -α/-α)	-α/αα		
MCV（fl）	89.1±5.01	87.6±5.5	136±5.1	儿童：56±5 成人：61±4	71.6±4.1	81.2±6.9	50～70	<79
Hb（g/dL）	15.9±1.0	14.0±0.9	3～8	男性：10.9±1.0 女性：9.5±0.8	男性：13.9±1.7 女性：12.0±1.0	男性：14.3±1.4 女性：12.6±1.2	<7	男性：11.5～15.3 女性：9.1～14

4. 血红蛋白电泳结果判断 正常人的血红蛋白从负极向正极泳速最快为 HbA（$\alpha_2\beta_2$），约占 95%；HbA 后有一较浅区带为 HbA$_2$（$\alpha_2\delta_2$），占 2%～3%，HbF（$\alpha_2\gamma_2$）与 HbA 等电点接近，通常与 HbA 分不开，正常人中应 <1%。但如果含量较大，与正常成人 Hb 比较亦能分辨。正常成年人的 Hb 中不含血红蛋白巴特 [Hb Bart（γ_4）]、Hb H（β_4）、血红蛋白波伦 [Hb Poland（$\zeta_2\gamma_2$）] 等异常 Hb。主要与地中海贫血相关的几种血红蛋白电泳结果与不同亚型间的关系如表 12-4 所示。

表 12-4 血红蛋白电泳结果与地中海贫血不同亚型关系

| 血红蛋白电泳 | 正常 | α 地贫患者 | | α 地贫携带者 | | β 地贫患者 | | β 地贫携带者 |
		--/--	--/-α	(--/αα 或 -α/-α)	-α/αα	β⁰ 纯合子	β⁺ 纯合子或 β⁺/β⁰ 复合杂合	
HbA	96%～98%	0	60%～90%	96%～98%	>96%	0	10%～30%	92%～95%
HbF	<1%	0	<1.0%	<1.0%	<1.0%	95%～98%	70%～90%	0.5%～4%
HbA$_2$	2%～3%	0	<2.0%	1.5%～3.0%	2%～3%	2%～5%	2%～5%	>3.5%
Hb Bart	0%	85%～90%	2%～5%	—	—	—	—	—
Hb Poland	0%	10%～15%	0%	—	—	—	—	—
Hb H	0%	0%	0.8%～40%	—	—	—	—	—

（五）案例分析

案例 12-1 中，患者为 β 地中海贫血突变基因携带者，且患者血清中维生素 B$_{12}$ 和叶酸浓度检测无异常，可以排除患者恶性营养性贫血可能；血清铁蛋白浓度明显升高，排除患者缺铁性贫血可能；因此，该患者最可能的临床诊断为 β 地中海贫血突变基因携带者（图 12-2）。

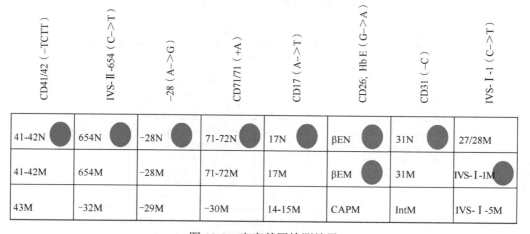

图 12-2 突变基因检测结果

二、血 友 病

（一）疾病介绍

血友病是一类由基因突变导致凝血因子活性缺乏的疾病，包括甲型血友病（血友病 A；OMIM：306700）和乙型血友病（血友病 B；OMIM：306900），都为 X 连锁隐性遗传病。世界范围内，血友病的出生患病率估计为 1/10 000，但各国的报道差异很大，根据我国 24 个省市的流行病学调查结果显示血友病患病率为 2.73/100 000。血友病的临床特征表现为主要关节积血、新生儿头部血肿或颅内出血、手术或外伤后长时间或延迟出血或伤口愈合不良、不明原因的胃肠道出血或血尿以及月经过多（尤指初潮开始时）等，同时实验室检查显示血小板计数及凝血酶原时间（PT）正常、活化部分凝血活酶时间（APTT）延长。

甲型血友病也称经典血友病，其诊断依据凝血因子检测，患者存在低凝血因子Ⅷ（FⅧ）活性（<40%）及正常的 vWF 因子水平，根据 FⅧ凝血活性水平可分为重度、中度及轻度甲型血友病；严重的甲型血友病通常在新生儿期或出生后一年内即可诊断，未经治疗的幼儿中轻微口腔损伤导致出血及头部轻微肿块是其最常见临床表现。对甲型血友病而言，致病基因 F8（OMIM：300841）长为 186kb，包含 26 个外显子，内含子 22 及内含子 1 的基因倒位常存在于严重的临床表型中，内含子 22 的倒位约占严重甲型血友病中 F8 致病突变的 45%，该致病突变可能导致 FⅧ的分泌受损或循环中 FⅧ不稳定导致其凝血活性及抗原水平降低。乙型血友病的诊断是建立在男性先证者凝血因子Ⅸ（FⅨ）凝血活性<40%，同样根据 FⅨ凝血活性水平分为重度、中度、轻度；从临床症状上很难将乙型血友病与甲型血友病之间进行区分，在严重的乙型血友病中，自发性关节出血是最常见的症状。乙型血友病的致病突变存在于 F9（OMIM：300746）基因中，多数重型血友病是由于 F9 基因内大片段缺失、无义突变和移码变异引起。

（二）实验室分析路径

实验室分析路径见图 12-3。

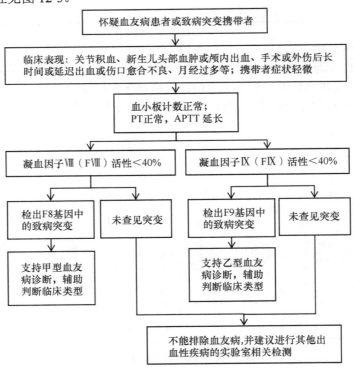

图 12-3　血友病的实验室分析路径图

（三）实验室检测方法

1. 基因检测方案

（1）单基因检测：甲型血友病，单基因分析首先考虑检测 F8 中内含子 22 及内含子 1 的倒位，如未检出则可对 F8 进行序列分析或基因靶向的缺失/重复分析以检出其他致病突变；对乙型血友病，单基因分析首先考虑针对 F9 的序列分析，若未发现致病突变，则可通过 MLPA 技术进行 F9 基因靶向的缺失/重复分析。

（2）基于二代测序技术的多基因 panel 检测：推荐的多基因 panel 应包含 F8、F9 基因及其他可能作为鉴别诊断疾病的相关致病基因，其检测方法可包含序列分析、缺失/重复分析和（或）其他非序列分析的检测方法。应注意到，多基因 panel 中基因的选择及不同检测方法的敏感性因实验室而异，并可能随时间的推移而发生变化，医师应根据需要来确定可用最合理成本检出致病突变的多基因 panel。

（3）外显子组测序等更全面的基因组检测：针对临床表现不典型、难以与其他疾病鉴别的情况，可以考虑进行更全面的基因组检测，包括外显子组测序和基因组测序。外显子组测序旨在识别和分析基因组中所有蛋白编码核基因的序列，大约 95% 的外显子可以用目前可用的技术进行测序；基因组测序可识别和分析人类基因组所有编码和非编码的细胞核和线粒体 DNA 序列，但线粒体测序通常作为单独的实验室检测。全面的基因组检测可能提供以前未考虑过的诊断（如存在于另一基因上的致病突变或能导致类似临床症状的其他基因突变）。

2. 血常规及凝血常规检查
血友病临床诊断需至少检测血小板计数、PT 及 APTT。

3. 凝血因子活性测定
凝血因子 FⅧ、FⅨ的凝血活性测定是血友病临床诊断及确定其严重程度所必需的。

（四）结果判断与分析

1. 甲型血友病结果判断
甲型血友病血常规检查显示血小板计数正常，凝血常规显示 PT 正常，APTT 延长。所有甲型血友病患者其 FⅧ凝血活性均低于 40%，根据具体的凝血活性水平可对严重程度进行分类，见表 12-5。

表 12-5　血友病患者凝血因子活性水平与临床严重程度的关系

临床严重程度	凝血因子活性（%）
重型甲型/乙型血友病	FⅧ：C/FⅨ：C：<1%
中型甲型/乙型血友病	FⅧ：C/FⅨ：C：1%～5%
轻型甲型/乙型血友病	FⅧ：C/FⅨ：C：6%～40%

F8 内含子 22 与内含子 1 倒位常常表现在严重的甲型血友病患者、有严重甲型血友病家族史的女性或家族特异性致病突变未知的具有血友病家族史的女性，在重型甲型血友病致病突变中占比可达 48%。其他可导致严重甲型血友病的基因突变还包括内含子 1 中一段 1kb 序列与 F8 基因 5' 端的一段反向重复序列之间的倒位、导致新的终止密码子的单核苷酸变异、剪接位点变异等；F8 单基因序列分析对中型及轻型甲型血友病较有意义，可检出其中 76%～99% 的致病突变；极少数致病突变可通过 F8 基因内缺失/重复分析检出。

2. 乙型血友病结果判断
乙型血友病血常规检查显示血小板计数正常，凝血常规显示重型和中型乙型血友病中 PT 正常，APTT 延长，轻型乙型血友病中 APTT 正常或轻度延长。所有乙型血友病患者其 FⅨ凝血活性均低于 40%，根据具体的凝血活性水平可对严重程度进行分类。

针对 F9 的单基因序列分析可检出血友病患者 F9 中 97%～100% 的致病突变，其中大片段缺失、无义突变和多数移码突变都会导致重型乙型血友病。与甲型血友病不同，重型乙型血友病通常由一种错义突变引起，其中相当一部分与正常的交叉反应物质（FⅨ抗原）水平有关。

第二节 遗传性肌病的分子生物检验技术与策略

一、肌营养不良

（一）疾病介绍

肌营养不良是一系列 X 连锁的遗传性肌肉疾病，包括迪谢内肌营养不良（Duchenne muscular dystrophy，DMD；OMIM：310200）、贝氏肌营养不良（Becker muscular dystrophy，BMD；OMIM：300376）和 DMD 相关的扩张型心肌病（DMD-associated dilated cardiomyopathy，DCM；OMIM：302045），症状从轻微到严重不等。肌营养不良以进行性加重的、对称的肌肉无力和萎缩为主要临床表现，以近端症状明显。由于基因缺陷的不同，临床症状出现的时期也会有所差异，可以早至胎儿期，也可以在成年后。肌营养不良的病程一般是进行性加重的，但疾病进展的速度快慢不一。临床上以 DMD 及 BMD 最常见，二者均由 DMD 基因（编码抗肌萎缩蛋白 dystrophin；OMIM：300377）发生突变引起，该基因位于 X 染色体短臂，约 2.3Mb 大小，含 79 个外显子，是目前已知最长的单个基因，疾病的主要突变类型为 DMD 基因外显子的连续缺失和（或）重复，可见于 65%～80% 的先证者。相比较而言，DMD 症状常出现在 5 岁之前，且患者在 13 岁之前需依赖轮椅，而 BMD 的症状较轻且出现较晚，患者可能会有较长的生命期。肌营养不良典型的临床症状是从平卧位站立时，患者需先翻身呈俯卧位，抬头后以双手支撑双足背、膝部等顺次攀附，方可直立，即高尔（Gower）征阳性。目前肌营养不良的全球患病率尚无流行病学数据，部分地区如加拿大、挪威等地报道的新生男婴中 DMD 患病率分别为 1/4700 及 1/3917。

（二）实验室分析路径

实验室分析路径见图 12-4。

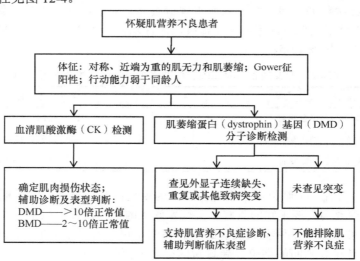

图 12-4　肌营养不良的实验室分析路径图

（三）实验室检测方法

1. 分子遗传学检测　DMD 基因致病突变的检出可确诊为肌营养不良，且外显子缺失/重复的类型即可较准确地区分 DMD 和 BMD 表型，对肌营养不良的诊断及表型判断有重要价值。

（1）单基因分析：怀疑 DMD 的患者应首先进行针对 DMD 基因的单基因分析，MLPA 技术可用于检出占致病突变绝大多数的外显子缺失和（或）重复突变。MLPA 典型的实验过程包括探针杂交、连接酶连接相邻探针、通用引物 PCR 扩增、毛细管电泳（片段分析）。一次 MLPA 反应中可检出 40～50 个目标片段的剂量变化（重复或缺失等）。通过不同的探针设计，两次 MLPA 反应即可检出全部 79 个 DMD 基因外显子可能发生的缺失和（或）重复；同时，MLPA 也可以检出部分位于探针结合区的点突变等（点突变的证实需辅以测序分析）。相对于传统基因检测技术，MLPA 最大的优势在于可以发现目标片段的缺失/重复。如 MLPA 未检出致病突变或结果显示为单个外显子的缺失，则需通过 DMD 单基因序列分析进行确认。

（2）多基因 panel 分析：更加适合临床表现较轻微如具有 BMD 表型的男性和大多数临床表现不足以支持将 DMD 单基因检测作为初始检测的女性。推荐的多基因 panel 应包含 DMD 基因及其他可能作为鉴别诊断疾病的相关致病基因，其检测方法可包含序列分析、缺失/重复分析和（或）其他非序列分析的检测方法。应注意到，多基因 panel 中基因的选择及不同检测方法的敏感性因实验室而异，并可能随时间的推移而发生变化，医师应根据需要来确定可用最合理成本检出致病突变的多基因 panel。

（3）外显子组测序等更全面的基因组检测：如有条件，特别是在临床表现不典型的情况下，可以考虑进行更全面的基因组检测，包括外显子组测序和基因组测序。外显子组测序旨在识别和分析基因组中所有蛋白编码核基因的序列，大约 95% 的外显子可以用目前可用的技术进行测序；基因组测序可识别和分析人类基因组所有编码和非编码的细胞核和线粒体 DNA 序列，但线粒体测序通常作为单独的实验室检测。全面的基因组检测可能提供以前未考虑过的诊断（如存在于另一基因上的致病突变或能导致类似临床症状的其他基因突变）。

（4）多重 PCR 技术和琼脂糖电泳技术：在 MLPA 技术发明以前，DMD/BMD 的诊断依赖于多重 PCR 技术和琼脂糖电泳，经典的方法可检出常见的 18 个外显子的缺失，然而该方法只能发现目标片段的纯合缺失，而无法检测出外显子重复或杂合性缺失，目前该方法在临床上已基本被其他检测方法替代。

2. 肌酸激酶（creatine kinase，CK）检测　CK 分子为二聚体，由 M 和 B 两个亚基构成，可组成 CK-MM，CK-MB，CK-BB 三种同工酶。骨骼肌中几乎都是 CK-MM；平滑肌中 CK-BB 含量相对较高，脑中 CK-BB 含量明显高于其他组织；心肌是唯一含 CK-MB 较多的器官。CK 的测定方法有比色法、紫外分光光度法和荧光法等。由于以磷酸肌酸为底物的逆向反应速度为正向反应速度的 6 倍，所以采用逆向反应进行测定较为普及。如肌酸显色法和酶偶联法，其中后者最常用，为国内外测定 CK 的参考方法。出现肌营养不良表型的个体往往有较高的 CK 水平，也是肌营养不良确诊的依据之一。

（四）结果判断与分析

1. 分子遗传学检测　通过 MLPA 方法检出 DMD 基因外显子的连续缺失和（或）重复可确认为突变阳性结果，杂合性缺失和（或）重复提示患者为 DMD/BMD 致病基因携带者；单个外显子的缺失和重复以及点突变（尤其是无义突变）需经其他方法判断及证实。多基因 panel 及外显子组测序等可进一步检出存在于 DMD 基因上的点突变及可能存在于其他基因上的致病突变，并能辅助鉴别临床表现不典型的患者。不同检测方法检出致病突变的情况如表 12-6 所示。

表 12-6　分子遗传学方法对先证者 DMD 基因致病突变的检出情况

检测基因	检测方法	在先证者中检出致病突变的比例
DMD	序列分析	20%～35%
	靶向基因的缺失/重复分析	65%～80%

2. CK 检测　CK 极度升高（＞3000U/L）主要见于全身疾病，特别是肌肉疾病，此时 CK 测定有助于肌萎缩病因的鉴别。肌营养不良患者中，表型为 DMD/BMD 的男性患者血清 CK 水平均显著升高，在 DMD 中可高达正常水平的 10 倍以上，而在 BMD 中可达 5 倍以上；表型为 DMD/BMD 的女性致病基因携带者中血清 CK 水平升高者不足 50%，往往为正常水平的 2～10 倍。此外，病毒、细菌、寄生虫感染引起的肌肉感染性疾病（如心肌炎、皮肌炎等），都能引起 CK 升高，因

此 CK 不能作为 DMD/BMD 诊断的特异性指标。

二、脊髓性肌萎缩

（一）疾病介绍

脊髓性肌萎缩（spinal muscular atrophy，SMA）是一组发病年龄可从出生前到青春期或成年早期的肌张力减弱的疾病，为常染色体隐性遗传病，其特征是由于脊髓前角细胞及脑干核团的逐渐变性、丢失而导致的肌肉无力和骨骼肌萎缩，这种肌肉无力呈对称性、进行性，且近端更加严重。SMA 根据发病的不同生命期和症状轻重可分为 5 种表型，其中 SMA 0 型（先天性 SMA）于分娩前发现严重的关节挛缩，双侧面瘫以及呼吸衰竭，存活不超过半年；SMA Ⅰ型［严重 SMA，韦德尼希-霍夫曼（Werdnig-Hoffmann）病，OMIM：253300］于出生后至 6 个月内发病，表现为轻微的关节挛缩，肌张力过低，运动能力发育延缓，寿命常小于 2 岁；SMA Ⅱ型［中度 SMA，杜博维兹（Dubowitz）综合征，OMIM：253550］发病于出生后 6～18 个月，同样表现为肌张力过低，运动能力发育延缓，但可独坐，多数能存活到 25 岁；SMA Ⅲ型［幼年 SMA，库格尔贝格-韦兰德（Kugelberg-Welander）病，OMIM：253400］发病于 18 个月后的童年期，较为轻微的肌无力与运动功能障碍，且进展缓慢，可独立行动，一般不影响生存期；SMA Ⅳ型（OMIM:271150）于成年后发病，症状极为轻微，不影响生存期。

目前研究显示，SMA 总体的发病率约为 7.5/100 000（活产婴儿）。95% 以上的 SMA 是由于 5 号染色体上神经元生存基因 1（survival of motor neuron 1，SMN1；OMIM：600354）的 7 号外显子纯合缺失等引起，SMN1 包含 9 个外显子，编码产生全长的下运动神经元发挥功能所必需的存活运动神经元蛋白，几乎所有 SMA 患者中均可检出 SMN1 内的致病突变，但其突变类型与疾病严重程度之间不存在相关性；神经元生存基因 2（survival of motor neuron 2，SMN2；OMIM：601627）与 SMN1 具有 99% 以上的同源性，仅 8 个核苷酸不同，其编码产生的存活运动神经元蛋白不稳定，在 SMA 中不能完全补偿 SMN1 缺失所导致的蛋白减少，但 SMN2 存在 3 个及以上拷贝数时往往导致较轻微的临床表型（如 SMA Ⅱ型、SMA Ⅲ型）。

（二）实验室分析路径

实验室分析路径见图 12-5。

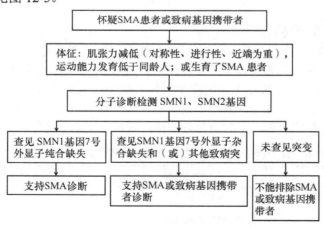

图 12-5　脊髓性肌萎缩（SMA）的实验室分析路径图

（三）实验室检测方法

1. SMN 基因外显子缺失/重复检测　所有 SMN1 基因存在致病突变的 SMA 患者中，95%～98% 可通过针对 SMN1 基因的缺失/重复检测检出。

（1）MLPA 检测技术：可同时检测 SMN1 和 SMN2 基因 7 号外显子及其他外显子的拷贝数变化。

（2）PCR 技术：只能检出纯合缺失，由于存在同源度极高的非特异片段（SMN2 基因 7 号外显子与 SMN1 基因 7 号外显子仅有 1 个碱基的差别），有可能产生假阴性结果。

2. 序列分析　约 2%～5% 的 SMA 患者存在 SMN1 基因致病突变的 SMA 患者呈现出复合杂合状态，即 SMN1 基因剂量检测显示其 7 号外显子为杂合缺失，此时另一等位基因上的基因内致病突变需通过序列分析检出。

第三节　遗传性运动障碍的分子生物检验技术与策略

案例 12-2

患者，女，67 岁。

主诉：走态不稳 20 年，双下肢酸胀 7 余年，加重半年。

现病史：

1. 入院前约 5 年，患者无明显诱因出现双下肢无力、步态不稳，在行走过程中出现双下肢无力、走态不稳、走路摇摆，跌倒在地，双膝或双臀着地，倒地后能够自行起身继续行走，不伴有视物旋转、视物成双、双眼黑矇、恶心呕吐、心难不适，发作间期无其余不适，日常生活及田间劳作均不受影响。

2. 1 年前患者自觉双下肢无力、步态不稳症状加重，症状呈持续性，弯腰易跌倒，但行走仍可自行完成。

3. 2019 年春节后家属发现患者声音嘶哑，讲话费力，家属难以听清，行走需要依靠拐杖，下蹲后起身困难，伴饮水呛咳，不伴吞咽困难，无呕吐，无二便障碍，无视力下降及视物成双，无听力下降，无畏寒发热，无胸闷气促，无腹胀腹泻。

家族史：患者母亲、舅舅、祖父的弟弟及表舅均有不同程度"双下肢无力、步态不稳症状"，均未明确病因。

诊疗史：2019 年 8 月在某医院就诊，行头颅 MRI（图 12-6）检查提示"小脑萎缩"。

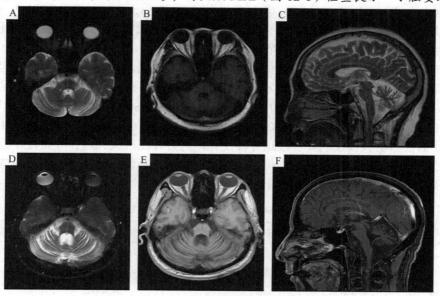

图 12-6　头颅 MRI 图

神经专科检查：双眼上视不能，轻度眼震颤；四肢腱反射减弱；站立不稳，不能行走，双侧指鼻试验阳性，查多克（Chaddock）征、双侧巴宾斯基（Babinski）征阳性，快速轮替试验差，脑膜刺激征阴性。

影像学检查提示：小脑萎缩，延髓萎缩，脑桥"十字征"，脑白质脱髓鞘变；疾病定位：小脑。

问题：

1. 临床初步诊断为遗传性共济失调，该疾病的定位和定性是什么？

2. 如何通过实验室诊断明确患者的病因？

3. 如何解读本案例的基因检测结果？

案例 12-2

楔子 1：Babinski 征阳性，Chaddock 征阳性：提示患者的疾病病变部位为高级神经中枢；患者家族史分析发现，患者血缘亲属发病情况，符合常染色体显性遗传疾病发病特点。

1. 遗传性共济失调的定位和定性是什么？

一、遗传性共济失调

（一）疾病介绍

遗传性共济失调（hereditary ataxia）是一组以步态缓慢进行性不协调为特征的遗传病，患者主要表现为姿势和步态改变；上肢和手共济失调最重，不能完成协调精细动作，表现协同不能，还可伴有肌张力减低、眼球运动障碍及言语障碍等。大多数为成年起病，病程进展的后期，影像学检查可见进行性小脑萎缩。

遗传性共济失调患者存在各种不同的亚型，遗传机制也千差万别。根据遗传方式和致病突变存在的基因（或染色体位点）不同，遗传性共济失调可大致分为如下类型：①常染色体显性小脑性共济失调（autosomal dominant cerebellar ataxia，ADCA）；②情景性共济失调（episodic ataxia，EA）；③常染色体隐性遗传性共济失调（autosomal recessive hereditary ataxia）；④ X 连锁遗传性共济失调（X-linked hereditary ataxia）；⑤痉挛性共济失调（spastic ataxia，SPAX）；⑥线粒体病所致共济失调。而一般称呼的"共济失调"，多特指脊髓小脑性共济失调（spinocerebellar ataxia，SCA），本节主要阐述 SCA 的实验室分析。

SCA 是一个历史术语，现指常染色体显性遗传性共济失调，其最主要的致病基因突变类型是特定基因外显子中三核苷酸重复序列的异常扩展，这类突变引起的疾病常常表现出常染色体延迟显性遗传，其发病率估计为（1～5）/100 000。在 SCA 中，以 SCA3（OMIM：109150）最为常见，其次为 SCA1、2、6、7（OMIM：164400、183090、183086、164500）。这一类患者往往在临床表现出典型的小脑性共济失调症状和神经退行性变化，同时存在较大的遗传异质性。因而针对这类疾病的分子诊断结果，更多的是进行支持性诊断和鉴别，但不能进行排除诊断。一些临床常见的 SCA 类型的致病基因及主要临床特征如下表 12-7 所示。

表 12-7　常见 SCA 类型的分子遗传学及临床特征

SCA 类型	基因/位点	用于区分的临床特征	其他
SCA1	ATXN1	·锥体束征 ·周围神经病变	偶尔出现认知能力下降
SCA2	ATXN2	·眼球震颤及眼跳速度降低 ·减弱的肌肉伸展反射（DTRs） ·周围神经病变 ·智力障碍	在大量古巴人群中发现

续表

SCA 类型	基因/位点	用于区分的临床特征	其他
SCA3	ATXN3	·锥体束征及锥体外系征 ·眼睑收缩、眼球震颤、眼跳速度下降 ·肢体肌肉萎缩及感觉丧失	在葡萄牙人群中发现；又称马查多-约瑟夫（Machado-Joseph）病；寿命缩短
SCA6	CACNA1A	·有时表现为情境性共济失调 ·病程进展缓慢	通常成年后发病；不影响寿命
SCA7	ATXN7	·视力下降伴视网膜病变	通常进展迅速；寿命缩短
SCA8	ATXN8	·病程进展缓慢 ·有时肌肉伸展反射（DTRs）活跃，摆动感减少 ·极少数出现认知障碍	
SCA12	PPP2R2B	·共济失调进展缓慢 ·30 岁后发生动作性震颤 ·反射亢进 ·认知/精神障碍（包括痴呆）	
SCA17	TBP	·神经衰弱 ·舞蹈病偶发，肌张力障碍，肌阵挛，癫痫	
DRPLA	ATN1	·舞蹈病 ·癫痫发作 ·痴呆 ·肌阵挛	极似亨廷顿病；在日本更常见

案例 12-2

　　楔子 2：当临床医师怀疑患者可能患有遗传性共济失调时，可以通过一些特异性的实验室检测手段来辅助诊断。

　　2. 如何通过实验室诊断明确患者的病因？

（二）实验室分析路径

　　实验室分析路径见图 12-7。

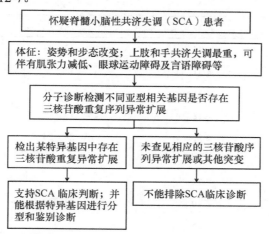

图 12-7　脊髓小脑性共济失调（SCA）的实验室分析路径图

（三）实验室检测方法

1. 致病基因的三核苷酸重复次数检测

（1）荧光标记引物的普通 PCR 辅以毛细管电泳：毛细管电泳技术可以精确到 1bp，因此可准确检测片段长度，以判断相应三核苷酸序列的重复次数。

（2）普通PCR+长距离PCR：该技术可以检测超过100次的异常扩展。目前的毛细管电泳设备尚不能进行大于1000bp的电泳，因此长距离PCR的产物往往不能准确获得其长度，因而一般不做首选。

2. 序列分析

（1）多基因panel分析：更加适合有临床表现但相应基因三核苷酸重复次数在正常范围、可能存在新发现的其他致病突变的个体，以及辅助临床表现不典型的患者的鉴别诊断。推荐的多基因panel应包含临床常见的多种SCA致病基因及其他可能作为鉴别诊断疾病的相关致病基因，其检测方法可包含序列分析、缺失/重复分析和（或）其他非序列分析的检测方法。应注意到，多基因panel中基因的选择及不同检测方法的敏感性因实验室而异，并可能随时间的推移而发生变化，医师应根据需要来确定可用最合理成本检出致病突变的多基因panel。

（2）外显子组测序等更全面的基因组检测：针对临床表现不典型、难以与其他疾病鉴别的情况，可以考虑进行更全面的基因组检测，包括外显子组测序和基因组测序。外显子组测序旨在识别和分析基因组中所有蛋白编码核基因的序列，大约95%的外显子可以用目前可用的技术进行测序；基因组测序可识别和分析人类基因组所有编码和非编码的细胞核和线粒体DNA序列，但线粒体测序通常作为单独的实验室检测。全面的基因组检测可能提供以前未考虑过的诊断（如存在于另一基因上的致病突变或能导致类似临床症状的其他基因突变）。

案例 12-2

楔子3：遗传性共济失调中存在相关基因的重复序列，临床中可以通过检测该重复序列来达到诊断的目的，因此突变基因的检测对于该疾病的发现与诊断尤为重要。

3. 如何解读本案例的基因检测结果？

（四）结果判断与分析

接近100%的SCA患者可通过检测相关基因三核苷酸重复序列的重复次数检出致病突变，不同SCA类型相关基因的序列重复次数与疾病发生的关系如表12-8所示。

表12-8　脊髓小脑性共济失调亚型基因三核苷酸序列重复次数与疾病发生的关系

疾病	重复次数		
	正常	临界	致病
SCA1	≤34	35～43	≥44
SCA2	≤31	32	≥33
SCA3	≤31	32～51	≥52
SCA6	≤18	19	≥20
SCA7	≤27	28～33	≥34
SCA8	≤50	—	—
SCA12	≤32		≥51
SCA17	≤40	41～48	≥49
DRPLA	≤35		≥48

注：1. 与SCA8表型相关的扩增涉及两个重叠的基因ATXN8OS和ATXN8，故其重复次数指$(CTA)_n(CTG)_n$复合重复次数，大于50次的复合重复次数是否致病尚不明确，多数患者中复合重复次数在80～250范围内；2. SCA17中唯一已知的致病突变为TBP中异常的CAG/CAA重复扩展，故其重复次数指CAG/CAA重复次数。

各SCA类型中所谓临界重复次数多指携带者本身不发病或症状很轻，由于三核苷酸重复序列存在较大的不稳定性，其后代有较大可能发生进一步的异常扩展，导致重复次数达到致病次数范围。具有 SCA 临床表现但单基因检测未发现致病基因的患者，可考虑进行多基因 panel 检测及更全面的基因组检测以辅助或鉴别诊断。

流行病学调查显示，多数 SCA 中序列重复次数越多，可导致疾病发生的年龄越小；随着疾病家系中的世代传递，其序列重复次数可发生变化，一般地父亲患者向下传递时，拷贝数常见增加；而母亲患者向下传递时，拷贝数常见无变化或减少。

（五）案例分析

案例 12-2 通过采用荧光标记引物的普通 PCR 辅以毛细管电泳方法对常见的 9 种遗传性脊髓小脑共济失调患者可能致病基因的三核苷酸重复次数进行检测，如图 12-8 所示，患者 ATXN3 基因查见异常 CAG 三核苷酸序列重复 67 次，可能为 SCA3 临症患者或致病基因携带者。

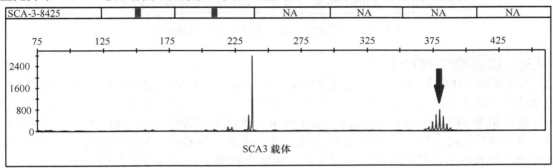

图 12-8　致病基因检测结果

因此最终患者的临床诊断为：遗传性脊髓小脑共济失调 3 型（SCA3）。

二、亨廷顿病

（一）疾病介绍

亨廷顿病（Huntington disease，HD；OMIM：143100）是一类神经退行性疾病，是一种常染色体显性遗传疾病，致病突变为 HTT 基因（编码亨廷顿蛋白，OMIM：613004）外显子 1 中的 CAG 三核苷酸重复序列（或聚谷氨酰胺）的重复次数增多，导致亨廷顿蛋白结构及生化特性的改变，临床表现为进行性的运动障碍、认知障碍和精神障碍。其自然病程包括症状前期、前驱期及表观症状期，平均发病年龄约为 45 岁；大约三分之二的患者首先出现神经症状，随病程的发展舞蹈症的症状逐渐明显，自主活动趋于困难甚至完全依赖他人帮助，并出现发声及吞咽困难加重、伴有间歇性攻击性行为等。发病后患者的中位生存时间为 15～18 年，平均死亡年龄为 54～55 岁。

HD 的发病率在不同国家和地区间存在巨大差异，亚洲地区发病率较低，为（0.1～2）/100 000。HD 的诊断依赖于阳性的家族史、特征性的临床表现以及在亨廷顿蛋白编码基因（HTT 基因）中检测到 36 个或更多的 CAG 三核苷酸重复序列的扩增，几乎 100% 的 HD 患者可检测到 HTT 内的致病突变。成年 HD 患者的 CAG 重复次数通常为 40～55 次，而青少年 HD 患者的 CAG 重复次数则超过 60 次，通常是遗传自父亲。针对 HTT 基因的分子遗传学检测结果可向临床提供支持性诊断和鉴别依据。

（二）实验室分析路径

实验室分析路径见图 12-9。

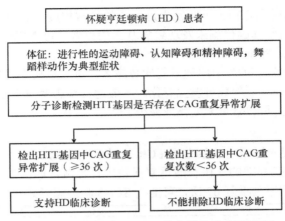

图 12-9 亨廷顿病（HD）的实验室分析路径图

（三）实验室检测方法

1. 致病基因（HTT）中 CAG 重复次数检测 荧光标记引物的普通 PCR 辅以毛细管电泳：毛细管电泳技术可以精确到 1bp，因此可准确检测片段长度，以判断相应致病基因上 CAG 的重复次数。

2. 重复引物 PCR（triplet repeat-primed PCR）辅以毛细管电泳法检测 原称三引物 PCR，适用于多种遗传性动态突变疾病中的超长重复序列的检测，可检测重复次数超过 100 次的异常扩增。扩增产物再以毛细管电泳进行片段分析，实际上检测了一组相差 1 个 CAG 重复的小片段，无法准确获得重复序列的长度，仅能知道是否超过致病的重复序列长度。

3. 普通 PCR+长距离 PCR 该技术可以检测重复次数超过 100 次的异常扩增。目前的毛细管电泳设备尚不能进行大于 1000bp 的电泳，因此长距离 PCR 的产物仍然不能准确获得重复序列的长度，因而一般不做首选。

（四）结果判断与分析

HTT 基因外显子 1 中 CAG 重复次数与 HD 疾病发生的关系如表 12-9 所示。

表 12-9　HTT 基因 CAG 重复次数与疾病发生的关系

疾病	CAG 重复次数		
	正常	临界	致病
HD	≤26	27～35	≥36

流行病学调查显示，CAG 重复次数与发病年龄呈明显的负相关，具有致病 CAG 重复次数的个体被认为将在其一生中有发展为 HD 的风险。但需注意 CAG 重复次数在 36～39 次的等位基因外显率降低，老年无症状者居多，重复次数在 40 次及以上的等位基因为完全外显的 HD 致病等位基因，与 HD 的发展有关，在假定寿命正常的情况下，发生 HD 的确定性增加；且临界范围内的等位基因（CAG 重复次数在 27～35 次）通常不表现为疾病表型，但因其 CAG 重复次数存在较大的不稳定性，其后代有较大可能发生进一步的异常扩增，导致重复次数达到致病的范围。一般地，患病的父亲向下传递时，拷贝数常见增加；而患病的母亲向下传递时，拷贝数常无变化或减少。除临床发病年龄外，CAG 重复次数也被证明可以预测死亡年龄，但不能预测疾病持续时间，随着 CAG 重复次数的增加，运动、认知和功能指标的恶化率也将增加。

展 望

　　基因诊断经过近 40 年的发展已经取得了令人瞩目的成就。一方面，由于基因诊断效果方法不断更新，不仅在 DNA 水平上揭示了大量遗传病的分子缺陷，而且可以在转录和翻译水平上对遗传病进行诊断；另一方面，基因诊断的实用性也不断提高，分子诊断的快速发展以及基因组技术的进步已经可以将每个人的全基因组测序成为可能。新的高通量技术已经从实验室的科研工具变成临床诊断的主要工具，可以提高诊断率，减少所需的时间和成本，以疾病表型为主的基因检测项目和全基因组测序会更加普及应用，也为精准医疗发展奠定了基础。因此，我们应该瞄准基因诊断研究的最前沿，加强新技术的研究，积极开展突变基因表达的分子基础的研究，大力提倡各科的紧密配合和协作，同时还应大力推广和普及现有的基因诊断技术，以发挥更大的临床诊疗价值。

（王旻晋）

第十三章　染色体疾病的分子生物学检验技术

绪　　论

染色体（chromosome）由 DNA 和组蛋白逐级缠绕而成，其结构和功能决定了其储存和传递遗传信息的功能。染色体的重要性体现在染色体在亲代和后代之间传递遗传信息的作用，揭示染色体的稳定性，有利于生物的稳定性。在生物和理化因素的影响下，染色体一旦发生了一定的变异，就会引起人体细胞、组织、器官等发育异常，从而引起染色体疾病。随着对染色体和基因的深入了解，更有利于我们在微观世界中使生命的奥秘具现。

染色体疾病为出生缺陷的主要组成部分。在产前诊断中，染色体数目和结构异常是最常见的突变类型。我国每年有上千万新生儿出生，但由于各种体内和体外因素导致胎儿染色体异常，占到了新生儿的一定比例。因此，可普及产前筛查和产前诊断技术来减少新生儿的出生缺陷。

第一节　数目异常染色体病的分子生物学检验

一、数目异常染色体病概述

人类正常的生殖细胞精子和卵子各含 23 条染色体，为一个染色体组。含一个染色体组的精子、卵子细胞为单倍体，用 n 表示；精子与卵子受精结合后的受精卵发育分化的体细胞含 46 条染色体，即两个染色体组，为二倍体，用 $2n$ 表示。以人二倍体数目为标准，若体细胞的染色体数发生变化，称为染色体数目异常或畸变。染色体数目异常有整倍性数目异常和非整倍性数目异常两大类。

（一）三体综合征

染色体三体综合征是一种常见的染色体疾病，主要是由于生殖细胞减数分裂受损导致的染色体数量异常，如 13 三体综合征、18 三体综合征和 21 三体综合征。

（1）13 三体综合征是由于父母的生殖细胞在减数分裂期间无法分离，其发生与母体衰老有关，即卵子的衰老。核型是标准型，易位型和嵌合型。父母自身存在非同源染色体易位现象，在诞下一 13 三体综合征婴儿后，如果再生育，婴儿有 1%～5% 的概率患 13 三体综合征。13 三体综合征的发病率约为 1/5000，预后极差，出生后数小时或数天内死亡，50% 儿童在出生后 1 个月内死亡，75% 儿童在出生后 6 个月内死亡，不到 5% 的儿童活到 3 岁，伴有严重脑发育迟缓和癫痫。

（2）18 三体综合征是由于人类 18 号染色体增加 1 条而导致的染色体畸形，其发病率约为 1/2600～1/2500，仅次于 21 三体综合征。这类患儿的临床表现差异很大，从严重的先天性畸形到几乎正常，属于严重的先天缺陷病，预后很差，往往在子宫内死亡，大多数幸存者在出生后几天内死于疾病。

（3）21 三体综合征是一种先天性染色体疾病，由于 21 号染色体额外增多一条所致，是先天性智力下降的主要原因之一，新生儿的发病率在 1/800～1/600，约 60% 的患儿在胎儿流产，幸存者有明显智力倒退，特殊面部，生长发育障碍或多发性畸形。

（二）特纳（Turner）综合征

Turner 综合征（TS）又称性腺发育障碍综合征，属于功能失调性疾病中性染色体异常的疾病类别，是人类唯一可存活的染色体单体综合征，活体婴儿的发病率为 1/4000～1/2500。TS 的病理基础是患者一条 X 染色体完整，另一条染色体完全或部分缺失，或结构异常。典型的临床表现是身材矮小、性腺功能减退和某些躯体特征，如颈蹼、盾状胸和肘部倾翻。

（三）克兰费尔特（Klinefelter）综合征

Klinefelter 综合征（KS）又称先天性睾丸发育不全，是最常见的原发性睾丸功能障碍和导致男性不育的遗传性疾病。原因是具有两条或两条以上的 X 染色体。表现为青春期儿童睾丸小于同龄，第二性征发育不全或缺乏。

二、数目异常染色体病分子生物学检验技术

荧光原位杂交（fluorescence in situ hybridization，FISH）自 20 世纪 70 年代出现以来，就是一种在医学、生物学方向上具有广泛应用前景的非放射性原位杂交技术。FISH 的基本原理是用荧光标记的探针对细胞中的染色体进行杂交，然后在荧光显微镜下进行观察，从而确定染色体上的特定基因位置。荧光原位杂交与传统的放射性标记原位杂交相比起来，没有放射性污染，检测更快，可以多重染色，在常规实验室受到广泛应用。

案例 13-1

患者，女，48 岁。

主诉：16 孕周期间于当地医院做唐氏三联检查甲胎蛋白（AFP）MOM 值为 0.4，绒毛膜促性腺素（HCG）MOM 值为 2.6，游离雌三醇（UE3）MOM 值是 0.44（中位数值倍数 MOM：测得的孕妇血清标志物值除以相同孕周的中位数值，为避免实验室时间的系统偏差，便于实验室间的交流，通常把 AFP、HCG 实际测定值标准化以 MOM 值表示）。既往史：27 岁曾孕育一个健康男胎，唐氏筛查正常，无染色体异常的情况，产后恢复良好。

检测原因：21 三体高风险，要求做 FISH。

结果显示：核型为 47，XY（图 13-1），胎儿为 21 三体综合征患儿。

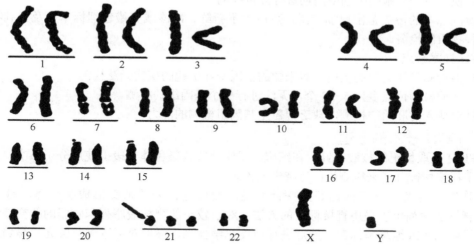

图 13-1　21 三体综合征胎儿的染色体核型图

问题：

1. 该案例通过羊水穿刺采用 FISH 技术检测胎儿的染色体，何为 FISH 技术？
2. FISH 技术的基本流程和原理为何？
3. FISH 技术有何临床意义？

（一）基本介绍

　　荧光原位杂交（FISH）技术利用碱基互补配对原则，让荧光物质的探针和 DNA 相互结合，用荧光显微镜观察 DNA 的位置。在 20 世纪 70 年代中期左右 FISH 技术出现，该技术大多数参与染色体异常的研究，但是随着 FISH 探针种类的增多，该技术逐渐在各种领域广泛应用，涉及细胞遗传学、肿瘤生物学、临床免疫学和分子诊断学等多个领域。

（二）发展历程

1. FISH 技术发展阶段

　　（1）1969 年，帕杜（Pardue）和约翰（John）两个课题组使用放射性同位素标记核酸，发明了原位杂交技术（FISH）。

　　（2）1986 年，科研工作者使用非放射性标记探针，并在荧光显微镜下观察、分析，建立起了荧光原位杂交技术（FISH）。

　　（3）1989 年，德朗（Delong）通过荧光素标记寡糖核酸探针检测单个微生物细胞。从此因为快速、便捷等优点得到了广泛的应用。

2. FISH 技术优点

　　（1）无污染、操作快捷、灵敏度更高。

　　（2）探针保存时间延长。

　　（3）可以使用多种荧光标记探针。

　　（4）可使用单个细胞的中期或间期进行分析检测。

　　（5）检测标本的覆盖范围更加广泛，可应用于新鲜、冷冻或石蜡包埋标本以及穿刺物和脱落细胞等多种物质的检测。

3. FISH 技术缺点

　　（1）只能检测已知突变的疾病，对未知的基因变异引起的疾病无法检测。

　　（2）一次的检测位点多为 5～8 个，无法进行整个基因组的检测。

　　（3）针对植入前胚胎的检测，缺乏覆盖全基因组检测的能力。

（三）FISH 技术的原理

　　（1）FISH 采取标记的核酸探针，在细胞、组织片段或染色体片段上使用分子杂交，然后使用荧光素分子标记探针分子来检测染色体特定位置。

　　（2）首先将荧光素分子标记好的探针变性，然后进行分子杂交形成杂交体，对于较大的（＞1kb）靶核酸序列可以采用直接标记的方法，对于较小的靶核酸序列和较弱的杂交信号，应将核酸探针用生物素或地高辛标记，然后进行免疫化学检测，最后对标本进行荧光显微镜观察，这样就实现了对目的核酸的定性、定量和定位检测。

　　（3）FISH 探针可以分为两种类型，可以是 DNA 或 RNA。我们可以采用随机引物法和体外转录法进行标记。

（四）FISH 技术的流程

　　FISH 技术的流程如图 13-2 所示。

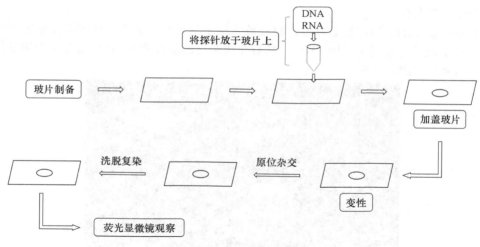

图 13-2 FISH 技术的流程

1. 标本制备 首先征得孕妇同意后，在超声检测下，使用消毒后的穿刺针经腹壁及子宫穿刺，取羊水，如图 13-3 所示，对胎儿细胞进行荧光原位杂交检测。

2. 探针的制备 5 种类型：GLP、CSP、TPP、APP、WPP（图 13-4）。

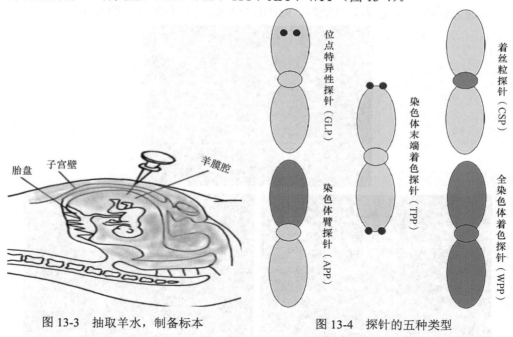

图 13-3 抽取羊水，制备标本 　　　　图 13-4 探针的五种类型

采用 GLP13/GLP21 两种 DNA 探针中，GLP13 DNA 检测位点在人的第 13 号染色体长臂 14 区，荧光显微镜检测为绿色（细胞绿）。

GLP21 DNA 检测位点在人的第 21 号染色体长臂 22 区，荧光显微镜检测为橘红色（四甲基罗丹明），GLP13 与 GLF21 这两种检测结果互为对照。

3. 标本变性 首先进行制片，在变性液处理 5～7 分钟后将玻片放入不同浓度的乙醇中处理，浓度依次为 70%、85% 和 100%，然后进行快速放置，在乙醇中脱水 3 分钟。等玻片自然晾干后，烤片机 45～50℃处理 25 分钟，最后进行原位杂交。时间可以根据所需进行处理。

4. 荧光标记探针制备 首先在制好的羊水玻片上滴加 10μL 变性的探针于玻片杂交区域，然后立即加上盖玻片，用橡皮胶进行封片（也可用封口膜代替）。将玻片放在预热的湿盒中，于

42℃保温箱中过夜杂交。

5. 荧光显微镜检测 取出载玻片后，将载玻片置于暗处自然晾干。在荧光显微镜下选择合适的滤光片，观察载玻片并测量（图 13-5）。最后完成杂交的玻片置于–20℃避光（用锡纸包裹）保存，用荧光显微镜检测、分析。

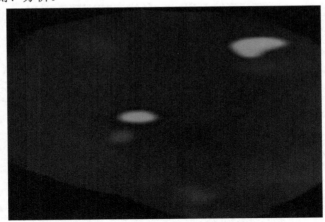

图 13-5　荧光显微镜下的镜像

FITC 为绿色染料，TRIC 为蓝色染料，RHODAMINE 为红色染料（图 13-6）。

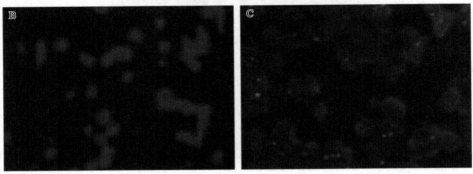

图 13-6　不同颜色染料染色玻片

A. FIFC；B. TRIC；C. RHODAMINE

三、数目异常染色体病分子生物学检验技术的意义

FISH将分子遗传学和免疫学相结合，采用特定核酸序列作为探针，荧光素直接标记后与靶DNA进行原位杂交，最后在荧光显微镜下对标本中待测核酸进行定性、定位分析。FISH具有快速、准确的优点，可用于检测羊水胎儿细胞的染色体数目和结构异常。目前该技术已经开始逐步从医学科研实验室走向临床试验诊断领域。

四、案 例 分 析

1. 样本采集及相关技术操作　首先征得孕妇同意后，在超声检测下，使用消毒的后穿刺针经腹壁及子宫穿刺，取羊水30mL，放在无菌试管中，等待检查。

2. 检测结果的诊断意义

（1）检测阈值的确定：采集正常人细胞20例。

阈值测定：每例分析至少为100个细胞，统计一下出现2个以上阳性信号细胞数目的百分比。

$$阈值=平均数（\bar{x}）+3×标准差（s） \tag{13-1}$$

（2）待测样本的检测：每一个制备好的片子进行计数（每个片子至少计数100个），如果：检测值>阈值，判定为阳性结果；检测值<阈值，判定为阴性结果；检测值=阈值，加大观测样本细胞数目。

（3）在荧光显微镜下，检测DAPI/FIFC/Texas Red滤光片的荧光信号，使用图像分析软件VideoTest统计玻片的荧光原位杂交结果。CSP18/CSPX/CSPYDNA探针在男性细胞核中检测结果为：1个橙红色信号+1个绿色信号和+2个蓝色信号。在女性细胞的细胞核中，出现检测结果为：2个绿色信号+2个蓝色信号，GLP13/GLP21在正常细胞中检测结果为2个橙红色信号和2个绿色信号是正常的（图13-7），2个绿色信号+3个橙红色信号则为异常（图13-8）。在本实验中，至少有50个细胞完成了测量信号。只有75%的信号正常才能判断为正常细胞。如果发现异常细胞，数量会翻倍。

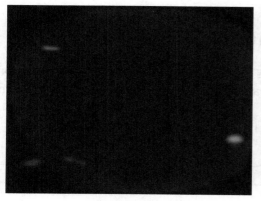
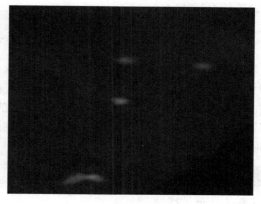

图13-7　染色体正常报告单　　　　　图13-8　染色体异常报告单

3. 质量控制　FISH的质量控制是指采取不断优化的措施、技术以及制定实验室制度和工作规范等，来完善操作流程和步骤，保证染色质量达到最佳结果，使诊断结果更准确。

FISH的质量控制分为室内质控和室间质控。

（1）室内质控：FISH的实验室内部的质量控制，是对所有本实验室的全过程质量控制（试剂、人员、设备以及场地的质控和组织处理的质控）。

（2）室间质控：室间的质量质控，是利用实验室间的对比来确定实验室能力的活动。室间质控是为了检查操作以及实验室的试验条件是否过关，而不是试剂的敏感性和特异性。

4. 检测结果的治疗意义　该患者的唐筛三联检查 21 三体高风险，后经过 FISH 技术进行详细基因检测，给该疾病的诊断进一步提供证据，确诊该胎儿为 21 三体综合征患儿，建议终止妊娠。及时听从医嘱，响应国家的号召，优生优育。

第二节　微结构异常染色体病的分子生物学检验

一、微结构异常染色体病

在受到环境中物理、化学、生物、遗传和母亲年龄等因素的影响后，体细胞染色体结构发生异常改变，被称为染色体结构异常。染色体结构异常往往导致基因的增减或位置的变化，从而使得遗传信息受到影响，继而造成器官和系统的发育、功能异常和损伤。染色体结构异常可以发生在体内不同的细胞、发育的不同阶段和细胞周期的不同时期，引起各种不同的后果。

在人的各组染色体均发现存在不同的结构异常核型，根据其严重程度，会出现流产，不同先天畸形，生长发育迟缓，智力低下等症状。有些染色体的结构异常属于携带者异常，本身的表型一般正常，但是他们在婚后常有较高的流产、死胎率和新生儿死亡率，并有可能生育各种先天畸形患儿。

（一）猫叫综合征

猫叫综合征（cri du chat syndrome）又称 5p 部分单体综合征，是由 5 号染色体短臂（p）终末期破裂缺陷引起的常染色体缺失性疾病，以其产后儿童出现高调和猫样哭泣而得名。除了特殊的哭声外，这些儿童往往伴有智力障碍、生长发育迟缓、言语障碍、先天性心脏病、颅内病变和脊柱畸形等异常。

（二）22q11.2 微缺失综合征

22q11.2 微缺失综合征（22q11.2DS）是一种由于 22q11.21～22q11.23 区域缺陷引起的临床综合征，新生儿患病率约为 1/4000，男性和女性患病率的比较差异没有统计学意义，是人类最常见的微缺陷综合征。

二、微结构异常染色体病的分子生物学检验技术

多重连接依赖性探针扩增技术（multiplex ligation-dependent probe amplification，MLPA）是由荷兰科学家斯豪滕（Schouten）发明的，是在多重扩增探针杂交（multiplex amplifiable probe hybridization，MPAH）技术的基础上进行改进的，主要针对待测核酸中的靶序列进行定性和定量分析。目前，该技术已广泛应用于无创产前诊断 21 三体异常。该项技术不断发展完善，在生命科学和医学领域应用广泛。

案例 13-2

患者，女，25 岁。

主诉：7 孕周期间在当地医院做检查，超声波检查异常，"左侧脑室前角旁小囊状高信号，考虑到室管膜下囊肿，双侧侧脑室增宽，宽大约为 1.2cm，颅后窝池宽大约为 1.3cm"，进行 MLPA 检查。

既往史：第一胎，无近亲结婚，无家族遗传性疾病史及不良接触史。

检测原因：超声检查异常，要求做 MLPA 检查。

结果显示：核型为 46，XY，16 号染色体 1.3＜PQ＜1.65 不是正常范围内，16 号染色体微重复（图 13-9）。

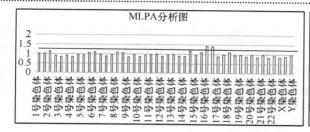

	参考值		
比例	染色体拷贝数	染色体数目
0.40＜PQ＜0.65	1个拷贝数	单体
0.80＜PQ＜1.20	2个拷贝数	正常
1.30＜PQ＜1.65	3个拷贝数	三体
1.75＜PQ＜2.15	4个拷贝数	四体

图 13-9 微缺失微重复综合征 MLPA 分析图

问题：

1. 在 B 超检测下采用 MLPA 技术检验孕妇的羊水细胞，这个技术是什么呢？

2. MLPA 技术的基本流程和原理为何？

3. MLPA 技术有何临床意义？

案例 13-2

楔子 1：

1. 何为 MLPA 技术？优点和缺点分别是什么？

（一）基本介绍

Schouten 等在 2002 年首先报道了多重连接依赖性探针扩增技术（multiplex ligation-dependent probe amplification，MLPA）。这是近年来发展起来的一项新技术。MLPA 主要用于待测 DNA 序列的定性和半定量分析。该技术具有高效、专业化的特点。

（二）发展过程

MLPA 在 2002 年由 Schouten 等首先报道。

1. 优点

（1）检测数目多：一个反应可以检测 40～50 种数的不同基因拷贝数变化。

（2）样本用量少：20ng 基因组 DNA 即可检出结果（0.5mL 羊水即可检测）。

（3）设备要求不高：PCR 仪和毛细管电泳仪即可检测。

（4）检测时间短：24 小时内出结果。

（5）稳定性好：提供大包装试剂盒（＞50 000 个反应），所有试剂已被证明稳定。

（6）易于定量：所有试剂均为液相。

（7）成本较低。

2. 缺点

（1）MLPA 技术至少需要 3000 个细胞（0.5mL 羊水）进行检测，不能用于单细胞检测。

（2）MLPA 技术尚不能用于全基因扩增的样品检测。

（3）MLPA 技术尚不能检测染色体平衡易位。

（4）MLPA 技术无法区分女性三倍体和两倍体细胞。

（5）MLPA 技术对 mRNA 定量检测的样品要求高。

（6）MLPA 技术所用探针需要合成。

案例 13-2

楔子 2：

2. MLPA 技术的基本原理和流程为何？

（三）基本原理

首先将探针与样本 DNA 进行杂交，然后收集进行 DNA 连接、聚合酶链反应扩增、毛细管电泳分离扩增所得到的核酸片段。只有当连接反应完成后才能进行后续的 PCR 扩增和相应的探针扩增。如果目的基因有点突变情况，则相应检测峰将丢失。如果目的基因有缺失情况，则相应检测峰将减少。如果目的基因有扩增突变情况，则相应检测峰将增加。通过 PCR 扩增峰的变化，可以判断是否存在目标序列的拷贝，以及是否存在一些异常或点突变。

（四）MLPA 技术的流程

1. 变性　样品 DNA 在 98℃下加热，时间为 5 分钟，其中每个 MLPA 探针缓冲液中包含质控片段可及时检测样本 DNA 浓度。

（1）当 DNA 样品量不足时，4 个质控片段（64-70-76-82nt）的峰会产生很高的信号。

（2）当 DNA 样品变性不完全时，两个探针（88-96nt）会给出警示信号。

（3）X 染色体（100nt）和 Y 染色体（105nt）片段可以指示样本是否置换。

2. 杂交

首先待测样品在 98℃下进行变性 5 分钟，然后加入 SALSA 探针，混合物在 96℃加热 1.5 分钟，然后在水浴 55℃杂交 18 小时，使长短探针与目标序列杂交（图 13-10）。（这一步必须严格按照碱基互补配对原则进行，有一个碱基对不匹配就无法进行下一步反应）。

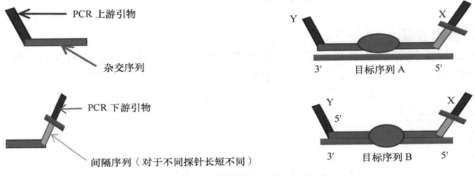

图 13-10　长短探针与靶序列杂交

3. 连接　向杂交产物中加入连接酶混合物，54℃热浴连接 15 分钟，连接完整的探针寡核苷酸序列（图 13-11）。98℃加热 5 分钟使连接酶失活。

图 13-11　连接酶连接

4. 扩增　PCR 反应以连接的探针为模板由一对通用引物进行扩增（图 13-12）。

MLPA 技术的特点是：只扩增偶联好的探针，不扩增样品的靶序列。

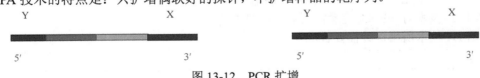

图 13-12　PCR 扩增

5. 毛细管电泳进行 PCR 扩增片段鉴定　PCR 扩增产物可用琼脂糖凝胶电泳或通过毛细管电泳等进行结果分析。鉴定结果经统计软件分析（图 13-13），通过与对照 DNA 标本比较相同片段长度峰高的不同来确定目标序列的拷贝数变化，经对比得出的探针峰信号缺失或增高、降低均表示该靶基因拷贝数异常。

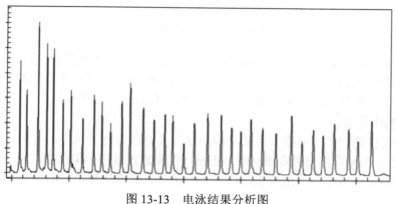

图 13-13 电泳结果分析图

三、微结构异常染色体病分子生物学检验技术的意义

目前临床应用的 MLPA 染色体非整倍体检测专用试剂盒，具有较高的稳定性和可靠性，能够针对常见的染色体数目非整倍体异常的各种类型。所以对于检测基因组内拷贝数变异所引发的疾病等，具有较高的应用潜力。

案例 13-2

楔子 3：

3. MLPA 技术的样本采集和相关技术操作具体是什么？

4. 该技术的发现对于该患者疾病的诊断和治疗具有何种意义？

四、案例分析

1. 样品的采集和相关技术操作 在 MLPA 反应中，基因组 DNA 的使用量为 20～500ng。尽量使用与待测样本来源相同和提取方法一致的样本作参照，以减少差异（待测样本避免长期储存和反复冻融）。影响 MLPA 结果的因素有很多（如传染源 PCR 扩增体系）。每个 MLPA 探针混合液都包括质控片段。

2. 质量控制 MLPA 内部质量控制 SALSA MLPA 探针混合物中 Q 和 D 片段 a、MLPA 内部质量控制片段必须进行检查，以确保满足最低质量要求。只有满足质量要求的数据才适合 MLPA 结果的计算。如有需要，重复毛细管电泳或 MLPA 反应。

在典型的无模板对照中，只有四个 Q 片段可见。然而，在无模板对照中，MLPA PCR 反应比正常 PCR 反应更容易出现非特异性峰。在一些探针混合物中，在无模板控制中可以看到一些峰，这些非特异性的峰不应该影响 MLPA 结果。

3. 检测结果的诊断意义 在染色体的快速检测中，MLPA 技术有着自身独特的优势：方法简单便捷，容易培养相关技术操作人员；而且不用细胞培养得更快速。

4. 检测结果的治疗意义 实验结果数据的分析是采用 Genemarker1.85 软件，以正常人作为对照，扩增后探针信号强度：检测出来的扩增峰比率大于 1.3，则判定为基因重复；检测出来的扩增比率小于 0.7，则判定为基因缺失。如果样本中同一染色体检测位点同时出现数目异常，则认定为染色体非整倍体。

该患者，经过 MLPA 技术进行详细基因检测，给该疾病的诊断提供了证据，确诊该胎儿为染色体微重复综合征，建议终止妊娠。

第三节 携 带 者

一、携带者概述

隐性致病基因的杂合子本身不会发病，但它们将隐性致病基因遗传给后代，可以称为携带者。从广义上讲，携带者可携带一些致病基因或异常染色体的个体，但本身并不表现出临床症状，并且尽管携带者本身不发育，但它可以遗传致病基因给后代并引起后代发病。

（一）易位携带者

染色体平衡易位携带者，是指染色体结构异常，没有遗传物质损失，且无临床表型者，发病率为 1/500。染色体平衡易位携带者虽然表型正常，但在繁殖过程中染色体重组时产生高比例的非平衡配子，并且容易出现不良的生育史，例如，不孕症、复发性流产、胚胎停育、畸胎、死胎和出生缺陷。

（二）倒位携带者

倒位携带者主要决定于重复和缺失片段的长短及所含基因的致死效应。倒位片段越长，其重复和缺失的部分越短，那么配子正常发育的可能性越大，生出畸形胎儿的危险性相对较高。而倒位的片段越短，其重复和缺失的部分越长，那么形成配子的正常发育可能性就越小，临床上通常表现为婚后不孕不育、早期的流产和死产的比例越高。

二、携带者分子生物学检验的意义

据统计，染色体异常约占出生人数的 1/150～1/120。产前诊断中发现的最常见的染色体异常有：染色体数目异常、染色体结构异常和微结构异常等各种染色体疾病。我国每年有上万新生儿出现染色体异常，0.3% 的活婴出现染色体异常。因此，普及染色体疾病的产前筛查和产前诊断，对于减少出生缺陷的发生具有十分重要的临床意义。

展　望

FISH 技术在产前诊断、动植物基因检测、肿瘤检测和特异性芯片领域已经有了长足发展，在产前检测方面更是被确立为金标准，如果能在将来可以使用 FISH 技术一次性、准确地检测出人体的全部染色体情况，那将会是对医学事业乃至全世界的一份贡献。

MLPA 技术是核酸分子探针杂交和聚合酶链反应技术结合，虽然所需要的实验仪器和设备相比于 FISH 技术和基因芯片技术都有了很大减少，但是 MLPA 对实验样本的选择十分挑剔，不同的样本提取方法、工艺和来源都可能对最后的结果产生较大影响。

MLPA 技术的主要优点是检测分析。它的检测范围很广，从单碱基突变到整个染色体数量的变化，但 MLPA 不能反映平衡的易位和倒位。虽然在实际应用过程中也依然存在许多问题，但是 MLPA 技术有许多优点，包括灵敏度高、特异性高、精准度高、重复性强、操作简便、高通量检测等。总之，随着医学和生物技术的发展，MLPA 会日益完善，在临床工作中发挥其重要作用。

染色体病是先天性染色体数目异常或结构畸变引起的疾病。目前大多数染色体病尚无有效的治疗措施，这给家庭和社会带来严重的精神和经济负担，因此，对染色体病进行群体筛查并做出早期诊断（尤其是产前诊断）有非常重要的意义。随着分子学生物检验技术的发展，一些技术检测，在染色体病临床诊断和研究中得到广泛的应用。随着染色体病分子生物检验技术的完善，在未来会更加发挥其重要作用。

（姜　勇）

第十四章 线粒体病的分子生物学检验技术

绪 论

　　线粒体（mitochondrion）是真核细胞内膜系统重要的细胞器，其名由希腊语"mitos（线）"和"chondrion（颗粒）"组合而成。线粒体以二分裂方式进行新陈代谢，通常一个细胞中有几百至几千甚至上万个线粒体，线粒体的平均寿命约为 10 天。人体很多重要的生物化学过程在线粒体中进行，包括三羧酸循环、脂肪酸 β 氧化、氨基酸分解代谢、血红素合成和部分尿素合成过程，因此线粒体被称为"细胞的能量工厂"。线粒体体积的增大与缩小、数量的增多与减少可以反映线粒体功能的适应性变化，可以评价器官功能负荷。线粒体的功能失常可引起细胞及机体功能的异常或缺失，最终导致线粒体病的发生。

　　20 世纪 60 年代以来，陆续在线粒体内发现 DNA、RNA、DNA 聚合酶、RNA 聚合酶和氨基酸活化酶等，揭示线粒体具有自主的 DNA 复制、转录和蛋白质翻译系统。人体细胞中的线粒体 DNA（mitochondrial DNA，mtDNA）的遗传特点表现为非孟德尔遗传方式，故被称为"第 25 号染色体"，或称为核外遗传因子。

一、线粒体基因组

　　人类线粒体基因组为双链闭合环状 DNA 分子，由 16 569bp 组成，外环富含鸟嘌呤称为重链（H），内环富含胞嘧啶称为轻链（L），两条链均是编码链。mtDNA 的非编码区只占 mtDNA 的 6%，编码区共 37 个基因，包括 13 个参与呼吸链氧化磷酸化的蛋白多肽基因、22 个 tRNA 基因和 2 个 rRNA 基因（图 14-1）。目前已明确定位在线粒体内工作的蛋白质有 1100 多种，如果包括线粒体外调控线粒体功能的相关蛋白质，则其数量在 1500 种以上。可见，参与线粒体诸多功能的蛋白质绝大多数是由细胞核基因组（nuclear DNA，nDNA）编码的。

　　1. 结构基因　mtDNA 含 13 个结构基因，分别编码辅酶 Q-细胞色素 c 还原酶的一个亚基细胞色素 b（CYTB）、细胞色素 C 氧化酶的 3 个亚基（COX Ⅰ、COX Ⅱ、COX Ⅲ）、NADH 脱氢酶的 7 个亚基（ND1、ND2、ND3、ND4、ND4L、ND5、ND6）和 ATP 合酶的 2 个亚基（ATPase 6、ATPase 8），此 13 个结构基因的产物都是线粒体内膜氧化磷酸化系统的重要组分。

　　2. tRNA 基因　mtDNA 编码的 22 个 tRNA 基因可转录 20 种 tRNA，以满足线粒体内蛋白质翻译的需要。除了 tRNA^{Leu} 和 tRNA^{Ser} 有 2 个基因外，其余 18 种 tRNA 均只有 1 个基因。此外，tRNA^{Glu}、tRNA^{Ala}、tRNA^{Asn}、tRNA^{Cys}、tRNA^{Tyr}、tRNA$^{Ser(UCN)}$、tRNA^{Gln}、tRNA^{Pro} 等由 H 链编码，其余均由 L 链编码。

　　3. rRNA 基因　mtDNA 编码两种 rRNA，即 12S rRNA 和 16S rRNA，rRNA 基因位于 H 链的 tRNA^{Phe} 和 tRNA$^{Leu(UUR)}$ 基因之间，以 tRNA^{Val} 基因为间隔。rRNA 基因的二级结构很保守，形成多个大小不一的茎环结构，12S rRNA 基因比 16S rRNA 基因更为保守。

　　4. 非编码区　mtDNA 包括两段非编码区，一段为控制区（control region），又称 D 环区（displacement loop region，D-loop），另一段是 L 链复制起始区。D-loop 位于 tRNA^{Pro} 和 tRNA^{Phe} 基因之间，约 1120bp，是 mtDNA 中变异最多的区域，但其中重链 RNA 转录的起始位点区域十分保守。D-loop 参与并调控 mtDNA 的复制和转录。L 链复制起始区长 30～50bp，位于 tRNA^{Asn} 和 tRNA^{Cys} 基因之间，该段可折叠成茎环结构。

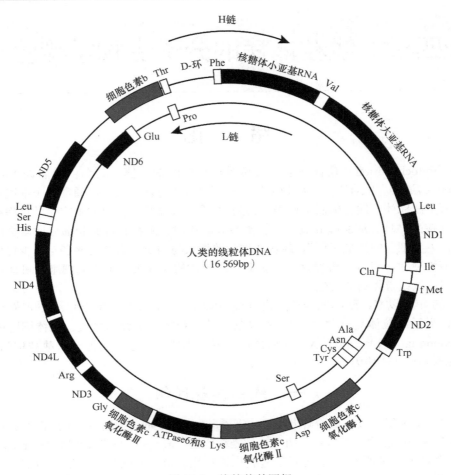

图 14-1　线粒体基因组

二、线粒体基因表达系统及特点

1. 密码子　线粒体基因密码子与核基因密码子存在一些差异,在哺乳动物和人类线粒体中:
① AUA 是起始密码子,而不是 Ile 的密码子;② UGA 是 Trp 的密码子,而不是终止密码子;
③ AGA、AGG 是终止密码子,而不是 Arg 的密码子。

2. mtDNA 的复制特点　mtDNA 存在 D 环复制、θ 型复制和滚环复制,其中 D 环复制为主要模式。在 D 环复制模式中,重链和轻链的复制并不同步,重链以逆时针方向复制,轻链则以顺时针方向复制。由于 nDNA 只在细胞分裂时存在复制,而线粒体一直处于分裂与融合的动态平衡状态,因此 mtDNA 的复制和 nDNA 的复制相对独立,但参与 mtDNA 复制的酶和复制调控因子均由 nDNA 编码。

3. mtDNA 的转录特点　mtDNA 转录是对称性转录,重链启动子和轻链启动子分别启动重链和轻链的转录,重链按顺时针方向转录,轻链按逆时针方向转录。转录过程类似于原核细胞,转录后剪切位置常在 tRNA 处,成熟的 mRNA 仅在 3′ 端加 polyA 尾巴,5′ 端不修饰帽子结构。

4. 线粒体蛋白质的合成特点　线粒体有独立的蛋白质合成体系,自主合成其基因组编码的 13 个蛋白质(多肽)。但组成线粒体蛋白质合成体系的各种酶以及起始因子、延伸因子、释放因子和核糖体蛋白质等均由 nDNA 编码,在线粒体外合成后定向转运至线粒体。线粒体蛋白质合成体系在起始蛋白质合成时,起始密码子 AUA 编码的甲硫氨酸(methionine,Met)需要甲酰化成甲酰甲硫氨酸,这与细菌蛋白质合成体系十分相似。

三、mtDNA 与 nDNA 的相互关系

尽管 mtDNA 与 nDNA 在"地理位置"上是独立的，但两基因组之间存在着密切的关系。mtDNA 转录、复制和翻译所需的各种酶及蛋白因子均由 nDNA 编码，因此 nDNA 的表达状况可以直接影响或调控 mtDNA 基因的表达和线粒体蛋白质的生物合成。mtDNA 突变可直接影响 mtDNA 所编码蛋白多肽的合成，从而影响细胞的有氧呼吸、物质代谢和能量代谢，并进一步通过线粒体功能变化的反馈作用影响 nDNA 的复制与表达。因此两者在线粒体蛋白的生物发生和生物合成方面均需要相互协调。线粒体呼吸链的功能也正是通过两者相互协调作用得以精细调节的。各种转录因子（transcriptional factor，TF）是其相互通信（communication）的分子基础。核呼吸因子 1（nuclear respiratory factor-1，NRF-1）和（或）核呼吸因子 2（nuclear respiratory factor-2，NRF-2）及相关因子的发现，使细胞核调控线粒体呼吸功能途径的研究有了突破性进展。核呼吸因子同时作用于 nDNA 和 mtDNA，调节呼吸链亚基的合成从而影响细胞有氧呼吸功能。此外，细胞内外的各种信号，如激素、生长因子或外环境刺激可直接传入核和（或）线粒体，但途径还不完全清楚。线粒体对核的逆行调控目前研究还较少，但有许多研究已经证实线粒体功能缺陷时，nDNA 的表达会有相应的变化，其中线粒体功能异常所致的线粒体内钙离子水平、氧自由基以及线粒体的氧化还原状态 [NAD(P)/NAD(P)H] 变化均可能直接涉及该逆行调控机制（图 14-2）。

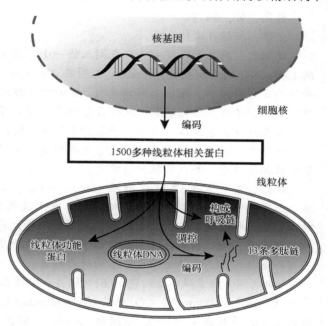

图 14-2　线粒体基因组与核基因组之间的相互作用

第一节　线粒体病的主要特征

因线粒体功能受损或缺陷而导致的疾病，称为线粒体病（mitochondrial disorder）。线粒体病可累及人体多个组织器官，但主要累及大脑和肌肉组织。肌肉损害主要表现为骨骼肌极度不能耐受疲劳；脑受损主要表现为脑卒中、癫痫反复发作、肌阵挛、偏头痛、共济失调、智能障碍、眼外肌麻痹和视神经病变等；其他受损主要表现认知发育损害、心肌病、糖尿病、耳聋、失明、肾脏疾病、假性肠梗阻、身材矮小以及精神迟滞等。部分患者会有长期稳定的精神症状，但是线粒体病通常随着身体功能衰退而进展恶化，常常由急性感染或者其他应激所引发。根据线粒体病的临床特征，可分为线粒体肌病（mitochondrial myopathy）、线粒体脑肌病（mitochondrial encephalomyopathy）和线粒体脑病（mitochondrial encephalopathy）。随着进一步的研究，一些慢性退行性疾病如糖尿病、高血压和耳聋等也被发现存在线粒体功能的异常。此外，根据引起线粒体功能缺陷的原因，通常可将线粒体病分为狭义线粒体病和广义线粒体病。狭义线粒体病是一组少见的因 mtDNA 变异而导致线粒体结构和（或）功能异常、细胞呼吸链及能量代谢障碍所致的以脑和肌肉受累为主的多系统疾病。广义线粒体病还包括 nDNA 中与线粒体功能相关的基因发生变异而引起线粒体功能受损或缺失所导致的疾病。

严重的线粒体病常常出生后数天即死亡，许多受累儿童在 10 岁之内死亡，而其余病例在成人阶段出现。线粒体病发病率为 1/5000，包括儿科线粒体病和成人线粒体病。考虑到线粒体病的临床多样性，而且临床表现同其他疾病相重叠，所以上述数据很可能被低估。文献报道的病理性线粒体 DNA 突变的发生率远高于线粒体病的发病率。常见的线粒体 DNA 突变包括 tRNA$^{Leu(UUR)}$ A3243G 和 12S rRNA 基因的 A1555G，人群发生比率在 1/500～1/400。并不是所有的 DNA 突变个体会发展成线粒体病，一些突变在单倍体中的水平较低，有些突变外显率不高。因此，轻度线粒体病的确切数字仍然未知，重度以及非典型症状的线粒体病也需要深入地跟踪调查。

案例 14-1

患儿，男，14 岁。

主诉：抽搐 6 次伴头痛。

现病史：患儿于入院前一日夜间入睡一小时后出现抽搐，表现为先有喉部异常发声，头偏向右侧，双眼向右侧凝视，口吐沫，无明显口唇发绀，左侧肢体强直，无阵挛，右侧肢体无强直，持续约 2 分钟缓解，缓解后精神尚可。2 小时内共反复抽搐 6 次，期间尿失禁一次，于当地医院给予止惊治疗，抽搐缓解，缓解后意识清，期间有头痛，喷射性呕吐 2 次；无发热，无咳嗽，无腹痛及稀便，急诊以"头痛、抽搐待查"收入院，病程中睡眠增多。

既往史：早产，生长发育滞后，2 年前发现双耳听力差（听力下降后学习成绩下降），否认家族抽搐病史，否认既往抽搐病史。

体格检查：体温 37.2℃，血压 126/96mmHg，心率 96 次/分，身材矮小（约 148cm），听力差，肌容积稍差，鸡胸，双眼睑略水肿，双下肢无水肿，心肺腹查体无异常；神经系统查体：神清语明，眼球运动自如，无眼震，双侧瞳孔等大同圆，光反射灵敏，双鼻唇沟对称，伸舌居中，咽充血，咽反射存在，悬雍垂居中，四肢肌力及肌张力正常，颈软，腱反射正常，双下肢巴宾斯基征阳性，共济运动可；活动耐力稍差。

辅助检查：血常规示白细胞 17.61×10^9/L，中性粒细胞 85.20%，反应蛋白（CRP）30.70mg/L。血沉（ESR）66.00mm/h。CO_2 结合力 18.60mmol/L，血糖 8.95mmol/L，血乳酸 23.39mg/dL。尿糖（±），尿蛋白（++++），尿隐血（++），尿酮体（+），红细胞 8 个/高倍镜视野。头部 MRI 扫描未见显著征。视频脑电图检查（V-EEG）未见异常放电。

问题：

1. 线粒体病有哪些主要特征？
2. 促进线粒体病发生发展的主要基因都有哪些？
3. 线粒体病的分子生物学检验标志物都有哪些？
4. 综合患者临床表现初步诊断为何种疾病？
5. 该案例中的 tRNA$^{Leu(UUR)}$ A3243G 突变检测可采用哪些方法？
6. 该突变的发现对于该患者疾病的诊断具有何种意义？

案例 14-1

楔子 1：

1. 线粒体病有哪些主要特征？
2. 促进线粒体病发生发展的主要基因都有哪些？
3. 线粒体病的分子生物学检验标志物都有哪些？

一、线粒体病的特征

（一）母系遗传与遗传早发

所谓母系遗传（maternal inheritance），是指在一个家系中，有缺陷的遗传性状通过母系成员从亲代连续稳定传递到子代的现象，即母亲可以将有缺陷的遗传性状传递给子代，男性子代个体不再继续传递，而女性子代个体可继续将此有缺陷的遗传性状往下一代传递（图 14-3）。

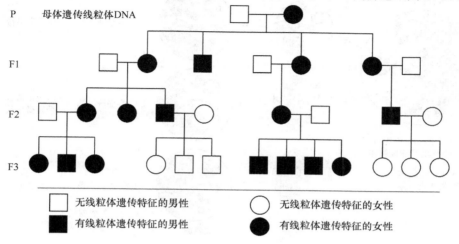

图 14-3　母系遗传规律

所谓遗传早发（early onset），是指越是严重的线粒体功能异常，其个体发病的年龄也将越早。对应的另一个概念为迟发性线粒体病。例如，亚急性坏死性脑脊髓病（subacute necrotizing encephalomyelopathy），又称利氏病（Leigh disease）通常在新生儿阶段即发病，该病的分子机制通常为严重的呼吸链复合体Ⅰ功能缺失。而相对轻微的复合体Ⅰ功能缺陷则可能引起多发于青少年或成年的线粒体脑肌病或线粒体肌病。

（二）同质性、异质性突变与发病阈值效应

mtDNA 变异分同质性和异质性两类。所谓同质性变异是指细胞内所有的 mtDNA 发生同样的突变，即野生型 mtDNA 均变成突变型 mtDNA。而异质性变异则是指一个细胞内野生型 mtDNA 与突变型 mtDNA 同时存在的现象。产生遗传异质性的主要原因在于复制分离的不对称性。细胞分裂时，正常和突变的 mtDNA 往往不对称分离，随机分配到子细胞中，造成子细胞拥有不同比例的突变型 mtDNA 分子。当细胞中突变型 mtDNA 分子达到一定比例时可导致功能异常，从而引起发病。通常将可引发疾病的 mtDNA 异质性突变的比例称为阈值（threshold）。阈值实际上反映了发生异质性变异及其造成机体损伤的程度，与疾病的发病以及病情的严重程度相关（图 14-4）。以 mtDNA 的 8993 位点为例，当 T8993C 的突变率（异质性）达到约 70% 时，可导致共济失调和视网膜色素沉着（neuropathy ataxia and retinitis pigmentosa，NARP）综合征，那么 70% 的异质性即为该病发病的突变阈值。而当 T8993C 的突变率（异质性）达到约 90% 时，可导致更为严重的 Leigh 病的发生，那么该突变致 Leigh 病发生的阈值为 90% 的突变异质率。

（三）多效性

导致线粒体病的很多基因具有多效性，单基因的不同突变同许多不同的临床表型相关联，甚至同不同的遗传模式相关。这种现象的两个经典的例子是 POLG 和 MT-TL1 基因。POLG 的不同变异关联至少 5 个不同的临床表型。常染色体隐性 POLG 变异导致 Leigh 病以及诸多其他表现，症状随着发病年龄和疾病严重性而不同，伴随神经、肌肉、胃肠道、肝脏、胰腺或者肾脏综合症。常染色体显性 POLG 变异导致许多与隐性变异相同的特征，外加震颤麻痹、性腺功能减退和

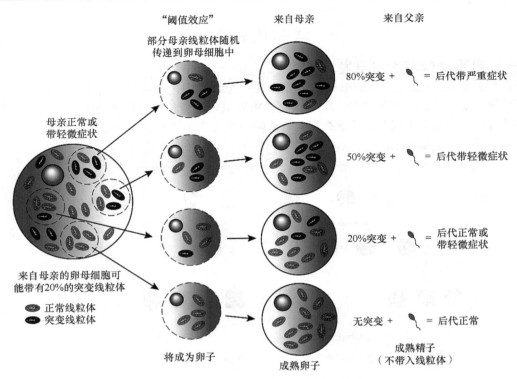

图 14-4 异质性突变与发病阈值效应

白内障。对于 MT-TL1 基因，通常的线粒体 tRNA$^{Leu(UUR)}$ A3243G 变异导致经典表现比如线粒体脑肌病伴高乳酸血症和卒中样发作（mitochondrial encephalomyopathy with lactic acidosis and stroke-like episodes，MELAS）或母系遗传糖尿病和耳聋（MIDD），但是很多患者缺乏 MELAS 的卒中样发作症状。上述患者可能伴有癫痫、矮小症、肌病、心肌病、眼肌麻痹、胃肠蠕动障碍或者肾功能不全。

二、线粒体病的相关基因

在线粒体病中诊断的关键是鉴定基因与疾病以及变异与疾病的关联。第一个基因导致线粒体病的发现始于 1988 年，线粒体 DNA 单碱基缺失突变导致线粒体肌病，MT-ND4 的错义突变导致 Leber 遗传性视神经病。图 14-5 展示了线粒体病基因发现的初期集中于鉴定线粒体 DNA 突变，主要是由于 16.5kb 的线粒体 DNA 基因组同庞大的核基因组相比易于检测。核基因组编码的线粒体

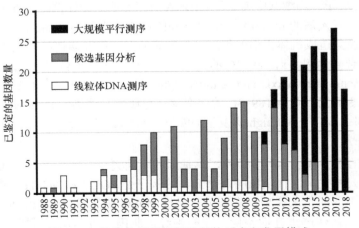

图 14-5 线粒体病基因组诊断的历史和发展模式

病致病基因通过候选基因分析获得，1989 年首先发现核基因 PDHA1 导致线粒体病，第一个氧化磷酸化疾病相关基因是 1995 年发现的 SDHA。2010 年后随着多样本平行测序应用于线粒体病诊断，大量相关基因被发现（详见表 14-1 和表 14-2）。

表 14-1　对氧化磷酸化生物合成起主要作用的线粒体病基因

复合物 I 亚基及其组成因子

MT-ND1, MT-ND2, MT-ND3, MT-ND4, MT-ND4L, MT-ND5, MT-ND6, NDUFA1, NDUFA10, NDUFA11, NDUFA12, NDUFA13, NDUFA2, NDUFA6, NDUFA9, NDUFB10, NDUFB11, NDUFB3, NDUFB8, NDUFB9, NDUFS1, NDUFS2, NDUFS3, NDUFS4, NDUFS6, NDUFS7, NDUFS8, NDUFV1, NDUFV2, ACAD9, FOXRED1, NDUFAF1, NDUFAF2, NDUFAF3, NDUFAF4, NDUFAF5, NDUFAF6, NUBPL, TIMMDC1, TMEM126B

复合物 II 亚基及其组成因子

SDHA, SDHB, SDHD, SDHAF1

复合物 III 亚基及其组成因子

MT-CYB, CYC1, UQCRB, UQCRC2, UQCRQ, BCS1L, LYRM7, TTC19, UQCC2, UQCC3

复合物 IV 亚基及其组成因子

MT-CO1, MT-CO2, MT-CO3, COX4I1, COX4I2, COX5A, COX6A1, COX6B1, COX7B, COX8A, NDUFA4, COA3, COA5, COA6, COA7, COX10, COX14, COX15, COX20, PET100, PET117, SCO1, SCO2, SURF1

复合物 V 亚基及其组成因子

MT-ATP6, MT-ATP8, ATP5F1A, ATP5F1D, ATP5F1E, ATPAF2, TMEM70, ATP5MD

多复合物的组成因子

OXA1L

电子载体的合成

COQ2, COQ4, COQ5, COQ6, COQ7, COQ8A, COQ8B, COQ9, PDSS1, PDSS2, CYCS, HCCS

mtDNA 稳态

DNA2, MGME1, POLG, POLG2, RNASEH1, TFAM, TOP3A, TWNK

线粒体核苷酸库的维护

ABAT, DGUOK, MPV17, RRM2B, SAMHD1, SUCLA2, SUCLG1, TK2, TYMP

mt-tRNA 生物合成以及氨酰化

MT-TA, MT-TC, MT-TD, MT-TE, MT-TF, MT-TG, MT-TH, MT-TI, MT-TK, MT-TL1, MT-TL2, MT-TM, MT-TN, MT-TP,MT-TQ, MT-TR, MT-TS1, MT-TS2, MT-TT, MT-TV, MT-TW, MT-TY, GATB, GATC, GTPBP3, MTFMT, MTO1, NSUN3, PUS1, QRSL1, TRIT1, TRMT5, TRMU, TRNT1, AARS2, CARS2, DARS2, EARS2, FARS2, GARS, HARS2, IARS2, KARS, LARS2, MARS2, NARS2, PARS2, RARS2,SARS2, TARS2, VARS2, WARS2, YARS2

mtRNA 的表达以及加工

ELAC2, FASTKD2, HSD17B10, LRPPRC, MRM2, MTPAP, PNPT1, TRMT10C

核糖体生物合成

MT-RNR1, ERAL1, MRPL12, MRPL3, MRPL44, MRPS2, MRPS7, MRPS16, MRPS22, MRPS23, MRPS28, MRPS34

核糖体翻译

C12orf65, GFM1, GFM2, RMND1, TACO1, TSFM, TUFM

表 14-2　对氧化磷酸化以及其他细胞功能具有次要影响的线粒体病基因

铁硫簇生物合成

ABCB7, BOLA3, FDX1L, FDXR, FXN, GLRX5, IBA57, ISCA1, ISCA2, ISCU, LYRM4, NFS1, NFU1

辅酶因子

COASY, FLAD1, LIAS, LIPT1, LIPT2, PANK2, PPCS, TPK1

蛋白质量控制

AFG3L2, CLPB, CLPP, HSPD1, LONP1, PITRM1, SPG7, YME1L1

线粒体蛋白的输入及加工
AGK, AIFM1, DNAJC19, GFER, MIPEP, PMPCA, PMPCB, TIMM8A, TIMM22, TIMM50

线粒体脂质修饰及稳态
ATAD3A, CHKB, PLA2G6, PNPLA4, PNPLA8, SERAC, TAZ

线粒体形态和动力学
CHCHD10, QIL1, DNM1L, GDAP1, MFF, MFN2, MIEF2, MSTO1, OPA1, SACS, SLC25A46, STAT2, TRAK1

凋亡与自噬
HTRA2, VPS13C

代谢物运输
SLC19A2, SLC19A3, SLC25A1, SLC25A3, SLC25A4, SLC25A10, SLC25A12, SLC25A19, SLC25A21, SLC25A24,SLC25A26, SLC25A32, SLC25A42, SLC39A8, MICU1, MICU2, MPC1

三羧酸循环及代谢
ACO2, ALDH18A1, DLAT, DLD, FH, HAAO, IDH3A, IDH3B, KYNU, MDH2, MECR, NADK2, PDHA1, PDHB, PDHX, PDK3, PDP1, BTD, HLCS, PC, PPA2

毒性化合的代谢
D2HGDH, ECHS1, ETHE1, HIBCH, L2HGDH, NAXE, TXN2

功能不详
APOPT1, C1QBP, C19orf12, CEP89, CTBP1, EXOSC3, FBXL4, OPA3, RTN4IP1, SFXN4, TMEM65

三、线粒体病的分子生物学检验标志物

由于 mtDNA 没有组蛋白结构，其"裸露"的 DNA 很容易积累损伤并发生变异。mtDNA 变异与疾病的发生相关联，因此 mtDNA 的变异类型及程度可作为线粒体病的分子生物学标志物。

（一）mtDNA 碱基位点

1. 点突变位点 碱基突变是最常见的线粒体 DNA 突变，尤其是点突变。mtDNA 结构基因的点突变，与 nDNA 一样，包括移码突变以及碱基置换之后导致的同义突变、错义突变和无义突变。错义突变的结果常常导致氨基酸的替换，并由此引起蛋白质结构和功能的改变，从而导致疾病的发生。如 ND1 基因中 G3460A、ND4 基因中 G11778A 等点突变均可导致莱伯遗传性视神经病变（Leber hereditary optic neuropathy，LHON）。而移码突变和无义突变可导致编码基因的相关蛋白的合成缺陷或不能合成，从而引起氧化磷酸化系统中相应复合体的组装失败，由此导致更为严重的疾病发生。如 mtDNA 9537 位点插入 C 碱基后可导致因呼吸链复合体Ⅲ组装失败所致的致死性线粒体脑病的发生。另外，tRNA 基因的点突变，可以通过降低线粒体内蛋白质生物合成的能力，从而影响线粒体的氧化磷酸化等功能，导致疾病的发生。如 tRNA$^{Leu(UUR)}$ 中，A3243G 和 T3271C 等点突变，可导致线粒体脑肌病伴高乳酸血症和卒中样发作（mitochondrial encephalomyopathly lactic acidosis and stroke-like episodes，MELAS）。

2. 单核苷酸多态性位点 单核苷酸多态性（single nucleotide polymorphism，SNP）是指在 mtDNA 水平上由单个核苷酸变异引起的 mtDNA 序列多态性。SNP 在 mtDNA 中广泛存在，如有的 SNP 仅发生在某些疾病中，有的 SNP 与不同的人群相关。基于此，mtDNA SNP 在疾病风险预测评价中具有重要意义。

3. 线粒体单体群（haplogroup） 又称为线粒体单倍群，是指在人群的迁移及进化过程中，母系遗传的 mtDNA 为适应变化的环境而经历的适应性选择所形成的 DNA 碱基位点多态性的集合体（如 SNPs），并被稳定遗传形成特定的关联 SNPs 的遗传背景。根据这些相关联的 SNPs 位点，则可将 mtDNA 分为不同的线粒体单体群。鉴于线粒体单体群是适应特定环境的产物，在当前社会尤其是近几十年来由于环境以及饮食方式的剧烈改变，某些特定的单体群已经成为一些疾病的高风险因子。较为经典的例子为，欧洲人群线粒体单体群 H 和 J 在癌症、LHON 以及骨性关节炎发生中的保护和高风险作用。

（二）mtDNA 缺失或插入片段

mtDNA 发生片段缺失或插入突变可以引起疾病。缺失突变主要引起绝大多数眼肌病，这类疾病多为散发而无家族史。mtDNA 缺失发生的原因往往是由于 mtDNA 的异常重组或在复制过程中异常滑动所致，常发生于神经性疾病及一些退化性疾病中，如卡恩斯-塞尔综合征（Kearns-Sayre syndrome，KSS）。插入突变在 mtDNA 中较为少见。

（三）mtDNA 拷贝数

真核生物中每个细胞有几百至几千个甚至上万个线粒体，细胞内线粒体的数量反映了细胞对能量的需求程度，每个线粒体内有 2～10 个 mtDNA 拷贝。所谓 mtDNA 拷贝数（copy number）就是指线粒体内 mtDNA 拷贝的绝对数量。mtDNA 拷贝数与线粒体表达系统的效率相关，直接影响线粒体氧化磷酸化功能，因此 mtDNA 拷贝数可作为评价线粒体功能的一个指标，当 mtDNA 拷贝数减少时可导致细胞缺乏能量而功能下降，并由此引发疾病。近年来的研究表明，在胃癌、食管鳞状细胞癌等许多肿瘤细胞的线粒体内 mtDNA 拷贝数减少，提示 mtDNA 拷贝数有望成为一种新的肿瘤分子标志物。

案例 14-1

楔子 2：

4. 综合患者临床表现初步诊断为何种疾病？

5. 该案例中的 tRNA$^{Leu(UUR)}$A3243G 突变检测可采用哪些方法？

6. 该突变的发现对于该患者疾病的诊断具有何种意义？

四、案例分析

结合患者临床表现，即抽搐发作并感染时加重、乳酸升高、视物障碍、患儿身材矮小、听力障碍、肌容积略差等综合分析疑似 MELAS，但是否是 MELAS 需要结合线粒体基因突变予以确诊。

1. MELAS 的诊断　MELAS 最早的诊断标准由平野（Hirano）于 1992 年提出。包括：①脑病症状，常表现智力低下或癫痫；②青年阶段出现类似卒中样发作；③生化检测线粒体功能失常，比如乳酸中毒或肌肉活检显示断裂肌纤维。同时部分患者伴复发性的头痛和呕吐症状。随后，日本学者以卒中样发作结合线粒体功能失常和线粒体基因突变提出 MELAS 新的诊断标准。同早期 Hirano 诊断标准不同，日本的标准不考虑脑病症状，同时加入了线粒体基因突变指标。

2. MELAS 的分子特征及检测方法　mtDNA 突变在 MELAS 发病中占有重要地位，80% 以上的 MELAS 患者存在 mtDNA A3243G 突变，其次是 T3271C 突变。目前发现与 MELAS 有关的 mtDNA 突变已超过 23 个，主要累及 tRNA$^{Leu(UUR)}$、tRNA^{Phe}、tRNA^{Val}. tRNA^{Trp}、tRNA^{Lys}. tRNA$^{Leu(CUN)}$、16S rRNA、ND1、ND5 和 ND6 等基因，多数突变表现为异质性。mtDNA 的异质性突变超过其阈值时，细胞内线粒体产生的能量难以满足其发挥正常的生理学功能，即可导致出现临床症状，最先累及如脑、骨骼肌、心肌以及胰腺等能量代谢旺盛的器官，并可致细胞稳态失调和慢性乳酸酸中毒，诱发脑卒中样发作。

目前可应用的检测 MELAS tRNA$^{Leu(UUR)}$A3243G 突变的分子生物学方法，包括 PCR-DHPLC、PCR-RFLP、DNA 测序、荧光定量 PCR 和基因芯片等。

（1）PCR-DHPLC 技术：提取外周血或肌肉组织 DNA 作为模板，进行 PCR 反应。引物序列为：正向（F）：5′-TTCACAAAGCGCCTTCCCCC-3′；反向（R）：5′-GCGATGGTGAGAGCTAAGGTC-3′；扩增线粒体靶 DNA 片段（3153～3551bp）。PCR 产物经琼脂糖凝胶电泳鉴定。PCR 产物经变性复性后进行 DHPLC 分析。一般情况下，色谱峰双峰为杂合子，单峰为纯合子（图 14-6）。

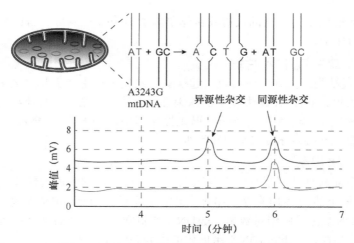

图 14-6　DHPLC 技术进行突变分析的原理

（2）PCR-RFLP 技术：PCR 产物为 400bp 左右，A3243G 突变可产生限制酶 *Apa* Ⅰ的酶切位点（GGGCC↓C），酶切产物为 90bp 和 310bp 的 2 条片段，由于该突变为异质性突变，故电泳时会出现 90bp、310bp 和 400bp 三条条带；而野生型没有 *Apa* Ⅰ的酶切位点，故电泳时只能看到 400bp 的条带（图 14-7）。

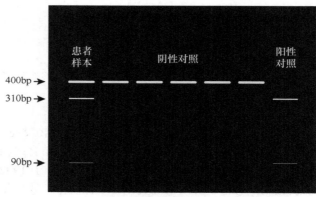

图 14-7　PCR-RFLP 鉴定 A3243G

（3）DNA 测序技术：是目前鉴定突变的金标准。根据测序结果进行 DNA 比对分析，可寻找 DNA 突变位点。

3. 线粒体基因突变对于 MELAS 的诊断意义　MELAS 一直是困扰人类的神经系统疾病，其诊断是一个复杂的过程。在临床工作中遇到疑似患者，通常根据其临床表现、家族史，结合体格检查、影像学检查、电生理学和肌肉活检等辅助检查进行诊断。随着分子生物学技术的不断发展，分子生物学检验逐渐成为确诊 MELAS 的最终手段。

五、小　　结

MELAS 是一种罕见的线粒体疾病。诊断标准包括癫痫发作、脑病等典型的疾病体征、病理提示线粒体功能失常以及发现已知的线粒体基因突变。这种疾病很多患者早期的临床症状并不一致。临床特征和病理生理变化之间的因果关系仍需深入研究。80% 以上患者存在线粒体亮氨酸（UUR）tRNA 基因突变，主要是 A3243G。携带上述基因突变的育龄女性建议进行遗传咨询，深入分析妊娠的潜在风险。

第二节　线粒体病分子生物学检验

由于线粒体病是一种系统性疾病，主要累及线粒体含量较高的脑、肌肉等组织、器官，因此对其诊断首先应依据患者的临床表现。然而由于临床表现的非特异性，疾病的确诊常常需要借助综合检查检验。在临床检验中，首先应针对临床表现选择生化常规检验，如乳酸含量、血糖水平等，再根据需要做分子生物学检验，由于分子生物学检验具有高特异性和灵敏度，因此在线粒体病确诊中起关键作用。

案例 14-2

患儿，男性，5月龄。

主诉：抽搐复发。

现病史：血 CMV IgM 阳性，尿 CMV DNA 阳性，考虑先天性巨细胞病毒感染。心脏超声提示室间隔与左心室后壁增厚，厚约16mm，左心室后壁约为7mm，考虑肥厚型心肌病（非梗阻性），卵圆孔未闭。予口服药抗癫痫治疗，抽搐较前好转，发作次数减少，发作形式表现为偶眨眼、摇头，肢体抖动不明显，伴口中分泌物增多，均不伴有血氧下降、发绀，持续时间约数秒至数十秒，可自行缓解。今为复查脑电图入院，门诊以"癫痫、原发性辅酶 Q10 缺乏症 7型（COQ10D7）、肥厚型心肌病、巨细胞病毒感染"收住入院。患儿近期无发热、无咳嗽、无气促、呼吸困难、无呕吐、腹泻、睡眠较多，二便正常。

既往史：患儿在我院新生儿科住院期间出现抽搐，初表现为双眼凝视，四肢强直抽动，双手及双脚反复屈曲，在我院行脑电图可见暴发抑制，放电指数＞80%，头颅 MRI 平扫示小脑萎缩样改变，考虑小脑脑干发育不全。基因检查提示原发性辅酶 Q10 缺乏症 7型，COQ4 基因突变，突变位点 exon 9 c.370G＞A（p.G124S），AR。

基本检查：神志清楚，精神反应一般。全身皮肤略苍白，全身未见出血点。手足温，前囟小，口周无发绀。颈软无抵抗，呼吸尚平稳，三凹征阴性，双肺呼吸音粗，未闻及啰音。心律齐，心音有力，未闻及明显杂音。腹部平软，未见胃肠型及蠕动波，肝脾肋下位触及肿大，肠鸣音正常，肌张力偏高。

辅助检查：C 反应蛋白＜0.499mg/L，血常规：单核细胞9.90%，中性粒细胞33.00%，血小板计数268.00×10⁹/L，白细胞计数16.78×10⁹/L，血红蛋白132g/L，淋巴细胞52.10%。尿常规检查正常。

问题：

1. 临床采用何种策略进行线粒体病的分子生物学检验？

2. 线粒体病的分子生物学检验技术都有哪些？

3. 线粒体病主要包括哪些种类，采用何种方法进行分子生物学检验？

4. 什么是原发性辅酶 Q10 缺乏症？

5. 原发性辅酶 Q10 缺乏症患者如何进行分子生物学检验？

6. 原发性辅酶 Q10 缺乏症分子生物学检验的治疗意义是什么？

案例 14-2

楔子 1：

1. 临床采用何种策略进行线粒体病的分子生物学检验？

2. 线粒体病的分子生物学检验技术都有哪些？

3. 线粒体病主要包括哪些种类，采用何种方法进行分子生物学检验？

一、线粒体病的分子生物学检验策略

与线粒体病相关的 DNA 变异包括 mtDNA 点突变、插入或缺失（包括大片段缺失）、拷贝数变化等，以及部分 nDNA 的突变，因此在线粒体病的分子生物学检验中还是以检测 DNA 变异为主要对象。对疑似线粒体病患者，首先检验外周血，有癫痫样发作者，需筛查 mtDNA 复制酶（DNA 聚合酶 γ）编码基因 PLOG 的突变位点；其他症状者筛查常见的 mtDNA 点突变或缺失。在均未检到突变位点的情况下，需要进一步分析肌肉组织内线粒体各复合物的活性，若存在缺陷则需考虑可能存在复合物缺陷的相关 mtDNA 突变或缺失。若仍未检测到突变，则进一步筛查 nDNA 中与线粒体功能相关的候选基因突变位点。在候选基因中仍无突变，可利用高通量全基因组测序手段去发现可能存在的新基因突变（图 14-8）。

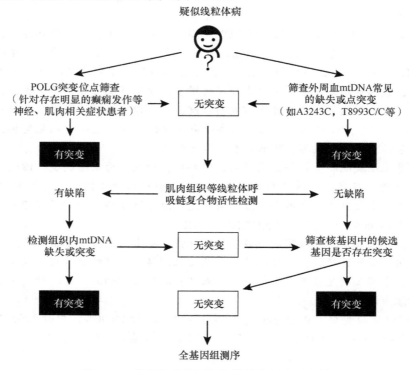

图 14-8　线粒体病分子生物学检验策略示意图

二、线粒体病的分子生物学检验技术

线粒体病相关的突变以点突变为主，因此分子生物学检验的方法首选点突变检测的方法，如 PCR-RFLP、PCR-ASO 和 PCR-DHPLC 等。

（一）PCR-RFLP 技术

1978 年，干（Kan）和多齐（Dozy）创立的 RFLP 连锁分析技术是最早用于分析 DNA 分子中已知点突变的技术。为提高检测的灵敏度，可将 PCR 与 RFLP 结合，首先根据目的基因的序列查出基因在发生突变前后酶切位点发生的改变，设计一对特异的寡核苷酸引物将突变位点包括其中，进行 PCR 扩增后用相应的限制性内切酶进行酶切，所得产物用非变性聚丙烯酰胺凝胶电泳来分析长度变化，从而将正常的和突变的线粒体序列区分开。PCR-RFLP 的特点是具有较高的特异性，可以确定突变的部位以及性质。

可根据酶切片段大小选择不同浓度的琼脂糖凝胶或聚丙烯酰胺凝胶进行电泳分离，后者分辨率高于前者。染色后成像观察，根据样品之间条带的大小和所处的位置，就可以判断扩增的基因之间的变异情况。

阳性结果的判断：针对常见的突变位点，建议实验室构建相应的阳性质粒作为质控品，即含有该突变位点片段的质粒，与临床样本一同进行 PCR-RFLP。突变位点的最终确定仍需通过 DNA 测序技术。

（二）DHPLC

DHPLC 利用离子配对逆向层析的原理来分析核酸，由奥佛儿（Oefner）博士于 1995 年建立。

DHPLC 技术进行突变分析的原理为，双链 DNA 分子在适当的局部变性温度下经过分离柱时，DHPLC 能灵敏地检测出带有单个碱基的错配、插入和缺失等突变的核酸片段。选取只有单碱基变异而其他序列均相同的两种双链 DNA 样品，经过 PCR 扩增后，等比例混合，提高柱温度使两种 DNA 完全变性，4 种单链 DNA 重新配对，产生两大类共 4 种双链 DNA 分子。其中包括两种序列完全配对的同源双链 DNA（homoduplexes）和两种具有单一碱基错配的异源双链 DNA（heteroduplexes）。如图 14-6 所示，这 4 种 DNA 分子在 DHPLC 柱中进行分析时，在达到该 DNA 分子的变性温度 T_m 前，完全配对的同质双股螺旋和具有单一碱基错配的异质双股螺旋无法被区分开，图谱上始终呈现一个吸收峰。若在恰当的变性温度中，4 种 DNA 分子在增温管柱中进行分析时，谱图上显示为 4 个明显的吸收峰，在部分变性温度下，异源双链因错配更容易变性，加上单链 DNA 带负电荷减少，结合能力弱，因此异源双链比同源双链先被洗脱，具有单一碱基突变的异源双链 DNA 总在同源双链 DNA 之前被洗脱出来。DHPLC 技术灵敏度高，特异性高，是分析异质性突变的首选检测方法。

DHPLC 检测的质量控制包括以下几个方面：

1. DHPLC 检测的样品要求

（1）片段大小：适于 DHPLC 检测的 PCR 产物长度最好在 200～500bp。大于 500bp 的片段虽可检测，但敏感性将会下降，或者可能需要 2 个或更多的检测温度进行分析；小于 200bp 的片段检测结果也不理想，因为片段在非常狭窄的温度范围内即完全解链，将很难找到合适的检测温度，特别是那些位于极易解链区域的变异可能会被漏检。

（2）样品质量：PCR 产物在 DHPLC 检测之前不需纯化，剩余的核苷酸及引物会在样品峰之前很早即被洗脱下来，而模板 DNA 和大分子污染物则在样品峰后被洗脱。引物二聚体、非特异扩增产物以及与样品碱基数类似的污染产物将会影响分析，需通过优化 PCR 去除之。并不推荐以琼脂糖凝胶电泳纯化 DHPLC 样品，因为纯化所用的试剂及残留的琼脂糖会损坏层析柱。

（3）样品含量：PCR 产物的浓度必须足够大，要求 2μL 产物经琼脂糖凝胶电泳可见清晰的条带，相当于浓度至少 20ng/μL。通常上样需 3～10μL（50～200ng）。若样品浓度太低，因为信噪比下降，分析结果的可靠性也会随之下降。

2. DHPLC 检测的条件优化

（1）PCR 引物的设计：DHPLC 对于长度为 200～500bp 的片段检测最为灵敏。因此，设计 PCR 引物以得到只有一个溶解区域的片段显得非常重要。而且应该尽可能地将溶解区域的温度范围控制在 5℃以内。引物之间的 T_m 差异应该小于 1℃，且引物应该是高纯度的，没有错配序列。

（2）PCR 反应条件的优化：应用热启动 PCR 或降落 PCR（touch-down PCR），优化 Mg^{2+} 浓度，避免循环数过多等以减少非特异扩增。虽不必使用高保真的聚合酶，但必须严格遵从保证 *Taq* DNA 聚合酶高保真度的条件，包括提供足够的模板，使用含量平衡的 dNTP 以减少核苷酸错配。

（3）杂化双链的形成：将每管 PCR 产物加热到 95℃，持续 3～5 分钟，然后以每分钟下降 0.5～1℃的速度缓慢降温到 65℃，以形成杂化双链。如不能及时检测，将处理后的样品低温或冷冻保存。

（4）以 50℃非变性条件检测样品纯度和产量：待测的 PCR 产物进行变异检测之前，需以系统内置的 50℃非变性方法分析样品，确认 PCR 产物的质量符合 DHPLC 检测的要求。要求色谱图中的主峰必须呈现对称而锐利的单峰，若有其他更多的峰或出现尖峰，则必须重新优化 PCR 条件。一般上样 5μL 左右，主峰高度需在 2～3mV 以上。

（5）以推荐的工作参数在部分变性条件下检测样品：将待分析片段的 PCR 序列输入 WAVE Maker 软件，观察其解链温度及双链 DNA 的最佳乙腈浓度。根据柱温、乙腈梯度等工作参数检测所有样品，每样品需时 8～10 分钟。

（6）结果判断：若存在异质性突变位点，在部分变性条件下则出现异源双链峰，反之则为同源的单峰。针对常见的突变位点，建议实验室构建相应的阳性/阴性质粒作为质控品，即含/不含该突变位点片段的质粒，检测时两者等比例混合，即制备成异质性突变位点的样本，在检测临床样本时，一同上样分析。

（三）DNA 芯片技术

DNA 芯片技术是 20 世纪 90 年代初期发展起来的由分子生物学、微电子学、物理学、化学和计算机学等多学科交叉融合而成的技术。DNA 芯片是基于核酸互补杂交原理研制的 DNA 微列阵，即在固相载体上制备成千上万的呈网格状密集排列的基因探针，待分析的样品通过与芯片中已知碱基顺序的 DNA 片段互补杂交，从而确定样品中的核酸序列和性质，对基因表达量和特性进行分析。DNA 芯片有重大的学术价值，又有明显的产业化前景。它的出现为基因表达分析、新基因的发现、基因突变分析、基因组作图以及功能基因组研究等提供了有力的工具。

（四）DNA 测序技术

1. 一代测序技术 DNA 测序技术是基因工程和分子生物学检验最重要的技术之一。1977 年 Sanger 等人在加减法的基础上发展建立起来一种新的 DNA 测序方法——Sanger 链终止法，目前对于已知突变的检测仍是"金标准"。

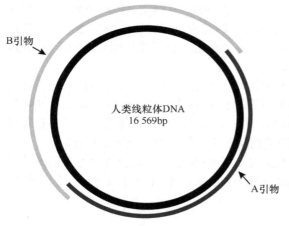

图 14-9　线粒体基因组扩增示意图

2. 线粒体基因组检测 运用两个长片段 PCR 扩增和测序技术对整个线粒体基因全长（16 569bp）进行高分辨率检测，测序后以最新剑桥版线粒体基因组 NC_012920 作为参考序列进行比对分析，致病性及关联疾病以 ClinVar 与 MitoMap 数据库作为参考（图 14-9）。适用于线粒体基因点突变、小的缺失插入突变（<20bp），不包含线粒体重排、大片段缺失与重复。该方法对于样本需求量较小，只扩增 mtDNA，可避免测序过程中 nDNA 对 mtDNA 的影响，保证测序的深度和覆盖度。

3. 新一代测序技术 大规模平行测序或者二代测序技术应用临床推动了诊断技术的深刻变革。现在许多中心开展血液或者唾液的基因组学分析，避免或者暂缓使用肌肉活检等侵入性检测。许多早期的研究中心使用的基因组合仍然应用于临床检测，但是随着新基因的不断翻新，上述方法也需要不断更新，诊断容量也不及外显子测序。现在全外显子测序是临床实验室最通常的首选方法。这可能是由于携带线粒体 DNA 突变的患儿只有 25% 在幼年发病，而另外 75% 在成年发病。一些实验室从外显子测序数据中提取脱靶的线粒体 DNA 序列，但是上述方法同临床常用的靶向线粒体 DNA 测序相比，测序深度和覆盖的均质性较低。核基因组的全基因组测序具有诸多优势，特别对于线粒体病，该方法提供了高深度的线粒体 DNA 的覆盖率，随着成本下降应用将会逐渐增加。虽然血液或者唾液全基因组检测适用于线粒体病，但是有些事项需要注意：①血液中线粒体 DNA 未检测到删除突变并不能排除在有丝分裂后组织肌肉中也同样是阴性；②一些线粒体点突变，尤其是常见的 tRNA$^{Leu(UUR)}$A3243G 会随着年龄在血液中载量降低。

以上针对已知突变的检测技术中，PCR-RFLP 检测成本较低，技术要求不高，仪器设备简单，可作为初筛的方法；PCR-DHPLC 灵敏度较高，检测耗时短，但由于需要专用的 DHPLC 分析仪，限制了其在临床检验中的应用；DNA 测序技术则是确定 DNA 点突变的金标准。若为 DNA 的未知突变，通过 DNA 芯片技术、全基因组测序技术等平台可以完成突变位点的查找，这些技术通量高，结果精确可靠，在线粒体病临床分子检验中的应用逐渐增多。此外，在一些线粒体病患者中存在 mtDNA 的大片段缺失，可通过长片段 PCR 进行检测，该方法简单易行，是较好的初筛方法，确认的手段亦需借助 DNA 测序技术。在少部分线粒体病的患者中可能存在 mtDNA 拷贝数的明显下降，mtDNA 拷贝数可通过实时荧光定量 PCR 完成绝对定量。

三、线粒体病的主要种类

MELAS 详见本章第一节案例分析。

（一）LHON

1. 与 LHON 相关的 mtDNA 突变　LHON 是一种主要累及视网膜、巩膜筛板前部视乳头黄斑束纤维，导致视神经变性的母系遗传性疾病。mtDNA 突变是 LHON 发病的分子基础。自 1988 年华莱士（Wallace）等发现 LHON 家族中的 mtDNA ND4 G11778A 突变以来，目前已发现 30 多个 mtDNA 突变位点与 LHON 发病密切相关。这些突变包括原发性和继发性两种，其中 ND1 G3460A、ND4 G11778A 和 ND6 T14484C 这 3 个突变位点是最主要的原发突变，继发突变（如 tRNA^{Met} A4435G、tRNA^{Thr} A15951G 等）往往与原发突变协同作用而影响 LHON 的发病。

2. 与 LHON 相关的 mtDNA 突变常用检测技术

（1）PCR-RFLP 技术：目前，国内实验室较多采用合适的限制性核酸内切酶如 BsaH I、Mae Ⅲ及 Mva I 等来检测 mtDNA ND1 G3460A、ND4 G11778A 和 ND6 T14484C 等突变。这三种限制性核酸内切酶对所扩增的亚单位片段分别有特定的切割识别序列，如突变未发生，则上述基因中原有限制性核酸内切酶所识别的序列存在，故 PCR 产物被限制性核酸内切酶消化成两个片段；如发生了突变，则原有限制性核酸内切酶所识别的序列不复存在，故 PCR 产物无法被上述限制性核酸内切酶所消化（表 14-3）。

表 14-3　扩增 LHON 相关的 mtDNA 原发突变位点的引物序列

突变位点	引物序列	扩增片段（bp）	产物长度（bp）
G3460A	5′-TACTTCACAAAGCGCCTTCC-3′ 5′-ATGAAGAATAGGGCGAAGGG-3′	3 150～3 980	831
G11778A	5′-TCACTCTCACTGCCCAAGAA-3′ 5′-GGAGAATGGGGGATAGGTGT-5′	11 295～12 095	801
T14484C	5′-GCATAATTAAACTTTACTTC-3′ 5′-AGAATATTGAGGCGCCATTG-3′	14 081～15 017	937

（2）DNA 测序技术：是目前鉴定突变的金标准，是寻找 mtDNA 各种致病突变和诊断线粒体病非常有用的手段。其实验流程为 PCR 扩增，PCR 产物纯化，测序，将测序结果与标准剑桥参考序列比对，最后筛查 LHON 患者线粒体突变位点。

（二）药物性耳聋

1. 与耳聋相关的 mtDNA 点突变　mtDNA 突变是导致耳聋的重要原因之一。其中，线粒体 12S rRNA 基因的 A1555G 和 C1494T 突变是导致氨基糖苷类抗生素耳毒性的主要分子致病基础；tRNA$^{Ser(UCN)}$ T7511C 等突变则与非综合征型耳聋相关；而 tRNA$^{Leu(UUR)}$ A3243G 等突变可导致综合征型耳聋。此外，继发突变（如 tRNA^{Thr} GI5927A 等突变）则对原发突变（如 A1555G 等突变）起协同作用，影响耳聋表型的表达。

2. 与耳聋相关的 mtDNA 突变的检测　开展耳聋的基因诊断不仅可以了解患者发生耳聋的分子病因、预测患者的病情与预后，还可以预测患者的下一代出现耳聋的概率。基因诊断可作为听力筛查的有效辅助手段，帮助确诊或预测潜在的早期听力障碍。

耳聋相关的 mtDNA 突变主要是点突变，因此理论上点突变和单核苷酸多态性的分析方法均可用于耳聋的基因诊断。目前常用的方法是：

（1）PCR-RFLP 技术：目前，国内实验室较多采用合适的限制性内切酶如 Alw26I（BsmA I）、Apa I 和 Xba I 等来检测 mtDNA A1555G、A3243G 和 A7445G 等突变，根据 PCR 产物酶切后的电泳结果可直接判断受检者是否携带上述突变（表 14-4）。

表 14-4　扩增耳聋相关的 mtDNA 突变的引物序列

检测位点	引物序列	退火温度（℃）	产物长度（bp）
A1555G/C1494T	5′-CGATCAACCTCACCACCTCT-3′ 5′-TGGACAACCAGCTATCACCA-3′	58	802
A7445G	5′-ACGCCAAAATCCATTTCACT-3′ 5′-CGGGAATTGCATCTGTTTTT-3′	58	987

（2）DHPLC 技术：应用 DHPLC 技术可实现对已知的 mtDNA 致病突变的高通量检测，并可结合 DNA 测序技术来确认特定的碱基改变。由于 DHPLC 技术的灵敏度高、特异性高，因此可将 DHPLC 技术作为分析异质性突变的首选检测方法，如对于 A3243G 异质性突变位点的检测方法参见"MELAS"部分。

（3）DNA 测序技术：是寻找 mtDNA 各种致病突变和诊断线粒体病非常有用的手段，同时还可验证其他检测方法如 PCR-RFLP 和 DHPLC 等的检测结果。设计覆盖相应突变位点的特异性引物（表 14-4），经 PCR 扩增后，将扩增产物直接进行测序。

（4）基因芯片技术：目前，市面上已有商品化的可同时检测包括线粒体 12S rRNA A1555G 和 C1494T 突变在内的 9 个致聋突变热点的遗传性耳聋基因诊断芯片。随着 DNA 芯片技术的不断发展，有望将越来越多耳聋相关的 mtDNA 突变位点整合到基因芯片中，以实现高通量、大规模筛查的需求。

（三）线粒体糖尿病

1. 线粒体 DNA 突变与糖尿病　1992 年，奥瓦兰德（Ouweland）等人首次发现 1 个糖尿病家系带有线粒体 tRNA$^{Leu(UUR)}$ 基因突变，即 A3243G 点突变，提示线粒体基因突变可能是糖尿病发病因素之一。

1999 年，WHO 把糖尿病分为 4 种类型，将线粒体糖尿病列为特殊类型糖尿病中的一种，随后陆续有线粒体 tRNA^{Lys} 基因 A8296G；tRNA$^{Leu(UUR)}$ 基因 C3254A、T3264C、C3205T；ND1 基因 G3316A、T3394C、G3423T；12S rRNA 基因 A1438G、C1310T 等多个与糖尿病有关的位点突变的报道。尽管线粒体基因突变与糖尿病的关系在国内外已进行大量研究，发现了几十个突变位点，但 tRNA$^{Leu(UUR)}$ A3243G 仍是目前国际上唯一公认的线粒体糖尿病致病突变，也是国内外报道最多，发病率较高的单基因糖尿病突变位点。

2. 线粒体糖尿病的分子检验　除了传统的临床症状、生化等方面的检测指标以外，还有很多分子生物学的方法检测线粒体糖尿病，如 PCR-DHPLC、PCR-RFLP、DNA 测序、实时荧光定量 PCR 和基因芯片等。目前公认的与糖尿病相关的线粒体突变位点是 tRNA$^{Leu(UUR)}$ A3243G，其检测方法可参见"MELAS"部分对于 A3243G 突变位点的检测。

案例 14-2

楔子 2：

4. 什么是原发性辅酶 Q10 缺乏症？

5. 原发性辅酶 Q10 缺乏症患者如何进行分子生物学检验？

6. 原发性辅酶 Q10 缺乏症分子生物学检验的治疗意义是什么？

四、案例分析

辅酶 Q10 是细胞线粒体中的能量转换剂，它通过传递电子参与"三羧酸循化"产生 ATP 供细胞代谢使用。人类在 20 岁时自主合成的辅酶 Q10 能力达到顶峰，维持至 50 岁左右。原发性辅酶 Q10 缺乏可通过影响线粒体能量代谢引起一系列病理变化。

1. 原发性辅酶 Q10 缺乏症 是一种由线粒体功能障碍引起的常染色体隐性遗传性疾病，目前已知的共有 8 个分型，分别由 CoQ2、PDSS1、PDSS2、ADCK3、CoQ9、CoQ6、CoQ4 和 CoQ7 基因变异导致。本病例中原发性辅酶 Q10 缺乏 7 型是由辅酶 Q4（coenzyme Q4，CoQ4）基因变异引起。CoQ4 基因是编码辅酶 Q 生物合成的关键因子，其变异可引起辅酶 Q10 缺乏，从而导致线粒体病。大多数患儿在出生后不久就出现严重的心脏或神经症状，组织样本显示辅酶 Q10 水平下降。该病常见的临床表型包括新生儿呼吸功能不全、喂养困难、癫痫性脑病、肥厚型心肌病、左心室发育不全、心动过缓、动脉导管未闭、小脑发育不全、感觉运动性多发性神经病等。

2. 样本采集及测序分析 采集患儿外周血样本，采用双末端测序策略，行全外显子测序。检出的与患儿临床表型相关的致病变异位点采用一代 Sanger 测序技术进行验证，同时进行双亲样本验证。患儿发现了具有致病意义的 CoQ4 基因第 9 外显子内的纯合变异 c.370G＞A，分别来源于其父亲和母亲。

3. 检验结果的治疗意义 原发性辅酶 Q10 缺乏症的治疗在于早期高剂量口服补充辅酶 Q10，可限制病情进展，逆转部分临床症状。严重的神经和（或）肾损伤往往无法逆转。肥厚型心肌病、视网膜病和感音神经性听力损失的治疗通常也难以完全可逆。原发性 CoQ10D7 患儿病死率高、预后欠佳且对辅酶 Q10 治疗存在较大的临床异质性，未来仍需对辅酶 Q10 补充治疗进行深入研究。临床上需对原发性 CoQ10D7 随访监测，包括定期神经学评估，眼科评估，听力测试等。对有高危因素的亲属应进行症状前诊断，以便进行早期治疗并补充辅酶 Q10。原发性辅酶 Q10 缺乏症作为一种常染色体隐性遗传病，如果已知家庭中有致病变异，建议对高危亲属检测、对高危孕妇的产前检测以及植入前基因诊断。

五、小   结

原发性辅酶 Q10 缺乏症是临床常染色体隐性遗传疾病，是由直接参与合成辅酶 Q 基因编码的蛋白质突变引起。辅酶 Q10 或泛醌是一个移动的亲脂性关键电子载体，在线粒体内膜呼吸链的电子传递中起关键作用。这种疾病有癫痫、小脑萎缩、共济失调、心肌病、肾衰竭、生长发育迟缓等诸多表型，但大多数患者疾病的分子基础尚未确定，没有明确的基因型/表型的相关性。正确的诊断是非常重要的，因为有些患者对辅酶 Q10 补充治疗反应良好。国内外关于 CoQ4 基因变异导致的原发性辅酶 Q10 缺乏症的文献报道较少，需要结合临床特点和分子生物学检验结果进行深入分析，以提高临床对 CoQ10D7 的认识和诊疗水平。

展   望

近年来，高通量测序技术在线粒体病的分子生物学检验中逐步获得应用。临床和基因异质性使线粒体病诊断趋于复杂化。外显子测序和基因组测序使诊断效率显著提高，但可报道的诊断效益仍然处于 25%～60%，同其他遗传性疾病的诊断效率类似。因此，应用高通量检测方法可能使一半有严重线粒体病的患者依赖临床表现无法诊断。某些病例是由于技术的缺陷（比如该技术无法鉴定致病性突变），但是更多病例是由于不得不在外显子测序中获得的 20 000 个潜在致病候选突变或者基因组测序中获得的 100 万个候选突变中优化 1～2 个序列突变。

外显子测序鉴定病因性突变常见的挑战如下：

（1）临床异质性以及缺乏确定性筛查检测导致疑似线粒体病的患者表型同其他遗传性疾病的表型重叠。既然某些疑似线粒体病的患者实际上还患有另一种遗传病，采用小范围的线粒体疾病基因列表简化突变验证开展外显子数据分析是可行的。如果是阴性结果，可以再延伸到更广泛的孟德尔基因列表（孟德尔组），包含大约 7000 个已经同单基因病相关联的基因。

（2）几乎所有的临床基因组实验室检测基因组合通过靶向的基因捕获的方法或者通过从全外显子组或全基因组检测中只分析"关键基因组合"的方法。典型的基因组合包括至少两个有相似表型的不相关个体中报告的致病性或可能致病性突变。这种方法无法分析新的基因-疾病关联以及新的疾病基因。而系统性重新分析疑难病例是一种获取新的基因-疾病关联的方法。

（3）文库质量和短读长测序技术在覆盖深度方面面临挑战（外显子测序比基因组测序更严重），缺乏分期，很难分析重复序列。外显子测序只能捕获基因编码区以及侧翼内含子小于 100bp 的序列，所以内含子深度变异将会缺失。当前在研究中广泛应用的连接读取和长读取测序技术可以克服上述部分问题，用于检测拷贝数变异、重复区段以及分区，但是在诊断实验室还没有广泛应用。

过去数十年引入新的基因组、生物信息和功能学验证方法已经明显提升了线粒体病的检测和诊断能力。随着基因组测序技术的广泛应用、长片段测序以及多组学技术的联合使用，这种趋势会愈发明显。但是，上述技术测定后的结果解释仍然需要不断改进从而明确诊断。这种提升的关键是测定数据的重新分析和深入验证，从而缩小基因与疾病关联分析以及突变与疾病关联分析的误差。

（王志刚）

第十五章 肿瘤的分子生物学检验技术

绪　论

恶性肿瘤是严重危害人类生命健康的重大疾病。从世界范围内看，随着人口逐渐老龄化、吸烟、感染、环境污染、膳食结构不合理甚至心理焦虑等问题的存在，肿瘤的发生率和死亡率持续增长，其诊断面临较为严峻的形势。分子生物学的发展极大地推动了肿瘤的基础研究，促进了人们对肿瘤发生、发展机制及预后转归的认识，同时也为肿瘤的早期诊断和治疗提供了新的思路。目前，分子生物学检验技术已被广泛应用于肿瘤的筛查、早期诊断、分型分期、转移及预后判断、疗效预测及评估等方面工作中。本章就肿瘤分子生物学检验的相关策略、指标和方法等方面进行介绍，并结合案例探讨其应用价值。

由于早期发现的肿瘤标志物大多属于蛋白质类，因此临床上主要采用免疫学检验方法对其测定。随着更多非蛋白质类新肿瘤标志物被发现（如癌基因、非编码 RNA 等），分子生物学检验技术正逐渐被应用到临床检验中。肿瘤的分子生物学检验是在基因水平对样本中 DNA、RNA 和蛋白质等进行检测，通过分析是否存在与肿瘤发生、发展相关的基因在表达水平、构象或分子体系中发生变化，为肿瘤的筛查、诊断、治疗方案制定和预后转归评判提供参考信息。

临床常见的恶性肿瘤如肺癌、乳腺癌、白血病等，均存在一些重要的分子生物学改变，包括基因突变、基因重排、表观遗传异常等，以这些特征为靶点的分子生物学检验为临床常见恶性肿瘤的预防、确诊、治疗以及预后判断提供了重要手段。目前，肿瘤的分子生物学检验对象主要包括肿瘤相关基因及其产物、肿瘤相关表观遗传学变化以及血液或胸腹水等其他体液中的肿瘤相关分子信息。随着高通量测序等分子生物学的发展，越来越多的肿瘤标志物被发现。通常在临床中，选择无创或微创方法获取临床样本，包括穿刺活检组织、血液、体液（胸腹水）、排泄物（尿液、粪便）、分泌物等，再根据样本类型和检测对象选择灵敏度高、特异性强的分子生物学检测方法。随着现代生物检测技术的进步，生物芯片、基因测序等逐渐被应用到肿瘤分子生物学检验中，有力地推动了肿瘤诊疗水平的提高。

第一节　肿瘤的分子生物学检验内容

肿瘤是多因素作用、多基因参与、多阶段演变而导致的疾病。因此，与临床一些其他疾病（如感染性疾病、单基因遗传病）其检验对象较为明确、单一和特异不同，肿瘤的分子生物学检验对象（肿瘤标志物）较多，且大多数属于肿瘤相关抗原，而非肿瘤特异性抗原。此外，迄今也尚未发现通用的、灵敏度和特异度都理想的肿瘤标志物。因此，在进行肿瘤的分子生物学检验时，要根据不同肿瘤类型、不同检测对象以及目的采取不同的检测策略和方法。

一、肿瘤相关基因及其产物

肿瘤本质上是基因疾病，检测肿瘤相关基因能从分子角度直观反映细胞变异情况，其中包括（原）癌基因、抑癌基因、肿瘤发生、转移及耐药相关基因，也包括单核苷酸多态性、基因拷贝数变化和相关染色体异常，如染色体重排、融合基因、拷贝数变异等。肿瘤相关基因通过结构或表达含量的改变，启动肿瘤发生、发展过程。选择检验对象时，应考虑靶基因与特定肿瘤的相关性和合适的检测方法。此外，某些病毒与肿瘤发生密切相关，如 HBV 与肝癌、HPV 与宫颈癌等，因此，检测这些肿瘤相关病毒的基因，也可为肿瘤诊断提供重要证据。

二、肿瘤相关表观遗传学变化

肿瘤的发生、发展过程中伴随着表观遗传学的改变，包括 DNA 甲基化、组蛋白修饰与染色质重塑等。肿瘤表观遗传学标志物的变化可能成为肿瘤发生风险预测、早期诊断、靶向治疗以及预后评估的有效标志物。肿瘤组织呈现癌基因低甲基化和抑癌基因高甲基化状态，即与正常细胞相比，肿瘤细胞 DNA 启动子区 CpG 岛甲基化增强，而整个基因组甲基化水平却较低。据此，美国 FDA 于 2016 年批准了首个基于肿瘤患者血液的 Septin9 基因甲基化筛选检测产品。

三、肿瘤的液体活检

肿瘤细胞来源生物大分子可进入血液等体液，其在体液中的含量能反映肿瘤发生、发展的程度以及对治疗的反应，包括循环肿瘤 DNA（circulating tumor DNA，ctDNA）、循环肿瘤 RNA（circulating tumor RNA，ctRNA）、细胞外囊泡（extracellular vesicle，EV）等。游离在血液等体液中的 ctDNA，携带有肿瘤相关分子生物学特征，能够反映肿瘤患者的基因信息，可作为敏感、高效的肿瘤标志物。循环肿瘤 RNA 尤其是非编码 RNA（包括 miRNA、lncRNA 等），可在血液等体液中直接分离检测，具有无创、快速、动态等特点，在肿瘤诊断、药物疗效监测以及预后判断等方面发挥重要作用。细胞外囊泡主要包括外泌体（exosome）、微囊泡（microvesicle，MV）、凋亡小体（apoptotic body）等，其中外泌体包含丰富的核酸和蛋白质分子，可作为肿瘤诊断和预后判断的有效标志物。

第二节　肿瘤诊断的生物标志物

肿瘤标志物（tumor marker）的概念是 1978 年赫伯曼（Herberman）在人类免疫及肿瘤免疫诊断会上提出的，次年在第七届肿瘤发生生物学和医学会议上作为专用术语被大家公认。肿瘤标志物是指在恶性肿瘤发生和生长过程中由肿瘤细胞表达分泌的或宿主其他细胞反应而异常产生的，提示肿瘤存在和生长的一类物质。最早的肿瘤标志物可追溯到 1846 年本斯·琼斯（Bence Jones）在多发性骨髓瘤患者中发现的本周蛋白（Bence-Jones protein）。在 170 多年的研究中，人们已经陆续发现了 100 多种肿瘤标志物，目前临床常用的肿瘤标志物大约有 20 种。肿瘤标志物可在肿瘤组织、血液、尿液、粪便、胸腹水等中被检测出。通常提及的"肿瘤标志物"指的是狭义的"血清肿瘤标志物"。大部分肿瘤标志物在正常人群中也可测得一定浓度，但在肿瘤患者中其浓度显著升高。根据肿瘤标志物的生化性质或生理功能不同，可分为酶、激素、胚胎蛋白和糖蛋白等。随着肿瘤分子生物学的发展，肿瘤标志物种类也越来越多，除了癌基因、抑癌基因及其产物之外，基因多态性、拷贝数变异、DNA 甲基化、非编码 RNA 等都被列入肿瘤标志物的范畴。本节主要介绍一些近年研究证实的、与肿瘤发生发展密切相关的分子标志物。

一、肿瘤相关基因及其产物类标志物

（一）肿瘤相关染色体异常类标志物

细胞遗传学研究发现，绝大多数人体肿瘤都存在染色体的异常改变，包括非整倍体改变、染色体重排等。近年来，随着分子生物学检验技术的发展，如荧光原位杂交、荧光定量 PCR、多重连接探针扩增和微阵列比较基因组杂交等方法的出现，在肿瘤相关染色体异常检测中被广泛使用，发挥了重要诊断价值。例如，在白血病患者的诊断中，通过分子生物学检验技术检测染色体结构异常已成为常规诊断手段。

（二）肿瘤相关基因异常类标志物

恶性肿瘤的发生是一个多阶段逐步演变的过程，肿瘤细胞通过一系列进行性改变逐步变成恶性，在这种克隆性演化进程中，常常积累了一系列的基因改变，包括原癌基因、抑癌基因、细胞周期调节基因、细胞凋亡基因、端粒酶（telomerase）基因等，这些基因都成为潜在的肿瘤分子标志物。

1. 原癌基因（proto-oncogene）　是一类普遍存在于人类或动物正常细胞基因组中的基因，对调控细胞增殖分化起重要作用，在正常情况下以非激活的形式存在。在物理、化学或生物等因素作用下，被"活化"形成癌基因（oncogene），导致细胞恶性转化。

人们最早在逆转录病毒中发现癌基因。1911 年，劳斯（Rous）首先发现含鸡肉瘤病毒的无细胞滤液注射到健康鸡体内可诱发白血病，命名为劳斯肉瘤病毒（RSV）并建立经典"病毒致癌学说"。1968 年，迪斯贝格（Duesberg）发现 RSV 基因组中有一种编码酪氨酸激酶的基因，并证明其在细胞转化中起关键作用。随后在其他逆转录病毒中也相继发现能使细胞发生转化的基因。因为这些基因来自病毒，故命名为病毒癌基因（virus oncogene, v-onc）。1972 年，瓦默斯（Varmus）和毕晓普（Bishop）证明逆转录病毒中病毒癌基因不编码病毒结构成分，对病毒复制无作用，其来源于动物细胞的原癌基因，受到外界条件激活时可导致恶性转化和肿瘤发生。继发现病毒癌基因后，在正常细胞 DNA 中也发现了与病毒癌基因几乎完全相同的 DNA 序列，称为细胞癌基因。

原癌基因在人类或动物正常细胞普遍存在，是细胞生长必不可少的基因，其基因序列在进化过程中高度保守。原癌基因通过编码产物（生长因子及其受体、细胞信号转导分子、转录因子等）来实现功能。在某些因素作用下，原癌基因一旦被激活，发生数量或结构上的变化时，就会形成能够导致恶性转化的癌基因。目前所知的原癌基因激活机制包括点突变、基因易位激活、原癌基因扩增、获得外源性启动子或增强子等。目前发现的原癌基因已超过 100 种，常见的原癌基因包括 ras、myc、src 等。

2. 抑癌基因　也称肿瘤抑制基因，是一类存在于正常细胞内可抑制细胞生长并具有潜在抑癌作用的基因。抑癌基因在控制细胞生长、增殖及分化过程中起着十分重要的负调节作用，它与原癌基因相互制约，维持正负调节信号的相对稳定。当这类基因发生突变、缺失或失活时，可引起细胞恶性转化进而导致肿瘤的发生。抑癌基因失活的方式大致可分为两种，一种是由于 DNA 点突变或缺失，导致一条等位基因失活，如 RBI、TP53、WT1 等；另一种是由于 DNA 甲基化、组蛋白去乙酰化等表观遗传学变化抑制一条等位基因的表达，最终导致肿瘤的发生。

3. 细胞周期调节基因　细胞周期是指细胞从前一次有丝分裂结束到下一次有丝分裂完成所经历的阶段，是多因子参与、精确有序、连续动态的调控过程，由细胞周期蛋白（cyclin）、周期蛋白依赖性激酶（cyclin-dependent kinase, CDK）及周期蛋白依赖性激酶抑制因子（CDK inhibitor, CDKI）等细胞周期调节基因构成相互协调的细胞周期分子调控网络。细胞周期调节基因异常会导致细胞周期失控，甚至出现细胞无限制增殖，发展为肿瘤。

（1）CDK 是细胞周期运行的引擎，属于丝/苏氨酸激酶家族，有 13 个成员。CDK 作为细胞重要的调控蛋白，可参与细胞周期的不同阶段，促使细胞有序生长、增殖、休眠或凋亡。几乎所有肿瘤细胞都发现有多种 CDK 异常，如胃癌、乳腺癌中有 CDK4 基因的扩增、突变或高表达。

（2）细胞周期蛋白与 CDK 结合发挥效应。目前已经在哺乳动物细胞中分离出 9 类主要细胞周期蛋白。其中研究最多的是细胞周期蛋白 D_1（cyclin D_1），其在细胞周期 G_1～S 期转换中具有重要的调节作用。在多种实体瘤中（如乳腺癌、胃癌、非小细胞肺癌等）均有报道 cyclin D_1 过度表达，且与临床预后不良相关。

（3）CDKI 负性调节 CDK 活性，被认为是一组重要的抑癌基因，在人类肿瘤中发生突变失活。研究最多的是 p21，它与 p53 共同构成细胞周期 G_1 检查点，DNA 损伤后若不经过修复则无法通过该检查点，从而减少受损 DNA 的复制和积累，发挥抑癌作用。部分恶性肿瘤中 P21 蛋白表达水平明显降低，提示其可能与恶性肿瘤的发生或病变进展有关。

（4）细胞周期检查点：细胞周期的完成需要忠实的细胞复制，依赖于细胞周期检查点机制。当出现异常情况如 DNA 损伤或复制错误时，这类调节机制就被激活，及时地中断细胞周期的运行，待修复后才恢复运转。细胞周期检查点激酶 1（check point kinase 1，Chk1）基因产物为蛋白质激酶，在 S 期、G_2/M 检查点上控制细胞周期进程，其缺失可增加基因不稳定性，导致肿瘤发生和发展。

4. 细胞凋亡相关基因　细胞凋亡是机体在生长发育过程中为保持内环境稳定和维持正常生理活动，或受到有害刺激时清除多余的、衰老的或异常的细胞，由基因控制的、自主有序的、具有一定形态学和生物化学改变特征的细胞主动死亡形式。参与细胞凋亡调控的基因众多，主要包括凋亡促进基因（如 Fas、Bax 等）、凋亡抑制基因（如 Bcl-2、Mcl-1 等）和其他凋亡相关基因。肿瘤发生发展过程中，不仅出现细胞增殖失控和分化异常，而且发生凋亡抑制。肿瘤细胞中上述基因发生突变或表达异常，拮抗凋亡发生，导致肿瘤恶性进展。因此，检测细胞凋亡相关基因及表达产物可为临床评估肿瘤恶性程度、放化疗敏感性和预后提供重要线索。

5. 细胞基因组稳定性相关基因　在生物体内及外部环境中存在许多影响基因组稳定性的因素。DNA 损伤修复是维持基因组稳定性的关键过程。人体及动物细胞已进化出一套由众多 DNA 修复基因构成的基因组稳定性维护体系。维持基因组稳定性的重要因子功能缺失，可引起基因组出现不稳定性和发生突变，造成癌基因和抑癌基因突变积累，导致细胞生长增殖失调，最终形成肿瘤。近年来，维持细胞基因组稳定性基因与肿瘤的关系及检测应用受到较多关注。

（1）DNA 修复基因：DNA 损伤修复过程及机制复杂，参与因子众多。DNA 修复基因编码的蛋白质能修正 DNA 复制时所产生的错误，避免因修复失败导致突变累积。例如，核苷酸剪切修复（nucleotide excision repair，NER）、碱基切除修复（base excision repair，BER）的相关基因与肿瘤放化疗敏感性密切相关，可作为疗效预测的辅助指标。

（2）基因组不稳定性：是恶性肿瘤的重要分子特征。部分肿瘤（如结直肠癌）患者经常伴有很强的基因组不稳定性。例如，微卫星不稳定性（microsatellite instability，MSI）是基因组不稳定性常见形式之一，主要表现为微卫星重复序列的增多或减少，与核苷酸错配修复（mismatch repair，MMR）机制缺陷有关。研究证实，MMR 基因缺失/MSI 在结直肠癌抗 PD-1/PD-L1 免疫治疗疗效预测中有重要参考价值。

（3）端粒酶：端粒是真核细胞染色体末端的一个特殊结构，是维持基因组稳定性的重要因素。端粒酶能利用自身 RNA 为模板合成端粒 DNA，使端粒延伸从而维持结构稳定。人体绝大多数正常体细胞无端粒酶活性表达，端粒酶过度激活是肿瘤细胞逃避衰老、获得永生化能力的重要机制，端粒酶活性高低与肿瘤恶性程度有密切相关性。因此，端粒酶的检测和临床病理分期、组织学分型或细胞分化程度一样，可作为一个独立的恶性肿瘤早期诊断、治疗监测和预后判断指标。

6. 肿瘤转移相关基因　肿瘤细胞的侵袭转移是一个复杂的生物学过程，涉及肿瘤细胞从原发灶脱落，侵袭和穿透基膜，降解细胞外基质，进入血液或淋巴循环以及向远处转移定植等步骤。根据肿瘤转移过程中相关基因的生物学功能，肿瘤转移相关基因可分为转移促进和转移抑制基因。早期研究已发现癌基因激活和抑癌基因失活可使细胞在癌变的同时伴有转移能力，其中最具特征的是 ras 基因和 p53 基因突变激活。此外，通过高通量筛选以及功能验证也发现了多个控制肿瘤转移的重要基因，如 NM23、MTA 等。这些研究有望为肿瘤诊断、恶性进展及预后判断提供有效指标。

7. 肿瘤血管生成相关基因　1971 年，福尔克曼（Folkman）首次提出"肿瘤生长具有血管依赖性"的学说观点，认为肿瘤生长和血管生成相关。研究发现促血管生成因子和抑制因子共同决定血管形成过程。促血管生成因子研究最多的是血管内皮生长因子（vascular endothelial growth factor，VEGF）、促血管生成素（angiopoietin，Ang）、碱性成纤维细胞生长因子（basic fibroblast growth factor，bFGF）、血小板源性生长因子（platelet-derived growth factor，PDGF）等，血管形成抑制因子包括血管抑素（angiostatin）、内皮抑制蛋白（endostatin）等。当一系列癌基因和抑癌基因表达异常时，通过上调 VEGF、bFGF、PDGF 等因子表达，促进血管生成进而加速肿瘤生长、转移。临床上对血管生成相关基因的监测有助于预测肿瘤转移、复发、判断预后等。此外，还可为肿瘤抗血管生成靶向治疗的人群精准选择和疗效监测提供可靠证据。

（三）肿瘤相关基因多态性类标志物

单核苷酸多态性（SNP）是存在于某一人群或个体基因组内的单个碱基变异，是人类基因组中常见遗传变异，在肿瘤易感性、预后以及治疗敏感性中具有重要作用。目前研究主要包括：①肿瘤相关基因的 SNP，包括癌基因、抑癌基因、DNA 修复基因、代谢酶基因和免疫相关基因；②肿瘤治疗反应相关基因 SNP，包括遗传相关基因（包括药物靶点、药物运输蛋白、药物代谢酶等）和环境相关基因。研究发现，高密度 SNP 芯片覆盖范围广、检测方便经济、分辨率高，在多种肿瘤相关基因多态性的研究中发挥重要作用，有望进一步走进临床实践。通过构建对肿瘤发生和治疗效果有重大影响的 SNP 数据库，并结合生物信息学分析，更有效地分析单体型与肿瘤的相关性，将会使 SNP 分析在肿瘤诊断和个体化治疗中发挥重要的作用。

二、肿瘤相关表观遗传学类标志物

表观遗传学是基因序列不发生改变的情况下基因表达的可遗传调控，主要包括 DNA 甲基化、组蛋白修饰和染色质重塑等。大量研究结果显示，肿瘤的发生、发展与表观遗传异常改变密切相关。表观遗传学改变可引起原癌基因的激活和抑癌基因的失活，对肿瘤的发生、发展和转移起重要作用。

肿瘤细胞发生表观遗传改变常见分子机制包括：

（1）DNA 甲基化：异常 DNA 甲基化是肿瘤重要的表观遗传特征，包括整体基因组的低甲基化和启动子的高甲基化。基因启动子区的 CpG 岛发生甲基化时常导致抑癌基因、DNA 修复基因等重要基因功能丧失，从而引起肿瘤的发生。

（2）组蛋白修饰与染色质重塑：组蛋白是存在于核小体中与 DNA 结合的碱性蛋白质，是染色质的基本结构蛋白。组蛋白修饰对维持基因表达模式和染色体正常的结构功能有重要作用，其发生异常会对转录模式和细胞表型产生巨大影响。例如，组蛋白乙酰化失衡可影响细胞周期、分化及凋亡。染色质重塑是指核小体在真核细胞内重新定位的过程，染色质中的基因组 DNA 序列一般不发生改变，但结构可以发生高度动态变化，使一些特定区域呈现相应的转录活性改变，这种染色质重塑可选择性激活或沉默基因表达。当重塑复合物中的关键基因发生突变，导致染色质重塑失败，影响基因的正常表达时，则可导致肿瘤发生。

了解肿瘤相关表观遗传异常为肿瘤的分子生物学检验提供了方便可靠指标。例如，通过对癌基因和抑癌基因启动子区 CpG 岛的甲基化检测可分析它们所处的功能状态。目前，广泛应用甲基化特异性 PCR 检测 CpG 岛甲基化，通过亚硫酸氢盐将正常的胞嘧啶转化成尿嘧啶，但甲基化后的胞嘧啶中却不存在这种转化，采用特异性引物分析甲基化和未甲基化序列差异，对比肿瘤细胞与正常细胞间不同的甲基化状态，检测出每种肿瘤的独特甲基化谱。此外，一些新的表观遗传修饰改变，如 RNA 甲基化（如 m^6A 修饰）也在肿瘤诊断中显示出一定应用价值。

三、肿瘤液体活检标志物

液体活检技术，是在体液中检测肿瘤来源分子的新技术，具有便捷、非侵入性、可多次取样、实时监测变化等优点，为肿瘤的个体化诊疗提供了有力依据。

（一）循环肿瘤 DNA 类标志物

循环肿瘤 DNA（circulating tumor DNA，ctDNA）是指肿瘤细胞经脱落或者当细胞凋亡后释放进入循环系统的 DNA，是一种特征性的肿瘤生物标志。通过对血液中 ctDNA 的检测，能够反映肿瘤踪迹。由于肿瘤异质性存在，难以进行肿瘤组织的动态病理活检。通过分析 ctDNA 中的基因突变、甲基化、微卫星不稳定性等，可为肿瘤早期诊断、实时监测肿瘤进展、疗效和预后判断提供无创、可靠的检测方法。临床上通常采用肿瘤患者血浆作为样品，通过吸附柱法或磁珠法富集 ctDNA，随后通过基于 PCR 的扩增技术或者 DNA 测序进行定性、定量分析。目前研究多集中于肺癌的 EGFR、KRAS 及结直肠癌的 KRAS、BRAF 基因检测。韦恰（Veccia）等人对肺癌患者 ctDNA 中 EGFR 相关突变进行检测，检出率达 100%，可用于指导靶向治疗。Zill 等人对胰胆管癌患者 ctDNA 进行测序发现血浆 ctDNA 与肿瘤组织的一致性可达 90.3%，对难以取得足够病理组织的胰胆管癌具有良好的诊断价值。此外，研究还发现在接受免疫治疗的过程中，肿瘤释放到血液中的 ctDNA 水平变化，可以预测患者对免疫治疗的反应。在接受 3 个疗程及以上的抗 PD-1 抗体治疗后，如果患者的 ctDNA 水平下降，则意味着免疫治疗疗效好，患者存活时间更长。

（二）循环肿瘤 RNA 类标志物

循环肿瘤 RNA（circulating tumor RNA，ctRNA）是来源于肿瘤、存在于血液等体液中的 RNA 片段。ctRNA 除了携带肿瘤来源的遗传信息外，也包含了肿瘤相关基因表达调控信息，包括 mRNA 和非编码 RNA（noncoding RNA，ncRNA），如微小 RNA（microRNA，miRNA）和长链非编码 RNA（long noncoding RNA，lncRNA）等，为肿瘤早期诊断、靶向治疗以及预后分析提供了新的指标。现阶段已有 miRNA 检测试剂盒获准进入临床，如血清 miR-25 检测试剂盒、粪便 miR-92a 检测试剂盒，已经分别在胰腺癌和肠癌的辅助诊断中得到应用。此外，7 种血浆 miRNA（miR-21、miR-26a、miR-27a、miR-122、miR-192、miR-223、miR-801）联合检测试剂盒，对肝癌的检测敏感度为 83.2%、特异度为 93.9%。尿液 PSA mRNA 和 PCA3 lncRNA 检测，可用于辅助决策前列腺活检的必要性，有助于前列腺癌的活检确诊。

（三）循环肿瘤细胞类标志物

循环肿瘤细胞（circulating tumor cell，CTC）是指从原发肿瘤脱落后漂流或聚集于外周血液循环中的肿瘤细胞，其分子特征和表型与肿瘤类型、恶性进展程度、微环境及治疗反应有关。2007 年 CTC 首次被美国临床肿瘤协会列入肿瘤标志物行列。肿瘤患者血液循环中高 CTC 评分往往意味着转移能力更强、治疗效果不佳、预后更差。研究显示，在 1944 例转移性乳腺癌中 991 例患者检测出 CTC（每 7.5mL 血液中分离出 5 个），且其存在与乳腺癌无进展生存期和总生存期缩短相关。转移性结直肠癌患者在切除肝转移肿瘤前后治疗的 1 个月内，其 CTC 计数每 7.5mL 中多于 3 个，即 ≥3 个/7.5mL，是导致该患者总生存期较短的独立风险因素。因此，分析 CTC 对患者的疾病进展、疗效评价、预后评估以及提升生存率具有重要的诊断意义。

CTC 的富集方法主要分为生物化学特性富集法（亲和性富集法）和物理特性富集法两类。亲和性富集法主要是通过 CTC 表面特异性标志物进行分离，包括正向捕获 CTC 的阳性富集法和负向去除白细胞的阴性富集法。物理特性富集法主要是根据 CTC 的大小、密度、力学和介电性能等物理特性将 CTC 筛选出来。基于免疫与生化特性的免疫磁珠技术富集 CTC 的技术平台 CellSearch，是全球最早同时经过 FDA 和 CFDA 批准用于 CTC 检测的商业化产品。但是，CTC 在肿瘤患者血液中浓度极低、数量极少，而且它们的异质性也影响其细胞表面标志物的分离，因而给 CTC 检测分析工作带来了很大的挑战。目前，CTC 富集检测技术已经历了三代发展历程，随着微流控芯片等技术在 CTC 分选中广泛应用，有望提高其捕获与检测效率，并快速应用于临床。

（四）细胞外囊泡类标志物

细胞外囊泡（extracellular vesicle，EV）是指细胞来源的具有膜状结构的囊泡小体，包括来源于内体的外泌体、从质膜脱落的微囊泡（MV）和凋亡小体等。EV 装载有多种生物活性分子，包括蛋白质、核酸（包括 DNA、mRNA、miRNA、lncRNA 等）和脂质等，可介导细胞间物质交换和信息传递。肿瘤来源的 EV 携带有肿瘤特异性的遗传信息和表观遗传改变，在肿瘤发生、发展过程中起着重要作用，成为理想的肿瘤标志物。EV 的天然优势包括其双层膜结构保护内容物稳定、易于从各种体液中获取且内容物含量丰富、具有高度组织源性能反映来源细胞的真实状态。

外泌体（exosome）是目前基础和临床研究均较多的 EV，其作为分子标志物的研究已在各种肿瘤中蓬勃开展。外泌体的分析包括其分离纯化和分子生物学检测两部分，主要流程是从肿瘤患者各种体液中分离纯化外泌体，并进行物理表征、颗粒含量测定及内容物分子检测。分离纯化外泌体的方法包括经典的超速离心法以及磁珠分选法、凝胶排阻法、免疫亲和捕获法等。其中部分方法已有成熟的商品化试剂盒提供，除此之外，许多基于粒径或其他固有特性分选的新型仪器设备已被研发投入生产。目前，上述方法分离的外泌体可以直接应用于基因或蛋白质水平的经典分子生物学检验技术，甚至可在高通量的二代测序和生物芯片技术下实现组学分析。此外，无须提前进行外泌体分离纯化的"一站式"外泌体临床检测技术也得到开发，通过微颗粒流式细胞术、微流控芯片、声学捕获等新的高效外泌体分离技术结合纳米光学、抗体与适配体等特异性识别探针技术，发展出直接检测样品中特定类型甚至含特定内容物分子的外泌体分析方法。

目前 EV 相关诊断产品已经走向临床，如基于尿液样本的用于前列腺癌诊断的外泌体试剂盒 ExoDx Prostate IntelliScore（EPI）获得美国 FDA 突破性医疗器械认定上市。此外，从血液样本分离和分析外泌体 RNA（exosome RNA，exoRNA）的 ExoDx Lung（ALK）也已上市，可准确、灵敏、实时检测非小细胞肺癌患者的 EML4-ALK 突变。今后将进一步在分离、检测技术上进行更多适应临床检验需求的优化和标准化探索，EV 检测将很有希望发展成为一种新的肿瘤分子生物学检验技术，为肿瘤早期诊断、转移预测、疗效判断和预后监测提供重要手段。

第三节　肿瘤分子生物学检验的临床应用

一、肺　　癌

案例 15-1

患者，男，67 岁。

现病史：患者 2020 年 6 月无明显诱因出现阵发性咳嗽加重，咳少量白痰，未予重视。8 个月出现咳痰且痰中带血，至某医院查胸部 CT 示左下肺病变，考虑肺癌可能性大；左下肺炎变。CT 检查报告：右侧额叶及左侧侧脑室旁占位，不除外转移灶，建议 MRI 检查。左下肺占位，考虑癌可能。肝脏多发异常强化病灶，考虑血管瘤可能。肝右叶环形强化灶，考虑转移可能。CT 引导下肺穿刺活检，活检病理示：左下肺穿刺腺癌；免疫组化：TTF-1+、NapsinA 弱+、P40-LCA-CK5/6-E-cad+、P63+、Ki-67 约 20%+。诊断：左肺腺癌Ⅳ期伴肝脑转移。患者 2020 年 8 月肺穿刺组织基因检测发现 EGFR 基因 L858R 突变，于 2020 年 9 月开始口服吉非替尼片，后定期复查病情稳定。2021 年 7 月患者复诊：CT 检查报告示脑内多发高密度灶伴脑水肿，考虑转移瘤；左侧颞部及右侧顶部颅骨低密度影。肺癌治疗后所见，右肺下叶磨玻璃结节，左肺上叶、右肺上叶多发实性结节，建议随访复查。两肺上叶局灶性肺气肿，左肺上叶局灶性炎性改变。冠脉钙化，评估病情进展，考虑吉非替尼耐药引起。

既往史：既往高血压病史多年；既往冠状动脉粥样硬化性心脏病，行心梗支架置入；无传染病病史，无传染病接触史；无外伤史；无输血史；无药物过敏史、食物过敏史；预防接种史不详。

临床建议：明确第一代 EGFR-TKI 耐药原因，寻找进一步治疗靶点。

基因检测结果：EGFR 基因 T790 突变。

问题：

1. 为何建议患者进行 EGFR 基因检测？

2. 肺癌的常用分子生物学检验指标和方法有哪些？

3. 结合本案例分析分子生物学检验结果的临床意义？

楔子 1:
1. 肺癌的分子生物学改变有哪些?

（一）肺癌的分子生物学特征

肺癌是当今世界各国常见的恶性肿瘤。吸烟是导致肺癌发生最主要的危险因素，然而吸烟者中仅有不到 20% 的人群发生肺癌，提示不同个体对肺癌的易感程度存在差异，即肺癌的遗传易感性。一般认为，肺癌遗传易感性主要涉及基因单核苷酸多态性和低频高外显突变。

近年来，随着基因组技术的进步和人类对自身基因组认识的深入，全基因组关联研究（genome-wide association study，GWAS）应运而生，并成为探索肿瘤遗传易感性的重要工具。GWAS 利用高通量基因型检测平台在全基因组范围内同时研究几十万甚至上百万个单核苷酸多态性（SNP），在较大样本量的研究对象中筛选与疾病或性状显著相关的 SNP 位点，并利用一个或多个独立人群进行验证，最终确定与疾病遗传易感性相关的 SNP 位点。不同种族的 GWAS 研究已发现大量与肺癌易感性有关的 SNP 位点，目前已鉴别出 20 多个易感区域和 40 多个易感位点。

1. 肺癌遗传易感性与单核苷酸多态性

（1）代谢酶基因多态性：肺癌代谢酶的基因多态性包括细胞色素 P450（CYP450）、谷胱甘肽转移酶同工酶（GST）、氮-乙酰基转移酶（NAT）、NAD（P）H 醌氧化还原酶 1（NQO1）和其他代谢酶类等基因的多态性，这些酶可参与烟草等多种潜在致癌物的代谢与解毒，而代谢酶基因多态性可导致其功能缺失，使环境致癌物进入体内后无法被正常代谢从而增加肺癌的发病风险。

1）CYP 基因：人体内代谢药物的主要酶是细胞色素 P450 超家族（cytochrome P450 proteins，CYP）。CYP 超家族有多个亚家族，在肺癌中研究最多的是 CYP1A1，其主要在肺组织中表达，编码的芳烃羟化酶（AHH）是活化烟草中多环芳烃类化合物（PAH）的主要酶类。CYP1A1 的多态性主要表现在两个位点：非编码区 MSP Ⅰ 限制性内切酶位点和第 7 号外显子点突变引起的异亮氨酸（Ile）/缬氨酸（Val）位点。研究表明，CYP1A1 的这两种多态性与肺癌易感性相关，特别是 MSP Ⅰ 突变纯合型 C 和 Val/Val 多态属于肺癌易感基因型。

2）谷胱甘肽转移酶同工酶：谷胱甘肽转移酶（GST）同工酶属于 Ⅱ 相代谢酶类，催化谷胱甘肽和许多包括环境致癌物在内的亲电子和疏水化合物间的反应。人类 GST 同工酶主要分为 α（GSTA）、π（GSTP）、μ（GSTM）、θ（GSTT）四个家族。其中 GSTM1、GSTT1 和 GSTP1 三种基因多态性被研究得最多。GST 基因多态时，酶活性下降，可增加因暴露于某些致癌物的个体发生肿瘤的危险性。

3）N-乙酰基转移酶（NAT）：是另外一类重要的 Ⅱ 相代谢酶。多种致癌物包括烟草中的芳香胺都是通过它们介导的 N-乙酰化作用解毒。根据乙酰化同工酶活性的不同，可分为快速型和慢速型两种表型。NAT1 和 NAT2 等位基因的多态性与 N-乙酰基转移酶的活性改变有关，特别是NAT2 的活性状况可以影响机体对芳香胺类化合物致癌的敏感性。

4）NAD（P）H 醌氧化还原酶 1（NQO1）：是一种黄素酶，其以 NAD（P）H 为受体，从而将 NADPH 或 NADH 的电子传递给醌类与其衍生物，催化醌双电子还原反应，通过减少自由醌的浓度而降低醌及其衍生物对细胞的毒性。研究证实，NQO1 基因突变导致机体 NQO1 相关酶活性异常是导致肺癌发生发展的遗传机制。

（2）DNA 修复基因改变：DNA 修复途径包括碱基切除修复、DNA 双链断裂修复和核苷酸切除修复等，参与 DNA 修复的基因至少有 130 种，其中与肺癌遗传易感性有关的常见基因有错配切除修复基因（ERCC）1/2、着色性干皮病（XP）A/C 型和 X 射线交叉补体 1（XRCC1）等。ERCC1 是参与核苷酸切除修复的引导酶，用以切除受损的 DNA 链。ERCC2 是 DNA 解旋酶，与核苷酸切除修复和基因转录有关，存在 Asp312Asn 和 Lys751Gln 两个多态位点。研究显示，

Asp312Asn 的 Asn/Asn 多态性可增加非吸烟人群肺癌发病风险，降低重度吸烟人群肺癌发病风险，而 Asp/Asp 野生型可增加轻度吸烟人群肺癌发病风险。

（3）癌基因和抑癌基因突变：肺癌发生中涉及众多癌基因的激活和抑癌基因的失活。肿瘤相关基因的多态性如果影响到基因表达的调控或其产物的功能，就必然会影响到个体的肿瘤易感性。p53 抑癌基因在细胞周期调控和凋亡中都有重要作用，也是与肺癌发生相关性最高的抑癌基因之一。研究显示，p53 基因在第 72 位密码子的 Arg/Pro 多态性与肺癌易感性有关。

2. 肺癌遗传易感性与低频高外显突变 低频高外显突变属关键基因突变，其等位基因在群体中变异频率＜1%，主要包括一些与肺癌发生密切相关的家族性、遗传性基因突变，如表皮生长因子受体（EGFR）T790M 突变、酪氨酸激酶受体 2（ERBB2）G660D 突变、调定点激酶（CHEK2）纯合突变、细胞周期依赖性激酶抑制基 2A（CDKN2A）突变等。此类基因与肺癌发生的机制主要为"二次打击"学说，即一些细胞的恶性转化需两次或两次以上的突变，第一次突变发生在生殖细胞或由父母遗传而来，第二次突变则发生在体细胞，该学说对一些遗传性肿瘤早年发病、双侧多发、家族聚集等现象做出了合理解释。

案例 15-1

> 楔子 2：
> 2. 肺癌的分子生物学检验有哪些常用指标和方法？

（二）肺癌的分子生物学检验

目前，肺癌的诊断主要依靠影像学和组织病理学。虽然影像学和组织病理学用于肺癌的早期诊断具有一定灵敏性，但也存在有创、难以重复检测等不足。随着高通量测序和生物芯片等高新技术的发展，筛选出了大量具有潜在临床诊断效能的分子标志物，肺癌的分子生物信息库日益完善。同时，随着肺癌驱动基因的相继确定，靶向药物的出现改善和延长了携带相应驱动基因的肺癌患者预后和生存，相关基因及产物可成为肺癌的分子标志物。分子生物学检验不仅可用于肺癌筛查和早期诊断，而且可以帮助靶向治疗选择和预后评估，还可以进行复发和转移预测。常见的肺癌分子标志物主要包括以下几类：

1. EGFR 基因 表皮生长因子受体（epidermal growth factor receptor，EGFR）原癌基因是上皮生长因子（EGF）细胞增殖和信号传导的受体，属于酪氨酸激酶型受体，分子量为 170kD。其广泛分布于哺乳动物上皮细胞、成纤维细胞、胶质细胞、角质细胞等细胞表面，EGFR 信号通路对细胞的生长、增殖和分化等生理过程发挥重要的作用。EGFR 作为细胞表面蛋白，与配体（如 EGF）结合后被激活，由单体转化为二聚体以及发生自体酪氨酸磷酸化。激活后的 EGFR 可以再磷酸化下游蛋白，包括调控细胞代谢的 PI3K-AKT-mTOR 信号通路和调控细胞增殖的 RAS-RAF-MEK-ERK 信号通路，EGFR 的突变和表达水平的升高与多种癌症相关，其中肺癌最为常见。EGFR 蛋白过度表达在非小细胞肺癌患者中非常普遍（40%～80%），且与侵袭性和预后不良有关，其中鳞癌表达率为 85%，腺癌和大细胞癌表达率为 65%，而小细胞癌的表达率较少。

2. K-ras 基因 ras 基因家族有三个成员，分别是 H-ras、K-ras、N-ras。其中，K-ras 基因突变与肺癌的发生及预后密切相关，80%～90% 的突变是由第 12 密码子 G→T 引起的，导致下游 GTP 酶结合能力的改变，影响肿瘤信号通路的激活，加速肿瘤细胞增殖，进而影响肺癌的免疫靶向治疗效果。K-ras 突变主要见于非小细胞肺癌，约 20%，其中又以肺腺癌最多见。检测 K-ras 基因突变是判断肺癌（主要是腺癌）复发及预后的良好指标，有突变者往往预后较差。

3. 癌胚抗原（carcino-embryonic antigen，CEA） 是从胚胎结肠黏膜上皮细胞和结肠癌细胞中发现的、结构较为复杂的可溶性血清糖蛋白，分子量为 180kD。其在胚胎期明显升高，而在常见的良性疾病中含量少于 10ng/mL，是最早用于非小细胞肺癌诊断的标志物之一。其主要用于检测上皮性肿瘤，尤其是腺上皮来源的腺癌。肺癌患者血清 CEA 水平可增高，CEA 在肺腺癌中的阳性率可以高达 70%，且 TNM 分期越晚表达水平越高。CEA 作为肺腺癌肿瘤分子标志物对诊断意义重大，临床应用中 CEA 常与其他肿瘤分子标志物联合检测提高肺癌的检出效率。

4. 神经元特异性烯醇化酶（neuron specific enolase，NSE） 是参与糖酵解途径的烯醇化酶的一种同工酶，存在于神经元及神经内分泌细胞内。感染等良性疾病也会出现 NSE 一过性增高。小细胞肺癌可以高频生成 NSE，导致血清中 NSE 明显升高。目前，NSE 已被临床肯定为小细胞肺癌最敏感、最特异的标志物，其检测敏感性可达 40%～70%，而非小细胞肺癌患者并无明显增高，因此可以作为小细胞肺癌的肿瘤分子标志物，并用于小细胞肺癌与非小细胞肺癌的鉴别诊断。此外，血清 NSE 水平还与小细胞肺癌的临床分期呈正相关，故血清 NSE 检测对其病情监测、疗效评价及预测复发具有重要的临床价值。

5. 甲状腺转录因子-1（thyroid transcription factor 1，TTF-1） 是一种分子量为 38～40kD 的核蛋白，是近年来发现的对肺和甲状腺有组织特异性的分子标志物。TTF-1 主要在肺泡囊、肺泡等部位有分布，其生理水平对肺组织形态结构的维持具有重要意义。TTF-1 是肺腺癌的重要指标，鉴于其在肺组织中高度特异性的表达，故可用于鉴别原发癌和转移癌。对于非小细胞肺癌患者，TTF-1 高表达可以调节上皮细胞间质转化，诱导肺癌细胞分化，促进肺癌细胞形态发育，造成肿瘤血管生长加快，导致肿瘤恶性程度升高，继而影响非小细胞肺癌患者预后，增加预后不良的发生风险。同时，TTF-1 可发挥促肿瘤生长、增殖、浸润作用，故 TTF-1 过表达的非小细胞肺癌患者更容易出现转移和浸润，导致预后不良。

案例 15-1

> 楔子 3：
> 3. 本案例开展分子生物学检验的临床价值是什么？

（三）案例分析

1. 样本采集 采集 5mL 患者外周血，置于 EDTA 采血管中，低温运输送检。

2. 检测方法 提取样本 DNA，利用微滴式数字 PCR（droplet digital PCR，ddPCR）技术对目的基因 EGFR 进行扩增，于微滴分析仪中分析统计微滴阳性比率。

3. 结果判断 参见图 15-1。

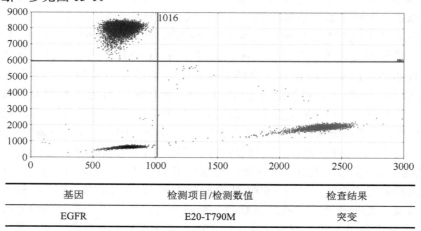

基因	检测项目/检测数值	检查结果
EGFR	E20-T790M	突变

图 15-1 ddPCR 检测 EGFR 基因突变

左上为野生型 EGFR 检测信号；右下为突变型 EGFR 检测信号

4. 结果分析 患者于 2020 年 9 月确诊罹患非小细胞肺癌后开始口服吉非替尼片，但大约一年后出现耐药。临床为了明确吉非替尼（第一代 EGFR-TKI）耐药的原因，建议患者进行 EGFR 基因突变检测，结果发现存在 T790 突变。根据临床指南推荐，第三代 EGFR-TKI 如阿美替尼、奥希替尼等，对 EGFR 基因 E20 外显子上 T790M 突变的非小细胞肺癌具有较好抑制作用，因此选择阿美替尼进行靶向治疗（表 15-1）。本案例中肿瘤分子生物学检验为后续用药选择提供了重要参考。

表 15-1　EGFR 基因突变对靶向治疗效果预测

药物	检测基因	检测结果	临床意义综合解读	
			疗效好	疗效差
阿美替尼、伏美替尼、奥希替尼	EGFR E20-T790M	突变	√	

二、乳　腺　癌

（一）乳腺癌的分子生物学特征

乳腺癌是严重危害女性健康的恶性肿瘤，流行病学调查显示，乳腺癌具有明显的家族遗传倾向。BRCA1 和 BRCA2 是最早被发现的与遗传性乳腺癌有关的基因，乳腺癌发生发展还与 HER2、ER/PR、ATM、CHEK2、PALB2、TP53 和 PTEN 等基因有关，目前乳腺癌根据 HER2 和 ER/PR 表达情况分为 Luminal A、Luminal B、HER2 阳性和三阴性四种亚型。

1. 乳腺癌相关基因（breast cancer-related gene，BRCA）　属于抑癌基因，分为 BRCA1 和 BRCA2 两种。大部分遗传性乳腺癌和少量散发性乳腺癌的发生与 BRCA 基因突变相关。正常情况下，BRCA 基因在调节人体细胞的复制、遗传物质 DNA 损伤修复、维持细胞的正常生长等方面发挥作用。

（1）BRCA1 基因：定位于 17q21，约 81kb，含有 23 个外显子，是首个被发现的乳腺癌易感基因。BRCA1 编码一种与 RNA 聚合酶 II 结合的蛋白质，在 DNA 损伤修复、基因转录调节、抑制细胞增殖等方面起着重要作用。在遗传性乳腺癌家族中，BRCA1 突变率达 40%～50%；而在遗传性乳腺癌合并卵巢癌家族中，BRCA1 突变率几乎为 100%。存在 BRCA1 突变的个体，罹患乳腺癌的可能性比一般人高 8～10 倍。BRCA1 存在多种突变形式，以移码突变或无义突变最多，其突变后抑癌作用丧失，导致肿瘤的发生。

（2）BRCA2 基因：定位于人第 13 号染色体上，与 BRCA2 突变相关的肿瘤并不完全与 BRCA1 相同，携带 BRCA2 突变者可能具有不同的遗传背景，其罹患乳腺癌和卵巢癌的风险分别是 50%～85% 和 10%～20%。BRCA2 的抑癌功能尚不是特别清楚，有研究表明 BRCA2 能够与断裂的 DNA 结合，通过同源重组过程进行 DNA 双链断裂的修复。

2. HER2 基因　定位于人染色体 17q21，编码人表皮生长因子受体 2，该蛋白是具有酪氨酸蛋白激酶活性的跨膜蛋白，属于 EGFR 家族成员之一，HER2 具有抑制细胞凋亡、促进增殖的功能。乳腺癌中 HER2 常呈异常高表达，使细胞增殖处于失控状态，HER2 亦是促进乳腺癌向恶性表型转化的原癌基因，HER2 阳性的患者预后往往较差。

3. ER/PR 基因　ER 和 PR 基因分别编码雌激素受体和孕激素受体，存在于正常乳腺细胞表面，因此受到雌激素和孕激素的调控。乳腺癌细胞常部分表达或不表达 ER/PR，据此可分为 ER/PR 阳性和 ER/PR 阴性乳腺癌，ER/PR 阳性乳腺癌患者能从内分泌疗法中获益，预后一般较好。反之，其缺失使乳腺癌细胞生长不再受激素调控，患者预后差、易转移且易复发，特别是 ER/PR 阴性、HER2 阴性的"三阴"乳腺癌患者。

4. ATM 基因　定位于人染色体 11q22～q23，属于 PI3K 基因家族的一员，与乳腺癌具有较高的相关性。ATM 基因属于抑癌基因，其编码产物可参与细胞周期调控、DNA 损伤的识别和修复。乳腺癌中 ATM 表达水平降低，抑癌作用减弱，导致了肿瘤的发生。近年来研究表明，ATM 突变存在多种形式，如启动子甲基化修饰、错义突变和单核苷酸多态性等。

5. TP53 基因　是重要的抑癌基因，相关研究较为充分。该基因编码的 P53 蛋白是一种转录因子,具有调控细胞周期、促进细胞凋亡、维持基因组稳定和抑制肿瘤血管生成的作用。p53 在多种肿瘤中存在错义突变并失活,其中包括乳腺癌,乳腺癌中的 TP53 突变提示预后不佳。

6. CHEK2 基因 是一种新型乳腺癌易感基因,其定位于人染色体 22q12.1,包含 14 个外显子。该基因编码一种细胞周期检查点调节因子,参与到 DNA 损伤修复和细胞周期调控过程中。研究表明,BRCA1、BRCA2 和 CHEK2 均通过同一信号通路发挥作用,表明 CHEK2 突变不会在 BRCA1 或 BRCA2 发生突变后进一步增加癌变风险。

7. PALB2 基因 也是潜在的乳腺癌易感基因,其编码的协同因子能使 BRCA2 向细胞核内定位并维持核内稳定,在维持基因组稳定和调节细胞周期进程方面发挥着重要作用。作为 BRCA 蛋白间的分子接合器,PALB2 还能与 BRCA1 直接作用,是 DNA 损伤修复所需的 BRCA 复合体不可分割的组成部分。PALB2 突变将扰乱蛋白分子间的相互作用,使同源重组修复发生缺陷,导致肿瘤的发生。

(二)乳腺癌的分子生物学检验

随着分子生物学技术的发展,乳腺癌的诊断已经从单一的细胞水平进入多元化的分子领域。乳腺癌相关基因或蛋白质,例如,HER2 基因、ER/PR 基因、BRCA、PS2 及 Ki67 基因等已经成为乳腺癌分子诊断的重要内容。近年来,单细胞测序技术及 CTC 检测正在成为肿瘤领域研究的热点,也为乳腺癌的分子诊断提供新的技术手段。

1. HER2 基因检测 HER2 基因是乳腺癌发病的独立危险因子,针对 HER2 基因的诊断和特异性治疗也成为目前研究的热点之一。HER2 高表达出现在乳腺癌的早期阶段,因此可作为乳腺癌早期诊断的参考指标。另外,有研究指出 30% 的侵袭性乳腺癌患者中 HER2 发生扩增。临床研究发现,HER2 基因的高表达增加了乳腺癌患者的转移及化疗耐药,大部分乳腺癌的恶性程度比较高,疾病进展迅速且预后不良。HER2 阳性的晚期乳腺癌患者临床预后差、死亡率和复发率比较高。而针对 HER2 基因的靶向药物已经应用于临床乳腺癌的治疗,改善了 HER2 阳性乳腺癌患者的预后。HER2 在浸润性乳腺癌的预测,治疗及预后等方面发挥着重要的诊断价值。通过 IHC(免疫组织化学法)、FISH(荧光原位杂交)、DNA 微阵列表达和 PCR 检测等技术手段评估 HER2 基因增殖情况。HER2 基因扩增与乳腺癌临床分期、组织分级、ER/PR 表达情况等密切相关,为个体化精准治疗奠定基础。

2. ER/PR 基因检测 乳腺癌组织的 ER/PR 基因表达情况可以反映乳腺癌细胞对激素的依赖性和敏感性。ER 阳性的乳腺癌患者对内分泌治疗比较敏感,预后较好。而 PR 阳性的乳腺癌患者对内分泌治疗更加敏感,治疗效果更好。临床上常将 ER 和 PR 作为乳腺癌内分泌治疗的指标。近年来,通过抑制 ER/PR 信号通路、ER 共激活蛋白以及下游分子等方式,已进入乳腺癌的精准个性化治疗时代。因此,联合检测 HER2、ER、PR 等基因突变可大大提高乳腺癌患者预后的准确度。对 ER、PR 的检测可采用细胞学、生物化学、免疫学与分子生物学等技术。

3. BRCA 基因检测 BRCA 基因突变与家族遗传性乳腺癌具有高度相关性。通过检测 BRCA 基因突变,可筛选出乳腺癌和卵巢癌高危人群、明确家族中有无相关基因突变、评估易感人群乳腺癌发病率。通过采用二代测序技术结合大片段缺失检测方法检测 BRCA 基因的全外显子以及内含子。常用的 BRCA 基因检测方法包括蛋白质截断测试、变性高效液相色谱分析技术、单链构象多态性检测、多重连接探针扩增技术、高分辨率解链曲线等。BRCA 基因突变的乳腺癌患者由于同源重组修复功能缺陷,因此对铂类或多腺苷二磷酸核糖聚合酶抑制剂(poly-ADP-ribose polymerase inhibitor,PARPi)等致 DNA 损伤药物更加敏感。

4. PS2 基因检测 PS2 是从乳腺癌 MCF-7 细胞株中提取的雌激素诱导蛋白之一,在乳腺癌中高表达。PS2 基因的转录过程需要在雌激素受体(ER)存在下完成,因此两者存在正相关关系。研究发现 68.5% PS2 阳性的原发性乳腺癌患者,其 ER 和 PR 均为阳性。PS2 基因作为乳腺癌激素治疗预测指标,对判断乳腺癌的预后及指导临床内分泌治疗的作用优于 ER 和 PR。PS2 阳性的乳腺癌患者接受内分泌治疗有效,预后好,且复发率和死亡率低,提示 PS2 基因可能是预测乳腺癌患者预后的独立因子。

5. 乳腺癌复发基因检测　乳腺癌复发基因的检测从简单的乳腺癌细胞表面蛋白表达测定到多基因检测再到全基因组测序，使得我们对乳腺癌的认识更加深入。目前，21 基因复发评分、70 基因复发预测、50 基因复发风险、8 基因内分泌预测、7 基因乳腺癌指数等多基因检测已被广泛用于评估乳腺癌复发风险。多基因检测通过采用多个与乳腺癌复发风险有关的基因检测结果，评估乳腺癌复发风险指导临床治疗，但是针对于乳腺癌复发基因的检测方法还存在可重复性，肿瘤取材，检测结果标准化等问题。

（1）21 基因检测方法：乳腺癌 21 基因检测于 2005 年得到美国 FDA 批准，超过 135 000 位患者从这项检测中获益。2017 年美国国立综合癌症网络（NCCN）指出乳腺癌 21 基因检测推荐用于雌激素受体阳性（ER+）、HER2 阳性、淋巴结阴性的乳腺癌患者的复发风险评估。通过检测 16 个肿瘤相关基因（增殖、侵袭和激素等相关基因）和 5 个"管家基因"的 mRNA 水平，将基因表达量转化为复发评分（RS）来预测乳腺癌患者远期复发风险和接受化疗的效益比。根据乳腺癌 21 基因的表达情况，可对乳腺癌复发风险进行评分：RS<18，复发风险较低，谨慎选择化疗；18≤RS<31，复发风险中等，辅助化疗未见显著效益；RS>31，复发风险较高，化疗获益较大。因此乳腺癌 21 基因检测能使临床医生更好地判断肿瘤特性，做出更加精准的治疗。

（2）70 基因检测方法：临床研究报告发现 70 基因检测可预测乳腺癌的复发风险。70 基因检测将癌症患者分为高风险和低风险两类，对于中等风险患者 70 基因检测结果可影响医生辅助治疗决策。NCCN 和 ASCO 指南指出对于淋巴结阳性，HR 阳性，HER2 阴性的患者，如需进行化疗可首选 70 基因检测作为治疗指导。

乳腺基因检测对乳腺癌的防治有巨大意义：①筛选易感人群。乳腺癌患者的直系亲属，其患病风险是普通人的 2～3 倍。30% 左右的乳腺癌患者有易感基因：BRCA1、BRCA2 和 TP53 突变，预后很差。②反映乳腺癌的分型分期。③预测乳腺癌的发病风险。根据多基因检测结果能够评估乳腺癌的遗传风险。基因检测显示乳腺癌遗传风险较高者，应及早采取预防措施。④指导合理治疗。基因检测可提示个体对某些药物是否敏感，尤其是雌激素相关的药物治疗。目前，基因检测已成为乳腺癌个体化治疗的基本内容之一。

三、结直肠癌

案例 15-2

患者，男，59 岁。

现病史：患者 2019 年 2 月因"腹痛腹胀"就诊于某医院，相关检查示升结肠占位，结肠镜检查示升结肠肿瘤，遂在该院于全麻下行右半结肠切除术，病理示（右半结肠）腺癌，中分化，癌肿大小 6cm×6cm×4cm，癌组织浸润肠壁深肌层，切缘（-），肠周围淋巴结 8 枚均未见癌转移（0/8），肠系膜根部淋巴结 2 枚未见癌转移（0/2）。术后分期：结肠中分化腺癌（pT3N0M0，ⅡA 期）。患者术后行 4 周期"奥沙利铂+氟尿嘧啶"方案化疗。末次化疗期间查 CT 示肝脏右后叶类圆形低密度影。PET/CT 示结肠癌术后改变，肝右叶低密度灶氟代脱氧葡萄糖（FDG）代谢异常增高，考虑肝脏转移；两侧胸锁乳突肌内后缘多发小结节灶 FDG 代谢稍高，考虑炎性淋巴结。患者 2019 年 6 月复查 CT 示肝脏转移，提示病情进展。再分期：结肠中分化腺癌伴肝转移（rT3NxM1 Ⅳ期）。

既往史：既往一般健康状况良好；无疾病史；无传染病病史，无传染病接触史；无外伤史；无输血史；无药物过敏史、食物过敏史；预防接种史不详。

临床建议：更改化疗方案，同时建议联合靶向抗肿瘤治疗，须行 KRAS、BRAF 基因检测，根据基因检测结果确定西妥昔单抗是否使患者受益。

基因检测结果：KRAS 基因 2 号外显子突变（3、4 号外显子未突变），BRAF 基因 15 号外显子未突变，EGFR 单抗（西妥昔、帕尼）敏感性较低，选用抗血管药物贝伐珠单抗联合化疗治疗。

问题：

1. 为何建议患者进行 KRAS 和 BRAF 基因检测？

2. 结直肠癌的常用分子生物学检验指标和技术有哪些？

3. 结合本案例分析分子生物学检验结果的应用价值。

案例 15-2

楔子 1：

1. 结直肠癌的分子生物学改变有哪些？

结直肠癌是一种严重威胁人类健康的消化系统恶性肿瘤，其发病率和死亡率都高居全世界恶性肿瘤的前三位。在中国，结直肠癌的发病率逐年上升。由于结直肠癌的发病早期无明显症状，且高危人群的筛查覆盖率低，故其发现时多属中晚期，严重影响和威胁我国居民的身体健康。

（一）结直肠癌的分子遗传特征

结直肠癌的发生、发展是一个多步骤、多阶段、多基因共同参与的过程，是由环境因素、肿瘤基因组及宿主基因组等相互作用的结果。绝大多数大肠癌呈散发性，但是，还有 10%～15% 的结直肠癌有遗传背景，其中家族性腺瘤性息肉病（familial adenomatous polyposis，FAP）占 1%～2%，遗传性非息肉病性结直肠癌（hereditary nonpolyposis colorectal cancer，HNPCC）占 2%～7%。

1. 遗传性结直肠癌相关基因　遗传性结直肠癌主要有 FAP 和 HNPCC。相比散发性结直肠癌，遗传性结直肠癌从腺瘤演变为癌的时间缩短更明显，并且发生异时性肿瘤的概率也明显增高。对罹患结直肠癌患者的家系及家族成员进行早筛查、早诊断和早治疗，可降低结直肠癌患者的死亡风险。

（1）腺瘤性结肠息肉基因：经典型 FAP 是一种常染色体显性遗传病，是由腺瘤性结肠息肉（adenomatous polyposis coli，APC）基因突变引起的，患者从青春期开始表现为大量结直肠腺瘤性息肉。APC 基因定位于染色体 5q21，是参与 WNT/β 连环蛋白信号通路的抑癌基因，其编码 APC 蛋白。APC 蛋白在细胞周期进程、细胞生长调控及维持自身稳定中起着重要作用。APC 基因是唯一在结肠上皮增殖过程中发挥重要作用的看家基因，其失活是细胞增殖所必需的，主要包括点突变（无义突变、错义突变和拼接错误）和框架移码突变（缺失和插入），在大肠肿瘤中 APC 发生突变的体细胞达 60%～80%。

（2）HNPCC 的相关基因：DNA 错配修复（mismatch repair，MMR）基因突变后不能及时修复 DNA 错误复制，可引起微卫星不稳定性，从而导致 HNPCC。MMR 也与细胞增殖、细胞凋亡等有密切关系。已发现 6 个 MMR 基因（hMLH1、hMSH2、hPMS1、hPMS2、hPMS3 和 GTBP/hMSH6）与 HNPCC 的发生关系密切，其中 hMLH1 或 hMSH2 缺陷占 HNPCC 的 70%～90%。

（3）微卫星不稳定性：微卫星是基因组中 1～6 个核苷酸的具有高度多态性的短串联重复 DNA 序列。当错配修复功能缺陷时，微卫星的复制错误得不到纠正，导致微卫星序列长度或碱基发生改变，称为微卫星不稳定性（microsatellite instability，MSI）。MSI 是 HNPCC 的重要特点，多由 DNA 错配修复基因，如 hMLH1、hMSH2、hPMS1、hPMS2 突变所致。大约 90% 以上的 HNPCC 和 15% 的散发性大肠癌组织中发现有 MSI 存在。

2. 其他与结直肠癌相关的基因

（1）结直肠癌突变基因（mutated in colorectal cancer，MCC）是一种抑癌基因，定位于染色体 5q21。经对 MCC 基因序列分析，该基因在大肠癌中存在重组突变，还存在点突变造成的错义突变和拼接位点突变等。由于 MCC 基因与腺瘤至腺癌的演变有一定的关联，故被认为是大肠癌基因变化的早期事件，临床上将其作为判断大肠癌的指标之一。

（2）结直肠癌缺失基因（deleted in colorectal carcinoma，DCC）定位于染色体 18q21.3，编码一种轴突蛋白质，常定位在小肠分化型细胞之中。当 DCC 基因缺失或突变后，DCC 蛋白生成障碍，细胞生长及分化紊乱，进而促进细胞恶化。DCC 基因在正常大肠黏膜中均能表达，在大肠癌中该基因的表达常减少或不表达。研究表明，DCC 基因在结肠癌组织中的缺失率达 70%。

（3）p53 基因：43% 的结直肠癌中 p53 基因发生突变，其余的结直肠癌由于编码 p53 调控蛋白的基因改变，如 ATM 或 DNA-PKcs 而使 p53 功能受损。大肠癌中的 p53 突变通常是错义突变，其损害野生型 p53 功能，促进癌细胞干性化、细胞增殖、侵袭和转移，从而促进癌症进展。在晚期腺瘤向癌转变的最后阶段 p53 常常发生突变，提示 p53 突变可能是腺瘤向癌转化的最关键因素之一。

（4）ras 基因家族：ras 基因突变是导致大肠癌发生和发展的早期基因组事件。大约 40% 的结直肠癌是 K-ras 突变，5% 的 N-ras 突变，只有少数病例是 H-ras 突变。约 50% 的大于 1cm 的结直肠腺瘤中存在 K-ras 突变，而小于 1cm 的腺瘤中的 K-ras 突变率约 10%。突变率与腺瘤的非典型增生程度相关，可作为腺瘤伴恶性的潜在信号。

（5）BRAF 基因：位于人类 7 号染色体上，编码 RAF 家族丝氨酸/苏氨酸蛋白激酶。BRAF 突变在结直肠癌中的突变率在 10%～25%，BRAF V600E 突变是最常见的 BRAF 突变类型。BRAF 是 Ras-Raf-MEK-ERK 信号转导通路重要的转导因子，BRAF 突变会诱导下游基因的自激活，从而引起肿瘤细胞增殖加速。

（6）Septin9 基因：Septin9 基因及其表达产物广泛参与人体的各种生理过程，如细胞分裂、细胞迁移、DNA 修复等。研究表明，Septin9 基因异常，会导致细胞分裂异常。结直肠癌细胞中 Septin9 基因中高度甲基化，而正常组织中不会出现。甲基化的 Septin9 基因被证实为结直肠癌重要的表观遗传学改变。

案例 15-2

> 楔子 2：
> 2. 结直肠癌的常用分子生物学检验指标和技术有哪些？

（二）结直肠癌的分子生物学检验

结直肠癌相关基因的改变已成为肿瘤分子生物学研究的重要内容，对于了解结直肠癌的发生发展和早期诊断、治疗方案选择和预后评估有重要意义。

1. HNPCC 基因的筛查 对于 HNPCC 个体及家属，需要更为积极地进行结直肠癌和其他癌症的筛查。目前普遍认为，在高危家族中进行 hMSH2、hMLHI 为主的种系突变基因携带者筛查，可降低其患癌风险。HNPCC 基因突变携带者较多，但又缺乏明显的临床指征和有效监测手段，建立 HNPCC 基因突变的分子生物学检验技术，对于提高大肠癌的早期诊断率和治愈率等方面具有重要意义，包括 MMR 突变检测、MSI 检测及免疫组织化学检测。通过免疫组织化学方法检测错配修复蛋白 MLH1、MSH2、MSH6、PMS2 的表达，与 MSI 检测相比较敏感性相近，但费用更为低廉，更适用于临床筛查 HNPCC 患者。

MMR 被认为是诊断 HNPCC 的金标准，检测 MMR 突变的方法包括 PCR-单链构象多态性法、蛋白截短实验（PTT）、异源双链分析（HA）、变性凝胶梯度电泳（DGGT）、单体型分析、短荧光片段多项 PCR 法、酶突变法（EMD）、hMSH2、hMLH1 免疫蛋白染色和 DNA 直接测序等。直接测序法敏感性和特异性最高，但检测费用昂贵。国外报道认为多重连接探针扩增技术在检测 MMR 突变中更方便和经济，而且特异性、敏感性比其他检测方法高。

2. 微卫星异常检测 目前，MSI 检测已被《NCCN 结直肠癌临床实践指南》和中国临床肿瘤学会（Chinese Society of Clinical Oncology，CSCO）《CSCO 结直肠癌诊疗指南》推荐用于所有结直肠癌患者。多重荧光 PCR-毛细管电泳法是当前公认 MSI 检测的金标准。采用 3 种不同颜色的荧光染料（FAM、TET 和 AEX）标记微卫星引物，采用多重 PCR 方法，将多种引物混合，放入同一试管中进行 PCR 扩增，PCR 产物变性后在同一加样孔中电泳，然后进行测序、软件分析，该法敏感、省时、高效。DHPLC 也被用于 MSI 的检测，其自动化程度高，可重复性好。另一种常用方法是通过免疫组化检测 MMR 基因编码的蛋白质，包括 MLH1、MSH2、MSH6 和 PMS2。

3. APC 基因突变检测　对 FAP 高危患者及散发性结直肠癌的预防、早期诊疗具有重要意义。目前检测 APC 突变基因的方法主要有以下 3 类：① PCR-SSCP 分析法及 DNA 直接测序方法适用于较小片段基因突变的检测，对 APC 基因需分成 40 个相互重叠的片段来检测，费时费力；②异源脱氧核糖核酸分析法（Hdxd）和错配化学清除羟胺锇酸酐（CCM/HOT）法等，一次可检测较大片段的 DNA；③采用荧光标记的数字化蛋白截短检测技术（protein truncation test，PTT）筛查基因截短型突变，荧光标记的数字化 PTT 基因突变筛查技术具有迅速、敏感、高通量、非放射性、直接的优点。

4. DCC 基因突变检测　DCC 基因的失活与结直肠癌的发生发展呈正相关。目前用来检测 DCC 基因突变的方法主要有：①通过 PCR 扩增-聚丙烯酰胺凝胶电泳分离或者通过荧光定量 PCR 技术检测肿瘤组织的 MSI。MSI 可以间接反映 DCC 基因是否失活，较为简单、可靠，但该方法不能真实地反映出微卫星位点在全部 DNA 序列上的变异。②应用 PCR-SSCP、PCR 结合 DHPLC 和 DNA 测序等方法检测 DCC 基因的突变。SSCP、DHPLC 可以检测 DCC 基因突变的情况，但每次反应只能检出个别外显子，且不能确定变异的位置和变异类型。③应用甲基化特异性 PCR 检测 DCC 基因的甲基化状态，但该方法也只反映了其表观遗传学改变的部分机制。因此，在对 DCC 基因突变进行研究时，需根据目的要求选择合适的方法。

5. DNA 甲基化检测　基因启动子区域在早期结直肠癌中存在高甲基化可作为早期检测标志物。目前国内外通过甲基化特异性 PCR 技术检测粪便中的 SFRP2、HPPI、MGMT、MAL 等基因甲基化，这些无创性方法对于检测结直肠癌具有高度的潜力，但临床上需要筛选不同基因组合用于粪便甲基化检测，以保证诊断敏感性及特异度。

6. 结直肠癌个体化治疗的相关检测　耐药基因或药效基因谱的发现及肿瘤信号传导通路的深入研究为结直肠癌治疗方案提供重要线索和新的空间，开辟了结直肠癌个体化治疗的新纪元。目前国内外临床病理界及 NCCN 指南推荐的结直肠癌具有个体化诊疗价值的分子检测为 K-ras、N-ras、BRAF、MMR 基因。BRAF 基因编码 MAPK 信号通路中的丝氨酸苏氨酸蛋白激酶，BRAF 突变发生在近 8% 人类肿瘤中，主要发生于结直肠癌、黑色素瘤和甲状腺乳头状癌中。《NCCN 结直肠癌临床实践指南》建议对所有转移性结直肠癌进行 KRAS 和 NRAS 突变检测。有突变者不宜采用抗 EGFR 靶向治疗。对于有结肠或直肠癌病史的所有患者，推荐常规检测 MMR 或 MSI。将 MMR、MSI、K-ras、N-ras、BRAF 等分子检测用于结直肠癌诊断、个体化治疗和预后评估，使结直肠癌诊疗模式从传统的基于"群体化"诊治转向精准的"个体化"诊疗。与个体化治疗相关的检测内容正在不断得到丰富。

7. 结直肠癌患者预后判断检测　分子诊断技术检测与肿瘤预后相关的标志物可预测肿瘤患者的预后。目前已有的预后判断主要依据是肿瘤的临床病理分期（TNM 分期）。近年来分子生物学研究发现，一些生物标志物（如 K-ras、MSI 等）的检测参与了对结直肠癌预后的预测。由于 K-ras 在 EGFR 信号通路和肿瘤发生的作用，提示 K-ras 突变可能是潜在的预后因素和预测抗 EGFR 治疗疗效的标记。有学者采用基因芯片技术，分析了 3.2 万个基因在 78 例结直肠癌组织中的表达，并以筛选出的 43 个与预后相关的关键基因为基础，建立了分子分期的方法。结果显示该方法能正确区分预后较好（>36 个月）和预后较差（<36 个月）的两组患者，准确率达 90%（敏感性 93%、特异性 87%）。

总之，结直肠癌是众多肿瘤中遗传因素最突出的一种肿瘤，分子生物学检验不仅用于结直肠癌早期诊断和精准的分子分型，而且能够为结直肠癌个体化、预见性治疗以及预后判断与监测提供科学依据。对一些有高风险的遗传家系进行必要的定期监测，有助于早期发现及通过一定的干预措施预防结直肠癌的发生。

案例 15-2

楔子 3：

3. 本案例开展分子生物学检验的临床价值是什么？

（三）案例分析

1. 样本采集　收集患者结肠癌组织蜡块送检。

2. 检测方法　提取组织 DNA，采用 PCR-ARMS 法和 PCR-HRM 法分别对 KRAS 和 BRAF 基因突变进行检测。

3. 结果判断　见图 15-2～图 15-4。

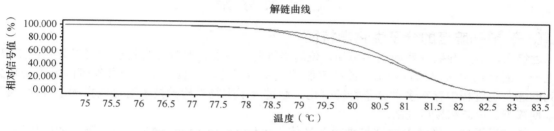

图 15-2　KRAS 基因 2 号外显子突变检测结果

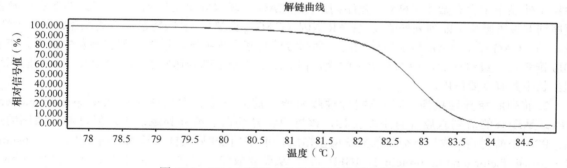

图 15-3　KRAS 基因 3 号外显子突变检测结果

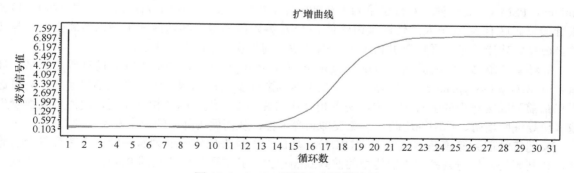

图 15-4　BRAF 基因突变检测结果

4. 结果分析　患者于 2019 年 2 月确诊罹患结肠癌后开始化疗，但大约 4 个月后出现转移，提示病情进展。临床为了明确是否能够采用联合靶向抗肿瘤治疗，建议患者进行 KRAS 和 BRAF 基因突变检测，结果发现 KRAS 基因 2 号外显子突变，BRAF 基因未突变（表 15-2）。根据临床指南，

KRAS 基因有突变者不宜采用抗 EGFR 靶向治疗。因此，考虑患者对 EGFR 单抗（西妥昔、帕尼）的敏感性可能较低，故选择抗血管药物贝伐珠单抗联合化疗治疗。本案例中肿瘤分子生物学检验为后续用药选择提供了关键依据。

表 15-2　KRAS 和 BRAF 基因突变检测结果及意义分析

检测项目		检测结果	结果提示
基因名称	位点		
KRAS	2 号外显子	突变	KRAS 基因经检测为 2 号外显子突变，BRAF 基因经检测为未突变，降低对西妥昔单抗（cetuximab）、帕尼单抗（panitumumab）的敏感性
	3 号外显子	未突变	
	4 号外显子	未突变	
BRAF	15 号外显子	未突变	

四、前 列 腺 癌

（一）前列腺癌的分子生物学特征

近年来，前列腺癌发病率逐年增加，位居男性肿瘤首位，是导致男性肿瘤患者死亡的主要原因之一。流行病学研究调查表明，前列腺癌的发生与遗传、饮食、年龄、种族等因素密切相关。前列腺癌发生过程中存在多种分子特征变化，通过分子生物学检验技术对这些指标进行检测有助于早期筛查、诊断和预后判断。

1. 雄激素受体　雄激素通过与雄激素受体（androgen receptor，AR）结合发挥调控作用。在前列腺癌组织中，AR 介导雄激素促进前列腺癌细胞增殖，与前列腺癌的发生息息相关。AR 基因中第 1 外显子中含有数个 DNA 重复序列区域，CAG 三联保守重复序列。$(CAG)_n$ 的多态性及重复序列的长短影响了前列腺癌的发生：AR 基因 $(CAG)_n$ 长度与 AR 的转录调节活性存在负相关性，较短的 $(CAG)_n$ 序列 AR 转录活性较高，会刺激前列腺上皮细胞，增加前列腺癌发生概率。在前列腺雄激素去势治疗后，后期易出现耐受，但 AR 依然处于高表达状态，表明 AR 在前列腺癌细胞生长中具有重要作用。

2. 前列腺特异性抗原/前列腺特异性膜抗原　前列腺特异性抗原（prostate specific antigen，PSA）是现有的前列腺癌筛查主要指标，该抗原特异存在于前列腺组织中，促进前列腺癌的进展。PSA 是前列腺上皮细胞分泌的丝氨酸蛋白酶，可以消化胰岛素样生长因子结合蛋白 2（insulin-like growth factor binding protein 2，IGFBP-2），从而释放胰岛素样生长因子 1（insulin-like growth factor-1，IGF-1），刺激前列腺癌细胞的生长。前列腺特异性膜抗原（prostate specific membrane antigen，PSMA）是一种相对分子量为 110 000 的 II 型穿膜蛋白（膜结合糖蛋白），其 1250～1700 核苷酸编码区有 54% 与人的转铁蛋白受体 mRNA 编码区同源，其功能被推测为转膜蛋白，与转铁蛋白受体功能类似，研究表明 PSMA 可以刺激前列腺癌细胞的增殖生长。

3. 环氧合酶-2　前列腺素 E_2（prostaglandin E_2，PGE_2）是人体中最丰富的前列腺素亚型。环氧合酶-2（cyclooxygenase-2，COX-2）是花生四烯酸转变成前列腺素的一个关键限速酶，高表达于包括前列腺癌在内的多种肿瘤中，两者相互作用并与多种细胞因子相互作用，促进肿瘤血管生成、诱导细胞增殖、抑制细胞凋亡、免疫抑制等过程，从而促进肿瘤的发生发展。

4. 遗传性前列腺癌基因区域 1（HPC1）　是位于 1 号染色体的前列腺癌的一个重要基因易感区，该基因的变化与某种家族遗传型的前列腺癌相关，其重要的候选基因 RNASEL 基因编码的内切酶是干扰素代谢中的关键酶，可以介导干扰素调节的寡腺苷酸依赖的 RNA 降解通路，抑制细胞增殖迁移，促进细胞的凋亡，抑制肿瘤的发生发展。

5. TMPRSS2-ERG 融合基因　TMPRSS2-ERG（transmembrane serine protease 2，E26 oncogene）融合基因是目前在前列腺癌中最普遍的一种染色体重排，发生于前列腺癌细胞内染色体 21q22 区

域上，是雄激素调节基因中一种激素依赖性的转膜丝氨酸蛋白酶 2（TMPRSS2）基因与致癌基因 ETS 转录因子家族中 ERG 的融合，见于大约 50% 的前列腺癌患者。该融合基因使 ETS 基因借助 TMPRSS2 基因的启动子被激活，从而启动 ETS 转录因子在癌症发生、发展过程中的作用。

6. 原癌基因与抑癌基因 原癌基因能导致细胞恶性转化，抑癌基因抑制肿瘤细胞增殖或浸润、转移。正常情况下，两者相互抵抗，共同维持生物体的相对稳定，癌基因的激活与抑癌基因的失活与肿瘤发生密切相关，与前列腺癌相关的原癌基因和抑癌基因主要包括 Bcl-2、PTEN 基因等。

7. 谷胱甘肽硫转移酶 P1（GSTP1）基因 位于 11q13 染色体上，其启动子甲基化在前列腺癌较为常见。GSTP1 中 CpG 二核苷酸岛超甲基化导致基因失活和沉默，功能丧失，促进前列腺癌的发生过程。有报道指出正常前列腺或良性前列腺增生（benign prostate hyperplasia，BPH）组织中没有发现 GSTP1 基因甲基化，而超过 90% 的前列腺癌组织中可检测到 GSTP1 基因甲基化。

8. 非编码 RNA 微小 RNA（miRNA）是进化上较保守的单链非编码 RNA，由 18～25 个核苷酸组成，在许多信号通路中起着调节作用，与目标 mRNA 结合调节靶基因的表达从而调节细胞增殖、分化、迁移和凋亡。有研究发现前列腺组织 miR-21 高表达者在根治性前列腺切除术后更容易复发，去势抵抗性前列腺癌（castration-resistant prostate cancer，CRPC）患者血清 miR-21 高表达者对多西他赛反应不佳或耐药。

长链非编码 RNA（lncRNA）是长度大于 200nt（核苷酸）的非编码 RNA，与癌症的发生发展密切相关。前列腺癌相关转录物 1（prostate cancer associated transcript 1，PCAT1）一方面通过调控 c-Myc 促使前列腺癌细胞增殖，另一方面通过抑制 BRCA2 基因导致同源重组的功能缺失，DNA 损伤后无法修复，从而促进肿瘤发生。

（二）前列腺癌的分子生物学检验

穿刺活检作为前列腺癌诊断的金标准，仍存在创伤大，及漏诊、误诊率高的问题。目前临床上对于前列腺癌的早期诊断或筛查，主要依赖血清 PSA 水平。然而作为早期诊断的标志物，PSA 仍然缺乏最佳的特异性和敏感性。因此灵敏的检测方法和特异性肿瘤标志物的运用无论对于前列腺癌的早期诊断、及时治疗还是患者预后的改善均具有重要意义。

1. 基因检测 随着人们对疾病的深入认知，从基因层面寻找标志物在肿瘤的早期诊断中正得到广泛应用。肿瘤标志物 mRNA 检测是目前研究最多且最深入的，前列腺癌一般以 PSA mRNA 和前列腺特异性膜抗原 PSMA mRNA 作为检测标志。

（1）PSA 是目前临床上应用最广泛的前列腺肿瘤标志物。血清中的 PSA 只具有较高的组织特异性，但肿瘤特异性低，前列腺良性疾病如前列腺增生、前列腺炎等均可引起 PSA 水平升高，测定血清游离 PSA 与总 PSA 比值有助于前列腺良性疾病和前列腺癌的鉴别诊断。采用 RT-PCR 方法检测外周血 PSA mRNA，其阳性检出率可达到 80% 以上，比免疫组化法具有更高灵敏度。

（2）PSMA 是在前列腺癌细胞膜上发现的糖蛋白抗原。该蛋白在正常前列腺中有表达，在前列腺癌中高表达，因此具有较高的敏感性和特异性。据报道在其基因的转录中可因剪接方式的不同产生两种 mRNA 分子，即 PSMA 和 PSMA'。PSMA' 高表达于正常的前列腺细胞中，而在前列腺肿瘤细胞中 PSMA 的表达占优势，应用 RT-PCR 的方法定量分析前列腺细胞中 PSMA mRNA 和 PSMA' mRNA 表达比例的变化对前列腺癌的诊断、分期和预后有重大意义。

（3）肿瘤抑制基因 CpG 岛高甲基化：DNA 甲基化是最早发现的基因表观修饰方式之一。CpG 岛的高甲基化是抑癌基因失活、肿瘤发生的一个重要机制，检测异常高甲基化在肿瘤检测和进展预测中具有很大的应用前景。研究表明，GTSP1 高甲基化是前列腺癌中最常见的表观遗传学改变。有研究报道，GSTP1 和 APC 基因高甲基化的联合检测，对前列腺癌的诊断灵敏度和特异度可分别达到 98.3% 和 100%。

以上研究主要是通过 PCR 及其衍生技术进行的。近年来，基因测序、基因芯片、荧光原位杂交检测技术等为前列腺癌发生相关基因的检测提供了快速、高通量的检测手段。

2. 蛋白检测 格伦（Glen）等人利用同位素标记相对和绝对定量技术（isobaric tags for relative and absolute quantification，iTRAQ）对前列腺癌进行蛋白质组学研究，发现中国人群中前列腺癌患者、前列腺上皮内瘤变（PIN）患者、良性前列腺增生（BPH）患者前列腺穿刺标本中存在 10 种上调、4 种下调的差异性表达蛋白，表明 iTRAQ 技术在前列腺癌分子标志物的筛选中具有很大的潜力。

（1）早期前列腺癌抗原（EPCA）：是一种核基质蛋白。研究表明利用免疫组化染色或 ELISA 法检测 EPCA，结果显示出很好的特异性和灵敏度。研究发现病理阴性但活检组织抗 EPCA 抗体染色阳性的男性在将近 5 年或 5 年后被诊断为前列腺癌。因此，该蛋白不但能够用于前列腺癌的早期诊断，甚至具有预测前列腺癌发病的作用。EPCA 与 PSA 筛查的联合应用能降低不必要的前列腺穿刺活检次数和减少漏诊率。

（2）A-甲基酰基辅酶 A 消旋酶（AMACR）：定位于第 5 号染色体，是新发现的一种前列腺癌特异性分子标志物。通过基因芯片筛选出 AMACR，发现其在前列腺癌中呈现高表达，并且能够特异性区分前列腺良性与恶性细胞。目前抗 AMACR 抗体已广泛用于前列腺活检的免疫组化分析，运用 AMACR 单克隆抗体进行免疫组化标记，可以减少假阳性的风险。此外，两种或三种抗体联合使用，可大大提高前列腺癌诊断的敏感性和特异性，减少假阳性的风险。

（3）ERG 蛋白：TMPRSS2-ERG 融合基因被证实在前列腺癌中具有高度特异性。对该基因的检测主要运用 FISH 和 RT-PCR 方法进行，虽精确度较高，但操作相对复杂、费用昂贵，不利于大规模应用。研究发现 TMPRSS2-ERG 基因融合直接导致前列腺癌组织 ERG 蛋白表达升高，利用抗 ERG 抗体诊断前列腺癌其灵敏度及特异性分别高达 96% 和 97%。

（4）基质金属蛋白酶 9（MMP9）：属于基质金属蛋白酶家族，能够降解细胞外基质，与肿瘤的发生发展密切相关。Roy 等人研究结果表明，尿液 MMP9 在前列腺癌诊断中的敏感性和特异性分别为 74% 和 82%。

3. 非编码 RNA 检测

（1）lncRNA：研究人员已经发现了若干前列腺癌特异性的 lncRNAs，其中前列腺癌抗原 3（prostate cancer antigen 3，PCA3）是较有前景的应用于肿瘤诊断和预后判定的生物标志物。经直肠指检及前列腺按摩后前列腺上皮细胞脱落至尿液中，应用 RT-PCR 可在尿液中检测出 PCA3，是较早的可以在尿液中检测的分子诊断标志物。PCA3 在几乎所有前列腺癌中过表达，在良性前列腺组织中低表达或不表达。目前的研究结果表明，PCA3 的准确性明显高于血清 PSA，其敏感性和特异性与血清总 PSA 相似。最近的研究表明，血液 PCA3 作为前列腺癌诊断生物标志物也表现出良好的应用价值。Progensa PCA3 试验是 FDA 批准的前列腺癌诊断试验，用于 50 岁或以上血清 PSA 升高的男性。Progensa PCA3 试验已纳入欧洲泌尿外科协会（EAU）重复活检决策指南。

（2）miRNA：作为潜在的肿瘤诊断标志物已得到广泛认可。洛德斯（Lodes）等人应用基因芯片鉴定出 5 种有助于前列腺癌早期诊断的 miRNA，其中 miRNA-141 特异度高达 100%，被认为是目前诊断价值较高的前列腺癌生物学标志。袁海川等人采用定量 RT-PCR 的方法发现前列腺癌患者尿液 miR-128a 表达水平明显高于前列腺增生和健康人，而术后表达较术前明显降低。miR-28-3p 则呈现相反的趋势。该研究表明尿液 miR-128a 和 miR-28-3p 在前列腺诊断、预测预后中显示出较高灵敏度和特异性，两者联合检测的诊断效能明显优于单个指标。

4. 液体活检

（1）循环肿瘤核酸：格斯尔（Goessl）等人采用甲基化特异性 PCR 检测发现，相比于前列腺增生患者，前列腺癌患者循环 DNA 中存在更多的 GSTP1 启动子甲基化，为早期分子诊断提供了有力的证据。通常前列腺癌患者血浆 ctDNA 水平显著高于良性前列腺增生患者和健康人，并且血浆 ctDNA 水平与前列腺癌转移及病理分期显著相关。怀亚特（Wyatt）等人研究表明，对转移性 CRPC 患者进行 ctDNA 检测能够识别匹配组织活检中存在的所有 DNA 改变，表明 ctDNA 是一种兼具高灵敏度和特异度的前列腺癌诊断和监测生物标志物。但由于外周血 ctDNA 来自于肿瘤细胞释放，其丰度相对较低，需要更加精准的检测手段。最近，数字 PCR 作为一种高灵敏的核酸检测技术，已成为 ctDNA 绝对定量以及检测点突变的敏感工具。此外，一些新方法与检测系统（如结合数字 PCR 与流式技术的 BEAMing 系统）也不断涌现。除了循环肿瘤 DNA，一些体液中存在的mRNA、miRNA 以及 lncRNA 在前列腺癌诊断中也具有良好的诊断和监测价值。例如，以上所提到的尿液中 PSA mRNA 和 lncRNA PCA3 的检测以及 miRNA 联合检测模型，均具有较好的前列腺癌诊断效能。

（2）细胞外囊泡：利用分子生物学检验技术测定 EV 中装载的多种生物活性分子，包括蛋白质、核酸和脂质等，能够获知来源细胞的真实状态，使其成为理想的肿瘤标志物。例如，人体尿液中分离出的 EV 中可检测到 TMPRSS2-ERG 与 PCA-3 的 mRNA，表明包含 mRNA 的 EV 是前列腺癌具有潜在价值的生物学标志物。EV 中 miR-141 也被报道在转移性前列腺癌患者的尿沉淀与组织细胞内过表达，且与血清 PSA 水平显著相关，提示 EV 来源的 miR-141 具有作为前列腺癌诊断和预后标志物的前景。

五、白 血 病

白血病是一类造血干细胞水平的恶性克隆性疾病，白血病的分子生物学检验已经成为白血病临床检查的常规诊断项目，其在临床诊断、预后判断以及检查微小残留白血病中发挥着重要的作用。1986 年法美英（FAB）协作组以细胞形态学为基础，免疫学和细胞遗传学作为补充，使得白血病的诊断和分型更加精确。近年来，世界卫生组织应用 MICM 分型 [①] 技术，在原有基础上加入分子生物学，使得其既可用于反映白血病的本质，提高诊断、分型的准确性，还可有效地评估预后、指导治疗。

（一）白血病的分子生物学特征

白血病的发生往往是由于异常白细胞克隆性自主增殖、分化停滞、凋亡减少所致，在这一过程中，白血病在亚细胞水平往往会出现染色体的异常。其中，染色体平衡型畸变常形成与白血病发病机制相关的基因突变、重排和各种融合基因，而这也是白血病重要的分子诊断指标和治疗靶点。

1. 白血病相关的基因突变

（1）FLT3 基因突变：FLT3（fms-related tyrosine kinase 3）是一种跨膜配体活化受体酪氨酸激酶，其基因定位于 13q12。FLT3 由造血干细胞或祖细胞表达，细胞外配体（FLT3 配体）结合并激活 FLT3，通过各种信号通路促进细胞存活，增殖和分化。FLT3 作为急性髓细胞性白血病（acute myelogenous leukemia，AML）中最常见的突变类型，也是目前影响 AML 患者预后的重要因素之一，在新发的 AML 病例中，大约有 30% 发现存在 FLT3 突变。在 FLT3 突变的 AML 患者中，存在 FLT3-ITD 突变的患者往往预后较差。此外，FLT3 作为 AML 中重要的不良预后标志物，其突变发生还可以成为新的治疗靶点。目前已经研制出第一代抑制剂索拉非尼以及第二代药物奎扎替尼，使用 FLT3-ITD 抑制剂对于复发或者难治性的 AML 有一定的治疗效果，可以为患者提供新的治疗策略。

（2）CEBPA 基因突变：CEBPA 蛋白质基因属于 CCAAT/增强结合蛋白家族，其基因位于染色体 19q13，主要参与调节细胞增殖以及终末分化的平衡。在造血过程中，CEBPA 能够调节造血干细胞的数量，促进髓系细胞分化。由于 CEBPA 在细胞分化的强大作用力，在 AML 的发生中，CEBPA 常常是白血病发生的一个关键靶点。在 AML 患者中，CEBPA 基因双突变的发生率为 7%～15%，其中 CEBPA 双突变在 M1、M2 亚型中经常出现。

（3）TET2 基因突变：TET 甲基胞嘧啶双加氧酶（ten-eleven translocation methylcytosine dioxygenase）蛋白家族是参与 DNA 去甲基化过程的关键调节因子，其基因位于染色体 4q24 上，是参与 DNA 去甲基化过程的关键调节因子。TET2 突变在多数情况下会导致单个等位基

---

① 根据细胞形态学、免疫学、细胞遗传学和分子遗传学可以把白血病精确的分型，把首字母组合起来叫 MICM 分型。

因的丧失，从而影响髓细胞的增殖与分化，在造血系统中，TET2 突变被认为与造血干细胞（hematopoietic stem cell，HSC）的增加以及 HSC 自我更新增加有关。TET2 经常与其他失调癌基因突变一同出现相互作用，以此驱动白血病的发生和发展，多达 30%～50% 的骨髓增生异常综合征（myelodysplastic syndrome，MDS）和骨髓增殖性肿瘤（myeloproliferative neoplasm，MPN）的患者都可以检测到 TET2 杂合性缺失和体细胞突变，不仅如此，在继发性 AML 中，也有 32% 的患者携带 TET2 突变。

（4）IKZF1 基因突变：IKZF1 基因位于染色体 7p12 上，编码转录因子 Ikaros 锌指 DNA 结合蛋白。在急性 B 淋巴细胞白血病（B-acute lymphoblastic leukemia，B-ALL）儿童患者中，约有 20% 的患者可以检测到 IKZF1 基因缺失，往往集中发生在 BCR-ABL1 阳性和 BCR-ABL1 样 ALL 患者中。此外，伴有 IKZF1 基因缺失的患者复发率更高，同时对化疗不敏感，预后差，因此，IKZF1 缺失在 B-ALL 中是一个不良的独立预后因素。

（5）NOTCH1 基因突变：NOTCH1 位于染色体 9q34.3 上，NOTCH1 是一种 I 类跨膜蛋白，可以将细胞外信号转导为基因表达变化，起到配体激活转录因子的作用，可以激活下游 Hes 家族和 p21 等靶基因，进而在细胞增殖、分化以及凋亡等过程中发挥重要的作用。在急性 T 淋巴细胞白血病（T-acute lymphoblastic leukemia，T-ALL）中，NOTCH1 的发生率可以达到约 50%，是 T-ALL 中最为常见的基因突变。在儿童 T-ALL 中，存在 NOTCH1 基因突变的患者具有较好的预后，然而在成人 T-ALL 中 NOTCH1 突变往往与不良预后显著相关，使得 NOTCH1 在 T-ALL 中可能能够成为最有用的遗传学预后标志。

2. 白血病相关基因的异常表达

（1）WT1 基因异常表达：肾母细胞瘤基因 1（Wilms tumor gene 1，WT1）基因位于染色体 11q13 上，其编码产物能够识别、结合含有锌指结构的蛋白质上特异的 DNA 序列。WT1 作为一种抑癌基因，在正常造血系统中，随着细胞的分化及发育，WT1 的表达量会发生下调，在 AML 中，WT1 的表达水平相较于正常人有明显的提高，此外，WT1 的表达量在 AML 中存在异质性，不同阶段的 AML 中 WT1 的表达水平也会有所不同，动态监测 WT1 表达水平更助于早期发现疾病的复发。

（2）TAL1 基因异常表达：TAL1 是碱性螺旋-环-螺旋（basic helix-loop-helix，b-HLH）转录因子家族中的一员，在生理条件下参与造血细胞分化，在 T-ALL 等病理过程中，TAL1 通常因为染色体的易位以及 SIL-TAL1 基因片段之间的缺失，导致其他基因的启动子驱动 TAL1 过表达，过表达的 TAL1 会结合转录共抑制因子或组蛋白修饰酶，导致下游参与 T 细胞分化和抗凋亡基因的异常表达，扰乱 T 淋巴细胞的正常分化和增殖，启动急性 T 淋巴细胞白血病的发生和发展。在 T-ALL 中，TAL1 是最常见的失调癌基因之一，有 30%～60% 的患者往往存在 TAL1 的过表达，同时，TAL1 作为调控造血分化的转录因子，可能是白血病治疗关键的靶标。

3. 白血病相关融合基因 融合基因是由两个以上基因的编码区相连，置于相同序列下构成的嵌合基因。白血病相关融合基因作为白血病特异的分子标志物之一，与白血病的发生、发展、诊断、治疗有密切的联系，正常的基因往往参与调控髓系细胞的正常增殖和分化，而异常融合的基因在白血病发生发展中多通过增强酪氨酸蛋白激酶活性以及与正常配体结合抑制正常生物学功能的形式发挥促进细胞增殖、抑制细胞分化的作用。

（1）BCR-ABL 融合基因：是成人白血病中最常见的细胞分子遗传学异常，其起源于 9 号染色体和 22 号染色体之间的平衡易位 t（9；22）（q34；q11.2）。BCR-ABL 融合基因可见于 95% 的 CML、10%～30% 的成人 ALL，费城（Philadelphia，Ph）染色体即 t（9；22）（q34；q11）易位，为典型易位，是 CML 诊断的主要标志，大约有 90% 的 CML 中都可以检出 Ph 染色体。在 ALL 中，Ph 和 BCR-ABL 双阳性被认为是成人 ALL 中最明显的不良预后因素之一。目前在临床上主要采用荧光原位杂交、实时荧光定量 PCR 等方法进行检测。

（2）PML-RARα 融合基因：是由 15 号染色体的 PML 基因和 17 号染色体上的 RARα 基因发

生易位 t（15；17）（q22；q11-22），产生 PML/RARα 融合基因。在急性早幼粒细胞白血病（acute promyelocytic leukemia，APL）中，PML-RARα 融合基因是 APL 的特异性标志物，超过 97% 的 APL 患者都发生了 t（15；17）的易位和 PML-RARα 的形成。PML-RARα 的形成可以募集大量异常的早幼粒细胞，并且异常融合基因 PML-RARα 与野生型 PML 和 RARα 基因的配体竞争性结合，从而抑制正常的生物学功能。目前，全反式维 A 酸和亚砷酸可以分别靶向结合 RARα 和 PML 相关配体，特异性地降解 PML-RARα 融合蛋白，促进异常早幼粒细胞分化成熟，在临床上能起到完全缓解的作用。

（3）CBFβ-MYH11 融合基因：是由 16 号染色体自身发生易位。16q22 上的 CBFβ 基因与 16p13.1 的 MYH11 基因发生重排，形成 CBF-MYH11 融合基因。CBFβ-MYH11 能阻止 CBFA2 蛋白进入细胞核以及募集转录辅助因子，抑制细胞内转录调节作用，从而抑制髓系白细胞分化成熟。CBFβ-MYH11 的发病率占全部 AML 的 5%～8%，以年轻人多见，DNA 同源重组修复功能异常可能是导致 CBFβ-MYH11 染色体易位和融合基因形成的主要机制。在临床上往往采用 FISH 和荧光定量 PCR 技术检测 CBFβ-MYH11 融合基因的存在，后者能够准确地检测出 CBFβ-MYH11 融合基因的拷贝数，适用于残留白血病细胞的检测。

（4）Ig/TCR 基因重排：Ig/TCR 基因含有数量庞大的 V、D 和 J 基因片段，在淋巴细胞的发育早期，Ig/TCR 基因会发生重排，在重排过程中，只有一个 V、D 或 J 基因片段发生随机结合；同时，在基因片段的连接区之间，容易发生碱基的缺失、插入以及突变，因此，Ig/TCR 基因重排具有高度多样性，而在白血病淋巴细胞中，Ig/TCR 基因重排均起源于单克隆重排，可以视为淋巴细胞白血病克隆的分子标志。97% 以上的 ALL 患者可以检出一种基因重排，若选择两种以上 Ig/TCR 重排基因作为标志，则可以检出全部 ALL 患者。

（二）白血病的分子生物学检验

白血病的诊疗已从细胞水平、亚细胞水平上升到分子水平。白血病的实验室诊断主要包括形态学、免疫学、细胞遗传学和分子生物学（即 MICM 分型），白血病的 WHO 分类也已由形态学分型转变为分子分型并且更加细化。白血病相关的分子异常检测主要包括基因突变、染色体和融合基因检测等。

1. 基因突变检测　白血病是一组异质性疾病，几乎在每个 AML 患者中都发现有基因突变，这些突变会导致疾病的发生并影响疾病的进展。高效精准的基因突变检测可为白血病患者的直接的诊断、预后监测和靶向治疗提供指导。白血病常见的突变基因有 FLT3、CEBPA、TET2、IKZF1、NOTCH1 等。通过高通量测序技术（high-throughput sequencing）能够实现对基因突变的简单、快速、高通量的检测，已被广泛应用于白血病的临床检测中，国际指南建议利用高通量测序技术筛查多基因突变以对白血病进行预后评估。进而对白血病相关突变基因的筛查诊断与分型、风险分层、治疗靶点的选择、预后分层、微小残留病变（minimal residual disease，MRD）监测、克隆演变监测等方面发挥重要作用。此外，采用基因芯片也可实现高通量定量分析。有学者研制出一种可以用于白血病分型的基因芯片，筛选出 50 个与 AML-ALL 极度相关的基因作为不同类型白血病和淋巴瘤的分类标志，且具有较高的灵敏度和重现性。

2. 染色体和融合基因检测　自从 CML 中发现 BCR-ABL 融合基因以来，越来越多的白血病相关融合基因被发现。目前发现的白血病相关融合基因主要有 BCR-ABL、PML-RARα、AML1-ETO、CBFβ-MYH11、TEL-AML1、E2A-PBX1、MLL 重排融合基因、DEK-CAN 等，WHO 也将融合基因作为白血病和淋巴瘤最重要的辅助诊断指标。检测融合基因的方法主要包括染色体核型分析、荧光原位杂交、聚合酶链反应、免疫印迹、流式细胞术、基因芯片及全基因组测序等方法。

（1）染色体核型分析：是融合基因检测的金标准，具有直观准确的优点，广泛用于染色体异常的诊断和研究。新型的染色体核型分析方法如光谱核型分析（spectral karyotyping，SKY），可检测到染色体结构上的细微变异，使得染色体核型分析更为精确、灵敏、可靠。姜道滋等选取了 1193 例慢性粒细胞白血病患者进行染色体核型分析，发现 1193 例 CML 患者中有 1170 例患者 Ph

染色体阳性，占总例数的 98.07%。吴莉芳等人对 171 例 CML 标本进行染色体核型分析，检出率为 68%，而对于 CML-CP 初诊、CML-AP 患者中 Ph 染色体的检出率可以达到 80% 以及 100%，说明染色体核型分析对于白血病尤其是慢性粒细胞白血病具有较好的鉴别分型能力。

（2）荧光原位杂交（fluorescence in situ hybridization，FISH）：该法结果直观、特异性较强，不受细胞分裂期的影响，可清晰地辨认各染色体结构异常。吴莉芳等人运用荧光原位杂交技术检测 218 例 CML 患者标本，BCR/ABL 融合基因检出率为 80%，CML-CP 初诊以及 CML-AP 患者的检出率高达 93% 和 100%，荧光原位杂交技术的检出能力，特异性明显强于染色体核型分析。

（3）实时荧光定量 PCR：基于 PCR 的分子分析已成为急性白血病诊断的重要组成部分，是检测白血病融合基因常用的敏感且有效的方法。该法可检测出 1×10^6 个有核细胞中的一个白血病细胞，比传统的细胞学方法更灵敏，并且能够在出现临床症状前的 5～8 个月进行早期检测。

（4）其他方法：通过多重 RT-PCR 对多种基因重排进行同时检测，极大提高了检测效率。对 21 例病例进行检测，发现结果与血液病理学数据显著相关，并且也与后续常规细胞遗传学的核型分析完全相关。巢式 PCR 通过两次扩增大大提高了扩增特异性，而敏感性仍可达 10^{-6}，即可在 10^6 个正常细胞中检测出 1 个携带融合基因 mRNA 的白血病细胞。ddPCR 技术可有效地对细胞外囊泡来源的微量 PML-RARα 融合基因转录本进行绝对定量，为无创、动态监测白血病融合基因提供了可能。袁丹丹等人分别利用 ddPCR 和 qPCR 平台扩增检测 28 例样本中的 PML-RARα 融合基因，ddPCR 相较 qPCR 检出阳性样本更多，检测能力更强。

六、其　　他

分子生物学检验技术在临床上的应用已突显出其方便快捷、准确特异的优势。除了上述类型肿瘤之外，研究发现其他常见类型肿瘤如肝癌、胃癌、卵巢癌、宫颈癌中也存在一些重要的肿瘤分子标志物，包括肿瘤相关基因改变、表观遗传变化、非编码 RNA、循环肿瘤 DNA、外泌体等。例如，对女性进行人乳头状瘤病毒（human papiloma virus，HPV）的筛查是宫颈癌防治的重要策略之一，但是细胞形态学检查或者抗体的免疫学检查对早期患者的敏感性不高，而对病变组织的分泌物进行 DNA 分子检测对诊断更有帮助。相信随着现代分子生物学技术的发展，更多肿瘤分子标志物的发现、验证及应用，将为肿瘤筛查、诊断、分期分型、预后评估及个体化治疗提供更大的帮助。

展　　望

随着分子生物学的发展，特别是人类基因组计划的顺利完成、人类基因组序列、结构和相关基因功能的研究探索，已经赋予传统意义上的肿瘤诊断以全新的内涵，肿瘤分子生物学检验也逐渐成为肿瘤诊断的重要组成和热点。越来越多的基因组、蛋白质组信息正在被开发和应用于肿瘤分子生物学检验工作中，同时承担这些信息分析的分子检验技术也不断涌现，如数字 PCR、基因芯片、基因测序等一批新技术在肿瘤分子生物学检验中得到广泛应用。此外，以传统技术为基础衍生、组合或联合而成的新分析方法也不断出现，大大提高了肿瘤分子生物学检验的灵敏度、特异性和准确性，为临床早期、快速、精准诊断提供了关键证据，有效提升了肿瘤预防、诊断和治疗水平。相信随着精准医学理念的深入人心，更多的指标、技术和方法将被开发和应用于肿瘤分子生物学检验工作中，可望为肿瘤的预防、早期诊断、分子分型及预后判断、微小和转移病灶识别、个体化治疗方案选择等提供十分重要的手段。

（张　徐）

第十六章 药物代谢及毒副作用相关基因的分子生物学检验技术

绪 论

传统的药物治疗模式遵循药物的经验治疗，由临床医生通过临床诊断、辅助检查结果并结合自身的临床经验去选择相应的治疗药物。然而，药物的疗效和副作用在临床上存在着显著的人群和个体间差异。在临床上常见诊断相同的患者，用同一药物治疗，其血药浓度与疗效却可能相差甚远，甚至出现严重的不良反应。传统模式忽略了药物处置与效应的个体差异，不能最大程度地发挥药物的疗效、规避药物的毒副作用和指导患者进行精准用药。

药物治疗的个体差异现象无法用传统药物代谢动力学（pharmacokinetics，PK）和药物效应动力学（pharmacodynamics，PD）解释，研究表明个体间基因的多态性是造成药物反应个体差异的主要原因。基因多态性是指群体中正常个体的基因在相同位置上存在差别（如单碱基对差别，或单基因、多基因以及重复序列数目的差别），这些差异形成了不同的基因型，决定了人们患病的风险和对药物的不同反应。早在 20 世纪 50 年代，人们就发现不同的遗传背景会导致药物反应的差异，如一些遗传性葡萄糖-6-磷酸脱氢酶缺陷患者在接受抗疟药伯氨喹治疗后，引发严重的溶血。1957年著名美国遗传学家 Arno Motulsky 发现了药物反应的差异可能归因于基因的影响，由此创立了药-酶的遗传缺陷理论。1959 年德国福格尔（Vogel）提出"遗传药理学"概念，从单基因的角度研究遗传因素对药物代谢和药物反应的影响，并运用分子遗传学揭示了其中的遗传决定因素。到20 世纪末，由于分子生物学的发展和人类基因组计划（human genome project，HGP）的顺利实施，人类基因的多态性不断被发现和证实，人们开始从基因组水平研究药物反应的个体差异，开辟了一门新兴学科——药物基因组学（pharmacogenomics）。

临床药物基因组学（clinical pharmacogenomics）是研究基因序列的多态性与药物效应多样性之间的关系，即基因本身及其突变体与药物效应相互关系的一门科学。主要在基因水平上探讨与研究药物在体内的处置过程和效应个体差异的遗传特征，阐明药物代谢、转运和药物靶分子的基因多态性与药物效应及不良反应之间的关系，并以药物效应和用药安全性为目标，结合患者的遗传学差异为个体化用药提供理论依据。

随着药物基因组学的迅猛发展，越来越多的药物基因组生物标志物及检测方法相继涌现。药理学与遗传学结合的关键环节包括药物代谢动力学和药物效应动力学两方面。药物代谢动力学主要是定量研究药物在生物体内吸收、分布、代谢和排泄规律，侧重于阐明药物体内过程。药物效应动力学主要研究药物对机体的作用、作用规律及作用机制，其内容包括药物与作用靶位之间相互作用所引起的生化、生理及形态变化，侧重于解释药物如何与作用靶点发生作用。据此，药物作用相关的基因大致可分为三大类：药物作用靶点、药物代谢酶和药物毒副作用相关基因。第一类药物作用靶点相关基因通常是疾病的分子机制，可导致不同个体对药物敏感性的差异。药物与特异性靶蛋白相互作用，产生药物效应，由于个体作用靶点的基因多态性，使得靶蛋白对特定药物产生不同的亲和力，导致药物疗效不同。近年来，肿瘤药物的分子靶向治疗（molecular targeted therapy）的分子靶点检测，已用于指导乳腺癌、肺癌、结肠癌等肿瘤靶向药物的选择。例如，使用曲妥珠单抗治疗乳腺癌之前需要检测 HER2 基因，筛查是否为适合曲妥珠单抗治疗的 HER2 过度表达的乳腺癌患者。非小细胞肺癌患者进行 EGFR 基因突变检测，特定外显子突变阳性可选择吉非替尼等酪氨酸激酶抑制剂治疗。如果不检测 EGFR 基因突变而盲目给药，患者存活期甚至可能低于不治疗者。第二类药物代谢酶基因，其多态性由同一基因位点上的多个等位基因引起。药物代谢酶基因多态性决定表型多态性和药物代谢酶的活性，并呈显著的基因剂量-效应关系，以细胞色素 450 超家族为代表。第三类药物毒副作用相关基因与药物不良反应（adverse drug reaction，ADR）有关，针对相关基因进行分子生物学检验可以防止严重的药物不良反应的发生，从而提高药物治疗的安全性。

对药物作用相关基因进行检测可以指导临床预测药物疗效、估算药物剂量、指导调整给药方案以及预防药物不良反应的发生，实现个体化用药。

第一节　靶向代谢酶基因的分子生物学检验

药物从进入人体内到发挥作用直至被清除是一个较为复杂的过程。药物作为外源性物质在体内经酶或其他作用使药物的化学结构发生改变，这一过程称为代谢（metabolism）。代谢是药物在体内消除的重要途径，药物经过代谢后，其药理活性或毒性发生改变，大多数药物被灭活，药物作用降低或消失。但也有少数药物被活化而产生药理作用或毒性，须经活化才产生药效应的药物称为前药（prodrug）。药物代谢必须在酶的催化下才能进行，这些催化药物代谢的酶统称为药物代谢酶（drug metabolism enzyme）。

药物代谢时相通常包括Ⅰ相和Ⅱ相反应。Ⅰ相反应过程通过氧化、还原、水解，在药物分子上引入或脱去某些如氨基、巯基、羟基等极性基团使原药生成极性高的代谢物。Ⅱ相反应通过与极性小分子葡萄糖醛酸、硫酸等结合形成水溶性复合物，促进排泄，降低药物毒性。药物代谢时相对应的代谢酶被称为Ⅰ相酶和Ⅱ相酶。Ⅰ相酶以细胞色素 P450（cytochrome P450，CYP450）为代表，Ⅱ相酶的代表为硫嘌呤 S-甲基转移酶（thiopurine S-methyltransferase，TPMT）和 N-乙酰转移酶（N-acetyltransferase，NAT）（表 16-1）。

表 16-1　人肝中Ⅰ相和Ⅱ相药物代谢酶及相关基因

Ⅰ相酶	Ⅰ相代谢酶基因	Ⅱ相酶	Ⅱ相代谢酶基因
细胞色素 P450 酶（CYP）	CYP2D6、CYP2C9、CYP2C19、CYP3A4、CYP3A5	UDP-葡糖醛酸转移酶（UGT）	NAT1、NAT2、TPMT
单胺氧化酶（MAO）		谷胱甘肽-S-转移酶（GST）	
黄素单氧化酶（FMO）		N-乙酰转移酶（NAT）	
还原型辅酶Ⅱ（NADPH）		硫转移酶（ST）	
		甲基转移酶（MT）	

药物代谢酶是决定血药浓度和药物反应多样性的重要因素，其代谢程度受基因多态性的影响。人群中存在野生型纯合子、突变杂合子及突变纯合子的药物代谢酶基因型，不同基因型通过影响相关药物代谢而使血药浓度发生改变，导致了药物效应的个体差异。应用分子生物学方法，检测患者的药物代谢酶基因多态性与基因型，可以判断酶活性，从而制定合适的给药方案或指导用药剂量调整，为患者的个体化用药和个体化治疗提供重要参考。

案例 16-1

患者，男，68 岁。

主诉：心前区疼痛 30 分钟。

现病史：患者入院前半小时因劳累突发胸骨后烧灼样疼痛，进而出现心前区压榨性疼痛，伴大汗，急来院就诊。查心电图示：窦性心律，ST 段抬高，T 波倒置，血压 180/120mmHg，考虑为急性心肌梗死。急查肌钙蛋白Ⅰ及心肌酶，予以硝酸甘油 0.5mg 舌下含服。疼痛持续不缓解，故由急诊以"急性心肌梗死"收入院。入院当日进行经皮冠状动脉介入治疗

（percutaneous coronary intervention，PCI），术前服用阿司匹林肠溶片，氯吡格雷片 300mg，术后进行常规抗血小板聚集治疗，服用阿司匹林肠溶片，氯吡格雷片 75mg。术后第 3 日，患者突发胸痛，证实为再发急性心肌梗死，进行第二次支架内扩张。

既往史：一般情况良好，否认"高血压、冠心病、糖尿病"等慢性病史，否认肝炎、结核或其他传染病病史，无食物及药物过敏史，无外伤史，无手术史，无输血史，预防接种史不详。

家族史：父母亲均健在，既往体健。无高血压、冠心病家族史。

体格检查：神志清醒，急性病容，被动体位。全身皮肤未见皮疹，无皮下出血，全身浅表淋巴结未扪及肿大。双肺呼吸音清，未闻及干湿啰音。心律齐，一分钟听诊未闻及早搏，各瓣膜听诊区未闻及病理性杂音。腹平软，无压痛，未触及包块。双下肢无水肿。

诊疗过程：术后进行 CYP2C19 基因检测，结果显示：CYP2C19*3/*3 突变型纯合子，即 CYP2C19 弱代谢人群。提示氯吡格雷可能无法有效转化为其活性代谢产物，再发心肌梗死可能为氯吡格雷抵抗引起的急性支架内血栓形成所致。更换抗血小板治疗方案（将氯吡格雷替换为普拉格雷），并监测血小板聚集率。患者状况好转并稳定，顺利出院。

问题：

1. 该案例根据药物代谢酶基因的基因多态性检测结果调整用药方案，常见的药物代谢酶基因型有哪些？

2. 药物代谢酶基因分子生物学检测方法有哪些？

3. 药物代谢酶基因的分子生物学检测如何应用于临床？

案例 16-1

楔子 1：
1. 药物代谢酶基因多态性及其基因型概述。

一、细胞色素 P450

CYP450（cytochrome P450）属于肝脏微粒体混合功能氧化酶系统，因酶蛋白中所含亚铁血红素与一氧化碳的结合物在可见光 450nm 处有特征性吸收峰而得名。按国际统一命名原则，CYP450 简写为 CYP。哺乳动物 CYP 主要存在肝脏中，肝脏是其含量最丰富的器官，也是其发生催化反应最重要的部位。在细胞中，CYP 主要分布在内质网膜上，线粒体膜和核膜上也有分布。CYP 参与内源性物质和药物、环境化合物等外源性物质的代谢，是人体最重要药物代谢酶体系之一。

CYP 是一类以血红素为辅基的 B 族细胞色素超蛋白家族酶，由许多结构和功能类似的同工酶组成。根据其氨基酸序列的同源性，CYP 分为三级：家族、亚家族、酶个体。氨基酸序列有 40%以上相同者划归为同一家族，用阿拉伯数字表示；同一家族内氨基酸同源性达 55% 以上者为同一亚家族，在代表家族的阿拉伯数字之后标以大写的英文字母表示；在同一亚家族内的同工酶根据被鉴定的先后顺序再以阿拉伯数字表示。如 CYP2C9 中 CYP 是细胞色素 P450 的缩写，2 代表家族，C 是亚家族，9 是酶个体。在人类中已发现 CYP 共 18 个家族，42 个亚家族，64 个酶。CYP1、CYP2 和 CYP3 家族中各有 8～10 个同工酶，介导人体内近千种药物的代谢。

二、CYP450 的基因型与表型

CYP450 由 CYP 基因编码而成，人类 CYP 家族有 57 个 CYP 基因，目前已证实 CYP1A1、CYP1A2、CYP1B1、CYP2A6、CYP2C9、CYP2C19 、CYP2D6、CYP2E1、CYP3A4 和 CYP3A5 等基因存在多态性。基因变异的类型包括单核苷酸多态性（single nucleotide polymorphism，SNP）、核苷酸插入或缺失、大片段基因丢失、基因拷贝数变化等。单核苷酸多态性主要是指在基因组水平上由单个核苷酸的变异所引起的 DNA 序列多态性。它是人类可遗传的变异中最常见的一种,占所有已知多态性的 90% 以上。

CYP 是参与药物 I 相代谢反应的重要代谢酶体系,其代谢酶活性由一对等位基因(allele)决定。等位基因是指位于一对同源染色体相同位置上控制同一性状、不同形态的基因。当一个生物体带有一对完全相同的等位基因时,则该生物体就该基因而言是纯合的(homozygous)。反之,如果一对等位基因不相同,则该生物体是杂合的(heterozygous)。对每一个酶来说,最常见的等位基因称为野生型(wild type),表示为 *1。其他基因型按序编号,如 CYP2C9*2、CYP2C9*3。野生型用来描述自然界中常见的基因型和表型,野生型等位基因都产生有功能的蛋白质。而突变型等位基因最常见的是丧失功能型(loss-of-function),绝大多数产生改变了的蛋白质,极少数根本不产生蛋白质。个体 CYP 基因多态性导致 CYP450 酶活性的差异,野生纯合的等位基因型与突变纯合的等位基因型相比,其药物代谢酶的活性甚至相差近 9 倍。根据酶活性强弱,可分为 4 种代谢酶类型:携带一对野生型等位基因(野生纯合子)或一个野生型等位基因(杂合子)的个体,其药物代谢酶正常,为快代谢型(extensive metabolizer,EM);中间代谢型(intermediate metabolizer,IM)和慢代谢型(poor metabolizer,PM)携带两个活性降低或无功能酶的突变等位基因;超快代谢型(ultra-rapid metabolizer,UM)则携带两个或两个以上活性酶基因的拷贝。临床上,同样给予常规剂量,PM 患者可能产生极高的血药浓度,而 UM 患者却可能因血药浓度极低而不能获得治疗作用。但是,如果一个药物的治疗作用是依靠活性的代谢产物即前药,而这个代谢产物是通过药物代谢酶催化的,那么 PM 患者有可能治疗效果欠佳,而 EM 和 UM 患者却可因血药浓度异常升高而发生不良反应。因此,对 CYP 基因型的检测可以判断酶的活性,从而推断患者个体药物代谢酶底物的药效,指导临床医生实现精准药物治疗。

1. CYP2D6 是第一个被发现存在药物氧化代谢遗传多态性的 CYP450 酶,至少介导 50 多种药物的氧化代谢,包括常用的抗心律失常药、抗糖尿病药和抗精神病药。CYP2D6 基因定位于 22 号染色体长臂上,有 80 余种等位基因。CYP2D6*1 为野生型,而 CYP2D6*3、CYP2D6*4、CYP2D6*5、CYP2D6*6 是 PM 表型的主要等位基因。CYP2D6*4 突变是由于 C188T 或 G1934A 的单核苷酸多态性,引起剪切缺陷,导致酶失活;CYP2D6*10 有两个主要点突变:C188T 突变引起蛋白质 Pro34Ser,G4268C 点突变引起蛋白质 Ser486Thr,最终导致酶活性降低。不同种族中 PM 的发生率不同:白种人中 PM 发生率在 5%~10%,而其他种族多在 1%~2%。但是,导致 CYP2D6 酶活性降低的 CYP2D6*10 突变等位基因频率在中国人群中高达 50%(白种人频率<1%),这种突变的广泛分布可降低中国人群 CYP2D6 酶的平均活性。

2. CYP2C9 CYP2C9 基因定位于 10 号染色体上,有 34 个等位基因。CYP2C9*1 为野生型,CYP2C9*2 和 CYP2C9*3 是两种突变型等位基因。CYP2C9*2 突变是由于 C416T 突变,引起蛋白质 Arg144Cys 替换,导致酶活性降低;CYP2C9*3 突变是由于 A1061C 突变,引起蛋白质 Ile359Leu 替换,而酶活性减弱。PM 个体常为 CYP2C9*2 和 CYP2C9*3 突变纯合基因型,而 IM 个体中常为杂合子状态(表 16-2)。

表 16-2 CYP2C9 基因多态性及分布频率

等位基因型	亚洲黄种人	欧洲白种人	非洲黑种人	酶活力
CYP2C9*1/*1	96.5%	65.3%	87%	正常
CYP2C9*1/*2	0	20.4%	8.7%	轻度减弱
CYP2C9*2/*2	0	0.9%	0	中度减弱
CYP2C9*1/*3	3.5%	11.6%	4.3%	中度减弱
CYP2C9*2/*3	0	1.4%	0	中度减弱
CYP2C9*3/*3	0	0.4%	0	极低

3. CYP2C19 CYP2C19 基因定位于 10 号染色体长臂上，有 25 个等位基因。CYP2C19*1 为野生型，其他等位基因除个别变异不影响酶活性之外，多数突变均使酶失活。CYP2C19 基因多态性主要由两类突变引起：一类是降低酶活性的突变，如 CYP2C19*2、CYP2C19*3 等；一类是增强酶活性的突变，目前仅发现 CYP2C19*17。CYP2C19 基因 *2、*3、*17 位点占所有变异的 98% 以上。CYP2C19*2 突变是由于 G681A 突变，导致核苷酸片段缺失，生成无功能的酶蛋白。CYP2C19*3 突变是由于 G636A 突变，导致 Try 密码子变为终止密码子，蛋白质合成提前终止，生成无功能酶蛋白（表 16-3）。

表 16-3 CYP2C19 基因多态性及分布频率

等位基因	中国	欧美	非洲	酶活力
CYP2C19*1	58%～61%	63%～69%	60%～64%	正常
CYP2C19*2	30%～35%	13%～18%	17%～20%	减弱
CYP2C19*3	5%～10%	<1%	<1%	减弱
CYP2C19*17	1%～2%	10%	10%	增强

三、Ⅱ相药物代谢酶

参与Ⅱ相代谢的代谢酶主要有硫嘌呤 S-甲基转移酶（thiopurine S-methyltransferase，TPMT）、N-乙酰转移酶（N-acetyltransferase，NAT）及其他酶。TPMT 缺陷者在应用常规剂量的硫唑嘌呤或巯嘌呤后可发生严重的，甚至致命的造血功能障碍。NAT 缺陷的患者易发生肼屈嗪引起的狼疮、异烟肼引起的神经性病变、染料相关膀胱癌和磺胺类药物引起的过敏反应。

1. TPMT 是一种特异性催化杂环和芳香环类化合物的巯基甲基化反应的细胞内酶。TPMT 在硫嘌呤类药物的体内代谢中起着重要作用，临床常用的硫嘌呤类药物包括用于白血病治疗和器官移植后免疫抑制治疗的 6-巯基嘌呤（6-mercaptopurine，6-MP）、6-巯鸟嘌呤（6-thioguanine，6-TG）和硫唑嘌呤（azathioprine，AZA）。TPMT 酶活性与此类药物效应及毒副作用密切相关。

TPMT 基因定位于第 6 号染色体（6p22.3）上，基因全长 34kb，包含 10 个外显子和 9 个内含子，其中 8 个外显子参与编码 TPMT 蛋白。编码酶活性高的野生型 TPMT 为 TPMT*1，不存在突变。TPMT*2、TPMT*3A、TPMT*3B、TPMT*3C 这四种突变等位基因分别导致编码氨基酸改变，使酶蛋白稳定性明显降低。除这四种突变等位基因外，其他低酶活性相关的突变等位基因都罕见。基因型为野生纯合子的个体 TPMT 酶活性高，突变杂合型酶活性中等，而基因型为各种低活性突变等位基因纯合子的个体酶活性缺乏。TMPT 基因型与表型之间的吻合度非常高，可以通过检测基因型直接预测酶的活性。

TPMT 基因多态性存在种族差异，其中的突变等位基因频率在不同种族间差异不显著，但突变基因类型在不同种族间存在明显差异。例如，美国白种人最主要突变等位基因是 TPMT*3A（约占总突变基因 85.7%），美国黑种人主要突变类型是 TPMT*3C（约占总突变基因 52.2%），非洲黑种人唯一突变类型是 TPMT*3C。中国人中突变型以 TPMT*3C 为主，发生率为 1.0%～2.3%。

2. NAT 是参与Ⅱ相乙酰化反应的代谢酶，能催化乙酰基团在乙酰辅酶 A 和胺之间转移。其作用底物包括药物、致癌物、有毒物质，NAT 酶可降低这些药物的毒性，与药物的疗效和毒副作用密切相关。

编码 NAT 酶的基因定位于人染色体 8p21.1～23.1 上，编码区长 870bp。包括 NAT1 和 NAT2 两种基因和无编码功能的 NATP 假基因。NAT2*4 为 NAT2 的野生型等位基因，其纯合子（*4/*4）构成了快乙酰化代谢型，中间乙酰化代谢型是杂合子（*4/*5、*4/*6、*4/*7），而慢乙酰化代谢型是指纯合突变型（含有 *5、*6、*7 任意 2 个或 3 个等位基因）。NAT2 基因单核苷酸多态性位点突变使 NAT 酶量减少导致活性下降。亚洲人慢乙酰化代谢者发生率为 10%～30%，而白种人达

40%～70%。异烟肼、柳氮磺胺嘧啶、氨苯砜和普鲁卡因等多种药物在体内经乙酰化代谢，NAT遗传多态性可通过影响这些药物的血药浓度而影响其疗效和不良反应。NAT慢乙酰化型会使磺胺甲基异噁唑等药物不良反应增加，而快乙酰化型使氨萘菲特药物患者骨髓毒性增加。通过基因型检测可以准确预测 NAT 表型。

案例 16-1

楔子 2：

2. 药物代谢酶基因分子生物学检验方法有哪些？

药物代谢酶活性除采用探针药物进行表型检测和血药浓度测定方法以外，近年来通过采集EDTA 抗凝血标本，提取基因组 DNA，对代谢酶进行分子生物学检验的方法具有简便快速的优点，已在临床上得到越来越广泛的应用。根据药物代谢酶基因分型的结果判断酶活性，从而针对不同患者选择适宜的药物剂量。

药物代谢酶基因检测技术形式多样，大多的检测包括 PCR-RFLP、等位基因特异性 PCR、实时荧光定量 PCR、直接测序法（Sanger 法）、二代测序（NGS）、数字 PCR、基因芯片法等。具体内容可见本书相关章节。

扩增受阻突变系统（amplification refractory mutation system，ARMS），又称等位基因特异性PCR（allele specific PCR，AS-PCR），该技术具有准确、快速、简便、灵敏度高，且能同时检测两种及两种以上基因突变位点等优点，临床应用较为广泛。其原理为：PCR 扩增引物的延伸是从 3′端开始的，延伸要求 3′ 末位碱基必须与其模板 DNA 互补才能进行有效扩增，得到预期扩增产物。否则，引物延伸阻断，不能获得相对应的扩增产物。根据检测的位点不同，针对每个基因位点分别设计野生型和突变型等位基因特异性 PCR 扩增引物，在严格的条件下，只有在引物 3′ 碱基与模板配对时才能出现 PCR 扩增带，从而检测出突变。

案例 16-1

楔子 3：

3. 药物代谢酶分子生物学检验的临床应用。

四、案例分析

（一）CYP2C19 基因型检测与氯吡格雷个体化用药指导

1. 样品采集要求 EDTA 抗凝静脉全血适量，室温保存不超过 12 小时，2～8℃保存不超过 7天，-20℃不超过 7 周，避免反复冻融。有血块、溶血或凝固的标本应拒收并重新采样。全血运输必须遵守国家和当地有关法律法规。

2. ARMS-PCR 检测 样品 DNA 在样品 DNA 提取液中可于（-20±5）℃条件下保存 6 个月，在≤-60℃下保存不超过 1 年，冻融次数不超过 6 次。

ARMS-PCR 扩增：将所需的 PCR 扩增试剂放置在室温下融化，低速离心后将扩增液分装并做好标记。每份标本需 6 个反应管，分别加入含有 6 种不同检测位点野生型和突变型 ARMS的引物和 Taqman-MGB 探针的扩增试剂，包括 CYP2C19*2G、CYP2C19*2A、CYP2C19*3G、CYP2C19*3A、CYP2C19*17C、CYP2C19*17T，分别检测 CYP2C19*2 野生型、CYP2C19*2 突变型、CYP2C19*3 野生型、CYP2C19*3 突变型、CYP2C19*17 野生型、CYP2C19*17 突变型。每次PCR 反应均要同时进行待测样本、阴性质控和阳性质控的检测。将提取的待测样本核酸、阴性质控和阳性质控分别加到 6 个反应管中，将扩增管放入 PCR 仪，按说明书设置反应条件，进行扩增。

3. 结果分析

（1）阴性质控分析：阴性质控 6 个反应管的目的基因通道（如 FAM 通道）均无扩增曲线

（图 16-1）。否则此次结果无效，需重做实验。

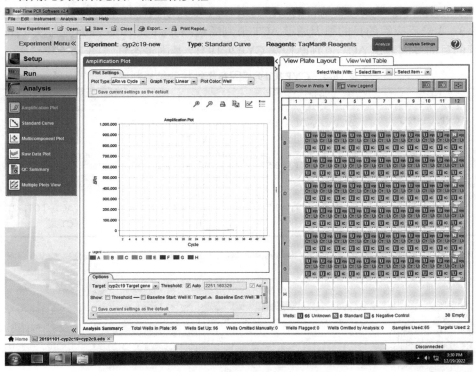

图 16-1　CYP2C19 阴性质控结果判读

（2）阳性质控分析：读取阳性质控 6 个反应管的目的基因通道（如 FAM 通道），CT 值均应在 15～25（图 16-2）。否则结果无效，重做实验。

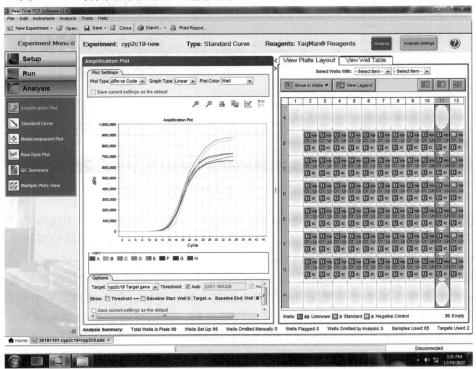

图 16-2　CYP2C19 阳性质控结果判读

（3）样本基因多态性结果判断：确定阴、阳性质控在控后分析样本结果（表16-4）。针对每一个样本结果，选择1、2号反应管的目的基因通道ΔCT值判断检测样本CYP2C19*2的基因多态性（图16-3）；3、4号反应管的目的基因通道ΔCT值判断检测CYP2C19*3基因多态性（图16-4）；5、6号反应管的目的基因通道ΔCT值判断检测CYP2C19*17基因多态性（图16-5）。

表16-4　CYP2C19基因多态性检测结果判读

反应管号	检测位点	野生纯合	突变纯合	突变杂合
1	CYP2C19*2G	$\Delta CT=CT_2-CT_1>2.5$	$\Delta CT=CT_1-CT_2>2.5$	$\Delta CT=\left\vert CT_1-CT_2\right\vert \leqslant 2.5$
2	CYP2C19*2A	GG型	AA型	GA型
3	CYP2C19*3G	$\Delta CT=CT_4-CT_3>2.5$	$\Delta CT=CT_3-CT_4>2.5$	$\Delta CT=\left\vert CT_3-CT_4\right\vert \leqslant 2.5$
4	CYP2C19*3A	GG型	AA型	GA型
5	CYP2C19*17C	$\Delta CT=CT_6-CT_5>2.5$	$\Delta CT=CT_5-CT_6>2.5$	$\Delta CT=\left\vert CT_5-CT_6\right\vert \leqslant 2.5$
6	CYP2C19*17T	CC型	TT型	CT型

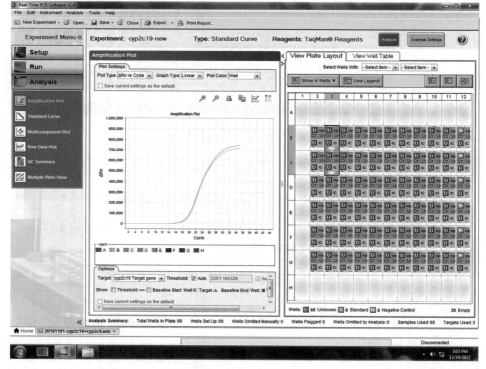

图16-3　CYP2C19*2位点基因型为突变杂合GA型

4. 质量控制　DNA提取后应进行质量控制确定提取质量。抽提的DNA用紫外分光光度计检测，浓度要求≥10ng/μL，质量要求A_{260}/A_{280}在1.6～2.1。每批实验必须设置阴性质控和阳性质控，参与提取和扩增，防止假阴性和假阳性结果。

5. 检测结果的临床意义　氯吡格雷（Clopidogrel）为口服抗血小板药物，可降低血小板活性，抑制血小板形成血栓，减少心血管疾病患者的心脏病发作、不稳定型心绞痛、卒中和心血管源性死亡的风险。临床常用于防治心肌梗死、缺血性脑血栓、闭塞性脉管炎和动脉粥样硬化及血栓栓塞引起的并发症。目前已经广泛应用于急性冠状动脉综合征（ACS）和经皮冠状动脉介入治疗（PCI）术后治疗，是ACS和PCI术后的基础抗血栓药物，可以有效预防ACS患者的缺血时间的发生。

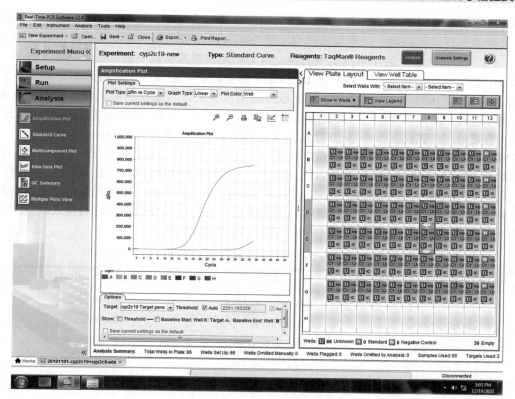

图 16-4 CYP2C19*3 基因型为突变纯合 AA 型

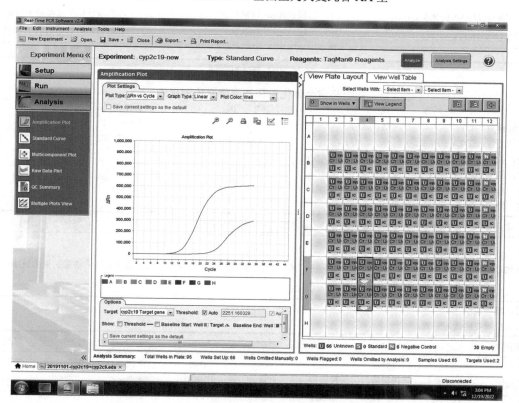

图 16-5 CYP2C19*17 基因型为野生纯合 CC 型

　　氯吡格雷属于噻吩并吡啶类无活性前体药物，本身没有活性，需经过肝脏细胞 CYP2C19 酶活化，代谢成为有活性药物，才能发挥抗血小板作用。临床研究表明氯吡格雷疗效存在明显的个体差异，4%～30% 的患者服用常规剂量的氯吡格雷不能有效抑制血小板聚集反应，导致 PCI 术后仍有部分患者发生支架内血栓形成。而 CYP2C19 的变异是目前发现的氯吡格雷疗效个体差异的主要原因。CYP2C19*2 和 CYP2C19*3 突变导致酶活性丧失，可造成活性代谢产物不能生成，导致氯吡格雷抵抗。2010 年 FDA 对氯吡格雷增加了黑框警告，要求在药物标签上注明 CYP2C19 与药物疗效的关系，并建议医师在用药前检测 CYP2C19 基因来判断患者 CYP2C19 的功能。

　　根据 CYP2C19 基因三个位点 CYP2C19*2（636G＞A rs4986893）、CYP2C19*3（681G＞A，rs4244285），CYP2C19*17（806C＞T rs12248560）的等位基因单核苷酸多态性检测结果判定酶的活性，从而得出个体的四种酶代谢型。快代谢型（EM）属正常人群，依据指南给予正常剂量；中间代谢型（IM）和慢代谢型（PM），氯吡格雷为前药，代谢过慢导致无法达到有效治疗浓度，可酌情增加剂量或更换为普拉格雷或替卡格雷，见表 16-5、图 16-6。

表 16-5　CYP2C19 等位基因型与酶代谢型的关系及用药指导

基因型	酶代谢型	用药指导
*1/*17(636GG/806CC)	超快代谢型（UM）	减少用药剂量
*17/*17(806CC/806CC)	超快代谢型（UM）	减少用药剂量
*1/*1(636GG/681GG)	快代谢型（EM）	正常用药剂量
*1/*2(636GG/681GA)	中间代谢型（IM）	增加用药剂量
*1/*3(636GA/681GG)	中间代谢型（IM）	增加用药剂量
*2/*2(636GG/681AA)	慢代谢型（PM）	更换为普拉格雷或替卡格雷
*3/*3(636AA/681GG)	慢代谢型（PM）	更换为普拉格雷或替卡格雷
*2/*3(636GA/681GA)	慢代谢型（PM）	更换为普拉格雷或替卡格雷

×××医院检验科

氯吡格雷个体化用药基因突变检测报告

姓　　名：×××　　　　性　　别：　　　　年　　龄：　　　　标本编号：×××
送检科室：心内　　　　送检医师：　　　　临床诊断：　　　　住 院 号：
样品类型：EDTA 抗凝血　　床　　号：　　　　送检日期：×××　　收样日期：×××

一、检测内容：氯吡格雷个体化用药基因突变检测
二、检测基因：CYP2C19
三、检测方法：血液 DNA 抽提/ARMS-PCR
四、检测结果

基因	突变位点	核苷酸变化	基因型	代谢型	建议
CYP2C19	rs4244285	c.636G＞A	GA	中间代谢型（IM）	可酌情增加氯吡格雷剂量或更换药物
	rs4986893	c.681G＞A	GG		
	rs12248560	c.-806C＞T	CC		

五、结果说明
基因型对应的代谢形式：

基因型	*1/*17	*17/*17	*1/*1	*1/*2	*1/*3	*2/*2	*3/*3	*2/*3
代谢型	超快代谢型（UM）	超快代谢型（UM）	快代谢型（EM）	中间代谢型（IM）	中间代谢型（IM）	慢代谢型（PM）	慢代谢型（PM）	慢代谢型（PM）

CYP2C19 基因单核苷酸多态性与氯吡格雷代谢有关，其位点 636G＞A，681G＞A 的 A 型等位基因突变使药物代谢减慢，位点 806C＞T 的 C 型等位基因使药物代谢增强。

超快代谢型（UM）应用常规剂量的氯吡格雷后体内生成的活性代谢产物增多，对血小板的抑制作用升高，抗血小板功能增强，出血风险增大，依据指南宜减少氯吡格雷用量，结合临床适当调整；快代谢型 (EM) 属正常人群，依据指南给予正常剂量的氯吡格雷用量，结合临床适当调整；中间代谢型（IM）和慢代谢型（PM），氯吡格雷为前药，代谢过慢导致无法达到有效治疗浓度，可酌情增加剂量或更换为普拉格雷、替卡格雷。

声明：本报告仅对本次检测负责，结果仅供医生参考，不得作为临床诊断的唯一依据。所有突变位点的信息来源于 PharmGKB 数据库（www.pharmgkb.org）。

检测者：×××　　　　　　报告撰写人：×××　　　　　　审核者：×××

图 16-6　氯吡格雷药物基因检测报告单

冠脉支架内再狭窄是困扰 PCI 进一步发展的难题，其形成过程中，血小板激活、聚集起着重要作用。使用氯吡格雷抗血小板是 PCI 术后的基础，而研究证明 CYP2C19 基因多态性是支架内血栓唯一的独立预测因子。本病例患者在术后使用氯吡格雷，出现支架内血栓，经检测 CYP2C19 等位基因型为 *3/*3 纯合突变，是 PM 代谢型，根据结果更换用药，改善了临床结局。通过本病例可以看出，氯吡格雷药物代谢酶基因检测对患者制定用药剂量具有重要参考价值。因此，对需要接受氯吡格雷治疗的患者应早期检测基因型，针对每一个患者结合病情综合分析，制定个体化抗血小板方案，促进临床合理用药，使患者获得更大的益处。

（二）CYP2C19 基因型检测与其他药物的个体化用药指导

除氯吡格雷外，经由 CYP2C19 代谢的药物还包括质子泵抑制剂（如奥美拉唑、兰索拉唑等）、抗抑郁药（如西酞普兰、氟西汀等）、抗癫痫药（如苯妥英、苯巴比妥等）和抗真菌药伏立康唑等。携带 CYP2C19 突变等位基因的患者酶活性降低，药物消除减慢，血药浓度超出正常值，副作用风险升高。如 PM 患者服用抗抑郁及抗癫痫等治疗窗窄的药物易发生过度镇静，需要减少给药剂量，控制血药浓度，避免药物毒性。然而，服用奥美拉唑、伏立康唑等药物患者，PM 和 EM 代谢型的血药峰浓度可以相差约 7 倍。PM 者血药浓度高，药效更强，治愈率更高。EM 者代谢产物会将药物迅速排出体外，需增加用药量。检测 CYP2C19 基因型为上述药物提供了个体化用药指导。

五、药物代谢酶分子生物学检验的临床应用

（一）CYP2D6

许多临床常用的药物是 CYP2D6 的底物，包括可待因、β 受体阻滞剂（如卡维地洛、美托洛尔等）、抗心律不齐药、抗抑郁药（氟西汀和去甲替林）、抗精神病药（三氟哌多、丙咪嗪）和雌激素受体调节药他莫昔芬等。携带有 CYP2D6 无效等位基因的突变纯合子或杂合子，会导致酶完全失活，产生 PM 表型。CYP2D6 代谢能力不变或增强的等位基因产生 UM 或 EM 表型。

携带 CYP2D6 代谢增强等位基因的患者会快速代谢药物，使血药浓度过快下降而不能达到理想的治疗效果。携带 CYP2D6 代谢能力减慢等位基因的患者，药物在体内代谢速度慢，药物易发生蓄积，药物毒性反应概率增大。对于需要通过 CYP2D6 进行转化的前药，在缺乏 CYP2D6 基因的人群中会使药物的疗效降低。

可待因是前体药物，通过 CYP2D6 介导的氧化代谢作用，转变为吗啡而达到止痛效果。PM 人群 CYP2D6 不能像 EM 人群一样有效活化可待因，只用常规剂量不能减轻疼痛。因此，临床上 PM 患者应选择其他止痛药。EM 型患者较小剂量的可待因即可达到理想止痛效果，应减少剂量以免产生严重副作用。对于 UM 表型的孕妇，使用可待因后，乳汁中的吗啡浓度会显著升高，对婴儿哺乳后会使其呼吸中枢受到强烈抑制，可能发生生命危险，所以用可待因镇痛又准备母乳喂养的产妇应提前进行 CYP2D6 基因检测，确保婴儿的安全性。

心血管药物（如司巴丁、异喹胍）、抗精神病药物经 CYP2D6 代谢，PM 患者对药物高度敏感，

药物的毒副作用可能会增强。

给予相同剂量的高血压药美托洛尔后，PM 和 EM 个体间在血药浓度上存在显著差异，EM 型患者药物疗效更好。

（二）CYP2C9

由 CYP2C9 代谢的药物包括抗炎镇痛药物（如布洛芬、替罗昔康）、抗癫痫药物（如苯妥英和卡马西平）、降血糖药物（如甲苯磺丁脲、格列吡嗪）和其他药物氯沙坦、沙拉塞米、他莫昔芬、华法林等。其中苯妥英和甲苯磺丁脲的治疗指数很窄，酶的活性是影响这些药物在个体中的代谢动力学参数以及临床疗效和毒性的主要因素。相比 CYP2C9*1 野生纯合子，CYP2C9*2 和 CYP2C9*3 突变杂合子和纯合子减弱酶的活性，显著降低药物代谢能力，应适度减少药物剂量，以免引起严重副作用。

华法林是一种双香豆素类口服抗凝药，通过抑制维生素 K 依赖性凝血因子的合成起到抗凝作用，在体内的代谢由 CYP2C9 催化。CYP2C9*2（rs1799853）和 CYP2C9*3（rs1057910）是主要的等位基因，均能显著降低华法林口服清除率，增大出血风险。

华法林可防止血栓形成与发展，适用于预防和治疗血栓栓塞性疾病。但是华法林的治疗窗口非常窄，个体化差异大，药物起效和失效缓慢。剂量不足，患者得不到充分保护，有发生血栓栓塞的风险；剂量稍大，有发生出血的风险，甚至威胁生命。目前临床主要通过监测凝血酶原时间（PT）和国际标准化比值（international normalization ratio，INR）来调整华法林用量。但采用该方法调整华法林剂量所需周期长，难以在短时间内达到稳定的维持剂量，需要频繁调整药物剂量，患者依从性较差。临床医生害怕用药过量产生严重并发症，导致华法林未被充分利用。CYP2C9*2 和 CYP2C9*3 单核苷酸突变能减弱该酶的活性，使其对华法林的代谢能力显著降低，所需的华法林剂量也相应减少。华法林作用靶点蛋白维生素 K 环氧化还原酶复合体亚基 1（vitamin K oxidoreductase complex 1，VKORC1）多态性中携带 A 等位基因的患者则只需相对低的华法林剂量。临床上检测患者重要代谢酶 CYP2C9 和 VKORC1 基因多态性，用于确定适宜的华法林剂量（图 16-7）。

×××医院检验科

华法林个体化用药基因突变检测报告

姓　　名：×××	性　别：女	年　　龄：53
标本编号：×××	送检科室：心胸外二	送检医师：×××
临床诊断：	住　院　号：	样品类型：EDTA 抗凝血
送检日期：×××	收样日期：×××	患者身高：155cm
患者体重：68kg	是否使用酶诱导剂：（ ）无（ ）有	

注：酶诱导剂主要包括：利福平、抗惊厥药、巴比妥、乙醇等

一、检测内容：华法林个体化用药基因突变检测

二、检测基因：CYP2C19、VKORC1

三、检测方法：血液 DNA 抽提/ARMS-PCR

四、检测结果

基因	突变位点	核苷酸变化	基因型	推荐剂量（合并胺碘酮）	推荐剂量（合并胺碘酮）
CYP2C9	rs1799853	430C＞T	CC		
	rs3198471	1075A＞T	AA	15.53mg/周或 2.22mg/日	20.17mg/周或 2.88mg/日
VKORC1	rs9923231	−1639G＞A	AA		

五、结果说明

本检测结果提示患者 CYP2C9 的基因型为<u>野生型</u>，WKORC1 的基因型为<u>野生型</u>，根据国际华法林遗传学协会提供的华法林个体化用药剂量预测公式，当患者同时服用胺碘酮时，其华法林预测剂量为 <u>15.53mg/周或 2.22mg/日</u>；未同时服用胺碘酮时，其华法林预测剂量为 <u>20.17mg/周或 2.88mg/日</u>；请结合临床实际选择治疗方案，并严密监测 INR 值。

声明：本报告仅对本次检测负责，结果仅供医生参考，不得作为临床诊断的唯一依据。所有突变位点的信息来源于 PharmGKB 数据库（www.pharmgkb.org）。

检测者：×××　　　　　　报告撰写人：×××　　　　　　审核者：×××

图 16-7　华法林药物基因检测报告

国际华法林药物遗传学协会研究证明：根据 VKORC1 和 CYP2C9 突变情况确定的华法林剂量比用临床数据估算出的华法林剂量和固定剂量更接近患者所需的实际用量。结合 CYP2C9 和 VKORC1 基因多态性检测结果、年龄、身高、体重等因素的多变量模型根据药物遗传学算法公式能优化和估算华法林的初始剂量，帮助医生更好地调整华法林维持剂量，从而改善临床预后。

（三）TPMT 基因

由硫嘌呤甲基转移酶（TPMT）代谢的药物是硫嘌呤类药物，包括用于白血病治疗和器官移植后免疫抑制治疗的 6-巯基嘌呤（6-mercaptopurine，6-MP）、6-巯鸟嘌呤（6-thioguanine，6-TG）和前体药物硫唑嘌呤（azathioprine，AZA）。TPMT 酶活性与此类药物效应及毒副作用密切相关。缺乏硫嘌呤甲基转移酶的患者使用标准剂量的 6-巯基嘌呤，会出现严重甚至致命的血液系统毒性。TPMT 的遗传多态性对使用硫嘌呤类药物治疗的患者而言，具有重要意义。

TPMT 基因型和表型的相关性较好，可以通过检测基因型预测酶活性。TPMT*1 野生型和 TPMT*3C、TPMT*4 突变型等位基因的杂合子，TPMT 活性为中等水平；携带两个突变型等位基因的个体，TPMT 活性低下。TPMT 低活性的患者在使用 6-MP 常规剂量治疗时，在嘌呤类代谢药物过程中的巯鸟嘌呤核苷（thioguanine nucleotides，TGN）代谢不良，体内可能形成高浓度的 TGN，引起细胞毒作用，造成骨髓抑制和肝细胞损害等严重不良反应，甚至死亡。所以应尽量避免使用 6-MP。相反，高活性酶的患者可能会对 6-MP 产生抗药性。因此，急性淋巴性白血病化疗前检测 TPMT 基因型，预测 TPMT 酶活性，选择是否使用嘌呤类药物或调整剂量，可以实现个体化治疗。

（四）N-乙酰基转移酶（NAT）

人类 NAT 在体内催化多种药物和致癌原物质的代谢，其活性直接影响药物在体内代谢和毒性反应的强弱。NAT 慢乙酰化使柳氮磺吡啶等药物不良反应增加。NAT 多态性导致"异烟肼乙酰化多态性"，慢乙酰化结核患者使用相同剂量的异烟肼比快乙酰化型患者更容易发生肝损害。NAT 基因型检测可以准确预测表型，因此根据 NAT 基因型检测结果制定异烟肼的个体化结核治疗方案将大大提高异烟肼的治疗效果，降低不良反应的发生率及发生程度。NAT 基因多态性检测对指导药物个体化治疗、减轻药物不良反应有重要意义。

第二节　药物毒副作用相关基因的分子生物学检验

药物不良反应（adverse drug reaction，ADR）是指正常剂量的药物用于预防、诊断、治疗疾病或调节生理功能时出现的，有害的和与用药目的无关的反应。一种药物常有多种作用，在正常剂量情况下出现与用药目的无关的反应称为副作用。毒性反应（toxic reaction，toxic response）是指药物剂量过大或药物在体内蓄积过多发生的危害性反应。ADR 是药物具有的两重性质之一，分为 A、B 两类。A 类又称剂量相关型，是由于药物药理作用增强导致，发生频繁但死亡率低，可预测。B 类又称剂量不相关型，是一种与药物的药理作用无关的异常反应，罕有发生但死亡率高，且难以预测。B 类药物不良反应是遗传异质性药物毒副作用，与人类基因的单核苷酸多态性及基因拷贝数变异相关，占全部药物毒副作用的 15% 左右。针对与药物不良反应相关的基因进行检测，预测患者对于不同药物的不良反应程度，对达到提高药物疗效、降低或避免药物毒副作用具有重要意义。

一、人类白细胞抗原基因预测 ADR 的分子机制

患者，女，36 岁。

主诉：全身红斑、丘疹伴瘙痒 3 天。

现病史：患者因癫痫服用卡马西平半个月，入院 3 天前无明显诱因出现双手背十余个米粒大小红斑，未予以重视。后出现咽痛、发热，且红斑逐渐增多，发展至双前臂、双小腿。1 天后体温恢复正常，但上述性质红斑迅速增多，发展至躯干、四肢、面部，且部分红斑出现水疱，伴黏膜糜烂，咽痛明显。在外院诊断为"水痘"，予以"地塞米松、病毒唑、头孢呋辛"治疗无效。皮疹加重，口腔大面积黏膜破溃。来院就诊诊断为"重型药疹"收治入院。

既往史：一般情况良好，否认"高血压、冠心病、糖尿病"等慢性病史，否认肝炎、结核或其他传染病病史，否认食物及药物过敏史，无外伤史，无手术史，无输血史，预防接种史不详。

家族史：父母亲均健在，既往体健。无高血压、冠心病家族史。

体格检查：体温 40℃，神志清醒，急性病容，颜面水肿，口唇糜烂。全身弥漫性水肿性红斑，大片融合，部分红斑中央见小水疱。双下肢散在水疱，部分水疱破溃后出现糜烂面。

诊疗过程：入院后，医生询问药物过敏史。基本排除头孢呋辛及病毒唑为致敏因素。行 HLA-B*1502 基因检测，结果为阳性。考虑重症药疹由卡马西平引起。停用卡马西平，给予类固醇皮质激素、抗过敏药物，注意维持水电解质平衡。丁酸氢化可的松软膏涂擦患处，同时加强患处、口腔护理。治疗 10 天后，患者病情明显好转，皮疹消退，予以出院。

问题：

1. 该案例早期误诊为"水痘"，经过检测 HLA-B*1502 基因阳性，结合临床症状及用药史，最终诊断为卡马西平引起的药物不良反应（重型药疹）。人类白细胞抗原基因多态性检测对预测药物不良反应有何临床意义？

2. 简述药物毒副作用相关基因的分子生物学检验在药物不良反应的临床应用。

楔子 1：

1. 人类白细胞抗原基因多态性检测对预测药物不良反应有何临床意义？

ADR 增加了患者在用药过程中非疾病因素导致的发病率和病死率，对于医疗体系是一个严重的负担，目前已成为全球高度关注的公共卫生问题。随着药物基因组学的迅速发展，越来越多的人类白细胞抗原等位基因被证实与 ADR 存在一定相关性。

人类白细胞抗原（human leucocyte antigen，HLA）是人类主要组织兼容性抗原（major histocompatibility antigen，MHC）的别称，在调节免疫应答和移植排异中发挥重要作用。HLA 基因位于人类 6 号染色体短臂上（6p21.3）区域，全长约 4Mb，占人基因组的 1/3000。HLA 是目前已知的人类最复杂基因系统，其在染色体上的排列可分为 3 个区域：Ⅰ 类基因区包含 HLA-A、HLA-B、HLA-C；Ⅱ 类基因区包含 HLA-DR、HLA-DP、HLA-DQ；Ⅲ 类基因区位于两类基因区之间，包括补体、热休克蛋白等产物的基因。HLA 抗原由三类基因编码，相应地分为 Ⅰ、Ⅱ、Ⅲ 类。

二、HLA 基因多态性分子生物学检测在 ADR 的临床应用

HLA 基因多态性与药物导致的史-约综合征（Stevens-Johnson syndrome，SJS）、中毒性表皮坏死松解症（toxic epidermal necrolysis，TEN）、药物超敏反应综合征（drug induced hypersensitivity syndrome，DIHS）以及药物性肝损伤（drug-induced liver injury，DILI）有很强的遗传相关性。目前，研究发现的 HLA 基因多态性相关的引起药物不良反应与常见药物见表 16-6。

表 16-6　常见药物不良反应与 HLA 基因多态性的相关性

药物名称	不良反应	主要 HLA 相关位点
卡马西平	SJS/TEN	HLA-B*1502
	斑丘疹	HLA-A*3101
	DIHS	HLA-A*3101
拉莫三嗪	SJS/TEN	HLA-B*1502
奥卡西平	SJS/TEN	HLA-B*1502
苯妥英	SJS/TEN	HLA-B*1502
别嘌醇	SJS/TEN	HLA-B*5801
阿巴卡韦	DIHS/DILI	HLA-B*5701
奈韦拉平	DIHS	HLA-B*3505
阿司匹林	荨麻疹	HLA-DRB1*1302
抗结核药	DILI	HLA-DRB1*0201
希美加群	DILI	HLA-DRB1*07
氟氯西林	DILI	HLA-B*1502
奥格门汀	DILI	HLA-DRB1*1501

如表 16-6 所示，HLA-B 位点等位基因检测携带 HLA-B*1502 等位基因者慎用卡马西平和苯妥英；携带 HLA-B*5801 等位基因者慎用别嘌醇，以免引起 SJS/TEN；携带 HLA-B*5701 等位基因者慎用阿巴卡韦，以免引起 DIHS/DILI。这些药物毒副作用相关 HLA 基因的分子生物学检验在临床应用较为广泛，PCR-RFLP、PCR-ASO、核酸测序和基因芯片技术均可用于 HLA 多态性的筛查。下面就其做简单介绍。

（一）HLA-B*1502 与卡马西平引起 SJS/TEN 的相关性

卡马西平是治疗癫痫、外周神经痛的常用药物，其导致的严重皮肤不良反应（severe cutaneous adverse reaction，SCAR）包括 SJS 和 TEN，主要表现为皮肤水疱和黏膜侵蚀。虽然 SJS 和 TEN 发生率很低，但致死率很高，SJS 致死率达到 5%～12.5%，TEN 更是高达 50%，且具有延迟发作的特点，早期症状不典型，易被误诊。因此，在患者服药前，评估药物安全性，对不良反应进行预测，成为重要的临床问题。

HLA-B*1502 是 HLA 基因 B 位点的 1 个基因亚型，卡马西平导致 SJS 和 TEN 与其有重要相关性。卡马西平引起 SJS 和 TEN 与 HLA 基因之间的关系具有明显的种族差异，HLA-B*1502 在不同人群中的基因频率不同，几乎只存在于亚洲人种之中，包括中国人、菲律宾人、马来西亚人、印度人和泰国人。中国、新加坡、泰国、马来西亚、印度等国家 HLA-B*1502 携带率远高于欧美白种人。这也可能是某些亚洲国家卡马西平引起的 SJS/TEN 概率要比白种人（1/10000～6/10000）高出 10 倍的原因。因此，美国 FDA 建议亚裔在使用卡马西平、苯妥英前进行 HLA-B*1502 筛查，HLA-B*1502 阳性患者应慎用卡马西平，以减少 SJS/TEN 的发生。

（二）HLA-B*5801 与别嘌醇引起 SJS/TEN 的相关性

别嘌醇是目前最为有效抑制尿酸合成的药物之一，用于痛风、尿酸过多和痛风性肾病等尿酸过多性疾病。别嘌醇最严重的不良反应 SJS/TEN，致死率较高，影响到临床医生对其用药决策和患者的依从性，也增加了临床试验的危险。研究提示与别嘌醇引起 SJS/TEN 相关联的是 HLA-B*5801 等位基因，其已被多种指南认定为是别嘌醇严重皮肤反应的最大危险因素和特异性基因标志物。这种相关性具有种族特异性和专一性，在中国汉族和泰国人群中相关性程度强，而朝鲜、日本及欧洲人群中相关性较弱。因此，在服用别嘌醇前进行 HLA-B*5801 筛查有利于监控和预防严重皮肤不良反应的发生，最大限度确保服药者的安全。

（三）HLA-B*5701 与阿巴卡韦引起 DIHS/DILI 的相关性

阿巴卡韦是一种用于治疗艾滋病的核苷类逆转录酶抑制剂，5%～9% 患者在阿巴卡韦服用后出现 DIHS/DILI。研究发现 HLA-B*5701 等位基因在阿巴卡韦 DIHS/DILI 患者中基因频率高达78%，且该等位基因与阿巴卡韦 DIHS/DILI 之间的相关性在各种族间具有普遍性。大样本随机前瞻性临床试验证实服用阿巴卡韦前进行 HLA-B*5701 基因检测能有效降低阿巴卡韦 DIHS/DILI 发生率。因此，2008 年美国 FDA 将服用阿巴卡韦进行 HLA-B*5701 基因检测列入药品说明书，现在此项分子生物学检验在许多国家已列为常规检验项目。

案例 16-2

楔子 2：

2. 简述药物毒副作用相关基因的分子生物学检验在药物不良反应的临床应用。

ADR 是临床实践中一个难解的问题，往往只能在发生后处理而不能提前预测。在对 ADR 影响因素的研究中，由于个体差异广泛存在、难以预测和控制而备受关注。随着分子生物学和人类基因组计划的顺利实施，人类基因与 ADR 的个体差异性逐步关联，目前已经探明约 200 种药物的 ADR 与基因的关联证据。在 PharmGKB 网站中可以查找这些信息及评价个体遗传变异与临床表型直接关联证据强度的 6 级证据强度评估系统。

药物吸收入血后，通过血液运输进行分布，在靶组织与受体结合产生药效，通过代谢酶等进行生物转化，最后由肝脏、肾脏排泄。这一过程所涉及的药物代谢酶、转运蛋白、免疫分子和受体等的编码基因发生突变或变异（如基因缺失、基因重复、点突变等），导致提前终止密码、氨基酸置换而发生蛋白稳定性或催化能力改变，最终引起药代动力学和药效动力学的改变。这是临床运用药物毒副作用相关基因的分子生物学检验预测和评估 ADR 的风险并提供药物安全性的理论基础。目前所知与 ADR 相关的遗传变异可分为三类：药物代谢酶类、HLA 和药物转运体变异。前两类变异已经做详述，本小节以与他汀类药物不良反应肌病相关联的 SLCO1B1 基因多态性为例，介绍分子转运蛋白编码基因多态性与 ADR 的关联性。

三、SLCO1B1 与他汀类药物引起肌病的相关性

他汀类药物是临床常用的降脂药，他汀类药物 ADR 不良反应出现时间为用药后 36 小时至 24 个月，大部分发生在用药 3 个月之后，其中重要的不良反应主要为肌肉毒性，通常表现为无症状的血清肌酸激酶水平升高，严重的可引发横纹肌溶解症，甚至导致死亡。虽然发生率很低，却直接影响患者的生存质量及预后，临床对他汀药物的安全性一直存在顾虑。因此，使用他汀类药物前检测 SLCO1B1 基因多态性，预测其肌肉毒性风险有着重要的临床意义。

有机阴离子转运多肽 OATP1BI 是运输他汀类药物进入肝脏的主要运载蛋白，其将外周血中的药物转运到肝脏细胞直接发挥药效或代谢转化成有活性的物质。OATP1BI 的功能受损会降低他汀类药物的肝摄取，从而导致增加全身性暴露于他汀类药物的风险。SLCO1B1 是 OATP1BI 的编码基因，在肝脏细胞中编码转运蛋白。SLCO1B1 基因与他汀类药物致肌病风险相关性最大，该突变型 SLCO1B1 基因会引起编码的 OATP1BI 转运蛋白活力减弱，表现为肝脏摄取药物能力降低，引起他汀类药物血药浓度上升，增加横纹肌溶解症或肌病的发生风险。SLCO1B1 定位于 12 号染色体上，具有遗传多态性，基因常见的两种多态性是 T521C 和 A388G。T521C 基因多态性是他汀药物的主要不良反应横纹肌溶解的独立决定因子，对预测和预防他汀类药物的肌肉毒性有重要意义。SLCO1B1 突变基因携带者，即携带 521C 和（或）388G，比未突变者发生肌肉毒性的

风险增加 20 倍，根据个体基因的差异可更好地指导他汀类药物的应用。两种多态性可组成 4 种单体型：SLCO1B1*1a（388A-521T）、SLCO1B1*1b（388G-521T）、SLCO1B1*5（388A-521C）和 SLCO1B1*15（388G-521C）。

SLCO1B1*5/*15 基因突变可使转运蛋白合成受损，导致他汀类药物代谢受阻，血药浓度升高，ADR 发生率增加。但 SLCO1B1*5/15 基因多态性在预测不同种类他汀类药物的 ADR 时有较大差异，影响最大的为辛伐他汀，其次为匹伐他汀和阿托伐他汀。对等位基因变异的纯合子不推荐辛伐他汀治疗，这样可使肌病发生率降低 25%；等位基因变异杂合子宜使用低剂量的辛伐他汀治疗，可将肌病的发生率降低 35%。

四、案例分析

卡马西平药物过敏反应相关 HLA 基因多态性检测。

1. 样品采集要求　EDTA 抗凝静脉全血适量，室温保存不超过 12 小时，2～8℃保存不超过 7 天，−20℃不超过 7 周，避免反复冻融。有血块、溶血或凝固的标本应拒收并重新采样。全血运输必须遵守国家和当地有关法律法规。

2. 检测方法　临床常用荧光探针 qPCR 法，针对 HLA-B*1502 基因碱基序列设计特异性引物，扩增后读取 CT 值判定样本阴性或阳性结果。亦可使用 DNA 测序技术，对受检者进行 HLA-B 基因外显子序列分析，将所测序列与 HLA 等位基因核酸数据库进行比对分析，检测送检标本中的 HLA 等位基因是否为 HLA-B*1502。

3. 检测结果的临床意义　ADR 引起的皮肤过敏反应可分为速发型和迟发型反应。速发型反应主要由免疫球蛋白 IgE 介导，涉及的遗传因素尚不明确。迟发型过敏反应的皮肤表现个体差异较大，停药后皮肤症状可立即改善。该类过敏反应还可涉及其他组织和器官，表现为发热和嗜酸性粒细胞增多，甚至可引发严重的皮疹（包括 SJS 和 TEN）。相关研究表明，T 淋巴细胞与药物引起的迟发型皮肤过敏反应有关。由 HLA 基因编码的人类白细胞抗原提呈抗原给 T 淋巴细胞，故其基因多态性可能与迟发型过敏反应相关。

HLA-B*1502 等位基因已被证实与汉族人群因服用精神科常用药物卡马西平引起的 SJS 以及临床上致死率高达 30% 的 TEN 有高度的关联性。研究发现，带有 HLA-B*1502 基因的病患如果服用此药，引起此两种症状的严重药物过敏概率将比一般人高了 193～1300 倍。据可靠统计，中国人群中携带 HLA-B*1502 等位基因的比率超过 10%。因此，通过检测 HLA-B*1502 等位基因是否携带，可降低患者服用卡马西平诱发 SJS/TEN 的风险。因此，美国 FDA、日本等地区的医疗监管部门已明确要求医生在对亚裔人群使用卡马西平前，必须进行 HLA-B*1502 基因检测。卡马西平、苯妥英等抗癫痫的药品说明书也建议患者在接受此药物治疗之前应进行 HLA-B*1502 等位基因筛查，结果阳性的患者不宜使用卡马西平、苯妥英等抗癫痫。

本例患者服用卡马西平半月后发生红斑、丘疹，可能是迟发型过敏反应，早期误诊为"水痘"，未及时停药，最终引起严重的药物不良反应。其 HLA-B*1502 基因检测阳性提示在服药前进行 HLA-B*1502 基因筛查非常必要，有利于监控和预防严重并发症的发生，最大限度确保服药者安全。

展　　望

现代分子生物学、分子医学以及药物基因组等学科的发展，使医学研究越来越趋向于个体化。通过对用药个体基因组多态性及其对药物反应相关性的分析，可制定基于个体遗传学特征之上的"个体化治疗"（individualized therapies）。

精准医学是个体化医学实现个体化治疗的终极目标。通过大样本、大数据、生物信息学、计算机，对多基因实行综合分析和运用，最终达到精准的药物靶点选择和精准剂量应用。而检测患者用药涉及的相关基因，预知患者的基因信息，使得指导临床合理用药，并最大限度地在每个个体中确保药物疗效和预防药物不良反应成为可能。

目前，个体化用药还是处于初始阶段，为了推进个体药物治疗，在技术层面上需要更多大样本、多中心、多因素、多基因的临床试验；同时也需要更精确、方便、低廉、快速的分子诊断技术和检验方法。随着科学研究的深入，更多具有重要功能意义的和影响药物吸收、转运、代谢、排泄的多态性基因被发现，药物代谢及毒副作用相关基因的分子生物学检验技术必将成为临床治疗的新手段。

（胡　莹）

第十七章 移植配型及个体识别的分子生物学检验技术

- -

绪　论

飞速发展的现代分子生物学检验技术已广泛应用于临床实验室的多类项目。主要组织相容性复合体（major histocompatibility complex，MHC）在移植排斥反应中发挥了重要的作用，人类的MHC，即人类白细胞抗原（human leukocyte antigen，HLA）基因分型是器官移植供体与受体匹配方面的重大进步，HLA匹配的准确性在很大程度上影响临床结局。而利用独特的DNA标记进行身份测试，即个体识别，则从技术和统计学角度为法医学检验提供了确定性数据。

第一节　移植配型的分子生物学检验

HLA系统是一个高度多态性的基因家族，负责识别自我与非自我。HLA系统通过参与抗原的摄取、加工和提呈，在调节免疫应答的过程中起着至关重要的作用。HLA分型对于实体器官移植（solid organ transplantation，SOT）、骨髓移植（bone marrow transplantation，BMT）以及非移植环境（如疾病关联和药物基因组学）的检测至关重要。HLA基因的分型与其他大多数分子检测不同，因为它必须区分数千个相似但不同的等位基因，而不是评估与公认的"野生型"基因的差异。因此，准确的HLA分型在SOT、造血干细胞移植（hematopoietic stem cell transplantation，HSCT）、血小板难治性患者的输血医学以及各种疾病关联的诊断检查和药物基因组学分析等应用中至关重要。

案例 17-1

患者，男，33岁。

主述：血肌酐升高药物治疗无效一年半，维持血液透析半年。

现病史：患者于2019年确诊为终末期肾病，2020年6月起规律血液透析，一周三次，每周一三五透析，现患者为行亲属捐献肾移植术入院登记，此次为求行全面检查与评估入院。患者在病程中间断出现乏力、纳差、皮肤瘙痒，无发热、恶心呕吐、胸闷、心悸等不适，饮食稍差，睡眠可，大便正常，小便400mL/d，体重明显下降。拟"终末期肾病"收住入院。

既往史：患者于2019年5月1日因头晕就诊于某大学附属第一人民医院，检查发现血肌酐升高至234μmol，当地医院诊断为慢性肾病4期，予以保肾丸，百令胶囊，骨化三醇等药物治疗，后血肌酐持续升高，2019年9月就诊于南京某医院，继续予以药物治疗。

基本检查：入院后查肾功能，进行血型鉴定、淋巴毒实验及HLA中分辨基因分型（PCR-SSO法）。结果显示配型成功，择期进行肾移植术。

HLA中分辨基因分型（PCR-SSO法）报告如表17-1所示。

表 17-1　HLA 中分辨基因分型（PCR-SSO 法）报告

项目	结果			
	子（患者）		母（供者）	
HLA-A	Allele1	A*11:XX	Allele1	A*02:XX
	Allele2	A*24:XX	Allele2	A*24:XX
	Sero1	A11	Sero1	A2
	Sero2	A24	Sero2	A24
HLA-B	Allele1	B*51:XX	Allele1	B*51:XX
	Allele2	B*51:XX	Allele2	B*51:XX
	Sero1	B51	Sero1	B51
	Sero2	B51	Sero2	B51
HLA-C	Allele1	C*14:XX	Allele1	C*14:XX
	Allele2	C*15:XX	Allele2	C*15:XX
	Sero1	C-	Sero1	C-
	Sero2	C-	Sero2	C-
HLA-DRB1	Allele1	DRB1*11:XX	Allele1	DRB1*04:XX
	Allele2	DRB1*14:XX	Allele2	DRB1*11:XX
	Sero1	DR11	Sero1	DR4
	Sero2	DR14	Sero2	DR11
HLA-DQB1	Allele1	DQB1*03:XX	Allele1	DQB1*03:XX
	Allele2	DQB1*05:XX	Allele2	DQB1*03:XX
	Sero1	DQ7	Sero1	DQ7
	Sero2	DQ5	Sero2	DQ7

问题：

1. 该案例中使用到 PCR-SSO 法进行 HLA 分型检测器官移植供体与受体之间的相容性，何为 HLA 分型？HLA 分型的临床应用有哪些？

2. 目前临床常用的 HLA 分型技术有哪些？

案例 17-1

楔子 1：

1. 何为 HLA 分型？

一、基本介绍

组织相容性是指器官或组织移植时供者与受者间相互接受的程度。主要组织相容性复合体（major histocompatibility complex，MHC）是由一组高度多态性基因组成的染色体区域，MHC 基因产物称为 MHC 抗原，在器官移植中代表供者与受者的组织相容程度，又称为组织相容性抗原。所有脊椎动物均检出 MHC，人类 MHC 称为 HLA 复合体，是人类基因组中多态性最丰富的区域，位于染色体 6p21.31。HLA 复合体不仅具有多个基因座，且各基因座均有众多的等位基因，编码三类 HLA 分子：Ⅰ类分子和Ⅱ类分子是触发移植排斥反应的首要抗原。Ⅲ类分子主要与炎症相关。

HLA 分子与胸腺中的 T 细胞受体相互作用以调节免疫反应并确定哪些细胞被识别为自身。

HLA Ⅰ 类抗原包括 HLA-A、HLA-B 和 HLA-C。Ⅰ 类抗原在所有有核细胞表面都有不同程度的表达，由一条跨膜重链（包括三个胞外结构域，分别称为 α_1、α_2 和 α_3）和一条 β_2-微球蛋白轻链（将重链锚定在细胞质膜上）组成。Ⅰ 类抗原基因包括八个外显子。由外显子 2 和 3 编码的 α_1 和 α_2 片段形成肽结合沟，将肽抗原呈递给 $CD8^+$ T 淋巴细胞。

HLA Ⅱ 类分子包括 HLA-DP、HLA-DQ 和 HLA-DR。这些抗原的表达仅限于抗原提呈细胞，主要包括成熟的 B 淋巴细胞、巨噬细胞和树突状细胞。Ⅱ 类抗原由 α 链和 β 链组成。每个 α 和 β 链包括两个胞外域，分别命名为 α_1 和 α_2，以及 β_1 和 β_2。在 HLA-DQ 和 DP 中，α 和 β 链都是多态的。在 HLA-DR 中，Ⅱ 类蛋白质 β 链比相对保守的 α 链更具多态性。HLA-DQ 抗原的编码基因是 HLA-DQA1 和 HLA-DQB1。肽结合沟由 α_1 和 β_1 片段形成，两者分别由 α 和 β 基因的第二外显子编码。Ⅱ 类分子将抗原肽呈递给 $CD4^+$ T 淋巴细胞。

HLA 等位基因以共显性方式表达，其等位基因的显著多样性继发于编码 Ⅰ 类基因的第二、第三个外显子或 Ⅱ 类基因的第二个外显子中的抗原肽结合位点的变化，这些区域的变化改变了 HLA 分子抗原提呈的能力。

虽然 HLA 基因编码的蛋白质在结构上相似，但每个等位基因都有独特的 DNA 序列。HLA 基因中的多态性继发于点突变、同一基因不同等位基因之间的减数分裂重组事件以及不同基因之间发生重组的基因转换事件。HLA 抗原最初是根据血清学检测中的反应性来描述的，即补体依赖的微量细胞毒（complement dependent cytotoxicity，CDC）试验，因此，所有 HLA 基因座最初都是由抗体反应定义的，按照它们的发现顺序编号。血清学方法只能区别极少数 HLA 等位基因，具有不同 DNA 序列的等位基因可以编码具有相似血清反应性的蛋白质。20 世纪 80 年代开始，HLA 基因测序使得新发现的等位基因迅速增加，HLA 命名规则进一步细化。除了氨基酸序列和血清学反应性之外，分子分型还包括基于 DNA 序列命名 HLA 类型。当前的命名规则主要包括四个数字字段，即"血清学特异性、等位基因的特定氨基酸序列、同义多态性的存在以及非编码区的差异"。等位基因名称中的星号表示等位基因采用了分子方法分型。例如，A*68:02:01:02，第一个字段 68 描述了该等位基因的血清学特异性，第二个字段 02 描述的是等位基因序号，第三个字段 01 显示与描述的是仅在非编码区中出现无义突变。第四个字段 02 表示突变出现在内含子区或非翻译区。

分子分型方法可将 HLA 等位基因分型到不同的分辨率水平（低分辨率或高分辨率分型）。低分辨率通常对应于血清学分型结果并提供基于分子的命名法中的第一个字段（如 HLA-A*01），多用于实体器官移植检测。高分辨率根据 HLA 分子肽结合区的序列区分等位基因，对应于分子命名法的前两个字段（如 HLA-B*57:01）。高分辨率分型通常需要基因测序，并且是骨髓移植分型、某些疾病关联和药物基因组学检测所必需的。整个字段描述的解析被称为等位基因级分型。

案例 17-1

楔子 2：

2. HLA 分型的临床应用有哪些？

二、HLA 分子分型的临床应用

（一）实体器官移植

在实体器官移植前，已故捐赠者的组织相容性检测必须通过分子生物学方法进行，为已故的器官捐献者提供分型结果，并根据已故器官捐赠者的移植机构的要求提供。活体捐赠者的分型可以在常规基础上进行，而已故捐赠者的分型通常需要快速的分型结果以及时进行器官的移植。

准确的供者和受者分型对于确定供者和受者之间 HLA 匹配的程度很重要。在大多数抗体介导的移植排斥反应中，抗体针对的是由移植器官表达但受体中不存在的供体 HLA 抗原，即宿主抗移植物反应（host-versus-graft reaction，HVGR）。因此，需要了解供体和受体 HLA 类型以监测受体是否产生供体特异性 HLA 抗体和移植后抗体介导的排斥反应。虽然免疫抑制剂使用的改进可以改善移植物的结局，但精准确定供体和受体 HLA 类型并最大限度地减少其错配，对于最大限度地提高移植物和患者的存活率至关重要。

早先实体器官捐献者的 HLA 分型是有限的 HLA-A、HLA-B 和 HLA-DR 基因座，但目前大多数移植组织建议对 HLA 所有六个基因座进行移植病例分型。

（二）造血干细胞移植

造血干细胞移植（hematopoietic stem cell transplantation，HSCT）涉及使用来自健康供体的干细胞替换受体的造血细胞。这些细胞可以来自供体骨髓、外周血或脐带血。它最常作为白血病等造血系统肿瘤患者的治疗选择方案，并在诊断急性白血病或中高危骨髓增生异常综合征等情况时推荐使用，以便于确定合适的供体。HSCT 还可用于其他类型的肿瘤、骨髓衰竭综合征、免疫缺陷综合征和遗传性代谢性疾病等。骨髓移植的过程有效地利用捐赠者的免疫系统替代接受者的免疫系统，HLA 类型的差异可导致移植失败、疾病复发和移植物抗宿主病（graft versus host reaction，GVHR），供体免疫系统攻击受体细胞，特别是皮肤、肠道和肝脏中的细胞。

骨髓移植的移植物存活高度依赖于 HLA 匹配程度。匹配至少在 HLA-A、HLA-B、HLA-C 和 HLA-DRB1 位点进行评估，但大多数移植计划也需要评估 HLADQB1 和 HLA-DPB1 位点。特别是 HLA-DPB1 匹配对移植结果已显示出明显的影响，其错配与死亡率增加和 GVHR 发病率增加有关。临床实践表明具有更多匹配 HLA 基因组的供体-受体显示出了更高的移植物存活率，移植物抗宿主病风险也有较大程度降低，因此捐赠者鉴定通常侧重于寻找 HLA 匹配相关的捐赠者，如兄弟姐妹。在没有相关匹配供者的患者中，需要从供者登记处识别 HLA 匹配的非亲缘供者。由于等待供体的时间问题等困难，可以考虑从不匹配的供体进行移植，包括不匹配的无关供体、脐带血制品和半相合匹配的供体，与单倍体相关供体（与受体共享一个 HLA 单体型或一半 HLA 基因）的移植越来越普遍，这些捐赠者通常包括兄弟姐妹或父母。半相合供体的使用增加了供体库，通常用于无法等待识别无关匹配供体的高危患者。单倍体移植方案依赖于增加的免疫抑制和 T 淋巴细胞耗竭来改善移植并降低移植物抗宿主病的风险。与匹配移植相比，半相合移植显示出更高的移植失败率和疾病复发率，但可以改善没有匹配供体的高风险疾病患者的预后。半相合移植的潜在接受者必须在移植前筛查抗 HLA 抗体。

（三）血小板不应性的评估

一些患者在接受供体血小板的输注后没有表现出预期的血小板计数增加，这可能是由于多种因素造成的，包括受体免疫介导的供体血小板被破坏，这些病例中的大多数继发于抗 I 类 HLA 抗体，最常见于因受孕而对 HLA 敏感的女性，也可能发生在因输血或移植而致敏的患者中。移植后10 分钟到 1 小时对血小板输注反应不佳的患者应筛查抗 HLA 抗体，如果存在抗体，则应进行抗原阴性单位的鉴定，一些 HLA 相关血小板抵抗的患者可能需要多次输血，如白血病患者，以降低额外致敏的风险。

（四）疾病关联检测

许多疾病，特别是一些自身免疫性疾病，与 HLA 等位基因有关，其中最著名的就是 HLA-B27 与强直性脊柱炎（ankylosing spondylitis，AS）的关联。随着 HLA 检测技术的提高和普及，HLA 与某些疾病的关联性已明确。例如，高分辨率分型表明，虽然大多数 B27 等位基因，如常见的 B*27:05，与 AS 风险增加有关，但经研究表明其他等位基因，如 B*27:06 和 B*27:09 也与本病有关。此外，已确定的与 AS 发生风险相关的其他 HLA 位点及等位基因，包括有 B*40:01 和 DRB1*04:04。尽管 B27 等位基因和 AS 的关联很强，但只有一小部分携带 B27 等位基因的个体会发展为 AS。一般来说，疾病相关 HLA 等位基因的遗传可能会增加患者患病的可能性，但这只是一个风险因素，并不能保证疾病会发生。这些关联的机制尚不清楚，可能是由于异常 T 淋巴细胞的选择性激活导致其对自身抗原产生了交叉性的免疫反应，也可能存在 HLA 呈现改变的自身抗原或部分 HLA 分子与其受体的异常相互作用。

（五）药物基因组学

一部分 HLA 等位基因与药物治疗后的不良反应相关，包括超敏反应、史蒂文斯-约翰逊综合征/中毒性表皮坏死松解症（SJS/TEN）和特定药物治疗后药物毒性增加。例如，携带 B*57:01 等位基因的 HIV 患者在接受阿巴卡韦（一种核苷类似物逆转录酶抑制剂）治疗时发生潜在致命性超敏反应的风险会增加。在开始治疗前，所有阿巴卡韦治疗的候选者都应筛查 B*57:01 的存在，并且不应在阳性患者中使用该药物。其他 HLA 相关的药物不良反应包括 B*58:01 和别嘌醇诱导的超敏反应、B*15:02 和 A*31:01 与卡马西平诱导的 SJS/TEN 以及 B*57:01 和氟氯西林相关的毒性肝损伤。

案例 17-1

楔子 3：

3. 目前临床常用的 HLA 分型技术有哪些？

三、目前临床常用的 HLA 分型技术

基于 DNA 的 HLA 分型方法提供了许多优于血清分型方法的优势：无须活性淋巴细胞，DNA 易从任何有核细胞中提取，且易存储，允许在需要时重复样品检测。目前有多种不同的基于扩增 HLA 基因中靶序列的 HLA 分子分型技术在临床实验室广泛使用，引物和寡核苷酸探针可以自行设计验证或商业购买，因此，与抗血清不同，它们是一种可再生资源。限制性片段长度多态性（restriction fragment length polymorphism，RFLP）分析是最早建立的研究 HLA 多态性的 DNA 分型技术，限制性核酸内切酶在特定位置将基因组 DNA 切割成不同长度的小片段，片段长度因使用的酶而异，碱基 DNA 序列复制的频率决定了片段长度，酶切产生的片段随后被置于凝胶中进行电泳分离、转膜，使用放射性或生物素化的 DNA 探针通过杂交产生可用于鉴定的独特模式。目前临床常用的 HLA 分型的分子生物学技术如下所述。

（一）PCR-RFLP

PCR-RFLP 是将目的基因片段 PCR 扩增后，利用多种限制性内切酶对扩增产物进行酶切，不同的基因序列会产生不同的酶切产物，从而产生不同的电泳图谱。该技术操作简便、灵敏度高、准确性好，无须放射性元素，成为目前较常用的 HLA 基因分型技术之一。

（二）PCR-序列特异性寡核苷酸探针

PCR-序列特异性寡核苷酸（sequence specific oligonucleotide，SSO）探针与序列特异性引物（sequence specific primer，SSP）分析测定需明确区分开来。PCR-SSO 是从患者样本中提取 DNA 后，选择通用引物来扩增特定基因座的大多数等位基因，并进行聚合酶链反应。扩增产物变性为单链并与膜结合，然后将膜与不同的 SSO 探针（与已知 HLA 等位基因互补的 20 个左右的核苷酸片段）杂交，如果扩增的 DNA 序列与寡核苷酸探针互补，使用化学发光或比色法检测杂交产物/探针，可以确定 HLA 类型。目前使用的 SSO 方法多数采用流式细胞仪进行，样品 DNA 被扩增并与荧光标记的微球一起孵育，这些微球携带特定的 SSO 探针，如果样品 DNA 与探针序列互补，它将与微球结合，结合的产物用检测标签如藻红蛋白（phycoerythrin，PE）标记，然后使用流式细胞仪检测微球标记的特异性和 PE 信号的强度。目前有许多基于试剂盒的商业检测可供使用，并提供高度可重复的结果，与基于序列的测试相比，周转时间相对较短。SSO 具有可扩展性，可用于单个样本测试以及一次批量测试大量患者。目前商品化试剂盒包含数百种探针，可靠地提供低分辨率、中分辨率或高分辨率的分析类型，然而，由于 HLA 等位基因数量众多，SSO 提供的分型结果可能较为模糊，需要后续进一步测试，最常用的市售试剂盒仅包含与肽结合区域中相

对较短序列结合的探针，因此需要进行额外测试以区分在这些区域之外不同的等位基因，并遵守洗涤程序以防止非特异性结合。

（三）PCR-序列特异性引物分析

基于 PCR-序列特异性引物（sequence specific primer，SSP）分析的分型利用仅扩增有限数量的等位基因的引物。SSP 的 HLA 分型首先对 HLA-DR 基因进行分型，其次是余下的 HLA Ⅰ 类和 Ⅱ 类基因的分型。使用仅与特定 HLA 等位基因序列或 3′ 端的亲本 HLA 等位基因互补的引物；在指定的扩增条件下，如果存在 DNA 错配，则它们不会被 Taq DNA 聚合酶延伸。在典型的 SSP 分析中，准备好的引物组包被在反应池中。从患者样本中提取 DNA 后，加入缓冲液、脱氧核苷酸（dNTP）和聚合酶的混合物中，然后分装至引物反应池中，此外，反应体系还包括内对照引物以确保反应正确进行。接下来通过 PCR、凝胶电泳等检测方法，以确定扩增产物的存在。引物 3′ 端与模板 DNA 之间的错配会阻止扩增。根据 PCR 产物的有无确定 HLA 类型。目前有多种商品化的特定等位基因的引物反应池，因结果的准确度较高，SSP 分析通常用于解决其他方法产生的 HLA 的模糊分型，SSP 结果往往容易受到检测条件变化引起的错误影响，因为不适当的测试条件会导致非特异性引物结合或缺乏特异性结合。准确的结果需要大量的 PCR 循环，因此该检测对于批量 HLA 并行分型效果欠佳。

（四）实时荧光定量 PCR

传统的实时 PCR 是 SSP 分型方法的延伸，分离患者 DNA 并使用等位基因特异性引物进行 PCR，产物实时监测，然而，这不太适合识别特定的 HLA 等位基因，需要进行改善以提高性能。对于 HLA 分型，大多数实时分析包含使用高分辨率解链曲线的改良方法。患者 DNA 被分离，与荧光染料混合，并添加到具有等位基因特异性引物的 384 孔板中，将板密封并进行 PCR 反应，产物被加热，染料的释放用于检测解链特征，最终根据特定的等位基因解链曲线的形状进行分型。TaqMan 实时分析也用于 HLA 分型，利用具有外切核酸酶活性的聚合酶以及荧光标记的序列特异性探针，无须使用解链曲线分析即可提供较强的特异性。使用一组已知 HLA 基因特异的未标记引物扩增患者 DNA，添加一端带有荧光报告基团而另一端带有猝灭基团的序列特异性探针，在 PCR 过程中，这些探针与变性的 DNA 结合，猝灭基团靠近报告基团会抑制荧光，在扩增过程中，聚合酶的外切核酸酶活性将报告基因和猝灭基团分开，从而产生可检测荧光信号。与基于凝胶的检测技术相比，由于全程密封且扩增产物无须进一步处理，实时荧光 PCR 减少了潜在的污染，在常用的分型方法中，实时荧光 PCR 具有最快的周转时间，并且对于 HLA 型别具有出色的区分鉴别能力。

（五）基于序列的分型

测序被认为是识别跨位点明确 HLA 分型的金标准。在进行骨髓移植分型时需要进行测序。测序提供了所分析区域的准确 DNA 序列，并且可以跨基因区域进行检测，这些区域通常在常规 HLA 分型中不进行分析，因此，需要测序来鉴定新的 HLA 等位基因。大多数测序方法从 PCR 步骤开始，以增加可用于测序的 DNA 模板量，该步骤可以使用扩增特定 HLA 基因座的大多数等位基因的通用引物、扩增有限数量的等位基因的特异性引物或仅扩增单个等位基因的特异性引物，然后对扩增产物进一步测序，最常见的是 Sanger 测序或大规模平行下一代测序（next-generation sequencing，NGS）。

1. Sanger 测序 是一种链终止测序技术。有多种用于 HLA 等位基因 Sanger 测序的商业试剂盒，提供 Ⅰ 类基因的外显子 2、3、4 和 Ⅱ 类基因的外显子 2 的序列。最终采集的序列与 HLA 等位基因的数据库进行比对，以确定等位基因类型。Sanger 测序分辨率高，但由于患者的 HLA 等位基因通常是杂合的，Sanger 测序提供的是单一结果，包括来自父本和母本衍生基因的碱基序列，无法确定哪个等位基因在杂合位置包含特定碱基（相位或顺式/反式歧义），这会导致分型不明确，多个杂合会对应相同的 Sanger 测序结果，故需要进一步检测，如采用 SSP 来解决这些歧义。Sanger

测序的可扩展性有限，通量小，一次用于单个样本，周转时间长。

2. NGS　对多条单链 DNA 进行单独、平行的测序，即将杂合位置的碱基正确分配给父本或母本等位基因，从而减少 Sanger 测序所见的相位模糊。目前可用于 HLA 分型的 NGS 平台有多种，均先扩增 HLA 基因，再将扩增产物随机切成片段单独测序，对等位基因和准确分型进行完整表征。

NGS 适合对大量样本中的所有 HLA 基因座同时进行分型，高度可重复、经济高效。但检测和分析需要时间长，仪器昂贵。由于 NGS 包含比 Sanger 测序更多基因区域，因此 NGS 提供了尽可能高的分辨率分型，可能包括第三和第四命名领域信息，并且更有可能识别新的等位基因。

四、案例分析

PCR-SSO 进行 HLA 分型的检测。

检测原理：全血样本提取核酸后用特异性的引物进行 PCR 扩增获得靶 DNA，PCR 产物先被变性，然后再与包被在微珠上的 DNA-探针互补杂交。检测每个微珠的荧光强度。根据已公布的 HLA 基因序列分布格局来判定 HLA 分型结果（A/B/C/DR/DQ 等位基因的 DNA 分型）。

（一）样本要求

（1）采用适宜方法纯化人淋巴细胞的 DNA。

（2）用于 PCR 的 DNA 样品应当在无菌水和 10mmol/L Tris-HCl（pH 8.0～9.0）再次悬浮溶解，DNA 浓度 20ng/μL，A_{260}/A_{280}：1.65～1.8。

（3）DNA 样品不应在含螯合剂的试剂中再次悬浮溶解，如浓度高于 0.5mmol/L 的 EDTA。

（4）提取的 DNA 样品应立即使用，或在–20℃或–20℃以下冻存以延长使用期（超过 1 年）而不会对结果有任何影响。

（5）DNA 样品应在 4℃或 4℃以下运输以保证 DNA 完整。

（二）检测步骤

（1）DNA 提取：EDTA 抗凝静脉全血适量，室温进行全血核酸提取。

（2）在核酸浓度测定仪上进行 DNA 样本质量检测，扩增前调整 DNA 浓度。

（3）PCR 扩增。扩增后可通过电泳确定扩增质量（2% 琼脂电泳），取 3μL 扩增产物进行电泳。产物在凝胶成像系统中拍照。

（4）PCR 扩增产物进行变性/中和、杂交和标记。

（5）读取数据。

（6）注意事项

1）实验中所有的时间必须准确控制。

2）洗涤必须充分。

3）*Taq* DNA 聚合酶吸取时枪头不要深入太多，减少黏附，加完之后要振荡混匀，瞬离。

4）洗涤时，倒完洗涤液后，杂交板口必须朝下平移至吸水纸上沾走残留液体。

5）上机读数时，核对清楚项目和日期，保证实验结果准确导入。

6）DNA 样本质量要求：浓度为 20～40ng/μL，纯度为 1.65～1.80。

7）扩增时注意事项

A. 引物和 D-mix 用前振荡混匀 10s，瞬时离心。

B. *Taq* DNA 聚合酶用前从冷冻取出，吸取时尽量减少吸头残留，用完立即放回冷冻存放。

C. 如扩增产物在 48 小时内做杂交，封紧封口膜，4℃保存；如扩增产物在 48 小时之后做杂交，则需装袋后–20℃保存，2 周内完成杂交实验。

D. 扩增前应先预热 PCR 仪。

E. 取扩增板时，根据标本量用剪刀剪下，注意两侧留空白列，加样结束后，密封扩增板，以防 PCR 扩增时出现干孔现象。

F. 避免 PCR 产物的污染。

8）杂交时：微珠用前务必充分振荡 20s。配好的磁珠混合液要振荡混匀，不必离心。微珠与杂交缓冲液混合后及 SAPE（荧光液）均对光敏感，需避光储存。SAPE 缓冲液对温度敏感，需 4℃储存，在使用前须将 SAPE 缓冲液放置在室温；微珠一旦化冻融化，需存放在 2～8℃环境下，并且要在 3 个月内用完，不能再次冻融微珠。实验过程中用铝箔遮蔽微珠。

（三）检验结果的解释

（1）每个样品的每个微珠（或包被探针的微珠）都含有荧光强度（fluorescence intensity，FI），阳性值百分比值按式（17-1）计算：

$$\text{Percent Positive Value} = 100 \times [\text{FI (Probe n)} - \text{FI(Probe Negative Control)} /$$
$$\text{FI(Probe Positive Control)} - \text{FI(Probe Negative Control)}] \qquad (17\text{-}1)$$

（2）比较每个微珠的阳性百分比值和"cut-off"值，探针的阳性百分比高于探针的"cut-off"值为阳性反应。探针的阳性百分比值低于探针的"cut-off"值为阴性反应。阳性对照的 FI 应当在 1000～4000FI 之间，（FI 值有可能在这个范围之外，不同的阳性对照探针以及不同"LOT"号同种探针，FI 值也不一样），每个探针的 FI 值是以与阳性对照的 FI 值的百分比表示，每个探针的"cut-off"值都是进行 100～200 个样品 DNA 分析实验所获得。

（3）根据 SSO 工作表及样品的阳性和阴性反应微珠分布图，来判定样品的 HLA 等位基因型。

（四）质量控制

为了读取有效数据，每个读取的数据要监测微珠数（Count）和 FI 这两个参数。微珠数代表分析的微珠总数。微珠数应该在 50 以上。微珠数明显不足表明样本在收集和分析时有微珠丢失。荧光强度代表在分析到的微珠中检测到的 PE 信号。反应结果不同，荧光强度也不同。依据不同类的微珠，阳性对照的荧光强度应该在 1000～4000 之间（FI 值有可能不在这个范围但不影响分型），但是阳性对照探针的荧光强度值显著减少或升高，同时反应模式图难以确定分型结果，有可能提示样品量不足或样品质量差，分析效率低或是仪器出现故障，实验结果就作废。

（五）检测结果临床意义

HLA 配型最大的意义在于：①在供受者之间进行 HLA 抗原配型，比如在兄弟姐妹间选择最合适的供体，争取选择移植基因完全相同者（至少移植基因半数相同），而父母与子女之间移植基因有半数以上相同即可作为供体。②在受者体内产生抗 HLA 抗体的情况下，通过对供者的 HLA 抗原进行分型检测，来判断移植前受者体内是否存在供者特异性抗体（donor specific antibody，DSA）及术后是否产生新生 DSA，用于术前抗原抗体配型及术后 DSA 监测。本案例检测结果显示母子配型成功，故母亲可作为供体。

五、小　　结

HLA 区域是人类基因组中多态性最强的基因，并且与越来越多的疾病状态相关。HLA 分型方法过去一直由表型决定，目前分子生物学技术已经演变成主要方法，如实时 PCR、序列特异性寡核苷酸和基于测序的方法等。许多研究已将 HLA 匹配确定为改善移植患者预后的关键决定因素，参与移植检测的实验室通常会进行其他重要的检测，如抗 HLA 抗体筛选和鉴定以及移植前供者/受者交叉匹配。实体器官移植侧重于肾器官分配中的 HLA-DRB1，而造血细胞移植侧重于 HLA-A、HLA-B、HLA-C、HLA-DRB1 的匹配。随着实时纳米孔技术的出现，快速测序成为可能，HLA 分型在未来的重大转变可能会是在单个分析中实现对所有关键基因的高分辨率分析。

第二节　个体识别的分子生物学检验

分子生物学检验技术的快速发展和人类基因组信息的挖掘对法医学产生了重大影响。在发生性侵犯、凶杀和未知人类遗骸的情况下，在 DNA 水平上对个体进行基因表征识别可以在痕量的生物样本中进行，而亲子鉴定也正在从蛋白质水平转变为基因组水平的检测。

案例 17-2

　　某地发生一起性侵杀人案，女性受害人死亡。在侦察过程中，警方在案发现场床单上发现可疑精斑。为了明确该斑迹是否为嫌疑人所留，警方要求法医物证实验室对上述样品进行检测。最终根据短串联重复序列（short tandem repeat，STR）PCR 检测结果（图 17-1）锁定嫌疑人。

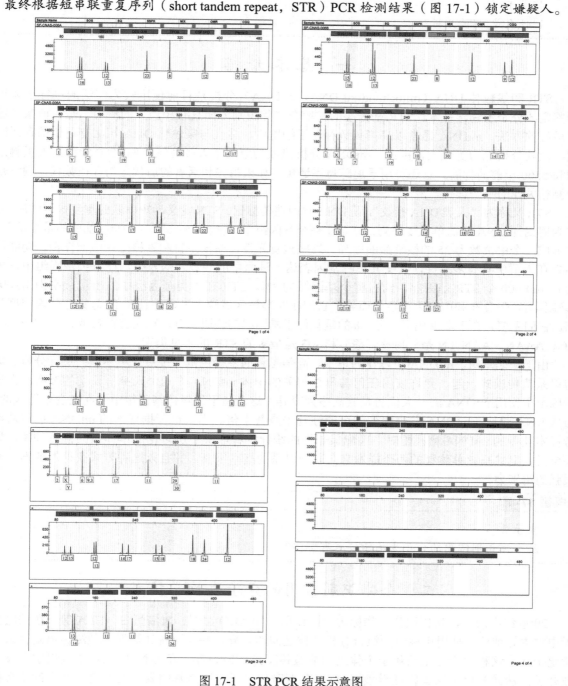

图 17-1　STR PCR 结果示意图

问题：
1. 本案例中应用到的主要分子生物学技术是 STR 分析技术，什么是 STR 分析？
2. 个体识别常用的分子生物学技术有哪些？

案例 17-2

楔子 1：
1. 什么是 STR 分析？

一、基本介绍

STR 和线粒体 DNA（mitochondrial DNA，mtDNA）分析是目前使用较为广泛的进行个体识别鉴定的分子生物学技术。STR 基因座的扩增在个体识别方面具有相当大的潜力，是目前亲子鉴定最好的方法。mtDNA 通常以高拷贝数存在于细胞中，并且与染色体 DNA 相比有更长的存活时间，故其分析能力更强大，因此，mtDNA 分析已成功应用于人类遗骸，如 7000 年前的人类脑组织和 5500 年前的骨骼。它还可用于追踪母系遗传，如果祖先和活着的后代之间存在数代，则它是检测相关性的唯一选择。

STR 又称为"人类 DNA 指纹"，是 DNA 常用遗传标记。STR 定义为短串联的重复核苷酸序列，作为周期性 DNA 或简单重复序列，分布在整个基因组中，包含一个具有 2～6bp 基序的重复单元，并形成一个中位数为 25 的核苷酸的序列。这些重复元件在原核生物和真核生物中都存在。功能性 STR 在人群中具有多态性，其变异影响基因表达，进而可能导致致病表型。在人类基因组中，大约有 700 000 个 STR 基因座，约占整个基因组的 3%。STR 在人类基因组中的出现频率为 1/2000 每碱基对，但分布和密度因染色体而异。它们在亚端粒区域较少见，并且在 19 号染色体内密度最高。它们主要存在于非编码区，约 8% 的重复位于基因组的编码部分。在人类富含 A 的单位中，A、AC、AAAN、AAN（N 是任何核苷酸）和 AG 是最多的 STR 的常见类别。

由于缺乏重组，mtDNA 可以作为单个、高信息量的多等位基因位点（单体型）进行分析。这与母系遗传模式一起，允许使用任何与母系相关的个体 mtDNA 作为个人身份识别的参考。在法医应用中使用 mtDNA 的一大优势是其高序列变异，这是由于线粒体基因组中的高突变率造成的。与核 DNA 相比，mtDNA 发生突变的可能性几乎是其十倍。当来自证据样本的 mtDNA 谱与从参考样本获得的 mtDNA 谱匹配时，匹配显著性的统计解释取决于所讨论的单体型的群体频率，如果罕见，则共享该单体型的两个样本来自同一母系的概率很高，并且以这种方式获得的证据具有很强的辨别力。

案例 17-2

楔子 2：
2. 个体识别常用的分子生物学技术有哪些？

二、个体识别常用的分子生物学技术

20 世纪中后期，蛋白质类生物标志物的使用，如 ABO 血型、血清蛋白、HLA 等，在法医分析中占主导地位，使用可标记的组合分析个体之间的差异，并使用统计数据来预测标记是否来自特定个体。这种生物标记依赖于个体之间的遗传变异。1980 年，革命性"DNA 指纹识别"技术被开发，从此开启了法医物证学领域 DNA 分型时代。蛋白质是基因表达的产物，产生的信息在个体之间不是高度可变的，也不是"多态的"。而基因组 DNA 特定区域具有高度变异性，DNA 分型比传统的蛋白质分析具有优势，首先是因为它提供的信息更多，并且可以在微小或降解的材料中进行分析，DNA在物理上比蛋白质更能抵抗降解。此外，可以从任何组织（即血液、唾液、精液、头发、皮肤或骨骼）中获得相同的DNA基因型，而蛋白质标记的分析仅限于表达这些蛋白质的细胞。DNA证据一直被认为是法医调查中人类身份识别的黄金标准，它目前被大多数实验室用于法医遗传专业知识，尤其是刑事法医案件（污点分析和毛发）的鉴定。"DNA指纹"是出现最早的一种法医DNA技术，属于RFLP，原理方法同前述移植配型中提及的相关内容，该技术方法较为复杂、周期长、实验要求高等缺点限制了其在法医物证学领域的发展与普及。目前针对个体识别常用的DNA分析技术简述如下。

（一）HLA分型技术

HLA系统具有多基因性、多态性和单体型遗传的特点，意味着两个无亲缘关系个体之间，在所有HLA基因座位上拥有相同等位基因的概率几乎等于零，并且，每个人所拥有的HLA等位基因型别一般终身不变，这意味着特定等位基因及其以共显性形式表达的产物，可以成为不同个体显示其个体性的遗传标志。因此作为高度多态的遗传标志物，排除能力最强，HLA被广泛应用于个体识别和亲子鉴定的工作中，前述移植配型中的多种HLA分型技术均可应用于法医学领域。

（二）STR检测

1988年，科学家首次发现人类基因组存在STR，这些序列能用PCR扩增且具有高度多态性。STR位点因其PCR产物片段长度短、DNA分子组成结构简单、PCR反应中引物与模板退火温度相似等特点，为多个STR位点复合扩增检测提供了条件。随着DNA测序仪的问世，应用荧光染料标记引物对多个STR位点同步检测分析成为现实。这种检测技术通过同时检验多个STR位点获得足以认定个体的遗传信息，被称为荧光标记多基因座STR复合扩增检测技术。该技术首先在扩增引物上附上荧光发光基团，当带有发光基团的DNA片段经过激发光照射区时发出对应波长的荧光，该荧光谱信息被光电检测器采集后，由电子系统及计算机进行储存并处理。通过比对样品光谱信号与标准品信号出现的时间，计算出相应DNA片段的长度大小，从而得到检测结果。根据荧光的光谱范围，检测结果参照所扩增位点的全等位基因混合物，就能确定所检测到的DNA片段等位基因，记录下来就是该样本在该位点下的DNA分型。关于结果的判定：每个位点都符合遗传规律，则肯定；大于3个位点不符合遗传规律，则排除；小于3个位点不符合遗传规律，则判为遗传变异。STR多态性基因座数量多，片段小，易于复合扩增，提高检测效率，方法简便、判型准确，分型程序明确、规范，所得分型结果图形简单，便于实现DNA分型标准化和自动化。目前，STR技术已经是法医学中应用范围最广泛，使用频率最高的DNA分型技术。

（三）mtDNA检测

线粒体是包含染色体外基因组的细胞器，线粒体基因组与核基因组既不同又分离。当传统的STR分型产生不充分或不可行的结果时，法医DNA分析人员通常依靠mtDNA中包含的信息来生成调查线索。人体每个细胞中仅存在一个核DNA（nDNA）副本，而在每个细胞中都可以找到成百上千个小的圆形闭环结构的mtDNA，且能持续存在，即使在恶劣环境下也能持续很长时间，独有的特征使得在nDNA有限或降解过多而无法成功获取的情况下对mtDNA进行分析成为重要途径。mtDNA从母亲遗传给雄性和雌性后代。随着线性遗传模式，重组的缺乏导致给定母系谱系内mtDNA的保守性，因此，与双亲遗传的STR相比，mtDNA具有明显较低的辨别力，并且不能用于明确识别证据样本的来源。但是，在处理涉及身份不明的人类遗骸和大规模灾难经常遇到的高度退化和低模板样本时，它可能会提供关键信息。线性、单拷贝核基因组在细胞死亡后立即通过自然生物衰变高度降解，随后间隔时间的增加和长时间暴露在阳光和高温等环境条件下，进一步加速了降解过程。因此，自1992年第一个记录在案的成功家族鉴定案例以来，抗降解的mtGenome已成为人类遗骸法医分析的首选标记。在法医分析的背景下，比较参考样本和证据样本的mtDNA序列，当序列明显不同时，结论是它们可以被排除在同一来源之外；如果mtDNA序列相同，则不能排除样本，因为它们必须具有相同的来源或来自相同的母系谱系。相似地，当在两个样本的相同核苷酸位置观察到异质性时，不能排除样本。当一个样本是异质的，另一个是同质的，但它们都共享至少一个 mtDNA 物种时，不能排除这些样本，因为它们可能具有相同的来源。mtDNA 的检测常用技术为荧光染料标记全自动测序：利用 DNA 聚合酶对样品 DNA 进行 PCR 扩增，采用标记引物或标记终止物双脱氧核苷酸的方法使扩增产物带上荧光，在全自动测序仪上检测，从而得到所测序列的碱基排列顺序。

（四）单核苷酸多态性（SNP）分析

SNP 是指在基因组水平上由单个核苷酸的变异所引起的 DNA 序列多态性，人类基因组中更丰富的一类 DNA 多态性，平均每 275 个 bp 有 1 个 SNP，大多数 SNP 是双等位基因，特定碱基对位置的平均突变率极低，SNP 已被广泛用于追踪人群的人口统计历史以及 SNP 标记与某些性状和疾病之间的关联研究。在过去的十年中，SNP 在法医学中受到了特别关注，用于有关种族起源、身体特征和分子病理学等的遗传研究，以及人类个体识别，并已被证明是非常有价值的标记。SNP 主要用作补充标记，但在某些情况下，SNP 可能是最佳选择，而且通常是唯一的选择。在 DNA 高度降解的情况下 STR 分析经常失败，而使用 SNP 标记获得结果的机会要高得多，SNP 比重复序列更易进行 PCR 扩增，有利于基因分型。SNP 的检测方法有多种，其中对待检测片段进行直接扩增、测序是最为准确的方法。

三、案 例 分 析

STR 片段分析技术进行个体识别。

（一）样本现场采集及要求

样本现场采集包括直接采集、转移提取和单细胞捕获。采集过程中尽量避免污染。

（二）检测步骤

（1）样本核酸提取。

（2）核酸定量。

（3）PCR 扩增。

（4）电泳：由于 PCR 引物带有荧光基团，所以不同长短的 PCR 产物可以通过电泳分离，相同长短的片段可以通过荧光颜色来区分。

（5）数据分析：分析数据时，反应体系中的分子内标是已知片段的 DNA 分子混合物，分析软件根据其电泳时间和片段大小可生成标准曲线，根据未知片段的电泳时间，在标准曲线上，即可计算出未知片段的大小。随后样品峰与等位基因分型标准物比较，可自动判断等位基因。

（三）检测结果解释

D3S1358 等 21 个 STR 基因座均是人类遗传标记，具有人类种属特异性和组织同一性，联合应用可以进行同一认定，其累积个体识别能力大于 0.9999。案例 17-2 分析检测结果，嫌疑人血样与受害人现场床单上的可疑精斑的分型结果一致。经计算，二者 D3S1358 等 21 个 STR 基因座基因型随机匹配累积概率为 6.7492×10^{-29}，似然率为 1.4817×10^{28}，表明现场床单上的可疑精斑来源于嫌疑人的可能性为其他无关个体的 1.4817×10^{28} 倍。依据已有资料和 DNA 检测结果，支持现场床单上的精斑来源于嫌疑人。

（四）质量控制

实验过程的质量控制标准在于实验体系中加入阳性对照和阴性对照。阳性对照是已知分型的 DNA，用于评价 PCR 扩增试剂中的等位基因分型标准参照实施扩增和 STR 基因分型效率，而阴性质控品检测结果应为阴性，如果阴性质控品出现扩增提示实验过程可能存在污染，需要重新实验。

（五）检测结果的临床意义

个体识别主要是通过对物证检材的遗传标记做出科学鉴定，判断不同来源的多点物证检材是否属于同一个体。STR-PCR 检测有助于个体识别的明确诊断，联合其他遗传分子诊断技术则可在医疗、司法、社会人口管理等多方面发挥重要作用，如医源性组织来源的同一认定、亲子鉴定、交通事故中的身份确认及刑事案件中对犯罪嫌疑人的认定等。

四、小　　结

人类遗传标记从第一代的 RFLP 系统、第二代的 STR 系统，已发展到第三代的 SNP 系统。其中第一代遗传标记由于其检测流程操作复杂，方法难以标准化，要求条件高，在实际应用中基本趋于淘汰。STR 是目前个体识别和亲子鉴定工作中最为常用的遗传标记。常染色体 STR 复合荧光多重 PCR 分型技术已经成为一项国际法医学界不可或缺的、公认的重要亲权鉴定技术手段。然而 STR、SNP 等经典遗传学标记在同卵双生子的法医学个体识别、二联体亲权鉴定等案例中具有一定的局限性，且 STR 基因座存在着较高的突变率，因此寻找新的更为稳定的遗传多态性标记势在必行。另外，测序技术的迅速发展及相关标准和体系的建立，其检验时间成本有望大幅缩短，对应的检测设备将更易于便携，因此有望成为法医物证学领域 DNA 检测的下一代主流技术。

展　　望

移植配型及个体识别的分子生物学检验技术领域经过多年实验和临床研究，已经取得了重要进展，从抗原决定簇上升到基因水平，提高了移植配型和个体识别的精确性和成功率。目前仍在飞速发展，相信随着现代医学技术的不断改进，配型的准确性及实用性将会更加完善和成熟。

（程筱雯）

第十八章 胚胎植入前遗传学检测的分子生物学检验技术

绪 论

　　遗传性疾病是出生缺陷的主要因素，绝大部分遗传性疾病缺乏有效治疗方法，是人类生殖健康面临的严峻挑战。随着新的细胞及分子遗传学技术的出现，产前诊断取得了重大进展。同时，基因检测技术的快速发展，特别是在携带单基因疾病或染色体易位的患者中，胚胎植入前遗传学检测（preimplantation genetic testing，PGT）的改进已经彻底改变了产前诊断的世界，特别是在携带单基因疾病或染色体易位的患者中。PGT，又称为第三代试管婴儿，是在体外受精和胚胎移植技术（in vitro fertilization-embryo transfer，IVFET）的基础上，对卵母细胞（极体）或胚胎（卵裂期或囊胚）进行染色体和（或）基因检测及信息学分析，筛选不携带致病基因、基因组拷贝数正常的胚胎移植入母体内，获得健康的胎儿，阻断致病基因遗传给子代（基本流程见图18-1）的方法。与传统的产前诊断方法相比，该技术将胎儿疾病的诊断提前到着床前的胚胎阶段，可有效预防不良胚胎着床及非意愿性流产带给孕妇身体、心理及家庭等方面的重大创伤。

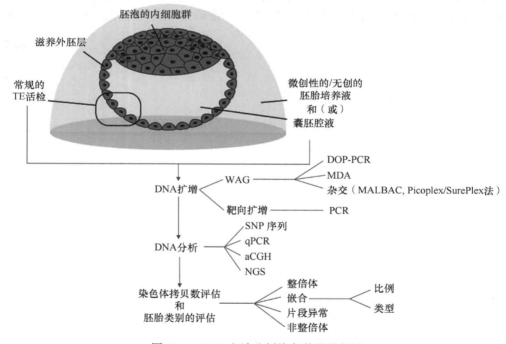

图 18-1　PGT 方法分析染色体异常概述

WAG：全基因组扩增（whole gemome amplification）；DOP-PCR：简并寡核苷酸引物 PCR（degenerate oligonucleotide primed PCR）；
MDA：多重置换扩增技术（multiple displacement amplification）；MALBAC：多次退火环状循环扩增技术（multiple annealing and
looping based amplification cycle）

　　PGT 从临床目的角度包括两方面，即植入前遗传学诊断（preimplantation genetic diagnosis，PGD）和植入前遗传学筛查（preimplantation genetic screening，PGS）。PGD 主要用于检测植入前

的胚胎是否有某种明确的遗传性疾病，而 PGS 则用于筛查胚胎是否为非整倍体，其染色体的数目、结构是否存在异常。2017 年新发布的国际不孕不育与生育保健术语汇编用 PGT 取代了 PGD 和 PGS，将 PGT 从检测内容角度分为了三个方面，即非整倍体的检测（PGT for aneuploid，PGT-A）、单基因遗传病的检测（PGT for monogenic/single gene defect，PGT-M），以及染色体结构重排检测（PGT-structural rearrangement，PGT-SR）。

从 1967 年 Edwards 提出了 PGD 的思想，到 1990 年 Handyside 等对性染色体连锁疾病夫妇的胚胎细胞行 Y 染色体特异序列扩增并选择女性胚胎移植，完成了世界首例并诞下了健康婴儿，再到各种新技术和方法应用于临床，PGT 技术经历了许多重要的进步（PGT 的发展历程见图 18-2）。目前已经采用单细胞聚合酶链反应（polymerase chain reaction，PCR）、荧光原位杂交（fluorescence in situ hybridization，FISH）、微阵列比较基因组杂交（microarray-based comparative genomic hybridization，aCGH），单核苷酸多态性微阵列（single nucleotide polymorphism array，SNP array），以及二代测序技术（next-generation sequencing，NGS）对来自极体、卵裂期胚胎的卵裂球、滋养外胚层细胞的遗传物质进行检测。这些技术的涌现，提高了 PGT 的准确性和特异性，已成为生育遗传病高风险患儿家庭的重要生殖策略。

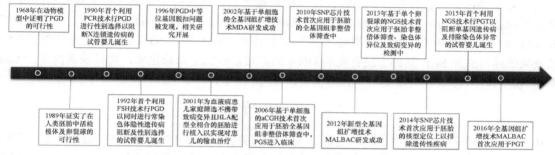

图 18-2　PGT 的发展历程

第一节　胚胎植入前非整倍体的检测

胚胎植入前非整倍体的检测（PGT-A）是针对染色体非整倍体的胚胎筛查，用来检测一个或多个染色体的获得或丢失。考虑到非整倍体是反复自然流产和反复种植失败的主要原因，PGT-A 可以降低流产和孕育非整倍体胎儿的风险，适用于高龄、不明原因反复移植失败、夫妇双方核型正常但有多次流产史的患者，以改善这类不孕症患者的辅助生殖结局。还可应用于人类白细胞抗原（HLA）分型、线粒体相关疾病以及携带有癌症等疾病易感基因的人群。

案例 18-1

患者，女，36 岁。

主诉：婚后 5 年，不良妊娠史 3 次。

现病史：患者结婚 5 年，婚后自然妊娠 3 次，2016 年孕 9 周自然流产，流产物未经染色体微阵列检测（chromosomal microarray analysis，CMA），2017 年孕 11 周自然流产，CMA 显示特纳（Tuner）综合征，2018 年因胎儿畸形（无脑儿、露脑畸形，开放性脊柱裂）行引产术。胎儿 CMA 未见明显异常。全外显子测序检测到数个疑似致病或意义未明的变异（母亲杂合），2019 年因"宫腔粘连"行宫腔镜下粘连分解术，现来我院要求助孕治疗。门诊以"继发不孕"收入院。

既往史：有 2019 年因"宫腔粘连"行宫腔镜下粘连分解术。2018 年因胎儿畸形（无脑儿、露脑畸形，开放性脊柱裂）行引产术。

月经婚育史：13 岁初潮，周期 26 天，经期 5 天，经量正常，无痛经，经期规则，32 岁非近亲结婚，孕 3 产 0，自然流产 2 次，引产 1 次。

问题：

1. 何为胚胎植入前遗传学筛查？其发展历程为何？

2. 胚胎植入前遗传学筛查需要用到哪些分子生物学技术，这些检测的基本流程和原理为何？

3. 该检查有何临床意义？

案例 18-1

楔子 1：

1. 何为胚胎植入前遗传学筛查？其发展历程为何？

一、基本介绍

PGT-A 是指在进行试管婴儿助孕时，在胚胎移植之前，通过分子生物学技术对发育到第 3 天或第 5 天的胚胎全部染色体进行染色体数目和结构异常检测，优选出胚胎进行移植，提高妊娠率，有效降低流产和出生缺陷风险。随着分子生物学的技术不断发展，PGT-A 从最初的 FISH 技术筛查几条染色体，到在 PCR 基础上进行靶向 DNA 的扩增，检测全部染色体，再到快速高效的 CMA 技术和 NGS 技术。

二、发展历程

1995 年，基于染色体非整倍体与高龄、流产的相关性，多色 FISH 技术的 PGT-A 登上了胚胎植入前遗传学检查的舞台，主要针对高龄女性进行几条染色体的非整倍体筛查。然而，FISH 技术探针数目有限，随着基因芯片、比较基因组杂交、单细胞测序、全染色体筛查等技术的发展，可同时进行数目较多的（9～10 条）染色体的 PGT-A 检测，使人们有了更好的选择。2004 年后，基因芯片的 PGT-A 的报道开始增加，并逐步成为接下来的主要 PGT-A 技术。2013 年国内完成了世界首批应用 PGT-A 新技术进行试管婴儿，15 名 PGT-A 婴儿成功出生，并在欧洲生殖医学年会上获得认可，新的技术克服了以往 PGT-A 技术只能针对特定的少数几条染色体检测的局限性，可以筛查全部染色体是否异常。

案例 18-1

楔子 2：

2. 胚胎植入前遗传学筛查需要用到哪些分子生物学技术，这些检测的基本流程和原理为何？

三、基本原理和流程

（一）活检细胞的选择

胚胎通常会在第 5、第 6 日形成囊胚，囊胚期胚胎细胞数目较多，其中内细胞团将发育成胎儿成分，滋养细胞将发育成胎盘、胎膜等附属成分。囊胚期应用滋养细胞进行检测，能够获得胚胎的所有遗传学信息。同时，由于滋养细胞数目多，活检过程中可取 5～10 个细胞，提高检测的准确性。囊胚相较于卵裂期胚胎，嵌合体概率明显降低，减少检测中的误诊率。囊胚活检对胚胎发育的潜在影响较小，已成为目前 PGT 的主要活检方式（图 18-3）。

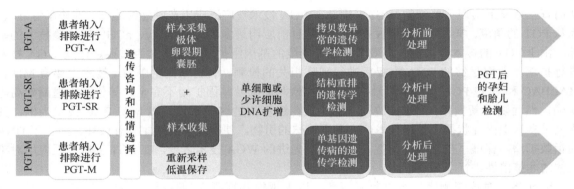

图 18-3　体外受精（IVF）/PGT-A 基本流程

（二）目前主要检测技术及基本原理

1. FISH 技术　是通过荧光素标记的 DNA 探针与样本细胞核内的 DNA 靶序列杂交，从而获得细胞核内染色体或基因状态的信息。FISH 法通过荧光染色的方法，可以较为直观地反映出染色体是否存在数目及结构异常。在新技术发展之前，FISH 是应用最多的检测方法。然而 FISH 技术需要根据多种染色体易位断点设计探针，经济及时间成本较高。同时，由于技术限制，FISH 只能检测出部分染色体的异常，常规的 FISH 可以对 5～14 对染色体进行监测。然而仅仅检测部分染色体明显已经满足不了临床上的需要。近年来，随着 FISH 结合其他分子技术的不断发展，该技术不断被应用于在临床遗传学诊断中。

2. PCR　是最早应用于 PGT 的传统实验技术。结合凝胶电泳、酶切等方法，可检测出特定基因的异常，诊断具有明确基因突变机制的单基因遗传病。然而由于自身技术和取材的局限性，传统 PCR 在 PGT 中面临着诊断效率低下的缺陷。胚胎活检通常只能取极少量的细胞，尽管囊胚期活检取材数量增多，但同常规 PCR 相比，模板数量远远不足，因此扩增效率也相对较低。同时，取材细胞可能存在嵌合体情况，或细胞退化导致 DNA 缺失，或扩增单个等位基因，使得 PCR 检测无效，或出现较大误差，另外，PCR 对于周围环境要求较高，样本污染的概率较大，目前已经几乎不用于胚胎活检的检测中。实时定量 PCR（real-time quantitative polymerase chain reaction，qPCR）是在传统 PCR 基础上进行靶向 DNA 的扩增，同时在这个过程中进行扩增子的定量和实时监测的方法。qPCR 可以识别整个染色体的遗传物质，检测每条染色体的拷贝数。为了确定拷贝数，它将每条染色体上的三个或四个位点特异性扩增子与来自同一染色体的参考基因进行比较。qPCR 作为以靶向扩增为基础的技术，能够同时进行 PGT-A 和 PGT-M/SR，并且耗时短、工作效率高。但 qPCR 难以检测嵌合体及染色体易位的发生。因此，目前该检测方法并未大范围应用。

3. 染色体微阵列检测（chromosomal microarray analysis，CMA）技术　已成为公认的检测染色体拷贝数变异的可靠方法。CMA 包括 array CGH 和 SNP array 两类技术。array CGH 由传统比较基因组杂交（comparative genomic hybridization，CGH）技术发展而来，用微阵列替代传统 CGH 染色体中期分裂相，将不同荧光标记的 1∶1 混合的待测和对照 DNA 与固定于微阵列芯片上的已知序列的 DNA 探针杂交，精确地分析染色体拷贝数的增加或缺失。array CGH 可检测到传统细胞遗传学无法检测或漏检的拷贝数变异（copy number variant，CNV），对染色体微重复、微缺失、不平衡重排和非整倍体的分析有高度特异性和敏感性，操作简单、自动化程度高。单核苷酸多态性（single nucleotide polymorphism，SNP）是继限制性长度多态性标记和短串联重复序列的第三代 DNA 遗传标记，人类全基因组分布超过 $3×10^6$ 个 SNP 位点。SNP array 有大量高密度 SNP 探针和 CNV 探针均匀分布于整个基因组，可作为拷贝数变异和杂合性丢失（loss of heterozygosity，LOH）检测的工具来发现微小的染色体增加和缺失。

4. 全基因组扩增（whole genome amplification，WGA）　是一系列对全部基因组序列进行随机、非选择性、多基因位点扩增的技术。它的特点是可以通过极少量的样本进行高效率的扩增，从而真正意义上实现了单细胞 WGA，因此，WGA 技术被广泛应用在肿瘤细胞学、遗传学等领域。而从 PGT 的角度，WGA 的重要性在于，它是目前应用最多的 SNP array、aCGH 等检测技术的基础。由于 PGT 的样本量极少，高效率、高准确度的基因组扩增就显得尤为重要。通过 WGA 技术进行扩增，获取足够的 DNA 模板后进行列阵相关的检测。目前常用的 WGA 技术主要有 MDA、MALBAC 和 DOP-PCR 等。虽然最初的 WGA 检测面临着基因扩增不完全、等位基因遗漏率高等缺陷，然而随着新技术的不断研发，WGA 正在逐步改进这些缺点。以 MALBAC 技术为例，其含义是多次退火环状循环扩增技术，它利用特殊的引物，使扩增子的结尾互补成环，防止了 DNA 的指数扩增，保证了扩增的均匀性，目前是最先进的 WGA 技术之一，在 PGT 领域广泛应用对染色体的非整倍性进行了筛查。

5. NGS 对传统测序技术进行了革新，以大规模并行测序为特征，可同时检测几十万到几百万条 DNA 片段。NGS 呈现的是直观的碱基序列，将胚胎细胞的全扩增产物酶切成 100～200bp 片段后利用两端接头进行测序，通过比对、建库，绘制其基因组图谱。随着检测技术的不断改进，NGS 已经能够进行全基因组的测序工作。这种技术可以同时进行上千条染色体的测序，并且可以精确到碱基对，极大地增加了 PGT-A 的精确度。NGS 技术一系列的优势为同时分析单基因病和进行全面的染色体筛查/诊断提供可能。与传统测序技术相比 NGS 有高通量、低成本、短周期、高自动化程度、高分辨率和高准确率的技术特点，能检测几乎所有类型的突变，包括单核苷酸变异、拷贝数变异和染色体畸变，并同时检测非整倍体和单基因病。

案例 18-1

楔子 3：

3. 胚胎植入前遗传学筛查有何临床意义？

四、案例分析

（一）样本采集及相关技术操作

滋养层细胞活检是在受精后 5～6 天，胚胎发育至囊胚阶段时，取一定数量的滋养层细胞用于遗传检测。囊胚阶段胚胎细胞数量显著增加，获得的滋养层细胞数可达 10 个，能够提供更多的细胞用于检测，从而提高 PGT 诊断结果的准确性。此阶段胚胎嵌合减少，也提高了检测的准确性，并且滋养层细胞将来发育成胎盘，降低了活检对胚胎发育的影响。

下游采用核酸扩增法进行遗传学检测者的预处理为：活检所移取的细胞经过洗涤后应放入含有磷酸盐缓冲液（或遗传检测试剂盒所要求的预装试剂）的 PCR 管中，同时移取少许洗涤液到空白 PCR 管中作为空白对照。下游采用 FISH 检测的预处理：把取得的少量细胞固定于防脱载玻片上，不同的细胞固定方法均可以获得满意的效果；在处理时应注意做好固定液的隔离防护措施，放入冰盒，然后送入实验室待检。

（二）检测结果与解释

采取囊胚活检方式，患者 5 枚胚胎活检的细胞分别采用全基因组测序的方法进行 PGT-A。本次检测 5 枚胚胎：其中 3 枚胚胎检测结果未见明显异常，1 枚胚胎检测结果显示异常，1 枚胚胎存在嵌合，需由患者知情选择。具体结果见表 18-1 和图 18-4～图 18-6。其中胚胎 1、3 和 5 未发现异常，胚胎 2 检测结果为：+(mosaic)(22)(36%)，发生机制为 22 号染色体嵌合三体，嵌合比例为 36%。染色体非整倍体多见于孕妇自发性流产。根据嵌合比例的不同，可能会对胚胎的生长发育造成不同程度的影响。胚胎 4 的检测结果：-14;dup(15)(q11.2q13.3)，14 号染色体单体；15 号染色体 q11.2q13.3 区域发生 7.50M 重复，重复了 2 个拷贝。由于该枚胚胎同时存在多个拷贝数变异，涉及较多蛋白编码基因，可能会对胚胎的生长发育造成较大影响。

表 18-1　案例 18-1 患者 5 枚胚胎检测结果

胚胎编号	检测结果	异常	结果说明	能否移植
1	euploid		未见染色体非整倍体异常	能
2	euploid	+(mosaic)(22)(36%)	未见染色体非整倍体异常；存在嵌合	否
3	euploid		未见染色体非整倍体异常	能
4	-14	dup(15)(q11.2q13.3)	14 号染色体单体	否
5	euploid		未见染色体非整倍体异常	能

注：+，整条染色体重复；dup，染色体片段重复；euploid，染色体整倍体，但不能排除易位携带者可能；mosaic，染色体存在嵌合。

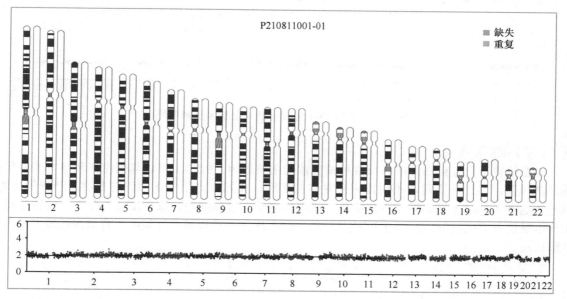

图 18-4　案例 18-1 患者囊胚 1 全基因组测序图

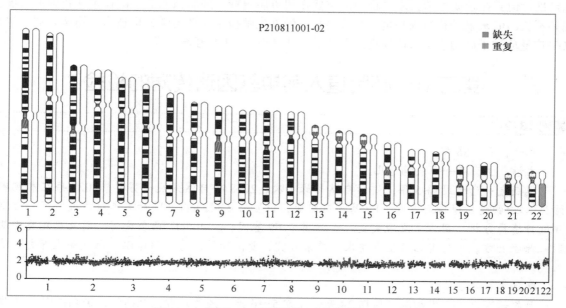

图 18-5　案例 18-1 患者囊胚 2 全基因组测序图

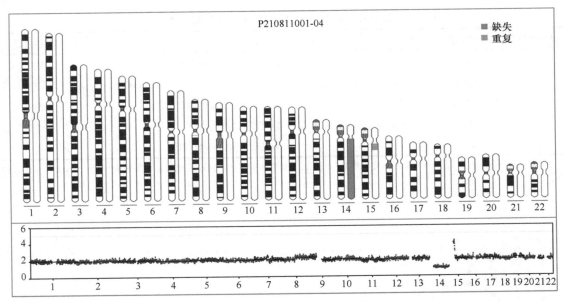

图 18-6 案例 18-1 患者囊胚 4 全基因组测序图

（三）临床意义

非整倍体是反复自然流产和反复种植失败的主要原因，PGT-A 可以降低流产和孕育非整倍体胎儿的风险，适用于高龄、不明原因反复移植失败、夫妇双方核型正常但有多次流产史的患者，以改善这类不孕症患者的辅助生殖结局。还可应用于人类白细胞抗原（HLA）分型、线粒体相关疾病以及携带有癌症等疾病易感基因的人群。通过 PGT-A 可以提高妊娠率，有效降低流产和出生缺陷风险。

五、小　　结

从 1995 年起至今，PGT 技术在过去 20 多年中不断进行更新和优化。尽管目前仍有很多不确定性，但其在辅助生殖技术过程中的重要作用毋庸置疑。胚胎植入前检测技术在我国的发展历程并不长，但未来对其需求必呈井喷式增长。辅助生殖技术和遗传学分析技术的迅速发展，也使 PGT 广泛应用于胚胎非整倍体筛查，提高了体外受精（IVF）妊娠结局。

第二节　胚胎植入前单基因遗传病的检验

案例 18-2

患者，女，36 岁。

主诉：生育有一血友病患儿。

现病史：患者结婚 5 年，婚后自然妊娠 1 次，2018 年自然分娩一男婴，2020 年在本院确诊为 X-连锁隐性遗传血友病，F9 基因有突变，位置为 c.340delT，随后夫妻双方进行了一代测序进行遗传分析，男方未发现突变，女方携带 F9 基因，c.340delT 杂合突变，因此患儿突变基因来源于女方。现患者仍有生育要求，前来我院，要求助孕治疗，门诊以"血友病生育史"收入院。

既往史：既往体健。

月经婚育史：12 岁初潮，周期 28 天，经期 5～6 天，经量正常，无痛经，经期规则，31 岁非近亲结婚，孕 2 产 1，自然流产 1 次。

> **问题:**
> 1. 何为胚胎植入前单基因遗传病的检测? 其发展历程为何?
> 2. 胚胎植入前单基因遗传病检测的基本流程和原理为何?
> 3. 该方法有何临床意义?

案例 18-2

> 楔子 1:
> 1. 何为胚胎植入前单基因遗传病的检测? 其发展历程为何?

胚胎植入前单基因遗传病的检测(PGT-M)是指检测引起单基因疾病的核 DNA 致病变异,主要用于检测家族内已知诊断或已知的易感性特定遗传致病变异(突变)。单基因遗传病是指由单个基因突变所导致的疾病,突变可发生于一条染色体上的基因上或同时发生在两条同源染色体上的等位基因上,主要类型有常染色体遗传(显性遗传或隐性遗传)、X 连锁遗传(显性遗传或隐性遗传)、Y 连锁遗传。PGT-M 还能排除性检查和 HLA 分型,伴或不伴单基因疾病同时进行检查。

一、基本介绍

PGT-M 最初的适应人群为致病基因突变诊断明确或致病基因连锁标记明确的具有生育单基因遗传病子代高风险的夫妇。目前,PGT-M 适用于任何确定了致病基因的单基因遗传病,包括常染色体隐性遗传性疾病的囊性纤维病变和血红蛋白病,常染色体显性遗传性疾病的强直性肌营养不良,神经纤维瘤病,亨廷顿病,X 连锁的血友病和脆性 X 综合征等。2003 年人类基因组测序计划(human genome project,HGP)的完成,极大地推动了基因组医学的发展,确定了遗传病因的单基因疾病数量呈指数型增长。PGT-M 目前已针对 400 多种不同的遗传疾病进行了治疗,这无疑给众多受遗传罕见病困扰的家庭带来了希望的曙光。

二、发展历程

20 世纪 70 年代末期辅助生殖技术引起世界瞩目之时,就有学者提出通过 PGT-M 筛查异常胚胎以降低流产风险的设想。随后不同学者提出可通过活检极体、1~2 个细胞卵裂球细胞或者几个滋养外胚层细胞进行染色体检测。1990 年,英国学者进行了首例 X 连锁隐性遗传病 PGT-M。卵裂球活检后,通过 PCR 方法扩增 Y 染色体特异序列进行胚胎性别选择,植入女性胚胎,获得临床妊娠,开启了辅助生殖技术新纪元。PGT-M 技术在应用的初期,其适应证和产前诊断的适应证基本重叠,主要适用于儿童期发病的严重单基因遗传病、性连锁遗传病等。此后其他类型的基因缺陷,如迟发性的遗传性疾病和肿瘤易感基因的筛查也纳入 PGT-M 指征。从这些最早的方法(如 PCR 等)来看,污染问题和等位基因脱扣(allele dropout,ADO)现象成为可能导致误诊的重要原因。而单细胞或少数细胞全基因组扩增(WGA)技术,可以对单个细胞极微量的 DNA 进行最大限度地扩增,为后续的研究提供足够的 DNA 模板,用于列阵(array)相关的检测。常见的方法包括 DOP-PCR、MDA 及 MALBAC 等。

案例 18-2

> 楔子 2:
> 2. 胚胎植入前单基因遗传病检测的基本流程和原理为何?

三、基本原理和流程

1. PCR　早期多采用 PCR 法直接检测突变位点，或者采用 FISH 的方法选择胚胎性别以避免 X 连锁遗传病。有学者在单细胞水平通过 PCR 和凝胶电泳对脊髓性肌萎缩症进行 PGT-M。目前，除 FISH 外所有的 PGT-M 方法都基于 PCR 技术。特别是对于单基因遗传病的 PGT-M，PCR 是最常用的方法。但是，应用 PCR 方法可能会因人为污染扩增失败或 ADO 而导致误诊，应用多重 PCR 联合连锁分析或多次取材可避免上述问题。长链 PCR 常被用于存在同源性假基因的致病基因突变分析，但如果致病基因突变位于序列重复区，只用长链 PCR 分析会非常困难，必须联合使用短链 PCR。

2. WGA　具体介绍见本章第一节。

3. SNP array　又称为核型定位芯片，是将根据人 SNP 所合成的探针固定在芯片上通过杂交或捕获分析出待测胚胎 DNA 中具体位点的 SNP 类型及比例，从而检测染色体异常。SNP 阵列是高密度寡核苷酸阵列，包含多达数百万个探针，允许在单个反应中对所有染色体上数十万个选定的 SNP 进行基因分型。SNP 阵列使用不同的方法进行 SNP 基因分型：通常应用于 SNP 等位基因特异性探针或单碱基延伸反应的杂交。靶向多重 PCR 和 SNP 阵列在 PGT-M 检测方面具有相似的原理，但 SNP 阵列工作流程更加标准化和统一，无须进行特定于位点的临床前检查。这大大减少了实验室的工作量和患者的等待时间。SNP 阵列不能直接对突变位点进行检测，需要有先证者或相关家系成员样本。该技术已成为国内外 PGT-M 的常用检测技术之一。

4. NGS　近年来，NGS 飞速发展，NGS 的测序量大大增加而成本降低。相对于 PCR 和 WGA，NGS 可以在一步反应中提供高通量的、碱基水平的遗传分析信息。主要原理：PGT-M 基于 SNP 连锁分析原理，根据不同的单基因遗传病设计 panel（基因检测组合），随后进行目标区域捕获及高通量测序，扩增位于突变位点附近的短串联重复（short tandem repeat，STR）多态性标记（STR 是核心序列为 2~6 个碱基的短串联重复序列，大部分为杂合且个体之间的差异很大）。与突变的等位基因连锁的 STR 长度值可以通过在 PGT-M 之前使用父本和母本基因组 DNA 的片段分析来确定，且胚胎的基因型可以在 PGT-M 期间通过 SNP 连锁分析来诊断。除了通过限制性长度多态性或微量测序的直接突变技术之外，使用与突变位点连锁的多个 STR 标记物有助于克服 ADO 导致的误诊问题。确定胚胎的基因型后，结合对 23 对染色体非整倍性进行分析，为选择健康胚胎提供可靠依据。通过 NGS 使用单体型挑选 HLA 配型一致的胚胎，要求同时具有夫妻双方及患儿的 DNA 样本。使用单体型 HLA 配型需要关注的 HLA 相关基因包括 HLA-A、HLA-B、HLA-C、HLA-DR 和 HLA-DQ。在具体单体型分析中，要求包括上述 5 个基因所在区域的上下游各不少于 3 个可用的杂合 SNP 位点。在包括上述 5 个基因的 HLA 区域内，要求具有不少于 6 个可用的杂合 SNP 位点。在对胚胎进行 HLA 配型的同时，需同时考虑检测导致患儿疾病的突变位点，排除突变位点的遗传。同时排除染色体数量异常。对于生殖腺嵌合的家系，需要采用特殊的连锁分析策略进行诊断，并建议对目标变异位点进行直接检测。利用核心家系成员与至少两名确诊为同一单基因病的患儿确定"高危"单体型和"低危"单体型进行连锁分析。NGS 或新一代测序则具有通量大、精确度高、信息量大、成本低等显著优势，将成为 PGT-M 的强有力检测手段（图 18-7）。

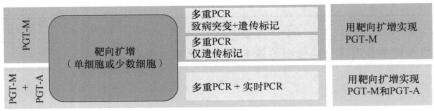

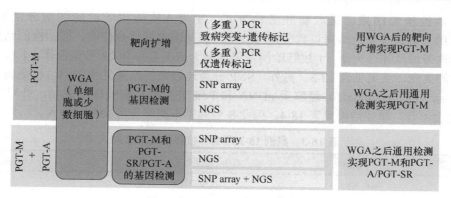

图 18-7　可用于 PGT-M 的检测策略

案例 18-2

楔子 3：

3. 胚胎植入前单基因遗传病的检测有何临床意义？

四、案 例 分 析

（一）样本采集及相关技术操作

具体见第二节第四部分。

（二）检测结果与解释

1. 家系基因突变位点信息验证　采集男方、女方、女方父亲和女方母亲 4 人口腔黏膜上皮细胞，通过一代测序的方法对患者直系亲属（父母）以及男方携带 F9 基因的突变情况进行验证。基因突变位点验证结果显示：女方和女方母亲均携带 F9 基因，c.340delT 杂合突变；男方无突变，验证结果见表 18-2，一代测序图见图 18-8。

表 18-2　案例 18-2 家系基因突变位点信息验证

样本名称	突变位点检测结果（F9，c.340delT）
男方	无突变
女方	杂合突变
女方父亲	无突变
女方母亲	杂合突变

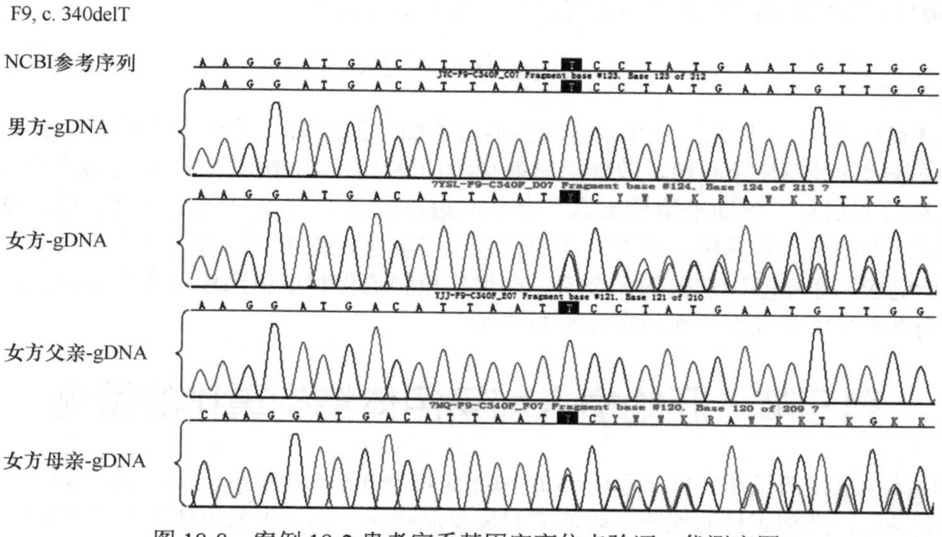

F9, c. 340delT

NCBI参考序列

男方-gDNA

女方-gDNA

女方父亲-gDNA

女方母亲-gDNA

图 18-8　案例 18-2 患者家系基因突变位点验证一代测序图

2. 胚胎活检检测结果　采取囊胚活检方式，患者 4 枚胚胎活检的细胞分别采用单细胞 WGA+NGS 的方法进行染色体拷贝数变异（CNV）和基因突变位点检测。胚胎检测结果显示：其中 2 枚胚胎携带母源纯合突变，1 枚胚胎携带母源杂合突变且单体 22 号染色体，1 枚胚胎无异常且不携带母源突变，结果见表 18-3。另外，SNP 分型连锁分析结果见表 18-4，检测结果显示，此家系突变位点（F9，c.340delT）经家系 gDNA 和单细胞扩增产物验证均成功，针对该突变位点 PGT-M 技术上可行，验证结果见表 18-4，因此 3 号胚胎不携带母源突变可植入。

表 18-3　案例 18-2 患者 4 枚胚胎检测结果

胚胎编号	检测结果	基因突变位点及 SNP 检测结果汇总	能否移植
1	46, XN	携带母源纯合突变	否
2	45, XN, -22(×1)	携带母源杂合突变	否
3	46, XN	不携带母源突变	能
4	46, XN	携带母源纯合突变	否

表 18-4　例 18-2 患者 4 枚胚胎 SNP 分型连锁分析结果

胚胎编号	SNP 连锁分析判断结果	与突变位点检测结果是否一致	可用位点数（1M 范围内）
1	携带 F9 基因，c.340delT 纯合突变（母源）	一致	13
2	携带 F9 基因，c.340delT 杂合突变（母源）	一致	13
3	不携带 F9 基因，c.340delT 突变	一致	13
4	携带 F9 基因，c.340delT 纯合突变（母源）	一致	13

（三）临床意义

单基因遗传病是指由单个基因突变所导致的疾病，突变可发生于一条染色体上的基因上或同时发生在两条同源染色体上的等位基因上，主要类型有常染色体显性遗传病，常染色体隐性或 X 连锁遗传病，线粒体 DNA（mtDNA）遗传病等。胚胎植入前单基因遗传病的检测（PGT-M）是指检测引起单基因遗传疾病的核 DNA 致病变异，主要用于检测家族内已知诊断或已知的易感性特定遗传致病变异（突变）。PGT-M 适用于任何确定了致病基因的单基因遗传病，包括常染色体隐性遗传性疾病的囊性纤维病变和血红蛋白病，常染色体显性遗传性疾病的强直性肌营养不良，神经纤维瘤病，亨廷顿病，X 连锁的血友病和脆性 X 综合征等。

五、小　　结

PGT-M 诞生 20 多年以来，在单基因遗传病的方面广泛应用，阻断单基因遗传病向子代传递，筛选无致病基因的胚胎用于移植，改善了 IVF 患者的临床结局。随着 SNP 芯片技术的改进，基因组 SNP 检测位点增加，诊断准确性提高。全基因组范围内的 SNP 连锁分析可以确定染色体亲本来源，能够识别携带致病基因，具有广泛的临床应用价值。NGS 具有单分子测序的优势，目前已经有成功检测应用于单基因遗传病。今后，在优化检测流程和更新测序仪器的基础上，NGS 可以为单基因病患者提供低成本、准确有效的 PGT-M。

第三节　胚胎植入前染色体结构重排的检测

染色体结构重排的检测（PGT for chromosomal structural rearrangement，PGT-SR）目的在于通过对胚胎的染色体结构重排的检测，降低夫妇反复流产和子代发生染色体不平衡结构异常的风险。染色体结构重排包括：平衡结构重排（倒位和罗伯逊易位），插入易位，缺失，重复等，这些都可能是可遗传的或是新发生的。染色体平衡易位在人群中的发生率约为0.2%,绝大部分因染色体组成未改变而表型正常,少部分易位染色体的断裂破坏了基因功能,导致不孕、疾病综合征和先天畸形。家族易位和罗伯逊易位是PGT-SR的最常见适应证。

案例 18-3

患者,女,33岁。

主诉:婚后未避孕未孕6年。

现病史:患者2015年结婚,婚后未避孕,至今未孕。2019年在我院行子宫输卵管造影提示:右侧输卵管未显影,左侧输卵管上举,扭曲成团,无弥散。既往痛经,我院B超提示:子宫底部26mm×18mm腺肌瘤,抗米勒管激素(AMH):1.06ng/ml,外周血染色体核型:46,XX,t(5;14)(p15;q31),提示为染色体平衡易位,门诊以"原发不孕(体外受精胚胎移植)"收入院。

既往史:既往体健。

问题:

1. 何为染色体结构重排的检测?其发展历程为何?

2. 染色体结构重排检测的基本流程和原理为何?

3. 该方法有何临床意义?

案例 18-3

楔子1:

1. 何为染色体结构重排的检测?其发展历程为何?

一、基本介绍

目前,PGT-SR无法区分具有正常核型的胚胎和携带家族染色体重排平衡形式的胚胎。PGT-SR有携带涉及染色体平衡易位的个体(例如,13和14号染色体罗伯逊易位,图18-9)与单亲二体相关的异常风险,这是所有PGT分析方法都无法排除的。由于这些局限性,以及该检测方法仅使用少数滋养外胚层细胞,最终应进行绒毛膜绒毛吸取术(CVS)或羊膜穿刺术的植入前基因检测-结构重排结果的确认。

二、发展历程

PGT-SR是始于20世纪90年代的一种实验技术,基于PCR的方法用于性别选择和单基因疾病的检测。几年后引入了FISH,并成为检测染色体数目异常和结构变异的标准方法。PGT的技术不断发展,在WGA出现后,该技术可以通过极少量的样本进行高效率的扩增,得到足够的DNA模板后才能进行后续的检测技术,为SNP-array、比较基因组杂交(aCGH)等检测技术奠定了基础。NGS技术的出现,为胚胎植入前染色体异常诊断开辟了一条新的途径。近几年,NGS作为一种有效的技术能诊断卵母细胞染色体异常和胚胎染色体异常,且分辨率高于芯片平台。目前为止,大量研究已证实NGS在胚胎植入前非整倍体改变和染色体非平衡易位(罗伯逊易位和相互易位)中的价值。

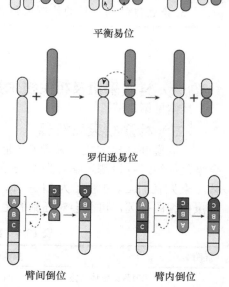

平衡易位

罗伯逊易位

臂间倒位　　　臂内倒位

图18-9　染色体平衡结构重排模式图

案例 18-3

楔子 2：

2. 染色体结构重排检测的基本流程和原理为何？

三、基本原理和流程

1. FISH 能够识别参与结构重排或指示性染色体的染色体位点。通过观察荧光信号，可以区分染色体不平衡易位或胚胎性别，然后选择携带平衡易位的胚胎或未受影响的性别的胚胎进行移植。FISH 技术的缺点包括：诊断基于荧光信号的主观检查、DNA 完整性的丧失和信号重叠等。此外，检测位置仅限于所用探针靶向的位点。因此，FISH 的 PGT-SR 无法检测难以或不可能检测到的染色体小片段（如＜10M）或亚端粒区域的重排，这也限制了 FISH 技术在 PGT-SR 中的应用。

2. CMA 具体原理见本章第二节。CMA 在 PGT-SR 的应用与 FISH 相比，阵列被认为是 PGT-SR 更可靠的方法，因为它们为每个易位段提供了多个测量点。此外，它们允许同时评估不参与重排的染色体的拷贝数。虽然 CMA 相比 FISH 技术优势明显，但也存在技术的局限性。由于这些区域的探针覆盖率较低，因此并不总是能够检测到端粒附近或亚端粒区域中具有断点的不平衡易位。基于 CMA 的 PGT-SR 分析无法区分具有正常或平衡易位的胚胎，无法检测单亲二倍体（uniparental disomy，UPD）。当临床相关染色体（即 6，7，11，14，15，20）参与不平衡或罗伯逊易位时，染色体重排携带者中 UPD 的风险增加。与 NGS 相比，基于微阵列的 PGT-SR 分析对嵌合体检测敏感性较低。

3. NGS 具体原理见第二节。经活检得到的单细胞或多细胞 DNA 经过 WGA 后建立测序文库，经过锚定桥接、预扩增、单碱基延伸测序及数据分析，分析是否存在 CNV。NGS 技术具有高通量、速度快、精确度高的特点，可迅速筛查非整倍体，覆盖 24 条染色体，可在单细胞水平检测大于 1M 拷贝数的异常阈，判断胚胎是否存在嵌合。NGS 还能检测多种类型的染色体异常，并可以针对不同患者的遗传风险制定个性化检测。NGS 的局限性主要表现在：不能区分正常胚胎及平衡易位胚胎，同时，因 WGA 过程中可能存在的 ADO、优势链扩增等有可能造成误诊或漏诊。

案例 18-3

楔子 3：

3. 染色体结构重排的检测有何临床意义？

四、案 例 分 析

（一）样本采集及相关技术操作

具体见第二节。

（二）检测结果与解释

采取囊胚活检方式，患者 6 枚胚胎活检的细胞分别采用 WGA 结合低覆盖度测序技术对胚胎全染色体组进行检测。编号为 1、5 的胚胎未发现染色体非整倍体异常及超过 5M 的片段异常。具体结果见表 18-5。2 胚胎为 21 三体，即唐氏综合征；3、4 和 6 胚胎存在多个拷贝数变异，涉及较多蛋白编码基因，可能会对胚胎的生长发育造成较大影响（图 18-10）。

表 18-5 案例 18-3 患者 6 枚胚胎活检检测结果

胚胎编号	检测结果	结果说明	能否移植
1	未发现染色体非整倍体异常及染色体片段异常	正常	能
2	21 号染色体重复	非整倍体异常	否

续表

胚胎编号	检测结果	结果说明	能否移植
3	染色体 5p15.33-p15.33 片段缺失，染色体 14q31.1-q32.33 片段重复	易位染色体异常	否
4	染色体 5p15.33-p15.33 片段重复，染色体 14q31.1-q32.33 片段缺失	易位染色体异常	否
5	未发现染色体非整倍体异常及染色体片段异常	正常	能
6	染色体 5p15.33-p15.33 片段重复，染色体 14q31.1-q32.33 片段缺失	易位染色体异常	否

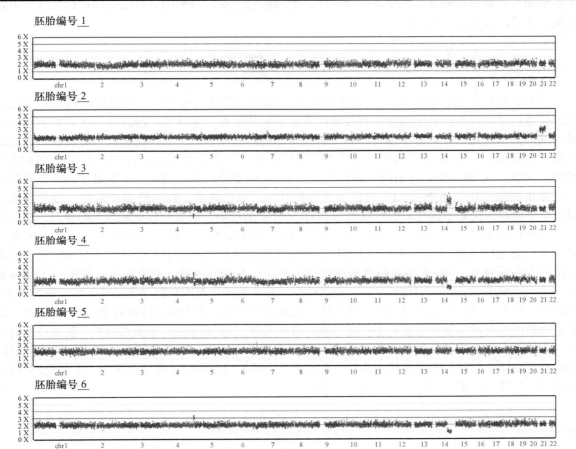

图 18-10　案例 18-3 患者 6 枚胚胎活检全基因组测序图

（三）临床意义

染色体结构重排包括：平衡结构重排（倒位和罗伯逊易位），插入易位，缺失，重复等，所有这些都可能是可遗传的或是新发生的。染色体平衡易位在人群中的发生率约为 0.2%，绝大部分因染色体组成未改变而表型正常，少部分易位染色体的断裂破坏了基因功能，导致不孕、疾病综合征和先天畸形。减数分裂时期，易位染色体分离紊乱，产生约 70% 不平衡配子，导致反复流产或新生儿染色体异常。染色体结构重排的检测（PGT-SR）的目的在于通过对胚胎的染色体结构重排的检测，降低夫妇反复流产和子代发生染色体不平衡结构异常的风险。PGT-SR 的主要适应证为：夫妇任一方或双方携带染色体结构异常，包括相互易位、罗伯逊易位、倒位、复杂易位、致病性微缺失或微重复等。

五、小　结

通过大量的临床实践，PGT-SR 早已证明了其存在的价值。虽然早期技术的局限性和公众认知的滞后限制了其应用和推广，但随着技术的完善，相关科学知识的普及和民众认可度的提高，其临床需求正快速增加。在满足日益增加的临床需求的同时，保证临床服务质量尤为重要，这要求辅助生殖中心从业人员从整体上把握好植入前遗传学检测的各环节。CMA 及 NGS 的发展有利于更准确和有效地诊断疾病，实现了现代医学的划时代飞跃，越来越多有染色体结构重排的夫妇将从中受益，实现优生优育的目标。

展　望

未来首要解决的目标即为进一步明确 PGT 的适应范围及其可靠性、安全性，以及对特定人群的受益程度。用新兴的遗传学分析技术筛查非整倍体也是一项挑战，因为其不仅需要实验室人员精确的操作，还需要对分子遗传学和细胞遗传学的熟练掌握。今后，在优化检测流程和更新测序仪器的基础上，NGS 可以为单基因病患者提供低成本、准确有效的 PGT-M。目前，PGT-M 仍然存在 ADO、扩增偏倚、胚胎嵌合体和外源性 DNA 污染等问题。因此，需要更加便捷有效和能广泛使用的技术应用于 PGT-M，缩短患者等待时间，降低成本，提高检测准确性，改善临床结局。明确致病基因和基因变异的致病性是 PGT-M 开展的前提，随着基因检测技术的普及，更多的基因变异位点被检出，变异位点的致病性分析成为 PGT-M 检测前遗传咨询的重要内容。但由于缺乏必要的证据支持，依据美国医学遗传学和基因组学学会（ACMG）发布的《ACMS 遗传变异分类标准与指南》，一些未被疾病数据库收录的罕见类型变异将被分类为临床意义未明（variants of uncertain significance，VUS）变异，而这些变异往往需通过基因功能学实验或等待数据库更新、文献支持证据出现，才可能被重新归类为致病性或良性变异，成为或排除进行 PGT-M 的依据，而数据更新所需的漫长等待周期和不确定因素是目前携带 VUS 变异患者的最大困境。随着技术的拓新，人们将一步步揭开胚胎基因的奥秘，但新技术用于大规模应用前必须经过多中心随机对照试验以验证临床有效性，未来在快速高效地获取全基因组信息的同时，可能会带来一系列伦理问题，面对机遇与挑战，临床医生要充分权衡利弊。

（童永清）

参 考 文 献

白俊俊. 2019. 13q14 缺失的初诊多发性骨髓瘤患者的临床特征和治疗反应. 郑州: 郑州大学.

白日兰, 刘一凝, 崔久嵬. 2020. 肺癌的遗传咨询与精准诊疗策略. 中国肿瘤生物治疗杂志, 27(8): 835-842.

毕晓峰, 郭蕾, 李文斌, 等. 2021. 结直肠癌 KRAS 和 BRAF 基因突变分子病理流行病学研究. 中华肿瘤防治杂志, 28(11): 805-810.

常悦, 王瑜, 马艳宁, 等. 2021. 基于中部同序引物的多重 PCR 联合核酸质谱分析技术检测常见血流感染病原菌. 中华检验医学杂志, 44(5): 413-420.

陈浩峰. 2016. 新一代基因组测序技术. 北京: 科学出版社.

陈佳佳, 孟利伟, 李星云. 2021. 乳腺癌超声特征和 ER、PR、CerbB-2、Ki-67 阳性表达的相关性研究. 中华全科医学, 19(10): 1721-1724.

陈欣, 刘霜, 赵旭, 等. 2021. 宏基因组测序诊断鹦鹉热衣原体肺部感染 4 例并文献复习. 中国感染与化疗杂志, 21(6): 680-687.

成军. 2015. 现代肝炎病毒分子生物学. 3 版. 北京: 科学出版社.

丁辉, 吴振启. 2016. 核酸检测在前列腺癌诊断中的研究现状. 临床泌尿外科杂志, 31(9): 857-861.

段秀枝, 陶志华. 2016. PCA3 基因与前列腺癌的诊断及其应用价值研究. 中华检验医学杂志, 39(8): 568-570.

范一强, 王洪亮, 张亚军. 2019. 低成本聚合物微流控芯片加工技术综述. 传感器与微系统, 38(5): 1-5.

符晓, 朱巍. 2021. 巨噬细胞炎性蛋白 1α、碱性成纤维细胞生长因子对肺癌脑转移临床诊疗的意义. 癌症进展, 19(8): 795-797, 863.

府伟灵. 2020. 临床精准分子诊断学. 上海: 上海交通大学出版社.

高旭. 2015. 中国前列腺癌早期诊断专家共识. 中华泌尿外科杂志, 36(8): 561-564.

宫庆, 张焕虎, 李乐平. 2016. 错配修复基因与大肠癌相关性研究进展. 中华肿瘤防治杂志, 23(23): 1592-1596.

国家癌症中心, 国家肿瘤质控中心. 2020. 中国乳腺癌筛查与早诊早治规范 (2019 版). 北京: 人民卫生出版社.

国家卫生计生委合理用药专家委员会, 中国医师协会高血压专业委员会. 2017. 高血压合理用药指南 (第 2 版). 中国医学前沿杂志, 9(7): 28-126.

何萍, 李哲涛, 王文丹, 等. 2021. 不同性别平衡易位携带者胚胎植入前遗传学检测相关遗传学分析. 中国当代医药, 28(32): 9-13, 18.

何艳, 余报, 黄家贵, 等. 2018. 高血压基因导向个体化用药的临床研究. 中华临床医师杂志, 12(12): 679-683.

胡继红, 马筱玲, 王辉, 等. 2019. MALDI-TOF-MS 在临床微生物鉴定中的标准化操作专家共识. 中华检验医学杂志, 42(4): 241-249.

胡颂恩. 2015. 分子生物学与检验技术. 北京: 人民卫生出版社.

胡维新, 刘静. 2021. 医学分子生物学. 3 版, 北京: 科学出版社.

姜慧慧, 弭苗苗, 辛钰. 2021. 白血病的分子诊断技术研究进展. 检验医学与临床, 18(4): 552-555.

蒋怡芳, 范晓杰, 耿楠, 等. 2021. 血清细胞角蛋白 5/6 和细胞角蛋白 7 及甲状腺转录因子-1 诊断肺癌骨转移的价值. 中华实用诊断与治疗杂志, 35(8): 838-840.

金宁, 刘文力, 杨琳, 等. 2015. 泌尿生殖道炎细小脲原体 PCR 检测结果临床研究. 中国中西医结合皮肤性病学杂志, 14(5): 304-307.

李海云, 李霞, 邢立群. 2019. 分子生物学与基因工程理论及应用研究. 北京: 中国原子能出版社.

李金明. 2016. 实时荧光 PCR 技术. 2 版. 北京: 科学出版社.

李金明. 2018. 高通量测序技术. 北京: 科学出版社.

李丽, 安立才, 初晓霞, 等. 2020. TET2 突变及 SNP 对 AML 患者临床特点及预后影响的分析. 中国实验血液学杂志, 28(2): 453-459.

李鑫. 2017. 在医学检验中应用实时荧光定量 PCR 的研究进展. 中西医结合心血管病电子杂志, 5(35): 27.

李亚敏, 栗河舟, 吴娟, 等, 2021.4 胎猫叫综合征胎儿产前超声特征. 中国医学影像技术, 37(1): 151-153.

李彦东, 吴琪. 2015. 代谢组学技术在临床诊断中的研究进展. 天津医药, 43(8): 942-945.

李艳, 李金明. 2017. 临床分子诊断分析前与分析后. 北京: 科学出版社.

李盈. 2020. PSA、f/tPSA 在前列腺癌患者血清中的表达及临床意义. 中外医学研究, 18(1): 61-62.

林彩琴, 姚波. 2021. 数字 PCR 技术进展. 化学进展, 24(12): 2415-2423.

林丽开, 倪语星, 杨启文. 2019. 临床微生物实验室真菌检测能力建设基本要求专家共识. 中华检验医学杂志, 42(7): 514-528.

刘蕾. 2019. 遗传因素与乳腺癌特征及预后相关性研究. 天津: 天津医科大学.

刘孝荣, 马东礼, 姜含芳, 等. 2017. 高通量测序方法在重症肺炎病原体检测中的应用. 中华检验医学杂志, 40(8): 609-613.

娄宁, 石远凯, 韩晓红. 2021. 肿瘤自身抗体在前列腺癌诊断和预后中的应用. 中华检验医学杂志, 44(3): 260-264.

罗斯译, 高子清, 陈丽, 等. 2020. 新旧指南下乳腺癌 HER2 基因状态和蛋白表达及与临床病理关系的比较和再评价. 临床与实验病理学杂志, 36(9): 1085-1088.

罗游, 田霄飞, 王露, 等. 2017. 分子标记技术及其在益生菌分类中的应用. 中国酿造, 36(11): 1-6.

吕建新, 王晓春. 2015. 临床分子生物学检验技术. 北京: 人民卫生出版社.

马潇枭, 牟干, 刘玲, 等. 2021. 感染性病原体二代测序技术研究进展. 中华医院感染学杂志, 31(11): 1754-1760.

胚胎植入前遗传学诊断/筛查专家共识编写组. 2018. 胚胎植入前遗传学诊断/筛查技术专家共识. 中华医学遗传学杂志, 35(2): 151-155.

秦爽, 罗颂平, 鞠蕊. 2022. 特纳综合征中国专家共识 (2022 年版). 中国实用妇科与产科杂志, 38(4): 424-433.

秦亚溱. 2019. 白血病诊治中的分子学检测及其临床意义. 中国生物工程杂志, 39(9): 98-102.

秦亚溱, 黄晓军. 2019. 新一代检测技术在白血病精准医疗中的应用及挑战. 中华血液学杂志, 40(5): 353-357.

尚红, 王毓三, 申子瑜. 2015. 全国临床检验操作规程. 4 版. 北京: 人民卫生出版社.

汪川. 2016. 分子生物学检验技术. 成都: 四川大学出版社.

王泓懿. 2021. 结直肠癌肿瘤标志物的研究进展. 中华临床医师杂志 (电子版), 15(1): 47-51.

王晶晶, 吴青青, 李晓菲, 等. 2018. 妊娠早期超声标记预测胎儿常见三体综合征的价值. 中华医学超声杂志 (电子版), 15(8): 600-604.

王岭. 2011. 荧光原位杂交在膀胱尿路上皮癌早期诊断中的临床研究. 昆明: 昆明医学院.

王明镜, 刘为易, 胡晓梅. 2020. 单细胞测序技术在恶性血液病诊疗中的应用. 中国实验血液学杂志, 28(3): 1059-1063.

王牛牛, 郑建铭, 刘丽光. 2020. 播散型组织胞浆菌病研究进展. 微生物与感染, 15(6): 429-434.

王谦, 陈苏宁, 阮长耿. 2019. 急性淋巴细胞白血病的分子诊断和危险度分层. 临床检验杂志, 37(11): 815-819.

王茹茹, 肖千一, 傅华. 2019. 阿尔茨海默病的蛋白质组学研究进展. 中国临床神经科学, 27(5): 565-569.

王茹月, 叶雨. 2019. 前列腺癌早期诊断相关外周血循环游离核酸的研究进展. 实用医学杂志, 35(5): 831-834.

王若阳, 冯楠楠, 林虹燕, 等. 2018. 单核苷酸多态性与肺癌易感性关系的研究进展. 国际检验医学杂志, 39(10): 1163-1168.

王珅. 2016. 荧光原位杂交技术, 尿脱落细胞学与膀胱镜在膀胱尿路上皮癌诊断及术后复发监测中的应用与对比研究. 武汉: 华中科技大学.

王炜, 李传刚, 刘辉, 等. 2016. 前列腺特异性抗原对前列腺癌诊断价值的探讨. 中国医科大学学报, 45(1): 61-65+69.

卫颖珏, 陈峰, 秦娟秀, 等. 2016. 基质辅助激光解吸电离飞行时间质谱鉴定布鲁菌 1 例. 临床检验杂志, 34(1): 76-77.

温路新, 徐溢, 项松涛, 等. 2018. 基于生物传感器的内毒素检测研究进展. 化学通报, 81(1): 29-36.

吴莉芳, 饶若, 王述文, 等. 2018. 染色体核型分析和荧光原位杂交技术对慢性粒细胞性白血病的诊治意义. 中国现代医学杂志, 28(14): 89-93.

吴洋, 宋燕妮. 2020. 乳腺癌 21 基因检测的研究进展. 现代肿瘤医学, 28(18): 3255-3259.

武永莉, 鲁炳怀. 2022. 实验室传统检测与宏基因组二代测序在肺部真菌感染诊断中的应用价值. 华西医学, 37(8): 1128-1133.

肖恒, 李守霞. 2015. 白血病融合基因及检测方法研究进展. 医学综述, 21(22): 4130-4133.

徐艳文, 黄国宁, 孙海翔, 等. 2017. 高通量基因测序植入前胚胎遗传学诊断和筛查技术规范 (试行). 生殖医学杂志, 26(5): 391-398.

许乃馨, 黄荷凤, 徐晨明. 2021. 关注植入前胚胎遗传检测技术在出生缺陷和罕见病预防与控制领域的开展. 中华预防医学杂志, 55(7): 805-810.

许育双, 刘思平, 宋兰林, 等. 2021. 染色体 22q11.2 微缺失检测在先心病产前诊断中的应用. 分子诊断与治疗杂志, 13(3): 418-421.

闫嘉航, 赵磊, 申少斐, 等. 2016. 液滴微流控技术在生物医学中的应用进展. 分析化学, 44(4): 562-568.

阳国平, 郭成贤. 2016. 药物基因组学与个体化治疗用药决策. 北京: 人民卫生出版社.

杨荣, 廖晓阳, 雷弋, 等. 2021. 早期肺腺癌中关键驱动基因及抑癌基因的研究进展. 中国全科医学, 24(29): 3774-3780.

杨荣武. 2017. 分子生物学. 2 版. 南京: 南京大学出版社.

殷悦, 王雅梅. 2021. 高通量测序技术在白血病临床应用中的研究进展. 医学综述, 27(6): 1118-1123.

尹丹, 毕蕾静, 黄秀琳, 等. 2017. 基于转录介导扩增的单人份核酸检测在血液筛查中的应用分析. 中国输血杂志, 30(6): 604-607.

尹焦, 刘丹娜, 侯广霞, 等. 2022. 21 三体综合征、18 三体综合征、13 三体综合征胎儿的超声表现. 中国临床实用医学, 13(1): 58-59.

尤亚红, 郑以州. 2018. WT1 基因异常表达在血液系统疾病中的意义. 临床血液学杂志, 31(4): 570-572.

俞静, 陈峰, 李媛睿, 等. 2018. 应用 MALDI-TOF-MS 技术快速鉴定布鲁菌. 国际检验医学杂志, 39(12): 1443-1447.

袁海川, 宋武, 顾朝辉, 等. 2021. 尿 miR-128 a 和 miR-28-3 p 联合检测在前列腺癌诊断和预后中的价值. 河北医药, 43(1): 35-38, 43.

曾霓, 曹碧兰. 2014. 梅毒血清学检测方法研究和应用进展. 中国皮肤性病学杂志, 28(5): 530-533.

张瑾, 陈绍椿, 尹跃平. 2021. 梅毒螺旋体核酸扩增检测技术及基因分型方法研究进展. 中国艾滋病性病, 27(10): 1174-1178.

张庆华, 冯暄, 闫有圣, 等. 2013. 应用 MLPA 技术进行 3 例猫叫综合征的分子遗传学分析. 中国优生与遗传杂志, 21(12): 73-75.

张晓伟, 史岸冰. 2020. 医学分子生物学. 3 版. 北京: 人民卫生出版社.

赵伟志, 赵薇, 杨小兵, 等. 2021. 浸润性乳腺癌组织 HER2 与 Ki67 联合表达与蒽环类化疗药物的疗效及预后相关. 南京医科大学学报 (自然科学版), 41(6): 873-878, 898.

郑芳, 王晓春. 2018. 临床分子诊断学. 北京: 人民卫生出版社.

中国疾病预防控制中心性病控制中心撰写组. 2019. 淋病实验室诊断指南. 国际流行病学传染病学杂志, 46(4): 273-276.

中国临床肿瘤学会指南工作委员会. 2020. 中国临床肿瘤学会 (CSCO) 乳腺癌诊疗指南 2020. 北京: 人民卫生出版社.

中华人民共和国国家卫生和计划生育委员会. 2015. 丙型病毒性肝炎筛查及管理. 传染病信息, (1): 1-2, 22.

中华医学会检验医学分会. 2020. 高通量宏基因组测序技术检测病原微生物的临床应用规范化专家共识. 中华检验医学杂志, 43(12): 1181-1195.

周春燕, 药立波. 2018. 生物化学与分子生物学. 9 版. 北京: 人民卫生出版社.

朱其国, 袁林, 周峻荔, 等. 2020. 经肺泡灌洗液高通量测序诊断婴儿肺孢子菌肺炎 1 例并文献复习. 临床儿科杂志, 38(5): 370-373.

朱蔷云, 李伦, 陈雪岚. 2019. 生物传感器发展及其应用. 卫生研究, 48(3): 512-516.

宗曾艳, 熊丹, 汤花梅, 等. 2019. 解脲脲原体 dna 检测方法评价及人群感染情况调查. 分子影像学杂志, 42(4): 544-547.

Abdurehim Y, Lehmann A, Zeitouni A G. 2017. Predictive value of GJB2 mutation status for hearing outcomes of pediatric cochlear implantation. Otolaryngology–Head and Neck Surgery, 157(1): 16-24.

Allen S, Young E, Bowns B. 2017. Noninvasive prenatal diagnosis for single gene disorders. Current Opinion in Obstetrics & Gynecology, 29(2): 73-79.

Amorim A, Fernandes T, Taveira N. 2019. Mitochondrial DNA in human identification: a review. Peer J, 7: e7314.

Aronson J K, Ferner R E. 2017. Biomarkers-a general review. Current Protocols in Pharmacology, 76(1): 9.23.1-9.23.17.

Battini R, Chieffo D, Bulgheroni S, et al. 2018. Cognitive profile in Duchenne muscular dystrophy boys without intellectual disability: the role of executive functions. Neuromuscul Disord, 28(2): 122-128.

Besser J, Carleton H A, Gerner-Smidt P, et al. 2018. Next-generation sequencing technologies and their application to the study and control of bacterial infections. Clinical Microbiology and Infection, 24(4): 335-341.

Butler J M. 2015. The future of forensic DNA analysis. Philosophical Transactions of the Royal Society of London Series B, Biological Sciences, 370(1674): 20140252.

Chan C, Ryu M, Zwingerman R. 2021. Preimplantation genetic testing for aneuploidy: a Canadian Fertility and Andrology Society Guideline. Reproductive Biomedicine Online, 42(1): 105-116.

Chen J, Peng P, Du Y X, et al. 2017. Early detection of multidrug- and pre-extensively drug-resistant tuberculosis from smear-positive sputum by direct sequencing. BMC Infectious Diseases, 17(1): 1-7.

Dahdouh E M, Jacques B, Francois A, et al. 2015. Technical update: preimplantation genetic diagnosis and screening. Obstet Gynecol Surv, 70(9): 557-558.

Danjou F, Francavilla M, Anni F, et al. 2015. A genetic score for the prediction of beta-thalassemia severity. Haematologica, 100(4): 452-457.

Daver N, Schlenk R F, Russell N H, et al. 2019. Targeting FLT3 mutations in AML: review of current knowledge and evidence. Leukemia, 33(2): 299-312.

Desbats M A, Lunardi G, Doimo M, et al. 2015. Genetic bases and clinical manifestations of coenzyme Q10 (CoQ10) deficiency. Journal of Inherited Metabolic Disease, 38(1): 145-156.

Edgerly C H, Weimer E T. 2018. The past, present, and future of HLA typing in transplantation. Methods in Molecular Biology (Clifton, N J), 1802: 1-10.

ESHRE PGT-M Working Group, Carvalho F, Moutou C, et al. 2020. ESHRE PGT Consortium good practice recommendations for the detection of monogenic disorders. Hum Reprod Open, 2022(3): hoaa018.

ESHRE PGT-SR/PGT-A Working Group, Coonen E, Rubio C, et al. 2020. ESHRE PGT Consortium good practice recommendations for the detection of structural and numerical chromosomal aberrations. Hum Reprod Open, 2020(3): hoaa017.

Gao Z, Pang B, Li J, et al. 2021. Emerging role of exosomes in liquid biopsy for monitoring prostate cancer invasion and metastasis. Front Cell Dev Biol, 9: 679527.

Gelsomino F, Barbolini M, Spallanzani A, et al. 2016. The evolving role of microsatellite instability in colorectal cancer: a review. Cancer Treatment Reviews, 51: 19-26.

Gharesouran J, Hosseinzadeh H, Ghafouri-Fard S, et al. 2021. STRs: ancient architectures of the genome beyond the sequence. Journal of Molecular Neuroscience, 71(12): 2441-2455.

Goodeve A C. 2015. Hemophilia B: molecular pathogenesis and mutation analysis. Journal of Thrombosis and Haemostasis, 13(7): 1184-1195.

Guan S, Zhao Y, Zhuo X, et al. 2019. Regional gender differences in an autosomal disease result in corresponding diversity differences. Sci Rep, 9(1): 5472.

Haddrill P R. 2021. Developments in forensic DNA analysis. Emerging Topics in Life Sciences, 5(3): 381-393.

Hall C L, Zascavage R R, Sedlazeck F J, et al. 2020. Potential applications of nanopore sequencing for forensic analysis. Forensic Science Review, 32(1): 23-54.

Jiang J J, Tang Q, Feng J, et al. 2016. Association between SLCO1B1 −521T＞C and −388A＞G polymorphisms and risk of statin-induced adverse drug reactions: a meta-analysis. SpringerPlus, 5(1): 1-16.

Kabir S, Rahman SMM, Ahmed S, et al. 2021. Xpert ultra assay on stool to diagnose pulmonary tuberculosis in children. Clin Infect Dis, 73(2): 226-234.

Khodakov D, Wang C Y, Zhang D Y. 2016. Diagnostics based on nucleic acid sequence variant profiling: PCR, hybridization, and NGS approaches. Advanced Drug Delivery Reviews, 105: 3-19.

Kitzmiller J P, Mikulik E B, Dauki A M, et al. 2016. Pharmacogenomics of statins: understanding susceptibility to adverse effects. Pharmacogenomics and Personalized Medicine, 9: 97-106.

Köberle B, Koch B, Fischer B M, et al. 2016. Single nucleotide polymorphisms in DNA repair genes and putative cancer risk. Archives of Toxicology, 90(10): 2369-2388.

Levin B L, Varga E. 2016. MTHFR: Addressing genetic counseling dilemmas using evidence-based literature. J Genet Couns, 25(5): 901-911.

Liming B J, Carter J, Cheng A L, et al. 2016. International Pediatric Otolaryngology Group (IPOG) consensus recommendations: hearing loss in the pediatric patien. International Journal of Pediatric Otorhinolaryngology, 90: 251-258.

Liskova A, Samec M, Koklesova L, et al. 2021. Mitochondriopathies as a clue to systemic disorders-analytical tools and mitigating measures in context of predictive, preventive, and personalized (3P) medicine. International Journal of Molecular Sciences, 22(4): 2007.

Lorenzoni P J, Werneck L C, Kay C S K, et al. 2015. When should MELAS (mitochondrial myopathy, encephalopathy, lactic acidosis, and stroke-like episodes) be the diagnosis?. Arquivos De Neuro-Psiquiatria, 73(11): 959-967.

MacLean E, Kohli M, Weber SF, et al. 2020. Advances in molecular diagnosis of tuberculosis. J Clin Microbiol, 58(10): e01582-19.

McCartney A, Vignoli A, Biganzoli L, et al. 2018. Metabolomics in breast cancer: a decade in review. Cancer Treatment Reviews, 67: 88-96.

McCord B R, Gauthier Q, Cho S, et al. 2019. Forensic DNA analysis. Analytical Chemistry, 91(1): 673-688.

Meyer T, Buder S. 2020. The laboratory diagnosis of neisseria gonorrhoeae: current testing and future demands. Pathogens, 9(2): 91.

Narod S A. 2021. Which genes for hereditary breast cancer?. New England Journal of Medicine, 384(5): 471-473.

Ng Y S, Bindoff L A, Gorman G S, et al. 2021. Mitochondrial disease in adults: recent advances and future promise. The Lancet Neurology, 20(7): 573-584.

Oberacker P, Stepper P, Bond DM, et al. 2019. Bio-On-Magnetic-Beads (BOMB): open platform for high-throughput nucleic acid extraction and manipulation. PLoS Biol, 17(1): e3000107.

Ottesen E A, Hong J W, Quake S R, et al. 2016. Microfluidic digital PCR enables multigene analysis of individual environmental bacteria. Science, 314(5804): 1464-1467.

Padeken J, Zeller P, Gasser S M. 2015. Repeat DNA in genome organization and stability. Current Opinion in Genetics & Development, 31: 12-19.

Parikh S, Goldstein A, Koenig M K, et al. 2015. Diagnosis and management of mitochondrial disease: a consensus statement from the Mitochondrial Medicine Society. Genet Med, 17(9): 689-701.

Parson W. 2018. Age estimation with DNA: from forensic DNA fingerprinting to forensic (Epi) genomics: A mini-review. Gerontology, 64(4): 326-332.

Patel K, Nagel M, Wesolowski M, et al. 2018. Evaluation of a urine-based rapid molecular diagnostic test with potential to be used at point-of-care for pulmonary tuberculosis. The Journal of Molecular Diagnostics, 20(2): 215-224.

Pontes L, de Sousa J C, Medeiros R. 2017. SNPs and STRs in forensic medicine. A strategy for kinship evaluation. Arch Med Sadowej Kryminol, 67(3): 226-240.

Prabhavathi H, Dasegowda K R, Renukananda K H, et al. 2021. Exploration and evaluation of bioactive phytocompounds against BRCA proteins by in silico approach. Journal of Biomolecular Structure and Dynamics, 39(15): 5471-5485.

Practice Committees of the American Society for Reproductive Medicine and the Society for Assisted Reproductive Technology Electronic address: ASRM@asrm org, Practice Committees of the American Society for Reproductive Medicine and the Society for Assisted Reproductive Technology. 2018. The use of preimplantation genetic testing for aneuploidy (PGT-a): a committee opinion. Fertility and Sterility, 109(3): 429-436.

Rentschler S, Kaiser L, Deigner H P. 2021. Emerging options for the diagnosis of bacterial infections and the characterization of antimicrobial resistance. International Journal of Molecular Sciences, 22(1): 456.

Schlaberg R, Chiu CY, Miller S, et al. 2017. Validation of metagenomic next-generation sequencing tests for universal pathogen detection. Arch Pathol Lab Med, 141(6): 776-786.

Shanmugakani R K, Srinivasan B, Glesby M J, et al. 2020. Current state of the art in rapid diagnostics for antimicrobial resistance. Lab on a Chip, 20(15): 2607-2625.

Siegel R L, Miller K D, Goding Sauer A, et al. 2020. Colorectal cancer statistics, 2020. CA: A Cancer Journal for Clinicians, 70(3): 145-164.

Unemo M, Seifert H S, Hook E W, et al. 2019. Gonorrhoea. Nature Reviews Disease Primers, 5(1): 1-23.

UNITAID. 2017. Tuberculosis Diagnostics Technology Lanscape. 5th ed. Geneva: World Health Organization.

Valeriu M, Elena M. 2020. Multiplex ligation-dependent probe amplification—a short overview. Rev Rom Med Lab, 28(2): 123-131.

van Belkum A, Burnham C A D, Rossen J W A, et al. 2020. Innovative and rapid antimicrobial susceptibility testing systems. Nature Reviews Microbiology, 18(5): 299-311.

Vasala A, Hytönen V P, Laitinen O H. 2020. Modern tools for rapid diagnostics of antimicrobial resistance. Frontiers in Cellular and Infection Microbiology, 10: 308.

WHO. 2020. Global tuberculosis report 2020. Geneva: World Health Organization.

Woolston C. 2015. Breast cancer. Nature, 527(7578): S101.

Wu W W, Wang G, Baek S J, et al. 2006. Comparative study of three proteomic quantitative methods, DIGE, cICAT, and iTRAQ, using 2D gel- or LC-MALDI TOF/TOF. J Proteome Res, 5(3): 651-658.

Wyatt A W, Azad A A, Volik S V, et al. 2016. Genomic alterations in cell-free DNA and enzalutamide resistance in castration-resistant prostate cancer. JAMA Oncol, 2(12): 1598-1606.

Yuan D D, Cui M, Yu S P, et al. 2019. Droplet digital PCR for quantification of *PML-RARα* in acute promyelocytic leukemia: a comprehensive comparison with real-time PCR. Analytical and Bioanalytical Chemistry, 411(4): 895-903.

Yubero D, Montero R, Santos-Ocaña C, et al. 2018. Molecular diagnosis of coenzyme Q10 deficiency: an update. Expert Review of Molecular Diagnostics, 18(6): 491-498.

Zazo Seco C, Wesdorp M, Feenstra I, et al. 2017. The diagnostic yield of whole-exome sequencing targeting a gene panel for hearing impairment in The Netherlands. Eur J Hum Genet, 25(3): 308-314.